Principles and Practice of Maternal Critical Care

孕产妇重症监护原则与实践

原著 [以] Sharon Einav　[以] Carolyn F. Weiniger　[美] Ruth Landau

主译 王寿平　王汉兵　曹铭辉

中国科学技术出版社

·北 京·

图书在版编目（CIP）数据

孕产妇重症监护原则与实践 /（以）沙龙·艾纳夫原著；王寿平，王汉兵，曹铭辉主译. -- 北京：中国科学技术出版社，2025. 1. -- ISBN 978-7-5236-0871-5

Ⅰ. R714.059.7

中国国家版本馆 CIP 数据核字第 2024EA2011 号

著作权合同登记号：01-2024-0654

First published in English under the title
Principles and Practice of Maternal Critical Care
edited by Sharon Einav, Carolyn F. Weiniger, Ruth Landau
Copyright © Springer International Publishing AG, part of Springer Nature 2020
This edition has been translated and published under licence from Springer Nature Switzerland AG.
All rights reserved.

策划编辑	靳　婷　延　锦
责任编辑	靳　婷
文字编辑	魏旭辉
装帧设计	佳木水轩
责任印制	徐　飞

出　　版	中国科学技术出版社
发　　行	中国科学技术出版社有限公司
地　　址	北京市海淀区中关村南大街 16 号
邮　　编	100081
发行电话	010-62173865
传　　真	010-62179148
网　　址	http://www.cspbooks.com.cn

开　　本	889mm×1194mm　1/16
字　　数	642 千字
印　　张	24.5
版　　次	2025 年 1 月第 1 版
印　　次	2025 年 1 月第 1 次印刷
印　　刷	北京盛通印刷股份有限公司
书　　号	ISBN 978-7-5236-0871-5/R·3309
定　　价	220.00 元

（凡购买本社图书，如有缺页、倒页、脱页者，本社销售中心负责调换）

译校者名单

主　　译　王寿平　王汉兵　曹铭辉

副 主 译　黄焕森　刘先保　任雪艳

译 校 者　（以姓氏笔画为序）

王　云　首都医科大学附属北京友谊医院

王　红　佛山市第一人民医院

王　昀　广东省妇幼保健院

王汉兵　佛山市第一人民医院

王寿平　广州医科大学附属第三医院（广州重症孕产妇救治中心）

王学仁　华中科技大学同济医学院附属同济医院

王牧野　广州医科大学附属第三医院（广州重症孕产妇救治中心）

王雪娟　首都医科大学附属北京友谊医院

王懿春　广州医科大学附属第三医院（广州重症孕产妇救治中心）

邓诗琪　广州市妇女儿童医疗中心

石　磊　广州医科大学附属第三医院（广州重症孕产妇救治中心）

龙尚乾　广州医科大学附属第三医院（广州重症孕产妇救治中心）

冯嘉愉　佛山市第一人民医院

任雪艳　广州医科大学附属第三医院（广州重症孕产妇救治中心）

刘　焕　华中科技大学同济医学院附属协和医院

刘先保　广州医科大学附属第三医院（广州重症孕产妇救治中心）

许学兵　香港大学深圳医院

孙焱芫　深圳大学总医院

苏志源　广州医科大学附属第三医院（广州重症孕产妇救治中心）

李小翠　广州医科大学附属第三医院（广州重症孕产妇救治中心）

李玉芳　广州医科大学附属第三医院（广州重症孕产妇救治中心）

李国才　广州中医药大学深圳医院（福田）

李映桃　广州医科大学附属第三医院（广州重症孕产妇救治中心）

李晓燕　广州医科大学附属第三医院（广州重症孕产妇救治中心）

杨　颖　广州医科大学附属第三医院（广州重症孕产妇救治中心）

杨舒芸　广州中医药大学深圳医院（福田）

肖昭扬　大连医科大学附属第二医院

吴佳腾　深圳大学总医院

吴涯雯　广州医科大学附属第三医院（广州重症孕产妇救治中心）

何　泓　广州医科大学附属第三医院（广州重症孕产妇救治中心）

余剑波　天津市南开医院

余碧琳　广州医科大学附属第三医院（广州重症孕产妇救治中心）

宋兴荣　广州市妇女儿童医疗中心

张　圆　天津市南开医院

张双全　广州医科大学附属第三医院（广州重症孕产妇救治中心）

张加强　河南省人民医院

张秀燕　广州医科大学附属第三医院（广州重症孕产妇救治中心）

张春芳　广州医科大学附属第三医院（广州重症孕产妇救治中心）

陆晓勤　广州医科大学附属第三医院（广州重症孕产妇救治中心）

陈　佳　佛山市第一人民医院

陈　涛　广州医科大学附属第三医院（广州重症孕产妇救治中心）

陈　娟　广州医科大学附属第二医院

陈伟明　广州医科大学附属第三医院（广州重症孕产妇救治中心）

陈向东　华中科技大学同济医学院附属协和医院

陈建颜　广东药科大学附属第一医院

陈裕中　广州医科大学附属第三医院（广州重症孕产妇救治中心）

易晓桐　广州医科大学附属第三医院（广州重症孕产妇救治中心）

周志强　华中科技大学同济医学院附属同济医院

周家雄　广州医科大学附属第三医院（广州重症孕产妇救治中心）

郑　彬　广州市第一人民医院

胡祖荣　广东省妇幼保健院

徐　宁　深圳大学总医院

徐　波　中国人民解放军南部战区总医院

徐慧敏　广州市第一人民医院

郭晨旭　天津市南开医院

揭英锡　广州医科大学附属第三医院（广州重症孕产妇救治中心）

黄世伟　香港大学深圳医院

黄晓燕　中山大学孙逸仙纪念医院

黄焕森　广州医科大学附属第二医院

曹铭辉　中山大学孙逸仙纪念医院

梁汉生　北京大学人民医院

韩侨宇　北京大学人民医院

谢洁红　广州医科大学附属第三医院（广州重症孕产妇救治中心）

赖志豪　广州医科大学附属第三医院（广州重症孕产妇救治中心）

詹　鸿　广州医科大学附属第三医院（广州重症孕产妇救治中心）

蔡孟杰　广州医科大学附属第三医院（广州重症孕产妇救治中心）

谭正玲　广州医科大学附属第三医院（广州重症孕产妇救治中心）

黎贤泰　广州医科大学附属第三医院（广州重症孕产妇救治中心）

学术秘书　蔡孟杰　余碧琳

内容提要

　　本书引进自 Springer 出版社，由危重症医学领域国际知名专家 Sharon Einav 博士与产科麻醉学专家 Carolyn F. Weiniger 博士和 Ruth Landau 博士共同撰写，是一部与时俱进的孕产妇危重症治疗与管理实用教科书。书中详细阐述了妊娠期及围产期最常见的疾病，包括出血和血栓栓塞性疾病（如肺栓塞）、心脏病和肺动脉高压、子痫前期和子痫、脓毒症等；描述了妊娠期及围产期发病率较低但致残、致死率极高的危急重症，如羊水栓塞、急性心力衰竭、脑卒中、肝衰竭等；还探讨了一些存在临床争议的问题，如孕产妇非产科手术管理、机械通气管理、孕产妇心肺复苏及相关伦理问题、重症孕产妇的镇痛管理等。此外，书中还讨论了当前医学挑战和临床热点话题，如濒死剖宫产术、体外膜肺氧合、床旁重症超声的应用等。

　　本书的重点为危重症孕产妇的整体管理和治疗，结合最新的临床研究进展提出了相关建议，对临床实践具有重要的指导意义，同时融合了危重症医学、产科学、麻醉学、新生儿医学、疼痛管理学及胎儿药学等多学科知识，与目前倡导的危重症患者 MDT 管理模式高度契合。本书采用要点框、图表、流程图等多种形式，可以帮助读者轻松掌握危重症孕产妇管理的原则与实践要点，可作为综合医院及妇产专科医院临床一线工作者的参考书。

补充说明　书中参考文献条目众多，为方便读者查阅，已将本书参考文献更新至网络，读者可扫描右侧二维码，关注出版社医学官方微信公众号"焦点医学"，后台回复"9787523608715"，即可获取。

主译简介

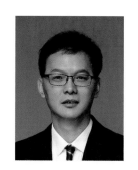

王寿平

主任医师，医学博士，广州医科大学麻醉学硕士研究生、博士研究生导师，博士后合作导师，广州医科大学附属第三医院麻醉科主任、教研室主任。在中山大学孙逸仙纪念医院工作学习14年，于美国宾夕法尼亚大学麻醉与危重病医学系、美国北达科他大学药理生理系、新加坡中央医院麻醉科等海外培训3年。广州市医师协会麻醉科医师分会主任委员，广州市医学会麻醉学分会副主任委员，广东省医院协会麻醉和围术期医学科管理专业委员会副主任委员，广东省医学会麻醉学分会常务委员，广东省医师协会麻醉科医师分会常务委员，广东省妇幼保健协会麻醉与镇痛专委会常务委员，广东省抗癌协会肿瘤麻醉与镇痛专委会常务委员，《广州医科大学学报》《国际医药卫生导报》编委。目前主要从事临床麻醉、特别是危重症孕产妇的围术期管理、老年人围术期认知功能改变的临床及基础研究、脓毒症认知功能损伤的临床及基础研究、氯胺酮抗焦虑抗抑郁的临床及基础研究等。2015年被评为广州市医学重点人才，2022年被评为第八届"羊城好医生"暨第六届"南粤好医生"，2023年荣获第一届广州市麻醉医疗"优秀科主任"称号。先后承担国家自然科学基金面上项目、广东省自然科学基金、广州市科技局市校联合项目、广州市卫生健康委临床特色技术建设项目、荔湾区科技计划重点卫生科研项目等课题多项，发表系列论文数十篇。

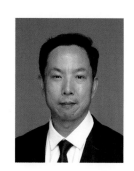

王汉兵

医学博士，主任医师，博士研究生导师，博士后合作导师，佛山市第一人民医院麻醉手术科主任。中华医学会麻醉学分会门诊和日间手术麻醉学组委员，广东省麻醉质控中心副主任，广东省医院协会麻醉科管理专业委员会副主任委员，广东省医学会麻醉学分会日间手术麻醉学组组长，佛山市医学会麻醉学分会主任委员，佛山市麻醉科质控中心主任，《中华麻醉学杂志》编委，《中华创伤杂志》《临床麻醉学杂志》《中国疼痛医学杂志》通讯编委。主持国家自然科学基金面上项目和广东省自然科学基金重点项目等课题7项；以第一作者或通讯作者身份于SCI期刊发表学术论文20篇，主编专著《麻醉与舒适医疗》。

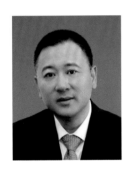

曹铭辉

医学博士，主任医师、教授，博士研究生导师，博士后合作导师，中山大学孙逸仙纪念医院手术麻醉中心主任、麻醉科主任、深汕院区副院长。广东省医师协会麻醉科医师分会主任委员，广东省医师协会第五届理事会理事，广东省医学会麻醉分会副主任委员，中国医师协会麻醉科医师分会常务委员，中华医学会麻醉分会委员，中国抗癌协会肿瘤麻醉与镇痛专委会名誉主任委员。从事临床麻醉与疼痛诊疗工作近 30 年，擅长各种疑难危重病例的麻醉及围术期管理，尤其在复杂肝胆手术、口腔颌面恶性肿瘤扩大切除并皮瓣转移修复手术的精细管理及困难气道的紧急应对方面积累了丰富的临床经验。近年来致力于促进多学科综合诊疗模式下 ERAS 理念的临床应用实践，参与 2017 年版腹腔镜肝脏切除加速康复外科中国专家共识及 2018 年版中国加速康复外科中国专家共识及路径管理指南的编写。获 2023 年"广东省医疗系统先进个人"、第三届"广东医师奖"、第九届"羊城好医生"等荣誉。在临床及基础研究方面均取得了一系列的成果，近年获得国家自然科学基金、省部级重大民生项目、省自然科学基金等 10 余项，相关研究成果已发表 SCI 论文 40 余篇。

原书序一

我想以个人故事开始讲起，在 26 年的教学和临床实践中，我曾在三个大规模的三级医疗学术中心任职，主要工作方向为孕产妇危重症监护。我照护了相当一部分病情复杂的产科患者，在孕产妇危重症监护方面积累了大量的专业知识和实践经验。2005 年开始，我在美国中西部小镇上的一家中等规模社区医疗中心担任首席专家兼副院长，在我时间允许的情况下，我一直从事临床麻醉学工作，但因产科规模很小，所以主要治疗低危患者。

直至 2014 年，我重返麻醉科，成为一名全职产科麻醉医师，担任 Vanderbilt 大学医疗中心产科麻醉部主任。该中心是负责较大区域范围的主要高危产科转诊中心，每年有近 5000 例分娩量。我曾天真地认为过渡不会太难。因为我以前做过类似工作，我想重操旧业肯定不会有太多挑战性。但很快，我就被高危产科人群的复杂性和问题的尖锐性震惊了，有时甚至不知所措。当我与国内外的产科麻醉同事讨论我的遭遇时，我才了解到这种现象并非 Vanderbilt 独有。因此我认识到，产科实践的复杂性在过去 20 年中发生了巨大变化。发达国家的产科患者问题更为复杂，病情往往更为严重，比以往任何时候都更需要重症监护治疗。不幸的是，在一些发达国家，特别是美国，产妇死亡率有所上升。同样，产妇发病率指数也反映了产妇疾病的严重程度不断加剧。

基于这些原因，当获悉这部侧重于孕产妇重症监护的新书出版时，我非常高兴。本书是由三位著名的危重症医学科（critical care medicine，CCM）医师和产科麻醉医师精心编著。书中内容由来自澳大利亚、奥地利、加拿大、丹麦、芬兰、法国、印度、爱尔兰、以色列、意大利、新加坡、英国及美国等世界各地的麻醉医师、CCM 医师、母胎医学（maternal-fetal medicine，MFM）医师、疼痛医学医师、流行病学家和胎儿药理学专家组成的多学科小组共同参与完成。这是一部为全世界读者设计的专业著作。在编撰时要求所有的著者着重考虑正在重症监护病房（ICU）接受治疗或需要 ICU 治疗，并由 CCM 医师作为多学科团队的一部分所管理的孕产妇。本书聚焦危重症孕产妇的监护及其疾病或病情的危重方面。

本书献给所有为危重症孕产妇提供监护的医疗保健专业人士，书中内容也可以为那些很少监护危重症产科患者的医师和其他照护者提供帮助。本书一部分内容讨论了根据孕产妇需要在妊娠期间进行手术的时机，以及哪些药物可以安全用于孕产妇。"妊娠合并心脏疾病"部分指出，为胎儿获益而进行的桥接治疗（bridging therapy）会使植入机械心脏瓣膜的孕产妇处于危险之中。"妊娠期急性脂肪肝"部分强调，及时分娩往往是孕产妇的救命稻草。同样，"围死亡期剖宫产"的讨论强调，这项操作不仅是为了挽救婴儿生命，而且对孕产妇的复苏至关重要，往往是挽救生命的重要部分。

我想补充一些个人的观点，以及对当前和未来的培训和临床实践的一些建议。首先，并非所有需要更高级别治疗的患病孕产妇都会被收入 ICU。美国妇产科医师学会[1]指出："一些患者可以在过渡监护病房（intermediate care unit）获得成功救治……有时称为产科过渡监护病房"，一般位于产房内或紧邻产房。该监护病房可给予有创监测，但通常不提供机械通气。这有助于减少将生病的临产妇移离经阴道分娩或剖宫产首选地点的频次。与此同时，我们迫切需要对产科特异性筛查工具进行临床验证，这些工具有助于帮助确定哪些患者可能需要 ICU 进一步治疗 [例如，识别那些患脓毒症或感染性休克和（或）器官衰竭的高风险孕产妇]。本书包括专门讨论该主题的部分，该章的资深作者开发了一个用于产科患者的共病指数 [2]，还描述了孕产妇早期预警标准，这些标准可能需要更广泛地实施及改进 [3]。

其次，我们迫切需要提高全球 CCM 中产科医师和产科麻醉医师的培训。目前在美国，为期 3 年的 MFM 专科培训只需要 1 个月的 CCM 培训。2010 年，美国麻醉学委员会（American Board of Anesthesiology，ABA）和美国妇产科学委员会（American Board of Obstetrics and Gynecology，ABOG）展开合作，ABOG 成员在完成为期 1 年的麻醉学 CCM 专科培训后，可以参加 ABA CCM 认证考试，考试通过将获得 CCM 认证。截至撰写本序时，已有 10 名 ABOG 成员获得 CCM 认证 [4]。此外，ABOG 还与美国外科委员会（American Board of Surgery，ABS）建立了合作关系，在过去 30 年中，约有 16 名 ABOG 成员获得了美国外科委员会的外科重症监护（surgical critical care，SCC）认证 [5]。在产科麻醉学方面，美国毕业后医学教育认证委员会（ACGME）认证的产科麻醉学专科课程目前不需要 1 个月的 CCM 经验。在未来，我希望更多的麻醉专业学员选择完成 2 年的专科培训，即第 1 年产科麻醉培训和第 2 年 CCM 培训。批准产科麻醉的亚专业认证途径将允许这些医师获得产科麻醉和 CCM 的双重认证。同时，无论是在产房还是在 ICU，产科麻醉医师和 MFM 医师应该更好地掌握新的床旁诊断工具，如床旁超声心动图和超声检查。我们需要对这些和其他新的评估工具（如微创心排血量监测）进行研究、验证和改进，以便将其用于妊娠期女性。

最后，鉴于许多地方缺乏 CCM 医师，可以考虑选择使用远程医疗来协助当地医师治疗因无法转诊到更高级别医疗中心的危重产科患者。应更加重视识别危重症高危孕产妇，以便提前做好准备，确保她们在最优化的、具有高资源配置的医疗中心接受围产期治疗 [6]。

尽管我们努力在产房提供更高水平的孕产妇监护，但似乎越来越多的危重孕产妇需要 ICU 的多学科团队治疗，本书就是为这些患者而编写的。我祝贺各位著者出版了这样一部资源丰富的专业著作。所有为危重孕产妇提供治疗的人都应该学习书中的内容。

David H. Chestnut

Division of Obstetric Anesthesiology
Vanderbilt University Medical Center
Nashville, TN, USA

参考文献

[1] American College of Obstetricians and Gynecologists. Critical care in pregnancy. ACOG technical bulletin no. 211. Obstet Gynecol. 2019;133:e303-19.

[2] Bateman BT, Mhyre JM, Hernandez-Diaz S, et al. Development of a comorbidity index for use in obstetric patients. Obstet Gynecol. 2013;122:957-65.

[3] Mhyre JM, D'Oria R, Hameed AB, et al. The maternal early warning criteria: a proposal from the National Partnership for Maternal Safety. Obstet Gynecol. 2014;124:782-6.

[4] Personal communication, the American Board of Anesthesiology and the American Board of Obstetrics and Gynecology, 14 June 2019.

[5] Personal communication, the American Board of Surgery and the American Board of Anesthesiology, 31 May 2019.

[6] Clapp MA, James KE, Kaimal AJ. The effect of hospital acuity on severe maternal morbidity in high-risk patients. Am J Obstet Gynecol. 2018;219:111.e1-7.

原书序二

非常荣幸受邀为本书作序。这是一部有关孕产妇重症监护的著作，由该领域的权威人士 Sharon Einav 博士联合两位产科麻醉学专家 Carolyn Weiniger 博士和 Ruth Landau 博士共同编写，由近百名专家组成的国际团队共同参与。

尽管有一些证据表明，对孕产妇重症监护的需求正在增加，特别是在发达国家，但总体而言，孕产妇重症监护只涉及相对少数的危重症住院患者，这在一定程度上与患病率较高的高龄孕产妇人数增加有关。这是一个极具挑战性的患者群体，因为这种情况对母亲和新生儿都有生命威胁。尽管有关危重症新生儿的研究很多，但专门报道危重症母亲的研究却很少，教科书更加少见，这使得本书的出版意义重大。

本书涵盖了孕产妇重症监护从妊娠早期相关的并发症到产后脓毒症和产后出血的所有方面。先介绍了相关流行病学，之后按照系统进行了分篇，包括凝血系统、心血管系统、免疫系统、呼吸系统、神经肌肉系统、肾脏系统、内分泌和代谢系统，并设置了独立章节讨论孕产妇心脏停搏、手术相关问题、用药及其并发症，还涉及伦理考虑，重要的是，本书罗列了关键挑战并提及了当前特别感兴趣的相关主题，包括体外膜氧合、病毒感染、床旁超声和灾害管理。本书最后还以 ICU 重症监护患者的总体表现作为总结。

本书涵盖的主题对所有参与产科患者和急重症患者治疗及管理人员都很重要。书中所涉及的内容在当前文献中相对匮乏，我为 Einav 博士撰写了这部实用著作而感到十分高兴与自豪。

Jean-Louis Vincent
Université Libre de Bruxelles
Brussels Belgium
Department of Intensive Care
Erasme University Hospital
Brussels Belgium

中文版序

非常荣幸受邀为本书作序。本书原著由该领域的权威专家 Sharon Einav 博士联合两位产科麻醉学专家 Carolyn F. Weiniger 博士和 Ruth Landau 博士共同主编，中文版由广东省产科麻醉学知名专家王寿平、王汉兵、曹铭辉教授共同担当主译。

随着我国生育政策的优化及医疗水平的整体提高，辅助生殖医学进一步发展，高龄产妇数量增加，还有许多合并高血压病、心脏病、肥胖症等严重内科疾病的女性有意生育，使得孕产妇管理趋于复杂化，危重孕产妇的数量明显增加。在此情况下，产科医生、麻醉医生及重症医学科医生如何快速精准识别危机、高效有序救治、保障母婴平安，成为临床工作的难点，可供参考的重症产科麻醉相关参考书更是稀缺。

本书由来自广州医科大学附属第三医院麻醉科王寿平教授团队领衔主译，同时联合十余家综合三甲医院及妇产专科医院专家团队翻译审校完成。广州医科大学附属第三医院是广东省重症孕产妇救治中心，也是全国首家重症孕产妇救治中心。王寿平教授带领科室同事在救治妊娠合并重度肺动脉高压、妊娠合并心力衰竭、羊水栓塞、妊娠期急性脂肪肝、HELLP 综合征等重症孕产妇方面，积累了丰富的临床经验。

危重症孕产妇是一个极具挑战的特殊群体，妊娠期及围产期母体的特殊生理变化，使得孕产妇极易出现妊娠特有疾病或原有病情的急剧恶化。本书就妊娠期及围产期易患或罕见但致残率、致死率极高的危重症，从流行病学、病理生理、诊断及鉴别诊断、治疗流程等方面展开讲述。此外，本书的可贵之处还在于介绍了一些危重症孕产妇的筛查工具，扩展了现阶段临床热点及临床新进展，为我国危重症孕产妇多学科协作救治提供了参考。

妇幼健康事业是健康中国的重要基石，做好妇幼保健工作对全民健康意义重大，麻醉医生的工作几乎伴随人类的一生，保障母婴健康是麻醉医生的重要职责。希望此书的翻译出版，可以充分发挥麻醉学的学科优势，在保障母婴安全、提高危重症孕产妇救治成功率等方面做出更大贡献。

南方医科大学南方医院　刘克玄

译者前言

通常情况下，孕妇和（或）产妇都不能称为患者，因为妊娠和分娩都是正常的生理过程，但妊娠期和围产期特有的生理变化，使孕产妇可能罹患妊娠期特有疾病，如子痫前期、HELLP综合征、特发性肺动脉高压、妊娠期急性脂肪肝和肝衰竭，以及令所有临床工作者闻之色变的羊水栓塞等，妊娠也可使有些合并内外科疾病的女性在妊娠期出现原有疾病加重的情况，如高血压危象、心力衰竭等，随时危及母婴生命安全。

随着我国新的生育政策陆续出台，高风险孕产妇数量增多，作为一线临床工作人员，妊娠期及围产期的产科及麻醉管理充满挑战。由于危重症孕产妇的合并症和并发症有发病隐匿、进展快、抢救"黄金时间"窗短等特性，诊断及鉴别诊断困难，加之孕产妇及其家属对疾病的重视程度及其危险性的了解远远不够，导致危重症孕产妇的救治工作难度加大。因此，急危重症孕产妇管理更需要多学科的协作，包括产科、麻醉科、重症医学科、内外科及药学部等的协作讨论，及时制订合理的诊疗方案，这对提高危重症孕产妇救治成功率有十分重要的意义。

此书原著由危重症医学权威专家 Sharon Einav 博士联合产科麻醉学专家 Carolyn F. Weiniger 博士和 Ruth Landau 博士共同撰写。共分为 11 篇，包括流行病学、凝血系统、心血管系统、免疫系统、呼吸系统、神经肌肉系统、孕产妇心脏停搏、肾脏系统、内分泌和代谢系统、危重症孕产妇的手术困境、药物治疗与并发症。此外，还陈述了体外膜氧合和床旁超声在孕产妇抢救中的应用等多领域知识的扩展。全书共 40 章，分别详述妊娠期和围产期常见及罕见危急重症，以文本框、图表、流程图等形式简洁明了地列出各章节的重点、疾病诊断及鉴别诊断、各种筛查工具及治疗流程图等，便于读者快速查找阅读。此书可作为急危重症孕产妇管理相关临床工作者的参考书。

希望本书能够为重症孕产妇麻醉管理与重症医学领域的临床实践贡献一份微薄之力，为降低危重症孕产妇妊娠期及围产期致残率和死亡率，提高母婴救治成功率做出贡献。

最后，忠心感谢为翻译此书付出辛勤劳动的全体同仁及指导专家，感谢出版社的大力支持及一直关心本书出版的专家和广大读者们。

由于中外术语规范及语言表述习惯有所不同，中文版中可能遗有疏漏欠妥之处，敬请广大读者提出宝贵意见。

广州医科大学附属第三医院　王寿平

原书前言

妊娠被视为一个快乐的时期，是一段等待美好未来的时光。所以当妊娠期间出现问题时，期望和现实之间就会出现鸿沟。不幸的是，这一鸿沟需要医师治疗来弥补，而不仅仅是家庭。认识到这种认知分离是改善这些女性医疗保健的重要一步。孕产妇也可能会患重病。在全世界范围内仍有孕产妇因医疗条件不理想而死亡。我们希望本书能够成为世界范围内为妊娠更安全所做的诸多努力之一。

创作本书是一项挑战。不是因为缺乏有意愿的作者。相反，参与本书的每一位优秀作者都积极响应，并且专业且优雅地完成了这项任务。有人会想，编写一部著作总归是一个挑战。但本书的创作不仅仅是确定目录和寻找优秀作者的常规挑战。这部有关孕产妇重症监护的著作要求每一位参编者，在看待危重症孕产妇或围产期女性方面都要经历一次范式转变。它要求将重点从妊娠转移到妊娠期女性身上。这不是一项简单的任务。

书中的内容经过了严格筛选，以确保所讨论的始终是妊娠期女性，而不是妊娠。因此，有些章节经历了数次重写，几乎所有内容都经过数次修订甚至部分删减，这是一个缓慢的过程，在这一过程中，我们所有人，不仅仅是创作了一部著作，还改变我们对孕产妇的看法。妊娠的出现分散了人们对妊娠期女性的注意力，我们的职责是将注意力重新聚焦在患者身上。

如果没有我的合著者的不懈努力和不断支持，本书永远不会取得成果。我要衷心感谢Carolyn Weiniger，如果没有她的博学多才和足智多谋，本书可能不会完成。我找不到比她更好的得力助手来完成这个雄心勃勃的项目了。我还要感谢 Ruth Landau 优美的文笔，感谢她能够撷英拾萃，感谢她一贯高屋建瓴的评论。感谢Nechama Kaufman孜孜不倦地反复检查参考文献。Nechama 的辛勤工作、坦率的评论、富有洞察力的想法和（出色的）英语编辑是无价的，但最宝贵的还是与您的友谊。感谢格特纳研究所的 Liat Lerner-Geva 及其团队，他们慷慨地接待了我3 个月（太短暂了），这给了本书所需的最初推力。他们不仅让我在他们的办公室里有了一席之地，也让我成为团队中的一员。感谢 Springer 的 Andrea Ridolfi，她在布鲁塞尔听了我有关孕产妇重症监护的演讲后提出了创作这部教科书的建议。感谢所有的著者，他们耐心地接受了我们的评论，并慷慨地投入了时间和精力从无到有地创作了这本书。

我还要感谢我的母亲，在我创作本书的困难时期，她一直陪伴着我。亲爱的妈妈，谢谢您告诉我，我是几代助产士的后代；多年后我完成医学培训，并对重症监护这一特定主题产生浓厚兴趣。您是一名教师，爸爸是一名工程师，我认为我是一名很有创意的医师（尤其是对孕产妇感兴趣的医师）。事实证明，这是由我的基因决定的。然而，我最感谢的是我的女儿们，她们的母亲花在笔记本电脑上的时间比和孩子们在一起的时间还多。Ron，我收到的对我工作最好的肯定是你告诉我你从未怨恨讨厌它，因为你明白它的重要性。因此，我要将本书献给我亲爱的 Ron、Gal 和 Shai。愿你们以母亲为荣。

Sharon Einav

Jerusalem, Israel

当一个孕产妇接受与妊娠没有直接关系的医疗时，"但她怀孕了"是我们经常听到的。这一说辞导致拒绝、减少、延迟甚至错过对危重孕产妇的治疗。我们对胎儿的关注可能会超越对孕产妇本身的关注。编写这本书并不简单，因为所有编者和我们一样都需要重新评估母亲和胎儿的标准方法，并关注对母亲的治疗。我希望，当面对一位身患重病的孕产妇时，本书的读者不再被子宫和子宫内生长的神奇生命吸引，而是将注意力集中在患者身上。

我要感谢我的家人 Paul、Shahar、Ariel、Libi 和 Elinor，感谢他们的支持和包容，使我能够投入到那些似乎永远不会结束的工作中。谢谢你们的爱和欢笑。

Carolyn F. Weiniger

Tel Aviv, Israel

本书是一个愿景的最终成果，旨在优化分娩前、分娩期间和分娩后对不断增长的危重症孕产妇的治疗。

在大多数尚未建立最佳疗法的情况下，如何就孕产妇重症监护提出建议，我们在每一章进行了深入的讨论，并结合循证证据和专家意见。我们希望能帮助拯救全世界各地的孕产妇。

我要感谢我的丈夫 Alex，感谢他一直以来的支持，还有 Mya，一直激励我成为一个更好的母亲。

Ruth Landau

New York, NY, USA

目　录

第五篇　呼吸系统

第六篇　神经肌肉系统

第七篇　孕产妇心脏停搏

第八篇　肾脏系统

第九篇　内分泌和代谢系统

第十篇　危重症孕产妇的手术困境

第十一篇　药物治疗与并发症

第一篇　流行病学

Epidemiology

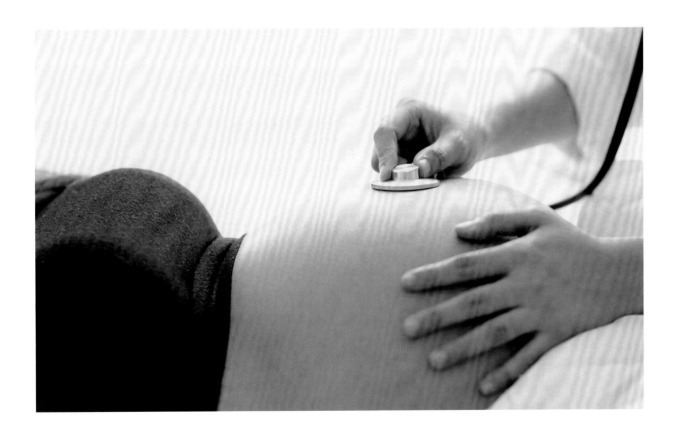

第1章 发达国家孕产妇死亡：流行病学和可预防的原因

Maternal Deaths in Developed Countries: Epidemiology and Preventable Causes

Alexander M. Friedman　Cande V. Ananth　著

陈　涛　译　　任雪艳　校

要点

- 在大多数情况下，产科出血和妊娠期高血压病导致的孕产妇死亡是可预防的。
- 心血管和非心血管原因是导致孕产妇死亡率不断上升的主要原因。
- 降低医源性死亡风险可能依赖于门诊、住院和孕前等多学科协同治疗。
- 仅由麻醉并发症引起的孕产妇死亡很少见。
- 早期预警系统可能有助于早期识别脓毒症患者和其他即将发生的危重疾病。

在过去的 30 年中，美国、欧洲、澳大利亚和新西兰的孕产妇死亡概况发生了显著的变化。出血导致的死亡人数有所下降，而与心血管和非心血管相关的内科并发症导致的死亡风险大幅增加[1-7]。妊娠相关的高血压疾病、脑卒中、脓毒症和深静脉血栓栓塞仍然是孕产妇死亡的主要原因，这种趋势导致了美国孕产妇死亡率稳定或上升，而其他国家的孕产妇死亡风险的降低也有限。

本章回顾了美国、英国、爱尔兰、法国、澳大利亚、荷兰、斯堪的纳维亚和新西兰等国家或地区的孕产妇死亡率流行病学、时间相关趋势和危险因素，并涵盖了美国疾病控制与预防中心（Centers for Disease Control and Prevention，CDC）确定的十大孕产妇死亡原因中可预防原因（框 1-1）。研究包括多个来源的数据：①英国（UK）孕产妇死亡的机密调查报告[2, 4-7]；②美国（US）各州级及美国医院公司（Hospital Corporation of America，HCA）孕产妇死亡率调查[1, 8-10]；③法国、荷兰、澳大利亚、斯堪的纳维亚和新西兰等国家或地区孕产妇死亡的调查结果[11-14]。本章重点是描述高医疗资源环境下孕产妇死亡，与其他文献提到的中、低资源环境下可预防的孕产妇死亡的全球观点存在显著差异[15]。

一、孕产妇死亡的流行病学

在文献中，孕产妇死亡没有统一的定义。它被

框 1-1　2011—2016 年美国孕产妇死亡的主要原因

- 心血管疾病（15.7%）
- 其他内科非心血管疾病（13.9%）
- 感染 / 脓毒症（12.5%）
- 出血（11.0%）
- 心肌病（11.0%）
- 血栓性肺栓塞（9.0%）
- 脑血管意外（7.7%）
- 妊娠期高血压疾病（6.9%）
- 羊水栓塞（5.6%）
- 麻醉并发症（0.3%）
- 原因不明（6.4%）

定义为在妊娠期间、分娩过程中或产后（终止妊娠后）42 天内发生的死亡[16]。然而，不同的孕产妇死亡定义标准，包括不同的时间间隔（最长的可达产后 1 年），影响了孕产妇死亡风险报告。在许多文献中，包括来自英国的孕产妇死亡被归类为直接死亡与间接死亡[4]，前者由产科并发症导致，后者由因妊娠加重的基础疾病引起。孕产妇意外死亡可定义为妊娠期发生的非妊娠相关原因（如创伤）导致的死亡。迟发死亡通常是指妊娠结束后 42 天以上至 1 年内发生的死亡[17]。世界卫生组织（World Health Organization，WHO）将所有在分娩或妊娠终止后 42 天内发生的死亡归类为孕产妇死亡，但不包括可归因于意外原因的死亡（即看似与妊娠无关的原因，如外伤或非产褥期脓毒症）。CDC 将"妊娠相关死亡"定义为女性在妊娠期或妊娠终止后 1 年内（无论妊娠持续时间或部位），与妊娠相关或因妊娠而加重的任何原因导致的死亡，但意外或偶然原因的死亡除外。此外，各个国家对孕产妇死亡的确认情况有很大差异，这可能会影响报道数据[18]。例如，在美国，CDC 对死亡的报道基于行政管理数据[1]。而在英国，进行了孕产妇死亡的深度审查[4]。当数据由专门的孕产妇死亡审查系统收集时，通常发现孕产妇死亡率高于单独行政管理数据[5, 14]。

（一）孕产妇死亡的发生率和趋势

自 20 世纪初以来，发达国家每 10 万例分娩的孕产妇死亡率（maternal mortality ratio，MMR）一直在下降，而当时美国有近 1% 的分娩导致孕产妇死亡（图 1-1）。然而，近几十年来，CDC 的妊娠相关死亡率监测系统（pregnancy-related mortality surveillance system，PMSS）显示，MMR 从 1986 年（该系统实施的第 1 年）的 7.2/10 万活产增加到 2009 年的 17.8/10 万活产，2010—2018 年，MMR 持续较高，为 15.9/10 万～17.4/10 万活产[19]。虽然这种增加部分归因于病例确诊标准的改进，但美国的孕产妇死亡风险似乎确实增加了[1, 18-20]，而其他国家关于风险增加的数据各不相同。从 20 世纪 80 年代到 21 世纪初期，英国同样表明孕产妇死亡率可能增加，但近期有所下降[4]。近年来，澳大利亚和法国等其他国家的孕产妇死亡风险表现稳定[11, 13]。在荷兰，从 1983—1992 年到 1993—2005 年，孕产妇死亡率似乎有所增加[12]。

（二）孕产妇死亡的风险因素

基于种族、民族和国籍的差异可能在死亡风险增加中发挥重要作用[14, 21]。在美国，种族差异可能是增加孕产妇死亡率的一个重要因素（图 1-2）。在 2006—2010 年的一份孕产妇死亡报道中，CDC 证实 40 岁或以上的黑种人女性的 MMR 接近 150/10 万活产[8]。英国的最新数据显示，不同种族、年龄和社会经济群体的孕产妇死亡率存在巨大差异[22]。例如，黑种人和白种人孕产妇死亡率差距在扩大（2009—2011 年，RR=2.59；而 2015—2017 年，RR=5.27，OR=2.03，95% CI 1.11～3.72）[22]。在对新西兰 2006—2015 年死亡情况进行的一项审查中发现，毛利人和太平洋地区母亲的死亡风险是欧洲裔女性的 2 倍[14]。在法国，经过风险因素校正后，撒哈拉以南的非洲裔孕产妇死亡率是法国女性的 5 倍以上，是亚裔、北美和南美裔孕产妇死亡率的 3 倍以上[11]。在荷兰，非西方移民人口的孕产妇死亡风险增加[12]。

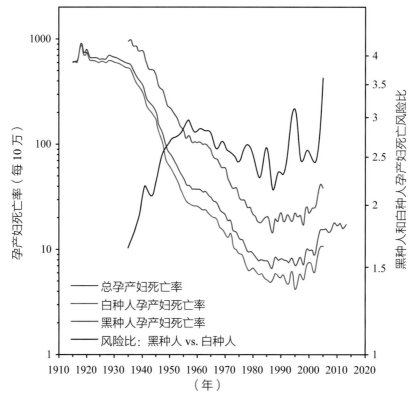

▲ 图 1-1 20 世纪初以来美国孕产妇死亡率

在美国孕产妇死亡率（每 10 万）自 20 世纪初以来有所下降；1910—1920 年，这一数字接近每 10 万活产中有 1000 人（或 1%），此后急剧下降；虽然死亡率总体上有明显下降，但黑种人和白种人孕产妇的下降不成比例；黑种人孕产妇死亡率一直高于白种人，但黑种人孕产妇死亡率风险比实际上在 1930—1960 年急剧增加（约从 1.6 上升至 3.0）；此后，风险比下降到 1990 年的最低点 2.1，但最近的数据显示风险比有所增加；这些数据强调了美国孕产妇死亡率方面持续存在的黑白人种差异

孕产妇死亡的风险概况在过去的 30 年中发生了显著变化。虽然直接产科疾病（如产科出血和子痫前期——历史上孕产妇死亡的主要原因）的发病率正在上升，但这些疾病导致的死亡率正在降低。在 20 世纪 80 年代的英国，由妊娠特定原因导致的直接孕产妇死亡人数约占孕产妇死亡总数的 60%。到 2009—2014 年，直接原因导致的孕产妇死亡占孕产妇死亡总数的比例不到 1/3，间接原因占 2/3[4]。这些数据与美国的数据形成鲜明对比：在美国，2018 年直接原因导致孕产妇死亡占孕产妇死亡总人数的 77.4%（而间接原因占 22.6%）[19]。

2011—2016 年，美国最新的孕产妇死亡率报道，妊娠高血压疾病和产科出血导致的孕产妇死亡共占孕产妇死亡总数的 17.9%，心血管疾病（15.7%）、其他内科非心血管疾病（13.9%）和感染或脓毒症（12.5%）是孕产妇死亡的 3 个新的主要原因[1, 18-19]。相比之下，1987—1990 年，产科出血和妊娠期高血压疾病导致的孕产妇死亡占孕产妇死亡总人数的 34.1%，而医源性因素仅占 18.2%[23]。其他国家的孕产妇死亡报道表明，间接原因导致的孕产妇死亡占孕产妇死亡总人数的很大一部分，包括丹麦（50.0%）[17]、法国（30.8%）[11]、新西兰（61.0%）[14] 和澳大利亚（47.5%）[13]。

二、可预防的孕产妇死亡的主要原因

CDC 列出了 2011—2016 年导致美国 93.6% 的孕产妇死亡的十大主要原因（框 1-1）[1, 19]。其他国家的死亡率评估也对孕产妇死亡进行了类似的分类。虽然各国关于孕产妇死亡的个别原因的比例报

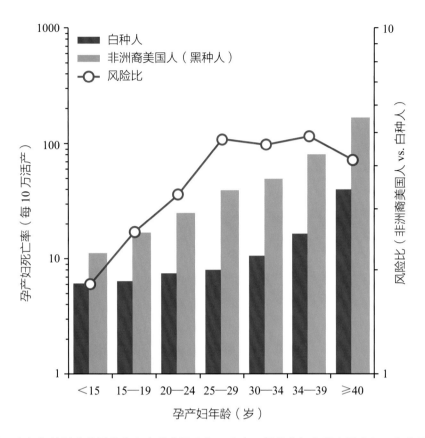

▲ 图 1-2 按孕产妇年龄划分的黑种人和白种人孕产妇死亡率及黑种人与白种人孕产妇死亡率风险比；红线代表死亡率风险比，如右侧坐标轴所示；黑种人女性的孕产妇死亡率通常比白种人女性高 3～4 倍

道各不相同，但在可预防性方面存在共同点，出血性死亡被归类为最常可预防的，而羊水栓塞导致的死亡被归类为最不可能预防的死亡。

确定孕产妇死亡的可预防性涉及多重挑战。第一，死亡在多大程度上可避免是一种定性判断，在某种程度上是主观的[9]。第二，在可以客观评估孕产妇死亡可预防性的情况下，适当治疗的标准是不断变化的，而且对于许多孕产妇死亡的主要原因是个有争议的问题。例如，对于适当静脉血栓栓塞症（venous thromboembolism，VTE）预防的建议在主要的协会间存在显著差异[24, 25]。第三，深入审查孕产妇死亡率涉及大量资源的整合。虽然有些国家拥有与英国机密调查（UK confidential enquiries）类似的全国性调查孕产妇死亡可预防性的手段，但其他国家，如 CDC 的 PMSS 则依赖生命统计数据，无法确定死亡可预防的程度[1, 26]。鉴于美国的市、州和区域的孕产妇死亡审查委员会正在激增，在不久

的将来可能会有一个更详细的全国可预防的图景。总体而言，报道的孕产妇死亡可预防性范围从法国的 50%[11]，到澳大利亚的 49%[13]、丹麦 30%[17]、加利福尼亚州的 38%[27]、北卡罗来纳州的 40%[28]、纽约州的 21%[29]。一篇荷兰孕产妇死亡病例的综述中发现，55% 的病例中治疗不达标[12]。

（一）心血管疾病和心肌病

无论绝对还是相对来讲，心血管疾病都是近几十年来孕产妇死亡的主要原因[1]。能否改善患有这些疾病的女性的结局将是总体孕产妇死亡趋势的一个主要决定因素。

2011 年英国机密调查报道发现，在 2006—2008 年有 53 例女性死于与妊娠相关或因妊娠而加重的心脏病，其中有 27 例的治疗不规范，13 例的死亡结局本可预防。不规范的治疗包括未识别心肌梗死和主动脉夹层的症状和体征，以及未优化协调妊娠

前和妊娠早期的治疗[2]。加利福尼亚州妊娠相关死亡率审查发现，有 19 例孕产妇死于心肌病和其他心脏疾病，其中 7 例（37%）的死亡很可能通过改善治疗而避免[30]。一项关于北卡罗来纳州妊娠相关死亡率的综述发现，与心肌病相关的 22% 的死亡病例和与其他心血管疾病相关的 40% 的死亡病例是可以预防的[28]。相比之下，HCA 队列中的 10 例心源性死亡病例中无一例被认为是可以预防的[9]。

为防止心源性死亡，英国机密调查报道建议：①由产科和心脏专家共同诊治已知患有心脏病的女性，并密切合作，共同管理；②由心脏和产科专家组成的队尽早参与，特别是当患者急诊就诊时；③对有相关症状或体征和异常生命体征参数的患者进行全面评估和诊断性检测[4]。

（二）其他内科非心血管疾病

非心血管病是孕产妇死亡的一个不断增加、异质性且通常可预防的原因。2014 年英国机密调查报道详细介绍了 4 年期间的孕产妇死亡病例：有 10 例死于呼吸系统疾病、10 例死于肝病、10 例死于糖尿病、2 例死于狼疮、4 例死于血液疾病及 3 例死于腹主动脉瘤破裂[5]。在某些情况下，如果在妊娠早期或者对急性并发症做出更及时和适当的诊断进行协调护理，死亡或许可以避免。之前的 2011 年报道也表明，通过早期诊断和改善治疗协调，一组异质性疾病就有机会优化治疗[2]。CDC PMSS 证明，近几十年来，非心血管疾病是导致孕产妇死亡的一个日益增加的原因，也是总体死亡率趋势的主要决定因素[1]。一项对北卡罗来纳州妊娠相关死亡率的回顾调查发现，89% 与慢性疾病相关的死亡是可以预防的[28]。其中许多例死亡病例本可通过适当的孕前治疗得到预防。

虽然临床异质性在一定程度上阻碍了为避免死亡而提出的具体管理建议，但 2017 年英国机密调查提出了以下建议，以降低医疗并发症的风险：①既往有严重内科疾病的女性应由处置其妊娠期疾病的经验丰富的医师进行孕前咨询，并获得专业避孕指导服务；②当有指征时应加快向具有重症监护

治疗能力的机构转诊；③对患有内科疾病的孕产妇应仔细协调产后治疗[6]。

（三）感染和脓毒症

脓毒症导致的孕产妇死亡中有很大一部分是可以预防的。英国权威机构通过研究审查，2011 年的 26 例脓毒症相关的死亡病例中发现，如果对感染进行更及时的诊断和治疗，12 例死亡病例可能是可以避免的[2]；2014 年的报道发现，脓毒症和感染管理的主要问题与诊断延误、及时给予适当抗生素、及时发现临床恶化和沟通不足有关[5]；2017 年发现：2009—2011 年，因流感导致的孕产妇死亡人数大幅下降，2012—2015 年，仅有 1 例孕产妇死于流感；2012—2015 年孕产妇死亡人群中，有 23 例死于脓毒症，4 例死于剖宫产术后泌尿系脓毒症或伤口感染，7 例死于生殖道脓毒症，12 例死于其他原因的感染，其中有 9 名女性在妊娠后 6 周至 1 年内死亡；在产后 6 周内死亡的 3 例患者中，1 例死于肺炎球菌性脑膜炎，1 例死于肺炎，还有 1 例死于艰难梭菌感染[6]。加利福尼亚州妊娠相关死亡审查发现，因感染或脓毒症死亡的 8 例病例中，5 例（63%）的死亡很可能通过改善治疗得到避免[27]。HCA 对死亡的审查确定，14 例与感染相关的死亡病例中有 1 例是可以预防的[9]。一项对北卡罗来纳州妊娠相关死亡率的回顾发现，43% 与感染相关的死亡是可以预防的[28]。

通过评估异常生命体征（孕产妇早期预警评分系统）并提供及时干预，可以识别出因脓毒症而面临危重症风险的女性。2017 年英国机密调查报道建议采取以下措施来降低孕产妇感染风险：①根据孕产妇早期预警评分评估风险；②及时启动重症监护治疗；③识别有脓毒症风险的患者，如免疫抑制或慢性病患者[5,6,31]。

（四）产科出血

产科出血被认为是导致孕产妇死亡较为常见的可预防原因之一。一些病例涉及监测不充分、生命体征异常时未能升级治疗、沟通不及时、与会诊协

调欠佳及缺乏高级别临床医师的及时参与。2011 年英国机密调查报道称，2006—2008 年，66% 的孕产妇因大出血而死亡的原因是治疗不达标[2]。以下是英国机密调查报道（2009—2012 年）审查产科出血导致的直接孕产妇死亡，发现提供者和系统问题都与孕产妇死亡有关，其中 61% 的死亡患者未意识到出血的严重程度。加利福尼亚州妊娠相关死亡率综述（california pregnancy-associated mortality review）发现，对于因出血而导致的 10 例死亡病例中，有 7 例很可能通过改善治疗而避免[27]。HCA 对死亡的审查确定 11 例因出血相关的死亡病例中有 8 例（72.7%）是可以预防的[9]。一项对北卡罗来纳州妊娠相关死亡率的综述发现，与出血相关的死亡病例中有 93% 都是可以预防的[28]。

在产科人群中，预防大出血和优化大出血前后孕产妇结局的外科和内科策略尚未阐明（见第 5 章和第 6 章）。

（五）血栓性肺栓塞

2011 年机密调查回顾了 2006—2008 年 18 例血栓形成或血栓栓塞导致的死亡病例（2 例脑静脉血栓和 16 例肺栓塞），发现其中有 56% 的病例存在治疗不达标[2]。低质量的治疗包括风险评估不足、血栓预防不足（7 例孕产妇）和未能检查胸部症状（6 例孕产妇）。加利福尼亚州妊娠相关死亡率审查发现，对于因血栓栓塞而发生的 8 例死亡病例中，3 例很有可能通过改善治疗而避免[27]。北卡罗来纳州妊娠相关死亡率的回顾发现，与血栓栓塞相关的死亡中有 17% 是可以预防的[28]。HCA 对死亡的审查确定，与肺栓塞相关的 9 例死亡中无一可避免，然而，该评估是在支持更广泛的血栓预防策略的建议之前进行的[9, 10]。

预防血栓性肺栓塞（pulmonary embolism，PE）死亡的主要方法有两种：① VTE 预防措施；②早期识别并及时治疗急性 VTE。由于与妊娠相关的呼吸急促、其他呼吸系统症状和心动过速常见，并且可能难以与 PE 相关症状鉴别，因此系统性改善 VTE 预防措施可能是降低 VTE 所致孕产妇群体死亡风

险的最佳方法。HCA 的一项大型病例系列研究支持在剖宫产术中使用机械方法预防 VET。在所有行剖宫产术的病例中常规使用气动加压装置，使肺栓塞死亡人数从实施前的 7/458 097 减少到实施后的 1/465 880，差异有统计学意义[9, 10]。

来自英国的数据表明，VTE 死亡率的成功降低可能与 RCOG 在 2004 年发布的建议中提倡的积极的药物性血栓预防有关[26, 32]。在英国，VTE 导致的孕产妇死亡人数减少了 50% 以上，孕产妇死亡人数从 2003—2005 年的 1.94/10 万活产下降到 2006—2008 年的 0.79/10 万活产[2]。机密调查后续迭代报道也表明，与 2004 年最初的血栓栓塞指南发布之前相比，发布后的 3 年里血栓栓塞导致的死亡风险降低了，该指南提出了扩大基于风险因素的预防措施的建议[4-7]。

（六）妊娠期高血压疾病及脑血管意外

总体而言，关于孕产妇死亡的研究文献支持，妊娠期高血压疾病导致的孕产妇死亡，有很大一部分可以通过及时服用抗高血压药来预防。

在对妊娠期高血压疾病导致的直接孕产妇死亡的审查中，2011 年英国机密调查报道发现共有 22 名女性死亡，其中 14 名死于颅内出血，5 名死于与子痫发作相关的心搏骤停后缺氧[2]。总体而言，22 例死亡病例中有 20 例治疗不达标，其中 14 例被归类为"严重不达标"。死于颅内出血的病例被发现继发于抗高血压治疗不充分。加利福尼亚州孕产妇死亡率审查的数据发现，60% 的死亡病例（9/15）有很大或很好的机会通过改善治疗而避免[27]。

一项对 2000—2006 年 HCA 内的死亡病例审查确定，与子痫前期并发症相关的 15 例死亡中有 5 例（33.3%）是可以预防的[9, 10]。然而，随着对降血压方案进行的干预后分析发现，在随后实施的 6 年期间，仅发生 3 例患者死亡，这表明可能避免更大比例的高血压相关脑卒中死亡。对北卡罗来纳州妊娠相关死亡审查发现，与妊娠高血压相关的死亡病例中有 60% 是可以预防的，但没有一个脑卒中病例被认为是可以预防的[28]。

（七）羊水栓塞

羊水栓塞（amniotic fluid embolism，AFE）导致的死亡是最难预防的。即使即刻心肺复苏、治疗心律失常、重症监护治疗，以及输血纠正凝血功能障碍等，仍会发生 AFE 死亡。这使得确定 AFE 的可预防性具有挑战[33]。英国机密调查对 2006—2008 年因羊水栓塞导致的直接孕产妇死亡审查，评审了 13 份 AFE 病例。作者确定了 8 例患者的治疗不规范，但指出即使给予适当的治疗，孕产妇死亡也可能无法避免[2]。以下关于 2009—2012 年发生的 AFE 死亡病例的报道指出，所有 11 例患者都在分娩前或分娩后几分钟内晕倒，在晕倒前没有患者发生出血，即使在场的有经验的临床人员也无法对大多数孕产妇实施复苏[5]。

加利福尼亚州妊娠相关死亡率综述发现，在因 AFE 导致的 14 例死亡病例中，不太可能通过改善治疗来避免任何死亡[27]。同样，在北卡罗来纳州的审查中，归因于 AFE 的死亡均未被认为是可以预防的，而 HCA 死亡率综述队列中的 13 例 AFE 相关死亡病例均未被视为可预防[9-10, 28]。

（八）麻醉

直接归因于麻醉的孕产妇并发症和死亡率因国家而异。在英国的报道中，2009—2011 年 3/253 例死亡和 2010—2012 年 4/243 例死亡与麻醉相关[7]。英国产科监测系统对孕产妇心力衰竭的综述发现，59 例患者中有 17 例与麻醉相关；尽管死亡率为 37.3%，但发生麻醉相关心力衰竭的 17 例患者无一例死亡[34]。在澳大利亚队列研究中心，有 2 例孕产妇死亡与麻醉相关[13]。2011—2013 年的 CDC PMSS 报道中，2009 例孕产妇死亡病例中 3 例是由麻醉并发症导致的[12]。相反，新西兰的死亡病例综述和丹麦队列研究中没有与麻醉相关的死亡[14, 17]。

虽然由于可用样本量小，与麻醉相关的孕产妇死亡的可预防性数据有限，但 2017 年英国机密调查报道包括以下产科麻醉治疗建议：①治疗复杂的产科患者应及时启动多学科协作计划，包括经验丰富的产科麻醉医师；②产科出血的情况下，必须进行充分的复苏，并在拔管前已停止出血；③需要全身麻醉的产科患者需警惕反流误吸。

结论

孕产妇死亡审查数据一致表明，一些孕产妇死亡原因比其他原因更可预防（例如，与 AFE 相比，出血更为预防）。目前正在开发和传播部分基于死亡审查结果的临床资源，目的是降低最可预防的孕产妇死亡原因带来的风险。例如，美国国家孕产妇安全伙伴关系（US National Partnership for Maternal Safety）的产科出血集数化方案，其中心是改善针对产科出血的术前准备、识别和管理，旨在解决孕产妇死亡审查报道中发现的治疗缺陷[35]。美国国家孕产妇安全伙伴关系的 VTE 集数化方案承认了不同的 VTE 预防建议，为风险评估提出了一般性建议。还发布了关于高血压管理集数化方案[36]。为降低心血管和非心血管疾病的严重发病率和死亡率，有学者提出了一种针对患有内科疾病的母亲进行区域化围产期治疗的平行模式[37]。在美国或其他遵循美国建议的国家，这些举措成功降低可预防死亡率的程度还有待观察。加利福尼亚州一直是实施孕产妇安全新举措的领导者，其孕产妇死亡率在历史上与全国平均水平保持一致，但近年来显著下降[27]。英国最新报道的数据支持，某些原因导致的总体孕产妇死亡率可能正在下降[6]。我们需要改进孕产妇死亡的时间尺度和精确定义，制订评估实施情况的质量指标，以及标准化的结果指标，以衡量进展并确定重要的安全差距。

第 2 章　危重症孕产妇的识别
Identifying the Critically Ill Parturient

Cesar Padilla　Sarah Rae Easter　Brian T. Bateman　著
王牧野　译　　石　磊　校

要点

- 在过去的 25 年里，美国孕产妇死亡率的增加可能很大程度上归因于医疗负担的增加。
- 据估计，每 300 例分娩中就有 1 例患者在产前或产后需入住重症监护病房（ICU）。
- 早期识别重症高风险患者可能加快治疗进程，包括尽早转诊和及时干预治疗，从而扭转发病率和死亡率。
- 正常妊娠的生命体征往往与异常生命体征重叠，这为研发具有足够灵敏度和特异度的生理学筛查工具提出了更大的挑战。
- 改良的产科早期预警系统（modified obstetrics early warning system，MOEWS）针对产科患者的生命体征量身定制，是以产科为中心的测评工具。产科脓毒症评分（sepsis in obstetrics score，SOS）需要进一步评估能否改善患者的结局。
- 产科共病指数（OCI）是一种临床计算器，根据孕产妇潜在的共病来预测需要入住 ICU 和分娩时发生严重的孕产妇疾病的可能性。
- 产科患者中相对较低的危重症的发生率仍然是任何一个评分系统都难以保障其准确性的重要原因。
- 鼓励患有特殊共病的女性，如胎盘异常、重度子痫前期和孕产妇心脏病等，尽早转诊到合适的医疗机构。
- 多学科协作是协调高危孕产妇诊疗和分娩方案的最佳模式。

一、现代产科：不断变化的人口统计学

在美国，孕产妇死亡率在过去 25 年中有所增加，在很大程度上可能归因于孕产妇医疗负担的加重[1-6]。同时，孕产妇发病率和"险兆"事件也显著增加，据估计增幅高达 75%[6]。根据终末器官功能障碍、需要进一步治疗（机械通气、血管升压药）或诊断标准（见第 1 章）定义为危重症孕产妇，在产科人群中相对较为常见[7]。据估计，每 300 例分娩中就有 1 例患者在产前或产后入住 ICU，占所有

16—50 岁女性入住 ICU 的 12.1%[8, 9]。需要 ICU 级别诊治的产科患者也在正规的 ICU 病房之外接受治疗，研究显示 1%～3% 的产妇需要 ICU 级别的治疗或有发生危重症的风险[10, 11]。因此，早期识别有临床恶化和危重症风险的产科患者，是解决越来越多患病的孕产妇和产后女性需求的综合战略的重要组成部分。早期识别风险人群可能会加速转诊到高级医疗中心和（或）允许及时干预，从而扭转发病率和死亡率的现有趋势。

二、孕产妇血流动力学的筛查工具：平衡灵敏度和特异度

许多公共卫生组织建议常规使用经过验证的筛查工具，来识别妊娠期发病的高危女性[4, 12, 13]。在英国，关于妇幼健康的机密调查（confidential enquiry into maternal and child health，CEMACH）报道引入和整合了识别妊娠期女性生理参数紊乱的标准[13]。在美国，多学科国家孕产妇安全伙伴关系（National Partnership for Maternal Safety）也建议，追踪主要生理参数是识别发病的关键组成部分（表 2-1）[4, 14]。

表 2-1	国家孕产妇安全伙伴关系妊娠早期预警标准
参　数	**参考值**
收缩压（mmHg）	<90 或 >160
舒张压（mmHg）	>100
心率（次 / 分）	<50 或 >120
呼吸频率（次 / 分）	<10 或 >30
血氧饱和度（海平面吸入空气）(%)	<95
少尿（ml/h，≥2h）	<35
母亲激动、意识错乱或无反应；报告非缓解性头痛或呼吸急促患有的子痫前期患者	存在

引自 Mhyre JM, D'Oria R, Hameed AB, et al. The maternal early warning criteria: a proposal from the national partnership for maternal safety. Obstet Gynecol, 2014, 124:782-786.

在普通的内科和外科患者中，生命体征和其他生理参数作为危重症的指标已经得到了很好的印证[15]。理想的筛查工具应具有足够的灵敏度以预测病情的发展[16]。然而，它也应该有一个特异度阈值，以避免过度诊断和反复出现假警报（导致临床疲劳）。这也是问题所在，产科人群危重症的发病率低于普通内外科患者，且罕见信号更容易被忽略[17]。此外，正常妊娠的生命体征往往与异常生命体征重叠。这些问题对研发出具有足够灵敏度和特异度的生理学筛查工具提出了挑战[18]。

三、预测感染的不良结局

尽管严重的孕产妇在现代产科人群中的发病率和死亡率的病因不断演变，但脓毒症仍然是产科危重症的主要原因[19]。脓毒症的早期识别和干预可以改善患者预后[20]。因此，许多筛查工具的有效性已在孕产妇感染的背景下进行了检验（表 2-2）。

全身炎症反应综合征（modified early warning system，SIRS）和改良早期预警系统（systemic inflammatory response syndrome，MEWS）是两种常用来筛查脓毒症的生理学工具，这两者均缺乏在产科人群中的特异度和灵敏度。在一项对产时绒毛膜羊膜炎患者的回顾性研究中，SIRS 和 MEWS 均未能准确识别进入 ICU、发生脓毒症或死亡的女性[21]。在被认为适合临床评估的评分阈值，MEWS 标准的阳性预测值为 0.05%，这意味着只有 0.05% 符合这些标准的女性会出现脓毒症[21]。

SIRS 和 MEWS 均缺乏诊断特异性可能归因于产科人群和普通内外科人群之间的生理差异[21, 22]。与非妊娠期女性相比，妊娠期女性的血压更低，分娩时的心率较高（活跃期常发生间歇性心动过速），与激素变化相关的呼吸频率增加。然而，其他混杂因素也可能导致缺乏特异性[21]。例如，与椎管内麻醉或与前列腺素（如米索前列醇）治疗相关的发热可能导致脓毒症的过度诊断。所有这些因素都导致了产科人群标准评分缺乏特异性[23]。

这些挑战激发了专门针对产科患者的生理学

评分系统	作 者	人 群	结 局	指 标	阈 值	体 征
表 2–2　产科人群脓毒症评分系统的测试特征						
孕产妇改良早期预警系统（MEWS）	Lappen 等，2010	美国单中心绒毛膜炎	• 严重脓毒症[3] • 进入 ICU 死亡	• 体温 • HR • RR • WBC 计数	≥5	• 灵敏度 100% • 特异度 90.4% • NPV 100% • PPV 0.05%
改良产科早期预警系统（MOEWS）	Edwards 等，2015	美国单中心绒毛膜炎	• 严重脓毒症[3] • ICU 转出后死亡	• 体温 • HR • SBP • DBP • RR • SpO$_2$ • 精神状态	≥2	• 灵敏度 40%～100% • 特异度 3.6%～96.9% • NPV 99.1%～100% • PPV 1.42%～15.4%
序贯器官衰竭评估（SOFA）	Jain 等，2016	印度产科 ICU 收治	死亡	• 氧合指数 • GCS • BP • 血管升压药 • 肌酐/尿量 • 胆红素 • 血小板	≥2 ≥8	• 灵敏度 100% • 特异度 3.3% • 灵敏度 96.7% • 特异度 78.3%
产科脓毒症评分（SOS）	Albright 等，2017	妊娠或产后女性满足≥2个美国单中心 SIRS 标准	转出 ICU	• 体温 • SBP • HR • RR • SpO$_2$ • WBC 计数 • 未成熟中心粒细胞百分比 • 酸中毒	≥6	• 灵敏度 64% • 特异度 88% • PPV 15% • NPV 98.6%

HR. 心率（次/分）；RR. 呼吸频率（次/分）；WBC. 白细胞（10^9/L）；NPV. 阴性预测值；PPV. 阳性预测值；SBP. 收缩压（mmHg）；DBP. 舒张压（mmHg）；SpO$_2$. 经皮血氧饱和度（%）；GCS. 格拉斯哥昏迷评分；SIRS. 全身炎症反应综合征

监测评分系统的创建。改良产科早期预警系统（modified obstetrics early warning system，MOEWS）是英国国家卫生系统常规用于监测妊娠期女性的评分系统。该评分采用为妊娠期女性量身定制的生理标准[24]。然而，一些研究表明，即使是 MOEWS，对于孕产妇的敏感性和特异性也欠佳[24, 25]，实施 MOEWS 标准是否能够改善临床结局尚不明确。同样，以产科为重点的产科脓毒症评分（SOS）在预测转入 ICU 方面的有效性优于 SIRS 和 MEWS，但在预测严重转归方面仍缺乏特异性[26]。

理想的评分系统除了对确定是否需要重症监护治疗有价值外，还应能够预测不良结局，如孕产妇危重症的发病率和死亡率。依赖于生理参数来预测 ICU 患者死亡率的评分系统在产科人群中也被证明缺乏特异性。急性生理学和慢性健康评估Ⅱ（APACHE Ⅱ）系统分析了转入 ICU 24h 内的

13 项生理变量[27]。最近的一项研究分析了妊娠期 APACHE Ⅱ 评分的有效性，结果显示，在正常产科生理学中，13 项生理参数中的 7 项发生了改变，导致有可能高估了死亡风险[27]。

与基于器官水平的筛查工具如 MODS（多器官功能障碍评分）和序贯器官衰竭评估（sequential organ failure assessment，SOFA）相比，基于生理学工具如产科脓毒症评分（SOS）和 APACHE Ⅱ 评分在预测产科患者脓毒症相关死亡率方面显示出劣效性[28]。这些新的脓毒症检测评分（SOFA/MODS）更注重器官衰竭的情况而非炎症反应的严重程度，这似乎在预测危重脓毒症产科患者的死亡率方面更有前景，然而研究表明目前的数据对预测贡献仍然有限[29, 30]。

四、感染以外的表现

关于筛查工具在产科人群中的效用大多数证据仅限于感染领域。随着现代孕产妇的复杂性不断发展，理想的筛查工具还应对其他来源的危重疾病和不良结局具有高灵敏度和特异度。此外，这些筛查还应该作为治疗高危人群和抑制其发展的第一步[14, 31]。孕产妇早期预警工具（maternal early warning tool，MEWT）就是这样一种工具，它将发病率的生理筛查与治疗指南相结合，以解决临床关注的病例问题。MEWT 由筛查工具和临床路径组成，其中临床路径针对孕产妇死亡 4 种常见原因：心血管功能障碍、感染、出血和妊娠期高血压疾病（子痫前期）[12]。美国 6 家医院对这一筛查工具进行的前瞻性研究表明，实施这一筛查工具可降低严重的孕产妇发病率和复合的发病率。此外，使用该工具筛查时，只有 2% 的女性触发了警报。如上所述，MEWT 还纳入了孕产妇发病的主要原因治疗的临床建议。纳入这些建议可达到治疗医师对治疗方案的高依从率（83.1%）[12]。MEWT 的缺点包括阳性预测值不理想。对于所有需要转入 ICU 的患者，阳性预测值（positive predictive value，PPV）为 12%，对于疑似脓毒症的患者，PPV 为 7%[12]。这些局限性提示，

如果想及时发现有临床恶化风险的女性，仍需要改进孕产妇筛查工具。目前还不清楚观察到的发病率降低是由于使用了筛查工具，还是因为高危患者遵循了治疗方案。尽管阳性预测值低有局限性，但本研究的数据提示，通过早期识别和规范化，诸如此类的产科专用工具如 MEWT 有可能降低严重的孕产妇发病率。

五、高危孕产妇和产后女性的识别与管理

识别有临床恶化风险的孕产妇需要使用一系列不同的策略。尽管现有的评分系统存在固有的挑战，但共识指南始终强调识别高危产妇有 2 个原则。首先，尽管这个系统并不完善，产科病房也应实施并持续使用一个能够识别出有严重发病风险的危重症母亲的筛查系统。其次，产科医院应制订方案或流程，以便发现具有危重症高风险的孕产妇时调动可用资源[14, 31]。

在使用筛查工具重要性方面，应对医务人员进行一定程度的教育和强化训练。在英国国家卫生系统中成功实施 MEOWS 筛查标准的障碍包括对指南的依从性差和难以从医师那里得到回应[24]。筛查工具使用不一致或未做出反应可能导致诊断延迟，这可能使患者出现高的危重症发病率和死亡率。研究表明，多达 40% 的孕产妇死亡是可以预防的；这些死亡在很大程度上归因于诊断的延误和重症监护的参与[11, 32, 33]。相反，筛查工具的系统性应用，以及领导层的努力、管理和有资质的从业人员的持续监督，对工作人员识别高危孕产妇时感知筛查工具的效用性产生了明显影响[24]。因此，必须将孕产妇筛查工具与其他策略结合使用，以识别高危孕产妇和围产期女性。

一旦识别出高危孕产妇，临床医师应迅速将注意力转移到治疗上。国家指南为产后出血、感染、静脉血栓栓塞、妊娠期高血压疾病等各种临床工作中常见的产科疾病制订了循证临床路径[1, 14, 31, 34]。妊娠期慢性疾病的患病率上升，患者复杂性随之增

加，这突出了多学科管理和孕产妇重症监护在降低孕产妇死亡率方面的重要性[7, 35]。

将孕产妇危重症监护确立为一门正式学科是预防孕产妇死亡的一项核心策略。英国重症监护国家审计和研究中心（Intensive Care National Audit and Research Centre，ICNARC）建议对各级管理人员进行与产科患者相关的危重治疗情景模拟教育（对各级的参与人员进行脓毒症识别的培训，为麻醉医师培训适用于危重症产科患者的麻醉注意事项），配备经过孕产妇危重监护培训的多学科联合医务人员，并对危重症患者进行适当的分诊以便转移到有足够资源的诊疗中心[11]。然而，在一些依赖于临床配置的医疗中心，识别出患有危重症的产科患者可能意味着需要转到 ICU，而在其他医疗中心则可能不需要。有时，高危产妇的识别可能需要会诊医师的参与，以从多学科角度提供患者管理和持续评估的方法。某些危重症诊疗技能，如经胸超声心动图的快速评估，有望对妊娠期心功能和液体状态进行可重复并且快速的评估[36, 37]。及时评估孕产妇复杂的病情，需要医务人员同时具备产科生理学和危重症诊疗的知识与技能。为高危孕产妇提供这些不受地点限制的重症监护服务是降低孕产妇死亡率的关键。

六、高危孕产妇筛查中的共病

尽管孕产妇发病率在增加，但产科患者人群中危重症绝对发病率相对较低，这仍然是任何评分系统都难以实现其有效性的重大挑战。任何筛查工具的阳性预测值都取决于相关人群中疾病的患病率。在未经选择的人群中，危重疾病的低患病率将阻碍任何试图提高基于生理学的筛查工具的阳性预测值。临床协变量是许多疾病特异性风险评估工具的重要组成部分。纳入特定共病的筛选工具能够成功地预测非产科患者的发病率和死亡率[38, 39]。因此，将这些临床共病纳入妊娠和危重症人群的风险评估工具中，为改善危重症风险人群的识别能力提供了令人振奋的可能性。

产科共病指数（obstetric comorbidity index，OCI）（表 2-3）是一个临床计算器，它根据孕产妇的共病来预测她们是否需要转入 ICU，以及分娩时孕产妇发生严重发病的可能性。OCI 除了考虑孕产妇的年龄之外，还考虑了 20 种经过加权计算的孕产妇共病，从而制订了患者特定的共病指数评分预测孕产妇转入 ICU 的可能性[40]。该评分指数已在独立人群中得到验证，与针对非产科人群的共病指数相比具有优越性[41]。

七、产前和妊娠早期筛查

美国妇产科医师学会（American College of Obstetricians and Gynecologists，ACOG）和母胎医学学会（Society for Mother-Fetal Medicine，SMFM）最近发布的共识指南强调了早期识别高危孕产妇和早期转诊的重要性[35]。为了应对日益复杂的患者群体和不断上升的孕产妇死亡率，指南推荐将患有特定共病，如胎盘异常、重度子痫前期和心脏病的孕产妇转诊到合适的医疗机构。该指南还根据可能需要的医疗资源的可用性，对机构的孕产妇诊疗水平进行了分类。医疗资源大致包括诊疗小组的领导能力和专业知识、专科医师的可用性，以及针对最高危孕产妇的诊疗资源[35]。除了列出推荐用于高危病例的医院基础设施外，指南还将是否具有亚专科医师和重症监护室诊疗能力确定为更高级别医疗中心的关键特征。

对于某些高风险情况，及时、适时转诊的重要性已经得到广泛认可。尽管鼓励所有产科医院识别并处理产科出血，但针对特定高危情况（如胎盘异常）已制订了基于医疗机构设施的处理标准[42, 43]。胎盘植入并伴有出血风险的患者将获益于在产前就转诊到资源充足的医院，这些医院的血库能够提供大量血制品，以及介入放射学、产科麻醉学和危重症治疗等亚专科互相配合。然而，高龄女性和那些合并高血压的女性、前置胎盘或既往剖宫产病史的患者早期识别不那么容易，尽管在某些特定的情况下，她们危重症发病风险可能相似。

表 2-3	产科共病指数		
		OR（95% CI）	权重值
孕产妇共病	重度子痫前期或子痫	5.10（4.63～5.60）	5
	慢性充血性心力衰竭	3.93（1.35～11.47）	5
	先天性心脏病	3.81（3.37～4.32）	4
	肺动脉高压	3.24（2.31～4.56）	4
	慢性缺血性心脏病	2.72（2.13～3.46）	3
	镰状细胞病	2.14（1.63～2.81）	3
	多胎妊娠	2.09（1.86～2.35）	2
	心脏瓣膜病	1.95（1.67～2.27）	2
	系统性红斑狼疮	1.77（1.24～2.52）	2
	HIV	1.76（1.37～2.27）	2
	轻型或不明子痫前期	1.95（1.67～2.27）	2
	药物滥用	1.63（1.48～1.79）	2
	前置胎盘	1.61（1.45～1.80）	2
	慢性肾病	1.54（1.32～1.80）	1
	剖宫产病史	1.45（1.37～1.54）	1
	妊娠高血压	1.32（1.14～1.54）	1
	酗酒	1.31（1.11～1.56）	1
	哮喘	1.28（1.19～1.39）	1
	糖尿病病史	1.21（1.1～1.33）	1
母亲年龄	＞44 岁	2.25（1.28～3.95）	3
	40—44 岁	1.72（1.47～2.02）	2
	35—39 岁	1.52（1.39～1.66）	1

引自 Bateman BT MJ, Hernandez-Diaz S, Huybrechts KF,Fischer MA,Creanga AA,Callaghan WM, Gagne JJ.Development of a comorbidity index for use in obstetric patients. Obstet Gynecol. 2013;122 (5):957-965.

在日益复杂的产科人群背景下，孕产妇重症发病率和死亡率偏低，这为早期准确识别高危孕产妇提出了许多挑战。因此，作为产前保健的一部分，常规筛查孕产妇的高危情况将会在识别有危重症风险的患者方面发挥越来越重要的作用。普遍的临床共病筛查可能提供了一种客观的方法，可以在发生危重病之前筛查出患者的患病率。上述大多数筛查工具和处置流程都侧重于潜在疾病已经发生时的评估和管理。然而，OCI 在识别高危孕产妇方面显示出了卓越性，它能够在产前使用。这一共病指数可以识别出处于产前状态中的高危患者，帮助她们能够被转诊医疗资源和人员都配备充足的专业诊疗中心。理论上，这样的转诊可以协同治疗，并为制订分娩方案提供充足时间[40]。

多学科协作是商榷高危孕产妇诊疗和分娩计划的最佳模式[11, 35, 44, 45]。对于有多种共病的产妇，早期多学科会诊是一种有价值的策略，这些孕产妇可能从协作治疗中受益[35]。然而，孕产妇筛查工具是否会影响会诊的实施和（或）导致专科医师的及时干预仍不确定。在识别高危孕产妇方面，此类筛查评分方式仍未得到充分利用。在一项研究中，符合产前高危会诊条件的孕产妇中，只有25%接受了这一筛查方法[46]。多学科管理已经成为预防严重疾病的重要战略[47]；孕产妇筛查工具在会诊医师的及时干预下可能对改善临床结局产生潜在影响。

产科共病的产前筛查，结合基于生理学的产时风险评估，是识别危重症高风险孕产妇的关键补充策略。一旦确诊，应立即制订合适的治疗方案。在早期识别出分娩期有生理指标异常的患者之后，应根据循证医学流程进行及时的处理和持续的风险评估。在试图确定围产期高危孕产妇的研究中，一个重要的潜在混杂因素可能是各医院的分娩量存在差异性。在美国，1/3的医院每年的分娩量少于500例，而39%的住院分娩发生在这些分娩量低的医院。鉴于在小规模医院分娩的情况较为普遍，我们不能保障高危孕产妇在分娩时能够获得与病情风险相对应的诊治[48, 49]。产科并发症更容易在分娩量较低的医院发生，这可能是由于医务工作者缺乏医疗经验的一种反映[35, 50]。

八、孕产妇筛查工具的展望

在共病日益增多的患者人群中，识别出高危妊娠期和围产期女性是一项核心策略。这需要多元化的方法，包括适当的使用"孕产妇"筛查工具和及时的多学科联合诊治，以最大限度地减少延误诊断。尽管孕产妇筛查工具也有其局限性，但在临床环境中，使用这些工具已显示出降低发病率的趋势。今后应优化筛查标准。提高现有工具的灵敏度和特异度，并在识别有临床恶化风险的孕产妇方面实现更高的预测价值仍然至关重要。建立包含个体患者共病的孕产妇筛查标准是一个极其重要的潜在研究领域，因为这可能提高基于生理学的筛查工具的价值。根据产前共病指数对孕产妇进行分层，可能为临床医师提供更多的时间来整合资源、联合多学科协作，及时将有风险的患者转诊到能力和资源足够满足其临床需求的医疗中心。

第 3 章　孕产妇险兆

Maternal Near Miss

D. N. Lucas　K. J. Murray　著

杨舒芸　译　　李国才　校

要点

- 孕产妇发病给女性及其家庭带来沉重负担，而孕产妇死亡仅是冰山一角。
- 孕产妇发病和死亡之间的关联被认为是"系列不良妊娠事件"。
- 险兆事件（near miss event）发生频率明显高于孕产妇死亡率。
- 孕产妇险兆的患病率因筛查标准和地域不同而有较大差异。
- 对险兆事件的研究能更快地回顾和报告临床病例特征，从而指导临床实践。
- 临床医务人员可能认为未死亡的孕产妇险兆事件威胁较小，并更容易分析。
- 世界卫生组织将"孕产妇险兆"定义为"在妊娠、分娩期间或妊娠终止后 42 天内因并发症濒临死亡但存活下来的女性"。
- 可通过临床标准、干预标准和器官标准来定义险兆事件。
- 在世界范围内，产科出血、妊娠期高血压疾病、脓毒症和难产等已被确定为孕产妇险兆的主要原因。

一、孕产妇死亡率和发病率

全球范围的分娩正变得越来越安全，1990—2015 年，孕产妇死亡率下降了 44%[1, 2]，这主要得益于系统性监控和调查研究。过去 60 年里，英国孕产妇死亡机密调查以各种名义来组织，但目前由英国降低母婴危险审查和机密调查机构（mothers and babies: reducing risk through audits and confidential enquiries across the UK，MBBRACE-UK）[3]、南非孕产妇死亡机密调查全国委员会[4]、法国孕产妇死亡专家委员会[5] 提供此研究的案例。这些研究不仅能降低孕产妇的死亡率，而且还提升了生育保健的整体质量。

现在发达国家，孕产妇死亡属罕见事件，即使在资源更有限的低收入和中等收入国家，个别医疗机构中孕产妇死亡人数亦很少。随着生育保健水平的提高和孕产妇死亡率的下降，影响进一步改进的资料也在减少。然而，人们普遍认识到，孕产妇死亡只是冰山的一角，孕产妇发病给女性及其家庭带来更沉重的负担。孕产妇发病和死亡之间的关联被认为是"系列不良妊娠事件"[6]。在许多情况下，孕产妇死亡并非意外的突发事件，而是包括随着妊娠发病逐渐加重的临床轨迹的终点（图3-1）。对个案临床轨迹的评估，能够为研究孕产妇死亡原因提供新的证据，从而提高认识和改善治疗。

二、研究孕产妇险兆事件的优势

除死亡率外，研究孕产妇"险兆事件"发病率有较多优势。险兆事件的发生明显多于孕产妇死亡。在英国，约1%的分娩因险兆事件而变得复杂[7]，因此每年可为该研究提供约8000例病例，同时约有80例孕产妇死亡。样本量的增加可更好地确定导致孕产妇发病和死亡的因素，得出更可靠的结论。对险兆事件的研究能更快地回顾和报告临床病例特征，指导临床实践。险兆事件和孕产妇死亡有部分相似之处，将两者进行比较，可绘制从严重疾病和发病到死亡的进展图[8]。这也为临床护理是如何失败的及如何避免或克服妊娠急性并发症管理中的潜在障碍提供了宝贵的见解。在资源有限、孕产妇死亡率和发病率最高的低收入和中等收入国家，利用险兆事件，可望在有限的资源条件下，使女性受益最大化[9]。

临床医务人员可能更容易进行对险兆事件的分析，因为随着女性幸存下来，对险兆相关事件的检查可能会被认为威胁较小。尽管险兆事件不会导致孕产妇死亡，但可能会给女性及其伴侣带来长期的心理和生理的不良影响[10, 11]。因此，研究这些事件可以确定与远期进展相关的因素。

对险兆事件的调查有助于研究罕见的妊娠情况[12]。这也是过去15年的主要研究领域之一，现正在客观地研究和评估许多以前被忽视的妊娠情况。

系列不良妊娠事件
正常健康妊娠→发病→严重的发病→险兆→死亡

▲ 图3-1　孕产妇发病和死亡的连续关系[6]

孕产妇险兆事件也与新生儿发病率相关，尤其是早产儿[13]。因此，这些研究也可降低孕产妇发病对新生儿的影响。

三、定义和术语

"险兆"一词是从航空业引申而来[14]。在医学之外，它用于描述可能造成伤害但实际上并未造成伤害的意外或不可预见事件。

产科学已提出险兆的各种定义。包括严重的危及生命的产科并发症（需进行紧急医疗干预，否则女性将会死亡）[15]；妊娠期或近期分娩的女性，生命垂危，但接受了医院治疗或其他原因而存活下来[16]，若非幸运和治疗及时很可能已经死亡[17]。

2009年，世界卫生组织发布了一篇论文，其中定义孕产妇险兆为"在妊娠、分娩期间或妊娠终止后42天内因并发症濒临死亡但存活下来的女性"[18]。过去，险兆一词与严重急性孕产妇发病一词可互换使用。现世界卫生组织建议优先使用险兆，可更准确地描述孕产妇濒临死亡但仍存活的临床情景。

四、孕产妇险兆的诊断

多种方法被建议用于诊断险兆事件。大致分为三大类，各有其优缺点。表3-1总结了三种方法。

在英国一项严重急性产科发病的地区性研究中，Waterstone使用了基于特定疾病本质的临床标准[7]。纳入标准包括重度子痫前期、子痫、HELLP综合征（溶血、肝酶升高和血小板降低）、严重出血、严重败血症和子宫破裂。尽管肺栓塞也是孕产妇死亡和发病的重要原因，但由于没有病理证据难以确诊肺栓塞，因此予以排除。此外，还排除了异位妊娠等妊娠早期情况。Waterstone使用了从Medline检索的定义，基于临床和可预见性，不包括管理过程。当没有可用于特定条件的定义时（如脓毒症），考虑到妊娠的生理变化，使用了修改后的定义。此研究中，大多与产科出血和严重的子痫

表 3-1　三种诊断孕产妇险兆方法的优缺点		
	优　点	**缺　点**
与特定疾病相关的临床标准	• 简单易懂 • 可从病例回顾中获得资料 • 评估特定疾病的诊疗质量 • 计算特定疾病的并发症率	• 忽略孕产妇死亡的常见原因 • 定义发病的标准太低，没有达到孕产妇险兆的标准 • 资料不完善，回顾性分析不可靠
基于医疗干预的标准	• 通过对医院登记册的回顾性分析来确定病例	• 由于不同类型的干预措施（如重症监护）的可用性或干预措施（如重症监护或剖宫产、子宫切除术）标准的差异，只能确定全部严重发病病例的一部分
基于器官系统功能障碍的标准	• 模拟权威研究孕产妇死亡系统，可将此系统用来补充孕产妇死亡研究 • 允许识别危重症女性从而建立引起发病的疾病模型及其相对重要性 • 允许识别新发疾病的优先级，如流感 • 重点关注通过适当护理不应导致死亡的严重疾病 • 现在，许多医院都定期检查严重事件，从而提高病例识别的机会	• 取决于是否存在最低水平的医疗，包括正常运转的实验室和基本重症监护 • 病例的回顾性识别较难，因为无法从登记册中获取资料

引自 Say L et Souza JP, Pattison RC. WHO working group on Maternal Mortality and Morbidity Classifcations. Maternal near miss-towards a standard tool for monitoring quality of maternal healthcare. Best Practice & Research Clinical Obstetrics & Gynaecology. 2009, 23:287-296.

有关；特异性发病率，重度出血为 6.7（6.0～7.5）/1000 次分娩，重度子痫前期为 3.9（3.3～4.5）/1000 次分娩，剖宫产使发病率增加了 4 倍。

应用基于干预的标准，如进入重症监护病房，是诊断险兆事件的另一相对简单的方法。因此标准依赖于一系列变量，即使在发达国家也可能存在较大差异。例如，重症监护服务可能无法立即提供给独立的产科病房。此外，基于干预的方法可能导致遗漏一些险兆的病例。一项关于与产科出血相关的严重孕产妇发病的前瞻性观察研究发现，在进展为出血相关发病的女性中，只有 20% 被送入重症监护室。较多产后血崩的患者可能在产房接受治疗，而未被转移到重症监护室 [19]。其他干预措施，如使用子宫切除术来控制产后出血，也被认为是直接的最终处理方式 [20, 21]。然而，这又取决于当地资源、设备和人员保障，也易受到产后出血决策过程等主观因素的影响。

基于器官系统功能障碍的孕产妇险兆事件标准来诊断疾病的进展：从正常健康妊娠到病理性损伤，再到器官功能障碍和衰竭，最终导致孕产妇死亡；符合险兆事件的标准是，孕妇经历器官功能障碍或衰竭并存活下来。这种方法是由 Mantel 等提出的，并为每个器官系统定义了功能障碍的标准。作者提出，使用特定的处理措施作为潜在器官衰竭的标准，若治疗不及时，可能导致严重后果。

五、险兆概念的发展：世界卫生组织的做法

2008 年，世界卫生组织成立了一个工作团队，旨在开发孕产妇死亡分类系统，并就如何界定孕产妇险兆事件达成共识 [22]。该团队由来自发展中国家

和发达国家的产科医师、助产士、流行病学家和公共卫生专业人员组成。制订孕产妇死亡分类系统的程序也被用于就孕产妇险兆达成共识，以确保在实践中对两者适用相同的原则。指导制订这两项指标的关键原则是，孕产妇死亡和孕产妇险兆的分类应便于医疗机构的比较，并且在高收入和低收入至中等收入国家都适用。应提高纳入病例的标准，以免因病例数太多加重研究负担。

世界卫生组织建议使用基于器官系统功能障碍的标准来识别险兆的病例[18, 23]。然而，严重的器官功能障碍往往在重症监护室才被诊断出来。在资源匮乏的地区，可能缺少重症监护室，由此应使用不依赖于特定设施的器官功能障碍标志物。因此，包括这些标志物的临床标准，主要基于序贯器官衰竭评估（sequential organ failure assessment，SOFA）（见第19章），这是一种广泛用于评估和分类危重症患者并在产科人群中得到验证的工具[24, 25]。此外，亦包括处理准则，以便诊断个案。值得注意的是，世界卫生组织工作组还建议，尽管从专业上讲，孕产妇死亡不是险兆，但孕产妇死亡应包括在险兆的分析中。

除了诊断和分类孕产妇险兆的标准外，世界卫生组织还提到了将险兆分析用于审查和质量改进实践的标准化方法和概念框架[26]。这一框架旨在帮助个别单位和医护人员利用对险兆事件进行分析来提高质量。此分析的标准化性质使得能够在地区和国际上对不同单位之间的资料进行比较。

该框架包括一个连续的基准评估（或重新评估）和情况分析过程，然后实施干预措施，以提高医疗质量。本指南的主要重点是确保在基准评估中确定所有符合条件的女性，确保评估结果为提高孕产妇医疗质量的决策提供依据，并确保将调查结果公布，使更广泛的社区能够从中受益。这种方法还使世界卫生组织能在一个国家甚至全球范围内更好地了解孕产妇健康状况。

基准评估应包括基于险兆标准的审查[27]，以及来自患者（患有孕产妇险兆事件的女性）、医务人员和管理人员的信息，这些信息通过调查或访谈等方法获得。至关重要的是，要确保尽可能完整地查明患有险兆事件的女性的身份。因此，除了主动报告外，还必须采用其他策略，如在医疗记录中列入检查清单、定期小组讨论和定期访问孕产妇医疗地区。一旦确定了合适的患者，应从病例记录中提取资料。尽管从技术上能够追溯到定义下未死亡女性的险兆事件，但同时收集资料的优势在于，病例记录中的任何不确定性都可以通过在回溯性资料收集过程中与治疗人员的联系来明确。收集的资料应包括被确认的女性的人口统计、严重并发症和结局的详细信息。还应包括使用任何关键干预措施，以及女性在到达和分娩时的详细情况。

情况分析包含明确孕产妇险兆发病率，死亡率和确定救治障碍及改进措施。应使用过程指标来评估对于生命危险状况时患者的救治质量。可根据适用于基于当地人口的建议来定[28]。如患有子痫的女性，可使用过程指标评估硫酸镁的使用情况，即接受硫酸镁治疗的女性数除以子痫患者总数。

改善医疗的干预措施应在地方一级进行，包括在一些危急情况下使用教育、循证协议、检查表和视觉辅助工具[29, 30]。

六、险兆事件的原因和发病率

孕产妇险兆的患病率因筛查标准和地区而异。世界卫生组织2004年发表了一篇对关于孕产妇险兆的重大系统性综述[23]，并在2004—2010年的研究基础上于2012发表了一篇补充综述[31]。

2004年发表的这篇综述中，使用了"严重急性孕产妇发病（severe acute maternal morbidity）"这一术语，这早于世界卫生组织认可的孕产妇险兆分类。共纳入30篇严重急性孕产妇发病的报道进行系统综述。将严重急性孕产妇发病定义大致分为两类：一类描述作者所说的险兆（14项研究）；另一个描述对诸如子宫切除术（9项研究）或进入重症监护室（7项研究）等事件的反应。在所包括的研究中，对险兆的含义有"直观共识"——一名濒临死亡但存活下来的女性。按 SEASE 特异性标准，严重急性孕产妇发病率为 0.80%～8.23%，基于器官系统的标准的组为 0.38%～1.09%，基于干预的标准的研究为 0.01%～2.99%。

2012 年的综述包括 82 项研究，比 2004 年大幅增加，表明业界对这一领域的兴趣越来越大。根据疾病特异性标准，孕产妇险兆事件的患病率为 0.6%～14.98%，基于器官功能障碍（基于 Mantel 标准）的患病率为 0.14%～0.92%，基于干预的标准为 0.04%～4.54%。

两次综述都强调了高收入国家与低收入和中等收入国家之间的差距。在低收入和中等收入国家：在使用器官功能障碍标准定义时，约 1% 的女性在分娩前、分娩中或分娩后经历了险兆事件，而在高收入国家，这一比例为 0.25%。结合不同指标的混合标准，低收入和中等收入国家的比率为 2.10%～4.43%。

在国际范围内，产科出血、妊娠期高血压疾病、脓毒症和难产已被确定为孕产妇险兆的主要原因[32, 33]。产科出血是全球孕产妇死亡的主要原因，占所有死亡的 2/3。这也是发达国家和中低收入国家发生孕产妇险兆的主要原因。在一项对 1995—2014 年因产后出血导致的孕产妇险兆和死亡率的系统回顾中，包括 26 项研究和超过 500 000 例分娩[34]，发现低收入和中等偏下收入国家产后出血的孕产妇险兆率（定义为每 1000 例活产中的孕产妇险兆病例数）为 6，高收入和中等偏上收入国家为 2。

七、风险因素

险兆事件的风险因素可能会因事件的具体原因而异。研究认为，肥胖[8]、妊娠期吸烟[35]和高龄产妇[36, 37]是系列险兆事件的风险因素。既往疾病，如哮喘、高血压、恶性疾病、心脏病和肾病及糖尿病，也与孕产妇险兆事件和死亡的风险增加有关[38-41]。现大多数国家都是多民族社会，无论是哪个国家，少数族裔背景的女性一直被认为有更高的险兆事件风险[42-46]。然而，特定人口中的少数族裔

群体之间存在着相当大的差异。在荷兰一项以人口为基础的全国性研究中，非西方移民的孕产妇发病率增加了 1.3 倍。在这一群体中，观察到不同少数民族群体之间的巨大差异；来自摩洛哥和土耳其的女性的风险与普通人群中的相同，而来自撒哈拉以南非洲的女性的风险增加 3.5 倍[44]。在瑞典的一项 10 年的全国性研究中，来自低收入国家的移民女性发生妊娠险兆事件的风险增加，而来自中等和高收入国家的女性则没有[45]。

现已明确，对具有风险因素的孕产妇，如贫血、糖尿病和高血压等，产前保健可使风险得以降低。然而，产前保健在预防或有助于预防孕产妇死亡和严重发病方面的作用仍有待研究，特别是在分娩前后出现紧急情况时[46]。在产前保健作用不确定性背后，是缺乏关于一些更常见的妊娠并发症（如妊娠诱导的高血压）的原因和病理生理学的信息。但可以确定的是，产前保健利用不足，特别是少数族裔背景的女性，为孕产妇发病的另一风险因素[43, 47]。

八、导致孕产妇死亡的医疗机构因素

大多数孕产妇险兆事件发生在分娩、转运和产后 24h。即使在没有风险因素的患者中，险兆事件也可能在没有征兆的情况下突然发生。研究表明，在发展中国家，在女性到达医疗保健机构之前，相当数量的孕产妇险兆病例已经发生。例如，在埃塞俄比亚和玻利维亚，69% 和 74% 的具有险兆的女性在到达医院时病情危重[48, 49]。获得和提供紧急产科诊疗被描述为"安全孕产拱门的基石"[50]。"三个延迟模式"被描述为可影响女性在发生产科紧急情况时获得有效医疗干预的能力的不同因素，分为三个"阶段"[51, 52]。这些阶段反过来又受到社会经济和文化因素、设施的可获得性及女性到达医疗机构后的医疗质量的影响（图 3-2）。

孕产妇在院或住院时发生险兆的病例可侧面衡量医疗机构产科医疗的质量。一项系统研究审查了与发展中国家孕产妇死亡率有关的设施这一层级的

孕妇获得紧急产科救治延误的三个原因		
由于以下原因导致未及时做出就医的决定 • 对妊娠期并发症和风险因素了解不足 • 不了解寻求医疗帮助时间点 • 过去的医疗经验不足 • 孕产妇死亡的接受度 • 费用问题	由于以下原因而未及时到达医院 • 与医院的距离 • 交通不便 • 路况和基础设施差 • 地理位置, 如山区、河流	由于以下原因而未获得足够的诊治 • 设施差, 缺乏医疗用品 • 医务人员培训不足, 积极性差 • 转诊系统不足

▲ 图 3-2 三个延误原因 [51, 52]

障碍（第 3 次延迟）。分析确定了患者到达医院后获得及时和适当的产科医疗的 32 个障碍 [53]。这些问题分为 5 个方面（表 3-2）。在这些问题中, 最常被提及的障碍是培训或技能组合不足（86%）; 药品采购 / 后勤问题（65%）; 人员短缺（60%）; 缺乏设备（51%）; 工作人员积极性低（44%）。虽然这项研究评估了对孕产妇死亡的影响, 但合理的假设是, 所提出的问题也将与预防险兆事件有关。这

些问题并不是资源有限的低收入和中等收入国家所独有的; 许多关于发达国家孕产妇死亡率和发病率的研究也强调了这些问题 [3, 5]。

结论

在全球范围内, 虽然孕产妇死亡人数的减少, 提示联合国孕产妇保健千年发展目标取得了相对成功, 但仍有许多工作要做。低收入和中等收入国家、发展中地区的孕产妇死亡率仍然是发达地区的 14 倍 [54]。如果要实现到 2030 年将全球孕产妇死亡率降至 70/10 万以下的千年可持续目标, 就必须对孕产妇死亡率和发病率进行持续和严格的评估。对孕产妇险兆事件的评估是此过程的重要组成部分。

表 3-2 获得及时诊疗的阻碍

• 药品和设备
• 政策和指导方针
• 人力资源
• 基础设施
• 患者和转诊问题

第 4 章　孕产妇入住重症监护病房的流行病学研究

The Epidemiology of Maternal Intensive Care Unit Admissions

Andreea A. Creanga　著

陈建颜　译　　王寿平　校

要点

- 产科患者仅占重症监护病房（ICU）患者的一小部分。
- 产科患者入住 ICU 的标准差异很大。
- 大多数与妊娠相关的 ICU 收治发生在入院分娩期间和分娩后 24h 内。
- 产后出血、子痫前期 / 子痫、败血症，占全世界产科入住 ICU 原因的大部分（75%～80%）。
- 产科入住 ICU 的间接原因显示出地域差异。
- 由于许多产科疾病在分娩后迅速逆转，大多数产科患者在 ICU 停留的时间少于 24～48h。
- ICU 产科患者往往比其他患者有更好的结局，但孕产妇的病死率仍是值得关注的问题。

一、孕产妇死亡率

孕产妇死亡率是衡量一个国家卫生系统功能及其医疗质量的关键性指标[1]。世界卫生组织将孕产妇死亡定义为"女性在妊娠期或妊娠终止后 42 天内，不论妊娠持续时间和妊娠部位，因与妊娠或妊娠处理有关或因妊娠或妊娠处理而加重的死亡，但除外意外或偶然因素导致的死亡"[2]。虽然全球孕产妇死亡率在 1990—2015 年下降了 43%，但发展中地区贡献了其中 99% 的死亡率；发展中地区死于妊娠并发症的终身风险为 1/150，而发达地区则仅为 1/4900[2]。

二、孕产妇重症发病和孕产妇险兆定义

由于孕产妇死亡是罕见的事件[1]，尤其是在资源丰富的国家，在这种情况下，较少有预防孕产妇死亡的临床政策。因此，为预防孕产妇死亡，回顾性研究"孕产妇重症发病"（severe maternal morbidity，SMM）或"孕产妇险兆"（maternal near miss，MNM）事件得到越来越多的全球关注，SMM 或 MNM 病例被认为是从健康妊娠到孕产妇死亡的连续过程中具有广泛的临床表现和严重程度的复杂实体。对 SMM 或 MNM 的此类回顾性研究提供了提高对其认识和管理的学习机会，并预防相

关的长期残疾和死亡（见第 3 章）[3, 4]。

2009 年，为了能够系统地收集 MNM（指"在妊娠并发症中几乎死亡但幸存的孕产妇"）的数据，WHO 发布了基于管理及临床和器官功能障碍的标志物的标准[5]。这些标准由于需要有关 MNM 案例的详细信息，因而限制了它们的实际使用。随后，在 2016 年，世界卫生组织的孕产妇发病工作组将孕产妇发病定义为"对女性的健康和（或）功能产生负面影响的任何由妊娠和分娩引起的和（或）使其复杂化的健康状况"[6]。提出的孕产妇发病识别标准包括 58 种症状、29 种体征、44 项调查和 35 种治疗策略，并期望以此作为识别 MNM 以外的孕产妇发病的框架[6]。

在世界卫生组织努力的同时，美国疾病控制和预防中心（centers for disease control and prevention，CDC）开发了一种识别 SMM 的算法，利用全国医院管理数据和国际疾病分类（international classification of diseases，ICD）诊断和程序代码识别 SMM 和 20 多个器官系统功能障碍指标，包括孕产妇死亡率[7, 8]。CDC 的这种 SMM 识别算法已经通过验证，运用全国医院管理数据发现其作为监测工具在群体水平上表现良好[9]。对于机构层面的 SMM 监测，国家孕产妇安全合作组织（National Partnership for Maternal Safety，NPMS）建议使用以下两个标准：孕产妇已收治进重症监护病房（ICU），或已接受 ≥4U 洗涤浓缩红细胞用于治疗产后出血[10]。NPMS 还开发了一种 SMM 评审表，以使这些评审标准化，并提供给美国医院使用或调整[11]。

在欧洲，EURO-PERISTAT 项目审查了可能的孕产妇发病预测指标，期望定义 SMM，并评估从参与国家的医院系统构建孕产妇发病预测指标的可行性[12]。最初采用的 SMM 定义包括四个指标，即子痫、子宫切除术、输血和入住 ICU，随后又将栓塞作为第 5 个指标[12]。

鉴于上述所有努力，孕产妇发病已成为欧洲、美国和其他地方的几个研究项目的焦点。作为一个国际网络，国际产科调查系统网络（International Network of Obstetric Survey Systems，INOSS）现在将来自超过 12 个国家的产科监测数据联系起来，旨在通过国际合作和分工协作来增进对妊娠期严重、罕见疾病（包括 SMM 和 MNM 事件）的认识并积累证据库[13]。

三、危重孕产妇事件的患病率

大多数孕产妇妊娠和分娩都很顺利，但据估计，所有孕产妇中有 15% 会出现潜在的危及生命的并发症，其中一些需要重大产科干预才能生存[14]。意味着每发生 1 例孕产妇死亡，就有 20～30 例患病[6]。然而，这一计算并不是基于标准化的、有据可查的方法[6]。

2010 年的一项旨在评估全球 SMM 患病率的系统文献综述包括了来自 46 个国家的 82 项研究[15]。总体而言，在这些研究中作者共使用了三种主要方法来识别 SMM：①产科特发性疾病（如子痫前期、围产期出血）；②以干预措施为特征（如入住 ICU、急诊子宫切除术、输血）；③以器官功能障碍为特征（如休克、呼吸窘迫）。不同方法带来的 SMM 患病率差异很大，以疾病为特征的 SMM 患病率为 0.60%～14.98%，以干预措施为特征的 SMM 为 0.04%～4.54%，以器官系统功能障碍为特征的 SMM 为 0.14%～0.92%[15]。

在美国，目前估计 SMM 发病率在妊娠中不高于 1.4%，每年影响超过 60 000 名孕产妇[7, 8]。根据 CDC 报道的国家医院出院数据，在过去 20 年里，由于输血（出血的替代指标）的增加，总体 SMM 率几乎增加了 2 倍[7]。如果排除输血，SMM 率在过去 20 年中增加了约 40%，2013—2014 年，达到每 10 000 例住院分娩孕产妇中有 34.3 例 SMM 病例[7]。

2016 年，对 SMM 病例的新金标准临床指南的测试表明，尽管 2% 的分娩筛查为 SMM 阳性，但只有 0.9% 是真正的 SMM 病例[9]。真正患有 SMM 的女性明显比没有 SMM 的女性年龄大，其中 12.7% 有多胎妊娠，约 87% 超重或肥胖[16]。与无 SMM 的女性相比，早产更为常见，其中 32% 和 10.7% 分别在 <37 周和 <32 周分娩[16]。SMM 最常

见的潜在原因是出血（71.3%）和子痫前期/子痫（10.7%），78%的SMM女性施行了剖宫产术[16]。值得注意的是，44%的SMM患者存在治疗改善的机会[16]。

欧洲22个国家或地区为EURO-PERISTAT项目提供了至少一项孕产妇发病指标[12]。子痫是这些国家记录最广泛的疾病，患病率从芬兰、瑞典和苏格兰的0.1/1000次分娩到拉脱维亚和法国的0.9/1000次分娩[12]。17个国家或地区提供了关于子宫切除术的数据，相应的患病率分别从威尔士和瑞典的≤0.1/1000次分娩到拉脱维亚和爱沙尼亚的1.2/1000次分娩和1.3/1000次分娩[12, 13]。

国家层面的SMM或MNM研究在发展中国家不太容易获得。从亚洲和非洲国家的相对小型研究中的数据发现，SMM或MNM发生率远高于世界其他国家[15, 17-19]。值得注意的是，在世界范围内，经济上处于不利地位的女性群体（包括移民在内的少数民族）被证明具有更高的SMM发生率[20, 21]。重症的发病率很多时候伴随着分娩并发症、早产、死产和新生儿发病率和死亡率，并且还可能产生长期的健康后果[22-26]。例如，妊娠糖尿病使2型糖尿病的风险增加7倍，而子痫前期使患者以后患高血压的风险增加3.4倍[23, 24]。

随着时间的推移，预计SMM发生率的水平和趋势将对产科患者使用重症监护产生影响。在发达国家，SMM的发病趋势似乎正在增加，一些国家令人不安的报道显示围产期出血的发病率增加，这是产后女性入住ICU的关键因素之一[1, 4, 7]。

四、孕产妇入住重症监护

产科患者，包括孕产妇和产后女性，可能需要重症监护来治疗和（或）支持因产科或内科疾病或创伤后衰竭的器官。多器官衰竭可能发生在妊娠期出现的内科和产科疾病中[27, 28]。然而，妊娠期发生的生理变化可能会导致在妊娠期和产后即刻出现不同的内科疾病。因此，识别产科患者危重疾病的一个关键问题是内科和产科疾病表现的密切相似性。

特异性治疗可用于内科疾病，而及时分娩可能对一些产科疾病具有挽救生命的意义。

绝大多数对产科患者入住重症监护的研究都是单中心的，并且大多在三级监护中心进行，因此限制了其外部效度。基于人群的研究主要来自资源丰富的国家[29-33]。这些研究表明，北美和西欧国家在产科入住ICU方面存在显著差异[34]。世界上任何地方都没有产科患者入住重症监护病房指南[29, 35, 36]。因此，国家和地区之间及国家和地区内部产科患者的入住ICU标准仍然存在很大差异。造成这种差异性的原因包括ICU有无床位、患者的病例组合、医疗保健机构及运作模式。产科患者入住ICU的决定也可能受到以下因素的影响：妊娠期的生理变化、易患非妊娠人群的某些疾病；可能会增加疾病严重程度和临床疑难的流行病和流行病疫情的发生；以及更为重要的是重症监护的可及性和可用性，这在发展中地区问题尤为突出。

五、等级、模式和趋势

在所有ICU病例中，产科入住ICU比例存在相对较大的地域差异（表4-1）。目前的大部分数据来自回顾性数据。为了在回顾性研究期间充分掌握产科入住ICU情况，病例识别策略应包括产前和产后入住，而不仅限于分娩入住[37]。所有分娩报道的产科ICU入住率的差异，与地理位置和可用ICU资源，以及仔细的病例确认有关。有一项研究使用了一种策略来确认所有产科入住ICU情况，而不仅仅是分娩入住；在那里，ICU总利用率为419.1/10万次分娩，其中产前、产中和产后分别为162.5/10万次分娩、202.6/10万次分娩和54.0/10万次分娩[29]。

世界各地一些较大的产科病房已经发展出"高级别"的产科监护室。这些并非ICU，其通常位于产房内或临近。这些监护室配备了受过重症监护医学培训的医务人员，可以提供有创的心血管监测，但通常缺乏专业的呼吸支持或高级生命支持技术，例如，在综合ICU可用的ECMO[38]。这些病房被称

表 4-1 产科入住 ICU 的主要特征				
国 家	作 者	产科入住 ICU 人数	入住 ICU 率（每次分娩）（%）	所有入住 ICU 患者中的产科患者（%）
英国	Harrison	1902	NR	0.9
摩洛哥	Mjahed	364	0.6	16
阿根廷	Rios	242	0.8	3.9
英国	Hazelgrove	210	0.2	1.8
西班牙	Vasquez	161	0.7	10
英国	Wheatley	144	0.8	12
荷兰	Keizer	142	0.8	0.7
土耳其	Demirkiran	125	0.9	2.2
沙特阿拉伯	Anwari	99	0.2	1.6
巴林	Rajab	83	0.2	3.0
南非	Plateau	80	NR	8.7
沙特阿拉伯	Al-Jabari	65	NR	0.5
阿拉伯联合酋长国	Mirghani	60	0.3	2.4
以色列	Lewinsohn	58	NR	0.4
澳大利亚	Sriram	56	NR	0.4
以色列	Cohen	46	2.4	0.2
新加坡	Cheng	43	0.3	1.1
新加坡	Ng	37	0.2	3.0
英格兰	Selo-Oieme	33	0.1	0.8
巴基斯坦	Bibi	30	1.35	1.3
尼日利亚	Okafor	18	0.3	2.2
黎巴嫩	Richa	15	0.2	0.4

NR. 未报告

为"产科重症监护病房""产科过渡监护治疗病房"和"产科加强病房"。据报道，在 20 世纪 80 年代末至 90 年代初进行的 3 项研究中，有 0.9%～1.7% 的孕产妇接受了"高级别"监护治疗，但其中只有 5%～11% 的孕产妇被转送到综合 ICU 进一步治疗 [39-41]。

产科患者 [28, 42] 入住综合 ICU 的发生率各不相同 [39-41]。最近的一份产科患者入住 ICU 报道

（2001—2010 年，德克萨斯州的全州数据）记录了迄今为止美国产科患者入住 ICU 的最高发生率；1/25 例妊娠相关住院治疗患者和 1/30 妊娠涉及入住 ICU[28]。这意味着每年妊娠相关入住 ICU 的总发生率为 39.0/1000 次分娩，介于每年分娩住院入住 ICU 的 32.1/1000 次分娩和每年产后住院入住 ICU 的 144.8/1000 住院数之间[28]。约 1% 的产妇在 6 周内再次入院[42]。大多数与妊娠相关的入住 ICU 发生在分娩入院期间，然而，按比例而言则更多发生在产后[43]。考虑产科医师不愿意在婴儿出生前转送孕产妇到 ICU，这种情况并不令人奇怪。在德克萨斯州中，产后入住 ICU 患者的 SMM 发生率是入院分娩女性的 14 倍，住院死亡率是入院分娩女性的 32 倍[28]。妊娠相关入住 ICU 率因妊娠结局而变化很大，介于每年 0.6/1000 次流产和每年 85.9/1000 次死产之间[28]。在研究期间，合并严重并发症的产后住院率增加了 1 倍以上，产后入住 ICU 的女性总死亡率增加了 66%[28]。

此前报道的美国州立级别的产科入住 ICU 率相当低；马里兰州 1984—1997 年为 1.5/1000 次分娩[31]，1998—2008 年为 4.2/1000 次分娩[29]，新泽西州 1997—2005 年为 15.4/1000 次分娩[32]。2009—2012 年，英国入住 ICU 率也仅为 2.9/1000 例孕产妇[43]。世界发展中地区外科和内科 ICU 的资源可用性低得多，这限制了发达地区和发展中地区之间产科入住 ICU 率的可比性[14, 15]。

急诊剖宫产率是 WHO 用于评估产科医疗质量的标准之一[14]。在最近的一篇文献综述中，入住 ICU 的孕产妇和产后女性的剖宫产率高达 50.0%～87.4%，平均为 65%[38]。然而，值得注意的是，在大多数情况下，剖宫产并不是入住 ICU 的主要原因，而是因为 SMM 和女性的临床病情而实施[38]。

SMM 的早期识别和治疗将有望减少需要 ICU 监护的女性患者人数，并将其使用集中于最严重的病例和低风险孕产妇中出现意外并发症的病例，然而，鉴于孕产妇年龄的增加和女性妊娠期慢性病负担的增加，目前孕产妇收治 ICU 的需求可能会持续存在。

六、妊娠期和（或）围产期女性入住 ICU 的主要特征

一些队列和病例对照研究确定了产科患者入住 ICU 的主要特征和危险因素。在 1984—1997 年马里兰州的研究中[31]，年龄＞35 岁，非白种人、在小医院接受治疗及因病情转移到高级别医院是妊娠相关入住 ICU 的预测因素。在一个法国队列研究中[44]，高龄妊娠、多胎妊娠、非欧洲国籍，以及孕产妇在外院会诊（这在法国孕 36 周时是强制性的）是孕产妇入住 ICU 的主要预测因素。多胎孕产妇与单胎孕产妇相比，在来自法国的研究中[44]，需要 ICU 监护的比值比为 2.5（95% CI 0.3～4.6），在加拿大的三级医院中，这一比值比为 3.3（95% CI 1.5～7.0）[45]。

发达国家越来越多的女性推迟生育。因此，预计会有更多人将带着慢性疾病和其他风险因素的负担而妊娠。对这些女性不仅可能需要提高临床警觉，而且可能还需要复杂的医疗关怀，包括剖宫产。在美国德克萨斯州，入住 ICU 的孕产妇中近 15% 年龄超过 35 岁，其中 9.7% 患有慢性病，6.2% 合并器官功能障碍[28]。

七、入住 ICU 原因

妊娠期和产后阶段可能导致入住 ICU 的情况分为：①与妊娠相关；②妊娠期可能恶化的既往共存疾病（如癫痫、重症肌无力、瓣膜病、先天性心脏病、原发性肺动脉高压、糖尿病、慢性肾病）；③女性在妊娠期风险增加的疾病（如感染/脓毒症、肺栓塞、深静脉血栓形成、急性肾损伤、肾衰竭）；④可能与妊娠同时发生的急症（如外伤、颅内动脉瘤破裂、阑尾炎、胆囊炎）。

最常导致入住 ICU 的直接妊娠相关疾病包括产科并发症（如产后出血、妊娠期高血压疾病、羊水栓塞）和剖宫产术并发症。产后出血、子痫前期或子痫和脓毒症占全球孕产妇入住 ICU 的绝大多数（75%～80%）[17, 29, 31, 39, 40, 43, 46-55]。在最近的得克萨斯

州系列研究中[28]，子痫前期或子痫和产后出血确实是妊娠相关入住 ICU 的最常见原因。然而，只有少数诊断为上述疾病的孕产妇（分别为 12.0% 和 8.9%）转入 ICU。相反，2/3 的癫痫持续状态患者在 ICU 接受治疗[28]。导致孕产妇入住 ICU 的间接病因表现出更多的地域差异[38]，如哮喘、肺炎、肺血栓栓塞、胶原血管疾病和意外伤害（如车祸、药物过量）等在发达国家很常见，而病毒、寄生虫感染在发展中地区更为普遍[56-59]。例如，新泽西州一家中心的一项研究指出，80% 的产前入住 ICU 是因为内科疾病，而 77% 的产后入住 ICU 则是因为产科情况[60]。相比之下，印度的一项研究发现，45% 的产前入住 ICU 和 19% 的产后入住 ICU 是由于内科疾病[57]。社区获得性感染是产前需要入住 ICU 的最常见疾病，尤其是在发展中国家[17]。

与美国相比[17, 61, 62]，在西欧和一些亚洲国家，产科疾病似乎是妊娠相关入住 ICU 的更常见原因。例如，与美国相比[62]，西班牙报道的孕产妇合并严重呼吸道感染发生率较低，需要机械通气的孕产妇也较少。亚洲的研究也与欧洲、美国的研究形成对比，因为入住 ICU 的产科患者没有出现深静脉血栓[63, 64]。同样值得注意的是，在芬兰的一项研究中，产后大出血占到了 73% 的妊娠相关入住 ICU 比例，但所有 22 例产科入住 ICU 的孕产妇均为低风险患者[65]。这可能是许多发达国家高危妊娠早期发现和治疗并发症的结果。因此，在不同的报道中，国家内部和国家之间的入住 ICU 原因及与妊娠相关的入院时间均存在差异。这种差异可能源于不同国家将孕产妇或产后女性送入 ICU 的标准不同或产科过渡的阶段不同。

值得注意的是，在整个 20 世纪 80 年代和 90 年代的研究中[31, 54, 66-70]，麻醉并发症导致孕产妇入住 ICU 的比例高达 26%。但近年来，麻醉并发症对这一亚人群的影响有所下降，与此同时，麻醉并发症对发达地区孕产妇死亡率的影响也有所下降[71]。

最后，21 世纪初进行的研究表明，约 65% 的入住 ICU 的孕产妇经历了一个或多个器官系统的

衰竭[17, 43, 61]，其中呼吸系统和血液系统最常受影响[17, 2857, 61]，前者尤见于入住 ICU 的产前患者中，而后者最常见于产后[50, 57]。截止本文撰写时，还缺乏更多的当代数据资料。

八、入住 ICU 患者的严重程度

产科患者往往比其他重症监护患者有更好的预后[17]，2007 年英国报道的 ICU 死亡率分别为 2% 和 11%[72]。研究表明，许多产科患者在 ICU 停留时间少于 24～48h，这可能是由于分娩后许多产科状况的快速逆转[73, 74]。虽然有学者认为许多产科患者可以在加护病房（high-dependency unit，HDU）而不是 ICU 进行治疗[74, 75]，但这些 HDU 通常具有其他中心只有在 ICU 中才拥有的能力。对于任何患者来说，一定比例的重症监护患者是可能在 ICU 外得到成功治疗的，这一观点可能是正确的，因为在资源允许的情况下，一定程度的安全边际是可取的。对于大多数患者群体来说，入住 ICU 的标准尚未确定，那么产科患者在这个意义上也没有什么不同。与其他患者群体相比，产科患者"高级别"病房的相对流行可能表明了不愿意将孕产妇或围产期女性转诊或收治到 ICU 的倾向性。导致这种不情愿的考虑因素包括孕产妇迅速康复的可能性高，以及鼓励孕产妇与新生儿早接触的愿望。

疾病的严重程度通常通过运用患者的生理信息得出严重程度分数来确定[51]。常用的评价系统（如 APACHE Ⅱ）在评价入住 ICU 产科患者的预后方面并不准确[51]。这可能是因为大多数评价系统不包括对正常产科生理变化的调整，如血压降低和呼吸频率增加。因此，孕产妇出现的某些对于非妊娠个体来说"正常"的生理参数反而可能会得到高分。

入住 ICU 的病情严重程度可以通过器官功能障碍的数量或管理数据中常规报道的所有患者精细化分诊断相关组（All Patients Refined Diagnosis-Related Groups，APR-DRG）代码来确定[38]。通过整合患者的人口统计学数据、主要和次要诊断及程

序代码，可以将入住 ICU 病情分为轻度、中度、重度和极重度[28]。例如，使用 APR-DRG 分类，德克萨斯州中超过 1/4（26.5%）的入住 ICU 妊娠相关病例被归类为"高度严重"，3.6% 为"极度严重"[28]。在同一份报道中，通过使用平均 APR-DRG 评分衡量的疾病严重程度显示每年下降 1.1%[28]。

病死率（定义为住院期间死亡的入住 ICU 的孕产妇或产后女性人数除以与妊娠相关的入住 ICU 孕产妇总人数）不容忽视。据德克萨斯州（2001—2010 年）报道，超过 400 名孕产妇或产后女性在 ICU 中死亡，病死率为 0.3%，随着时间的推移没有显著变化[28]。发展中国家入住 ICU 的产科病例的病死率明显高于发达国家[55, 58]。这可以用发展中国家入院和入住 ICU 的病例严重程度来解释，这也可能反映出世界发展中地区卫生系统功能不佳。

文献中报道的病例严重程度的另一个衡量标准是死亡孕产妇例数与孕产妇转入 ICU 例数的比率，在最近的综述中描述，该比率为 1∶（5～126）[38]。例如，在早期的马里兰州报道中，大多数（58.6%）孕产妇死亡发生在没有入住 ICU 的情况下，这可能表明该州的 ICU 利用率不足[29]。相比之下，在德克萨斯州，只有 26% 的妊娠相关住院死亡不涉及入住 ICU[28]。产前、产时和产后入住 ICU 的比例分布与孕产妇死亡时间非常吻合，约 25% 发生在产前，28% 发生在产时和产后立即，36% 发生在亚急性 / 产后延迟[76]。随着时间的推移，全球范围内的孕产妇死亡率下降主要发生在分娩期间[76]。

九、监测和未来研究的思考

SMM 和 MNM 是监测全世界产科医疗质量的有意义指标。对减少孕产妇不良结局的努力应转化为改善这些指标。为了监测的目的，例行的医院管理数据可以提供关于 SMM 和入住 ICU 的有价值信息，但应努力验证数据有效性并提高其质量。长期以来，入住 ICU 一直被认为是 SMM 的一个指标；现在，也是美国推荐用于机构级别 SMM 监控的两

个标准之一[5, 10]。值得注意的是，对 SMM 的调查表明，如果入住 ICU 是确认 SMM 的唯一指标，约 2/3 的病例将被遗漏[77]。此外，2017 年的德克萨斯州系列报道，记录了迄今为止在资源丰富的国家产科患者入住 ICU 的最高发生率[28]，表明孕产妇和产后女性入住 ICU 的标准相对较低，并因此提出了将入住 ICU 作为 SMM 指标或标志是否合适的疑问。美国是资源丰富地区成人 ICU 床位人口指数最高的国家之一[33]，ICU 床位数的增加可能是普通民众 ICU 利用率上升的驱动因素[78]。然而，在 ICU 床位可用性水平相似的环境下研究发现，美国产科入住综合 ICU 的发生率仍要高得多[33]。因此，与州郡层面的比较相比，更难对 SMM、MNM 或孕产妇入住 ICU 进行国际间的比较。

SMM 或 MNM 监测是否有模型？英国产科监测系统（UK Obstetric Surveillance System, UKOSS）是一个全国性的 MNM 研究系统。依据英国妇产卫生部门确定的关键问题和挑战，UKOSS 研究的热点随之而变化。最近增加了一个名为"孕产妇发病率机密调查"（confidential enquiries into maternal morbidity, CEMM）的 MNM 病例审查计划，允许对妊娠期最严重并发症的发生率、风险因素、监护和结果进行全面检查[79]。CEMM 根据公开征集的主题提案每年选择不同的险情条件。然而，值得注意的是，英国尚未尝试将 SMM 定义为一个独立的名称并对 SMM 指标进行列表监督。这一基于主题研究 MNM 的方法允许当出现特定的临床问题时及时引入新的研究，并将数据收集负荷和疲劳降至最低[79, 80]。

未来需要评估孕产妇和产后女性在 ICU 利用率方面可以避免的变异性，以便为合理规划和分配资源提供信息，并需要评估把 ICU 利用率作为州、地区和国家层面 SMM 研究的替代指标的可能性，并作国际比较。

对妊娠相关入住 ICU 的未来研究应使用特定分母（即分娩或产后住院）来推导入住 ICU 率，以便研究之间的比较。在分别检查产前或者产后住院情况时，使用分娩住院作为分母低估了对 ICU 服务的

需求。特定疾病孕产妇使用 ICU 服务的具体数据可以为需要重症监护的孕产妇和产后女性的分诊和治疗指南提供更专业的信息。由于入住 ICU 与可预防的孕产妇死亡或长期残疾的关联无法通过随机实验方法获得，因此需要足够详细的临床和时间信息的观察性研究，以帮助开发制订孕产妇死亡和长期残疾的预后标志，这又为临床干预提供了充足的窗口。

第二篇　凝血系统
The Coagulation System

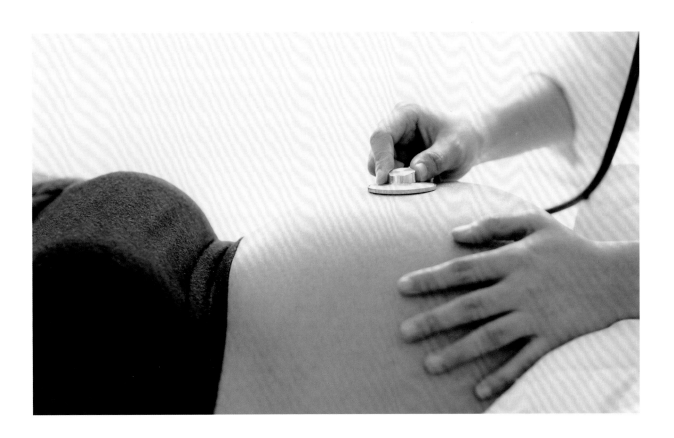

第 5 章　妊娠期凝血系统生理学与病理学变化

Physiology and Pathology of Coagulation in Pregnancy

Samir N. Patel　Aryeh Shander　著

蔡孟杰　译　　詹　鸿　校

要点

- 约 7.6% 的健康孕产妇血小板计数 $< 150 \times 10^9$/L。

- 纤维蛋白原（因子 I）水平从孕 28 周开始逐渐升高，分娩时较妊娠前升高 1 倍。

- 狼疮抗凝物无体内抗凝作用；实验室检测影响包括 APTT 在内的磷脂结合试验，但对凝血酶原时间无影响。

- 妊娠期抗磷脂综合征与血栓栓塞性疾病（包括脑梗死、深静脉血栓形成、心肌梗死和肺栓塞）的形成高度相关。

- 如果不进行抗凝治疗，蛋白 C 缺乏的孕产妇发生血栓的概率为 25%；且大多数发生在产后。

- 携带因子 V 莱顿突变的孕产妇应从妊娠早期开始使用低分子肝素（low molecular weight heparin，LMWH）治疗。

- 弥散性血管内凝血（disseminated intravascular coagulation，DIC）可能由大出血、子痫前期、脓毒症、死胎滞留、胎盘早剥和羊水栓塞引起。

- 如果在妊娠期使用华法林，通常在预产期或入住 ICU 之前 1～4 周停药，并改用肝素桥接治疗。

- 对于因子 Ⅷ 水平低于 25% 的孕产妇，建议在分娩期间进行预防性治疗。

- 血小板减少性紫癜（thrombocytopenic purpura，TTP）很难与溶血性尿毒综合征（hemolytic uremic syndrome，HUS）、DIC、脓毒症、短暂性脑缺血发作及某些类型的胃肠炎相区别。

- 与 HUS 相反，TTP 伴有严重的血管性血友病因子（vWF）裂解蛋白酶（称为 ADAMTS 13）的缺乏，这种蛋白酶可裂解 vWF 多聚体。

一、妊娠期凝血的正常生理

血栓的形成主要通过血管内壁（外在）和血小板表面（内在）两个途径进行，两者通过复杂的反馈系统相连接[1]。妊娠期间血容量的变化使这种凝血过程更为复杂。妊娠期总血容量逐渐增加，至足月时比非妊娠期增加了 45%。血浆容量在孕 6 周时逐渐增加，孕 34 周时达峰，总量增长约 50%。红细胞比容在妊娠后第 8 周开始下降，孕 16 周时恢复至妊娠前水平，此后逐渐增加，至足月时较妊娠前水平高出 30%。这些变化引起的凝血因子的相对稀释，决定了妊娠过程中出血与凝血之间的微妙平衡（图 5-1）[2, 3]。

妊娠期血小板更新增强。血小板因子 4 和 β 血栓球蛋白信号增加、血小板活化增强，以及血小板分布增加导致妊娠期血小板消耗增加。然而，妊娠期血小板水平往往保持正常或略有下降（约 20%），这表明血小板的生成存在代偿性增加。约 7.6% 的健康孕产妇的血小板计数＜150×10^9/L，0.9% 的孕产妇血小板计数＜100×10^9/L，这被称为妊娠血小板减少症。妊娠血小板减少症通常与出血风险增加无关[4, 5]。

多数凝血因子的血液水平在妊娠期间均升高。因子 Ⅱ 可增加达 1000%，因子 Ⅰ、Ⅷ、Ⅸ、Ⅹ、Ⅻ，以及血管性血友病因子增长均超过 100%[6]。因子 Ⅶ、Ⅷ、Ⅸ、Ⅹ 在妊娠期稳步增长。因子 Ⅻ 在整个妊娠期略高于正常水平[7]。先前认为因子 Ⅺ 在妊娠期会下降，然而最近的研究表明这仅发生在此前已有因子 Ⅺ 缺乏的女性，对于妊娠前因子 Ⅺ 水平正常的女性，其水平在整个妊娠期保持稳定。相反，因子 Ⅱ、Ⅴ、Ⅹ 和 Ⅺ 的浓度保持不变，而因子 ⅩⅢ

和蛋白质 S 则可能减少 50%（表 5-1）。凝血酶原时间（prothrombin time，PT）和部分凝血活酶时间（partial thromboplastin time，APTT）缩短约 20%。

在孕 28 周之前，纤维蛋白原（因子 Ⅰ）接近妊娠前水平，随后开始稳步上升，至分娩时其水平为妊娠前的 2 倍。在孕 13～20 周时，25% 的女性 D- 二聚体水平≥0.5mg/L（血栓栓塞的临界值）。在孕 36～42 周时，几乎所有孕产妇的 D- 二聚体水平都高于 0.5mg/L。

分娩当天和产后第 1 天，血小板计数迅速下降，而纤维蛋白原、因子Ⅷ、纤溶酶原和抗纤溶活性增加。产后第 2 天纤维蛋白原和 D- 二聚体水平开始下降。产后 3～5 天，纤维蛋白原浓度和血小板计数随之升高，在此期间血栓并发症的发生率较高。凝血动力学约在产后 2 周恢复到非妊娠状态。

二、高凝状态和妊娠

（一）抗磷脂综合征

休斯综合征于 20 世纪 80 年代初首次被发现，

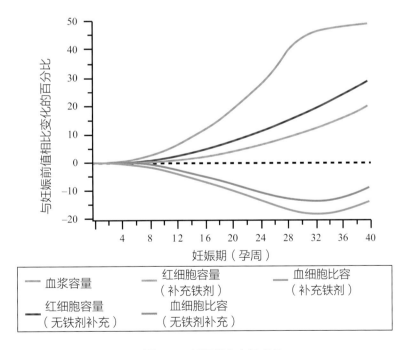

▲ 图 5-1 妊娠期血容量变化

血浆容量、红细胞容量和血色素在妊娠期的变化；血浆容量的增加大于红细胞容量的增加，导致妊娠期生理性贫血，可通过补充铁剂适当改善（经许可转载，引自 Bonow RO, Mann DL, Zipes DP, et al. Braunwald's Heart Disease: A Textbook of Cardiovascular Medicine. 9th edition. Philadelphia: Elsevier Science, 2011.）

表 5-1　足月妊娠时凝血因子的变化	
凝血因子	**足月妊娠时的变化**
因子 I（纤维蛋白原）	增加
因子 II（凝血酶原）	无变化
因子 V	无变化
因子 VII	增加
因子 VIII	增加
因子 IX	增加
因子 X	增加
因子 XI	减少或无变化
因子 XII	增加
因子 XIII	减少
蛋白质 C	无变化
蛋白质 S	减少
抗凝血酶 III	无变化
凝血酶原	增加
D- 二聚体	增加

是一种血栓源性疾病，其特征是存在两种自身抗体：狼疮抗凝物和抗心磷脂抗体。休斯综合征最初被认为是罕见的，但随着最近诊断技术的进步，这种看法已经改变。尽管这两种自身抗体在系统性红斑狼疮（systemic lupus erythematosus，SLE）中也很普遍，但抗磷脂综合征与 SLE 是不同的（见第 15 章）。只有 8% 的抗磷脂综合征患者同时伴有系统性红斑狼疮[8]，而且两者的临床表现截然不同。患有休斯综合征的女性可能同时出现动脉和静脉血栓。这两种抗磷脂抗体与 β_2 糖蛋白 1 结合，而后者又与血小板上的糖蛋白 1ba 结合，引起血小板黏附和补体激活。相反，狼疮抗凝物在体内没有抗凝作用。它的抗凝作用是一个影响磷脂结合试验（包括 APTT）的实验室假象的结果。在有狼疮抗凝物的情况下，即使用患者的血浆和对照组的 1:1 混合物重复测试，APTT 也会延长。然而，它对凝血酶原时间几乎没有影响，在这个意义上，"抗凝药"这个说法显然不恰当。

休斯综合征的诊断是通过复发性静脉和（或）动脉血栓形成和（或）流产，同时存在抗心磷脂抗体和狼疮抗凝物的实验室证据。包括：① APTT 升高；②根据混合研究的结果（患者血浆与对照组 1:1 混合后 APTT 升高），证明异常的 APTT 是由抑制药而非凝血因子缺乏引起的；③证明抑制药是专门针对磷脂因子。例如，梅毒中存在的抗磷脂抗体（用性病研究实验室和 Wasserman 试验诊断）在抗磷脂综合征患者中可能会出现假阳性[9, 10]。

如上所述，患有抗磷脂综合征的孕妇可能患有动脉和（或）静脉血栓，包括脑梗死、深静脉血栓、心肌梗死和肺栓塞。Silver 等研究了 130 例患有抗磷脂综合征的女性，时间中位数为 3 年。其中 48% 的女性经历了一次或多次短暂性脑缺血发作、外周血栓形成、脑卒中、昏迷，以及其他具有临床意义的事件，在这些女性中，24% 是在妊娠期经历这些事件[11]。灾难性抗磷脂综合征是一种罕见的综合征，会导致多系统器官的血栓形成和衰竭，也有 4% 的病例与妊娠相关[12]。

抗磷脂抗体可危及胎儿。胎盘梗死常致胎儿宫内死亡，多发于妊娠中期和妊娠晚期。在抗磷脂抗体妊娠中，胎儿的死亡率很高，而且似乎与抗体的情况有关。在一项对 750 名抗磷脂抗体阳性孕产妇的研究中，发现 7% 的孕产妇只有狼疮抗凝物，61% 的孕产妇只有抗心磷脂，17% 的孕产妇只有抗 β_2- 糖蛋白 1。此外，12% 的孕产妇有两种阳性抗体，3% 的孕产妇有全部 3 种抗体。胎儿活产率与抗磷脂抗体有关，存在狼疮抗凝物的活产率为 80%，抗心磷脂为 56%，抗 β_2- 糖蛋白 1 为 48%，双阳性女性为 43%，三阳性女性为 30%[13]。已证实使用阿司匹林和肝素联合治疗可减少孕产妇血栓事件并提高胎儿存活率[14]。

美国妇产科医师协会建议对反复出现的不明原因流产（包括妊娠 10 周后的流产或 3 个或更多不明原因的流产）或血管血栓形成的女性进行检查。如果狼疮抗凝物、抗心磷脂、抗 β_2- 糖蛋白 1 抗体在间隔 12 周内 2 次呈阳性，则可确诊。患有抗磷脂综合征且无血栓形成史的女性应在整个妊娠期和产后 6～8 周接受预防性剂量的肝素和低剂量阿司匹林。患有抗磷脂综合征和既往血栓史的女性应在同一时期接受全面抗凝治疗。泼尼松单独或联合免疫球蛋白治疗的利弊尚不清楚。因此，不推荐将其作为主要治疗方法[9]。

（二）蛋白质 C 缺乏症

蛋白质 C 是一种在肝脏中产生的依赖维生素 K 的蛋白质（抗凝剂）。它通过抑制激活的因子 V 和 Ⅷ 而发挥作用。妊娠期蛋白质 C 水平升高 35%。患有蛋白质 C 缺乏症的女性，这种变化不明显。蛋白质 C 缺乏症的发生率约为 1∶15 000。如果没有抗凝治疗（即肝素、华法林），患蛋白质 C 缺乏症的孕产妇将有 25% 的概率发生血栓，其中 66% 的血栓事件发生在产后[15]。通常在妊娠早期使用肝素，妊娠中期到产后则使用肝素或华法林。由于蛋白质 C 是一种依赖维生素 K 的抗凝药，半衰期很短（约 7h），因此必须在华法林之前进行肝素抗凝治疗，否则蛋白质 C 水平会比因子 Ⅱ、Ⅶ、Ⅸ 和 Ⅹ 的水平下降得更快，可能导致血栓形成。直接口服抗凝药，如因子 Ⅹa 抑制药（如阿哌沙班、埃多沙班和利伐沙班）和直接凝血酶抑制药（达比加群），由于担心其致畸性而不在孕妇中常规使用，尽管这些担心只是基于有限的动物和人体研究[16]。

（三）蛋白质 S 缺乏

蛋白质 S 是一种由肝脏产生的抗凝剂，其合成依赖于维生素 K，是蛋白质 C 的辅助因子。蛋白质 S 缺乏具有常染色体显性遗传，因此相对罕见，人群疾病患病率为 1/（500～3000）[13]。蛋白质 S 缺乏的治疗与蛋白质 C 缺乏的治疗相同。

（四）因子 Ⅴ 莱顿突变

因子 Ⅴ 莱顿突变（factor Ⅴ Leiden，FVL）是单个氨基酸的移位。由于活化蛋白质 C 的降解减少，这种突变导致因子 Ⅴ 在血浆中的持续时间延长，因子 Ⅴ 血浆水平的有效增加导致高凝倾向。杂合因子 Ⅴ 莱顿突变的发生率为 5%～8%。与没有基因突变的孕产妇相比，携带杂合子突变的孕产妇和产后女性血栓形成的风险增加 1 倍。纯合子突变的患病率为 1∶6000。在产科人群中，这种突变可能使血栓形成的风险增加 80 倍。

患有因子 Ⅴ 莱顿突变的孕产妇应从妊娠早期开始使用低分子肝素（LMWH）治疗。治疗应持续到预产期前 2 周左右。此时，应使用普通肝素替代低分子肝素。分娩后，重新使用低分子肝素治疗 6 周[14]。

（五）抗凝血酶Ⅲ缺乏症

抗凝血酶Ⅲ（antithrombin Ⅲ，AT Ⅲ）是一种非维生素 K 依赖性的蛋白酶，产生于肝脏和内皮细胞。它通过灭活凝血酶活性而抑制因子 Ⅸa、Ⅹa 和 Ⅻa 的抗凝作用。肝素增加 AT Ⅲ 与这些凝血因子的结合，从而增强其作用。因此，肝素对 AT Ⅲ 缺乏的患者效果欠佳。AT Ⅲ 缺乏在普通人群中的总发病率接近 1∶5000。先天性的 AT Ⅲ 缺乏在成人中很少见。后天获得性形式最常见于成年女性，有定量（Ⅰ型）和定性（Ⅱ型）两种变体。Ⅰ型缺乏是由抗凝血酶活性和抗原水平的降低引起的，而Ⅱ型缺乏是由于产生了功能下降的变异抗凝血酶蛋白所致[17]。

在急诊环境中，临床医师治疗孕产妇最可能遇到的 AT Ⅲ 缺乏是由于消耗增加，因为它发生在异常凝血系统的激活期间。通常导致 AT Ⅲ 缺乏的疾病包括弥散性血管内凝血（DIC）、微血管病性溶血性和静脉闭塞性疾病，以及肾病综合征。然而，肝素的使用也与 AT Ⅲ 缺乏有关，这在长期急危重症患者长期治疗时需特别留意。治疗见下文（见 DIC）。

与其他凝血疾病不同的是，其他凝血疾病通常可以通过特定的抗原来诊断，而诊断特定类型的 AT Ⅲ 缺乏症需要同时进行功能和免疫学检测。换句话说，在急性出血期间，不可能做出明确诊断。未经治疗的 AT Ⅲ 缺乏症女性在妊娠期发生血栓形成的风险为 55%～68%（相比之下，无此情况的孕妇为 0.1%）[18]。低分子肝素（40～60mg，每天 1 或 2 次）是妊娠早期和妊娠晚期的首选抗凝药。在妊娠中期和产后，女性可使用低分子肝素或华法林治疗，可能需要大幅增加低分子肝素剂量，或与AT Ⅲ浓缩物（20~40mg/kg）合用[19]。

三、获得性低凝血状态与妊娠

妊娠期由于一些原因可能会出现低凝血状态。弥散性血管内凝血是妊娠期出现的几种疾病的常见并发症。针对高凝血状态的治疗也可能导致低凝血状态。妊娠期常用药物也可导致药物相关凝血障碍。特此讨论这些。

（一）弥散性血管内凝血

弥散性血管内凝血（disseminated intravascular coagulation，DIC）是一种获得性的、弥漫性的、血管内的、凝血级联激活的病理形式。DIC 的特点是一方面形成大量的凝血酶和消耗凝血因子，另一方面激活了纤维蛋白溶解系统。在激活的过程中，微血管血栓形成，阻塞微血管，最终产生终末器官功能障碍和衰竭。

在孕产妇中，DIC 可能由大量出血、子痫前期、脓毒症、死胎滞留、胎盘早剥和羊水栓塞引起[20]。在 DIC 的情况下，实验室检查显示血小板计数、纤维蛋白原和 AT Ⅲ 的浓度迅速下降。同时，PT、PTT、D- 二聚体、纤维蛋白单体和纤维蛋白降解产物也有不同程度的增加。

对患有 DIC 的孕产妇或围产期女性的管理是多方面的。必须迅速消除和（或）治疗潜在的原因。此外，必须补充凝血因子（表 5-2）。最后，应停止正在进行的纤维蛋白溶解。

在 DIC 的情况下使用抗纤维蛋白溶解剂仍有争议。抑制纤维蛋白溶解可能会导致广泛的纤维蛋白形成和沉积，从而导致中小型血管血栓。

肝素已被一些医师用于没有严重出血但有证据表明纤维蛋白外周沉积并导致多器官衰竭的DIC患者。当决定使用普通肝素时，可参考以下剂量（300~700U/h，静脉注射或皮下注射）。此外，也可以使用低分子肝素治疗（75U/kg，每天 1 次）[20, 21]。肝素只有在 AT Ⅲ水平不低的情况下才有效；因此可能还需要同时给予新鲜冷冻血浆（含有 AT Ⅲ）或 AT Ⅲ浓缩液。也有证据表明，DIC 时单独使用 AT Ⅲ 浓缩液可以改善器官功能和患者的预后[22]。由于抗纤维蛋白溶解剂和肝素在 DIC 中的应用仍存在争议，因此在多学科会诊后确定治疗方案至关重要。

（二）抗凝治疗

需要长期抗凝治疗的孕产妇最常使用的抗凝药是肝素，可以是普通肝素或低分子肝素。

表 5-2 凝血因子的血浆半衰期和止血所需的最低血浆浓度

凝血因子	血浆半衰期	止血所需的最低血浆浓度（mg/L）
因子 Ⅰ（纤维蛋白原）	2~4 天	500~750
因子 Ⅱ（凝血酶原）	3~4 天	250~300
因子 Ⅴ	36h	150~200
因子 Ⅶ	4~6h	150~200
因子 Ⅷ	10~12h	150~200
因子 Ⅸ	18~24h	150~200
因子 Ⅹ	40~60h	150~200
因子 Ⅺ	40~70h	150~200
因子 Ⅻ	11~14 天	20~50

普通肝素是一种短效药，皮下给药半衰期为 1.5h，静脉给药半衰期为 30min[23]。静脉给药或皮下给药时，停药后 4～6h 凝血恢复正常[24]，通过皮下途径的治疗剂量需要每天给药 2 或 3 次。通过跟踪 APTT 或活化凝血时间（activated coagulation time，ACT）监测肝素的抗凝程度。

低分子肝素（如依诺肝素）是长效药，如果皮下或静脉给药，其半衰期为 3～4h[25]。在接受普通肝素或低分子肝素治疗的女性中，如果需要立即逆转，可静脉注射鱼精蛋白（50mg）。然而，就逆转效果而言，个体间存在相当大的差异。因此，除非给药后可继续检测 ACT，否则不建议这种逆转治疗。

如果在妊娠期服用华法林，则通常在预计分娩日期前 1～4 周或在入住 ICU 时停用，并使用肝素桥接。服用华法林的孕产妇在分娩或手术前需要逆转抗凝治疗。逆转方案包括：① 10～15min 内静脉注射凝血酶原复合物可快速完全逆转，但这种方案因存在引起血栓和 DIC 的担忧而引起争议；② 10～20ml/kg 的新鲜冰冻血浆（FFP）可快速部分逆转；③维生素 K 10mg，静脉或肌内注射（根据起始 INR，在 4～6h 内快速逆转，可能需每 6～8 小时重复 1 次，效果可持续 1～2 周）[26]。

（三）药物相关的凝血病

许多产科人群常用的药物可导致血小板功能紊乱。小剂量阿司匹林常被用作子痫前期和抗磷脂综合征等疾病的预防性治疗。阿司匹林能不可逆地使环加氧酶失活，并可能使出血时间延长 1.5～2 倍，持续 1～4 天，而体外血小板功能测试可能保持异常达 7 天之久[27]。虽然人们担心妊娠期接受阿司匹林治疗会发生孕产妇和新生儿出血，但研究表明，服用阿司匹林后的出血时间延长并不一定与出血增加相关[28]。在没有其他既往凝血病的情况下，使用低剂量阿司匹林治疗在临床上与妊娠期或分娩后胎儿或孕产妇出血并发症的风险增加无关[29]。

非甾体抗炎药（nonsteroidal anti-inflammatory drug，NSAID）可逆地抑制环加氧酶（cyclooxygenase，COX），分为选择性（仅 COX-2）或非选择性（COX-1 和 COX-2）。COX-1 在血小板中表达并导致血栓素 A_2 的产生，后者负责血小板聚集。因此，选择性 COX-2 抑制药（如塞来昔布和罗非昔布）不会影响血小板聚集。此外，非选择性非甾体抗炎药会短暂且不可预测地抑制血小板血栓素的形成[30]。血小板功能在用药期间有所减弱。对于出血并发症高风险的患者，应谨慎使用这些药物。

环腺苷酸（cAMP）的增加会导致血小板功能下降。通过刺激前列腺素（E_1）或通过阻止破坏 cAMP 的磷酸二酯酶抑制药（如茶碱、氨茶碱、咖啡因）都会使 cAMP 升高。

羟乙基淀粉溶液和右旋糖酐被血小板膜吸收，可能阻碍血小板聚集[31]。剂量低至 100ml 的右旋糖酐 40 可以增强纤维蛋白溶解，减少血小板与血管性血友病因子（vWF）的结合，并防止血小板被凝血酶激活[32]。

四、非获得性低凝血症与妊娠

（一）血管性血友病

血管性血友病因子（vWF）由巨核细胞和血管内皮细胞产生。在凝血级联中，vWF 有两个重要功能：①它与因子Ⅷ形成复合物，从而稳定因子Ⅷ并防止其去除；②它通过利托菌素促进的反应与胶原结合，促进血小板黏附[33]。

血管性血友病（von Willebrand disease，vWD）为常染色体显性遗传。轻型患者（杂合）的患病率为 1:（100～2500），重型患者（纯合）则为 1:（20 万～200 万）[34]。vWD 患者中 vWF 和因子Ⅷ水平的变异性导致部分患者无任何症状。vWD 患者血浆中的 vWF 通常低于正常的 50%。

严重的 vWD 可表现为血友病 A，伴有肌肉和关节出血。然而，与典型血友病不同，严重 vWD 患者的血小板功能受到影响，出血时间延长。在血友病患者中，注入少量正常血清对因子Ⅷ水平的影响可忽略不计，而在 vWD 患者中，在注入少量正常血浆后，因子Ⅷ的水平显著增加。血小板聚集试验对利托菌素存在异常反应（利托菌素辅因子试验），而对其他激动药的反应正常[35]。

血管性血友病分为三种类型，即 1 型、2 型和 3 型。

- 1 型占所有病例的 60%～80%，通常是一种轻度的定量缺陷，其缺陷基因为杂合子。1 型 vWD 患者的 vWF 水平为正常值的 20%～50%，通常无症状。
- 2 型（20%～30% 的病例）为定性缺陷，又分为四种亚型（表 5-3）。
- 3 型是本病最罕见的类型（5%～10% 的病例）。该型患者的缺陷基因为纯合型，疾病临床表现严重。由于 vWF 完全缺失，导致因子Ⅷ水平较低，其临床表现与严重的 A 型血友病相同[36]。

在孕产妇中，对因子Ⅷ水平低于 25% 的患者采用预防性治疗。对于 1 型和 2A 型 vWD，应在分娩开始时给予去氨加压素（DDAVP）：0.3μg/kg，静脉注射，随后每 12 小时 1 次[37]。去氨加压素能刺激内皮细胞释放 vWF，增加血浆中 vWF、因子Ⅷ及组织型纤维酶原激活剂（t-PA）的水平[38]。对于去氨加压素无反应的患者，或当去氨加压素禁忌或无效时（2B 型和 3 型 vWD），应给予新鲜冷冻血浆或冷沉淀。也可使用因子Ⅷ浓缩液，但必须注意使用含有 vWF 的配方[39]。

（二）血栓性血小板减少性紫癜

血栓性血小板减少性紫癜（thrombotic thrombocytopenic purpura，TTP）是一种罕见的综合征，其定义是由于广泛的血小板聚集而在全身小血管中出现血栓。体征和症状通常是非特异性的，包括恶心、呕吐、腹痛和乏力。该综合征可能单独或同时出现以下 6 种征象，即血小板减少、溶血性贫血、瘀斑和紫癜、发热、神经系统症状（包括头痛）和肾衰竭。

TTP 可能是遗传性的，也可能是获得性的，后者更为常见。发生 TTP 的诱因尚不清楚，可能包括妊娠、癌症、狼疮、感染、化学治疗、氯吡格雷、激素治疗、奎宁和口服避孕药。急性起病通常持续

表 5-3　2 型血管性血友病的亚型

- 2A 型：数量上正常（轻度降低或正常）的 vWF，但质量缺陷，因为异常 vWF 形成血小板聚集所需的大型多聚体的能力受损
- 2B 型：定性缺陷的 vWF 与血小板上的糖蛋白 1b 受体结合异常增强，导致与 vWF 多聚体结合的血小板清除增加，可能导致血小板减少；去氨加压素可导致血小板聚集，加重血小板减少，不能用于该亚型的治疗
- 2M 型：vWF 的定性缺陷，其特征是与血小板上的糖蛋白 1b 受体结合的能力降低，形成 vWF 多聚体的能力正常
- 2N 型：vWF 与因子Ⅷ结合的缺陷导致因子Ⅷ水平定量降低，而 vWF 水平正常

数天至数周，但也可持续数月，高达 50% 的病例会复发[40]。

TTP 很难与具有类似表现的疾病区分开来。例如，溶血性尿毒症综合征、DIC、脓毒症、短暂性脑缺血发作，甚至某些类型的胃肠炎。与溶血性尿毒症症状相反，TTP 严重缺乏一种称为 ADAMTS 13 的蛋白酶，这种蛋白酶可以裂解 vWF 多聚体，缺乏这种蛋白酶，循环中 vWF 多聚体增加，导致血小板聚集增加。TTP 与 DIC 的区别在于血小板聚集中存在 vWF 而缺乏纤维蛋白原[41]。而 DIC 则完全相反[42]。

Scully 等[43] 在一项由 47 例孕产妇组成的队列研究中发现，对获得性和先天性 TTP 进行仔细监测和治疗会产生积极的妊娠结局。治疗包括血浆置换（约 75% 血浆置换）、高剂量血浆（25～30ml/kg）、静脉输注免疫球蛋白［400mg/（kg·d）］和口服泼尼松[44, 45]。相比之下，血小板输注可能会导致更多的血栓形成，并且存在争议[46, 47]。一次妊娠发生 TTP 并不能预测后续妊娠的复发[48]。

（三）自身免疫性血小板减少性紫癜

自身免疫性血小板减少性紫癜（autoimmune thrombocytopenic purpura，ATP），以前被称为特发性血小板减少性紫癜（ITP），是一种自身免疫性血

小板减少症，是由于在环境中接触到抗原后产生了 IgG 抗血小板抗体而引起。此外，IgG 抗体与巨核细胞的结合会损伤巨核细胞，导致血小板形成减少[49]。

牙龈出血、容易瘀伤、鼻出血、瘀斑和紫癜是最常见的初始临床症状。通常诊断 ATP 需要血小板计数<100×10⁹/L，并且在骨髓穿刺中显示正常（或高于正常）的巨核细胞数量。然而，在产科实践中很少进行骨髓活检。因此，通常根据对治疗的反应进行推定诊断。ATP 的产科管理是由血小板计数及妊娠阶段决定的。然而，血小板计数与围产期出血风险之间没有绝对的相关性[50, 51]。事实上，在 ATP 中，尽管血小板数量少，但血小板功能可能正常甚至增强[52]。

如果血小板计数在分娩前低于 20×10⁹/L 或在分娩时低于 50×10⁹/L，则使用皮质类固醇[53]。泼尼松最常用，剂量为每天 0.5mg/kg，能有效将患者的血小板在几天内提升至 50×10⁹/L。皮质类固醇治疗无效的患者，65%～80% 的患者对静脉注射免疫球蛋白有效。然而，血小板计数的增加往往是短暂的（10～14 天）。静脉注射免疫球蛋白的方案是每天 1mg/kg，持续 1～2 天。对皮质类固醇或静脉注射免疫球蛋白无效的慢性 ATP 可能会受益于血小板生成素模拟物，如刺激血小板生成的罗米司亭（Romiplostim）和艾曲波帕（Eltrombopag）[54]。对任何治疗方式无效的患者，脾切除术通常是最后手段。

五、孕产妇的血液管理策略

血液成分管理应通过实验室检测指导，包括 PT、PTT、全血计数、纤维蛋白原和即时黏弹性测试，如 ROTEM 或 TEG。纤维蛋白原检测在产科人群中特别重要，因为低纤维蛋白原水平（<20g/L）已被发现是严重产后出血（PPH）的独立预测因素[55]。这表明从产前到产后血浆纤维蛋白原水平下降，即使在正常范围内，也可能是潜在 PPH 的最早实验室指标。冷沉淀（含有 150g/L 的纤维蛋白原）和人纤维蛋白原浓缩物可与抗纤维蛋白溶解剂（如氨基己酸和氨甲环酸）一起用于纠正低纤维蛋白原血症。ROTEM 也可用于识别这种情况下的低纤维蛋白原血症和纤溶亢进。

尽管存在对羊水栓塞的顾虑，但自体血液回收机已成功且安全地用于产科患者[56]。许多机构的常见做法是为有产后出血风险的剖宫产患者提供双套吸引装置；一个用于子宫切开后的羊水吸引（约 250ml），另一个用于自体血回收。

产科大量输血方案常采用红细胞：新鲜冰冻血浆：血小板为（1～2）：1：1。由于低纤维蛋白原血症在产后出血中的影响，冷沉淀是该方案中独特的关键的初始成分。尽管比例输血是推荐的做法，但在实验室指导复苏的产科患者中尚未得到证实。

结论

妊娠期凝血过程的生理变化和可能遇到的病症是复杂多变的，且存在个体化差异。了解不同的途径和表现形式将有助于临床医师在面对床旁的凝血异常时做出更正确的决定。

第 6 章　围产期出血

Peripartum Hemorrhage

Nicola M. Dobos　Tim M. Crozier　Claire McLintock　著

黄晓燕　译　　曹铭辉　校

要点

- 产科出血包括产前、产时和产后出血。

- 产科出血与母亲及胎儿发病率和死亡率显著相关。

- 围产期出血常以隐匿性出血的形式出现，因此围产期出血可能难以诊断。

- 优化的产科管理通常会给胎儿带来良好的预后。

- 产科管理需要联合多学科的医疗手段。

- 出现产前出血时，需要迅速对分娩的形式和时机做出决策。

- 使用液体和血液制品进行复苏，必要时可进行大量输血。

- 纠正凝血障碍的同时，与血液科医师及血库及时沟通和联络。

- 应当迅速对出血源进行确切有效的治疗。

- 氨甲环酸（TXA）已被证明可以降低发展中国家孕产妇产后出血的死亡率。

与妊娠和分娩相关的出血是一个与孕产妇和胎儿疾病发病率和死亡率密切相关的全球性问题[1]。在设置有重症监护病房（ICU）的医疗机构，产科出血和高血压疾病是入住 ICU 的主要原因；而在低收入国家，产后出血（postpartum hemorrhage, PPH）是导致孕产妇死亡的主要原因（见第 1 章和第 4 章）[2, 3]。总体而言，PPH 是导致近 25% 孕产妇死亡的主要原因[1, 4-6]。

产科出血及其并发症通常是由急诊或产科工作人员识别后转诊进 ICU（见第 4 章）。然而，因其他原因在 ICU 内接受治疗的孕产妇也可能因产科出血而延长治疗。产科出血可能发生在产前、产时和产后（表 6-1）。作为产科急症，正确识别和处理产科出血对于预防母亲和（或）胎儿不良结局具有至关重要的作用[7, 8]。

一、诊断产科出血的注意事项

妊娠伴随着母亲生理状态的明显变化，因此存在发生被机体代偿机制掩盖且快速进展的隐匿性大出血的可能[9, 10]。密切监测孕产妇的生命体征（脉搏、呼吸频率、体温和血压）及症状，对于产科出

表6-1 产科出血原因	
产前/产时因素	• 前置胎盘 • 胎盘早剥 • 粘连性胎盘、嵌入性胎盘、穿透性胎盘 • 血管前置 • 子宫破裂 • 宫颈功能不全 • 脾动脉破裂 • 下生殖道创伤 • 宫颈感染、炎症、肿瘤
产后因素	• 宫缩乏力 • 胎盘滞留 • 生殖道创伤 • 粘连性胎盘、嵌入性胎盘、穿透性胎盘 • 子宫内翻 • 出血性疾病 　－ 遗传性，如血管性血友病、凝血因子缺乏 　－ 获得性凝血异常，如胎盘早剥、羊水栓塞、脓毒症、抗凝治疗

血的早期评估和持续评估至关重要；即便没有明显的血流动力学损害，严重产科出血也可能发生。若未及时采取恰当措施，患者情况可能迅速恶化，而母亲的健康将直接影响胎儿的健康。如无法同时对母亲和胎儿进行评估，应优先评估母亲情况，稍后评估胎儿情况。

图6-1总结了产科出血诊断中的重要注意事项。

二、产科出血管理的注意事项

发生产科出血的孕产妇应当立即进行综合评估和管理，包括重点病史采集、体格检查和实验室检查，关注是否存在危及生命的临床征象，并随时采用特定的支持治疗进行快速复苏[10-12]。优先进行孕产妇复苏，同时可能改善胎儿状况。根据产科出血的原因和严重程度，可供选择的治疗策略可能包括紧急娩出、继续分娩或期待治疗，需要基于出血的病因、孕产妇血流动力学稳定性、胎儿健康状况和胎龄[13-15]来制订治疗策略。产科的尽早介入对于产

科出血至关重要，尤其是在尽早决定是否需要紧急分娩的产前情况下。

图6-2总结了产科出血管理中的重要注意事项。

（一）产前出血

产前出血（antepartum hemorrhage，APH）可能表现为几种不同症状的情况，而这可能会使诊断复杂化。如对存在危险因素的孕产妇被高度怀疑产前出血时，应当尽早诊断。产前产科出血的危险因素见表6-2。图6-1和图6-2总结了PPH重要的危险因素评估和管理办法[14]。

1. 前置胎盘

(1) 前置胎盘：是指胎盘组织延伸或接近至宫颈内口。前置胎盘可能是完全性的，即胎盘完全覆盖宫颈内口；也可能是不完全性或低位的，即胎盘边缘位于宫颈内口2cm以内，可能部分覆盖或接近宫颈内口，但未完全覆盖。如果胎盘下缘与宫颈内口的距离＜2cm，出血的风险就会增加，随着子宫增大，附着于子宫下段及宫颈部位的胎盘不能相应伸展而引起错位分离导致出血[16]。

(2) 临床特点：前置胎盘通常在妊娠早期被诊断，但孕产妇在孕20周后突发无痛性阴道出血时应考虑前置胎盘。前置胎盘的危险因素见表6-2。

(3) 诊断：即时超声检查可以确定胎盘在子宫下段的位置，是部分还是完全覆盖宫颈内口。如果怀疑前置胎盘，应避免进行宫颈指检，因其可能会导致严重出血。

(4) 前置胎盘出血急性期的治疗方式取决于孕产妇病情的稳定性、胎儿的健康状况和胎龄（图6-2）。无法控制的大出血是介入栓塞术或子宫切除术的指征[17]。

2. 胎盘植入性疾病

(1) 胎盘植入性疾病（placenta accreta spectrum，PAS）：是指表现为胎盘粘连、植入性胎盘或穿透性胎盘的侵袭性胎盘形成。胎盘植入性疾病即胎盘绒毛直接附着在子宫肌层而不是蜕膜。在植入性胎盘中，胎盘绒毛侵入子宫肌层；在穿透性胎盘中，胎盘绒毛穿透整个子宫肌层进入子宫浆膜，并可能累及子宫周

病史（尽可能当面与孕妇沟通）
- 全面了解孕妇病史，包括内科、外科、产科、产前、个人史及药物使用情况
- 询问先前的超声检查、胎盘位置、产前并发症和预产期
- 通过末次月经日期和宫底高度确定胎龄
- 询问先前的各类应激和创伤情况，包括家庭暴力、性生活、宫缩和胎动，以及疼痛的情况

评 估
- 检查腹部压痛情况，检查妊娠子宫，子宫收缩和胎动、胎产式
- 产科专科会诊，排除前置胎盘前应避免子宫颈指检
- 在创伤情况下，孕妇应按照高级创伤生命支持（advanced trauma life support，ATLS）指南的指导，进行初次评估和复苏（应特别注意危及生命的伤害）、二次评估、复苏后处理和专科治疗及重新评估

检 查
- 紧急实验室检查：全血细胞计数、凝血指标、尿素和电解质、乳酸、血型和血容量，并根据血流动力学状态交叉配血
- 早期评估凝血状态至关重要，因为早期凝血障碍在产科大出血中很常见；根据不同医疗中心的设施情况，可行血栓弹力图（TEG）检查
- 行超声检查以评估胎盘位置
- 排除前置胎盘后，由产科专家进行阴道检查以明确分娩或非产科出血原因
- 行 Kleihauer 试验评估胎 – 母输血综合征（FMH）
- 如果胎龄存疑，通过超声检查评估确认
- 胎儿评估，包括通过多普勒 / 超声和胎心监护器评估胎儿活力和胎心率，同时确认子宫收缩的情况
- 紧急咨询产科专家，并在必要时准备紧急分娩；如果产妇生命体征不平稳，无法转移，准备立即分娩
- 持续评估血流动力学状况，因为患者的血流动力学状况在初次评估后可能会发生变化
- 及早并多次测量体温、酸碱状态、游离钙、血红蛋白、血小板计数和凝血指标

▲ 图 6-1　产科出血的诊断

围结构和邻近器官。PAS 的危险因素见表 6-2。

(2) 临床特征：许多患者没有明显症状，在妊娠晚期则可能出现腹痛或血尿。而伴有前置胎盘的孕产妇可能会在分娩中或临产前出现阴道出血。

(3) 诊断：对于 PAS 的产前诊断应重点筛查有风险因素的人群，尽管有些病例可能要到出血时才能确诊[18]。有风险的孕妇应该接受详细的评估，包括使用超声检测子宫肌层内的异常血流、进行磁共振成像（MRI）检查。

(4) 治疗方案：应在分娩前转移至配备多学科团队和具备充足血液制品的三级医院。建议孕 35～36周进行早期剖宫产以避免产前出血[17]。有侵袭性

胎盘的女性尽管保守治疗可以保留子宫[17, 18]，但通常需要行子宫切除术；接受保守治疗的患者在 ICU或产后延迟出血的风险尤其大。在一些侵袭性胎盘的病例中，邻近器官可能需要切除或修复（如完全或部分膀胱切除），可能会增加膀胱、输尿管或肠道损伤及术后并发症（如盆腔感染和脓肿）的发生风险。严重的侵袭性胎盘植入病例可能需要术前进行盆腔动脉栓塞术，以减少子宫切除术中的失血量[18]。此外，应对产后女性进行持续监测，如出现再次出血，可能需要行剖腹或血管造影术[19]。

3. 胎盘早剥

(1) 胎盘早剥：是指胎盘在妊娠 20 周后、胎儿

监 测

- 加强监测和血容量管理以防止病情快速进展
- 监测内容必须包括：心电监测、呼吸监测、血氧饱和度监测
- 母亲生命体征平稳后，立即通过多普勒或超声评估胎儿存活率
- 胎心率监测仪可能会提示母亲的生命体征是否平稳

建立有效的输液通道

- 建立输液通道：2 条大口径的静脉通道和一条动脉内导管
- 考虑增加有创血流动力学监测
- 考虑使用快速输注系统进行输液
- 若需要血管活性药物支持，则可增加中心静脉通道以便支持治疗

环 境

- 在设备齐全的医疗科室（如急诊室复苏隔间或 ICU）管理患者
- 如果孕产妇病情稳定且时间允许，应考虑转诊至设有新生儿重症监护服务的三级医疗机构

多学科会诊

- 产科专科工作人员的早期介入
- 资历高的麻醉人员、手术室、介入放射科和血液学 / 输血科专家的早期介入
- 如果胎儿存活，应尽早通知儿科 / 新生儿科，以便及早为胎儿复苏做准备

出血的早期识别和控制

- 评估出血的严重程度：可能存在低估了失血量和忽视隐匿性出血的可能
- 频繁监测母体的生命体征和症状以评估休克迹象，包括躁动、焦虑、苍白、心动过速、呼吸急促、低血压、皮肤寒冷湿润、毛细血管再充盈不良、少尿和精神状态改变
- 谨慎解读正常生命体征
- 在排除前置胎盘之前避免阴道检查
- 使用超声检查确认胎盘位置
- 控制出血治疗方案包括局部加压止血，手术探查、缩宫素使用或切除胎盘残余组织
- 若需要大量输血，应尽早启动产科出血紧急预案，确保获得合适的交叉配型的血液

孕产妇复苏和维持治疗

- 采用标准化 ABCDE 方法进行复苏，包括确保气道通畅及维持充足的氧合和通气
- 在低血压情况下，将患者置于头低足高位（仰卧、头低足高位），并向左倾（30°～45°）；如果怀疑子宫破裂，更应小心
- 应按照图 6–1 中详述进行紧急检查
- 快速、适当的补液以纠正低血容量
- 使用晶体（生理盐水或 Hartman 溶液）恢复循环（血管内）容量
- 在产科大出血早期输血：如果发生大量出血和（或）交叉匹配的血液不可用，则可使用 O 型 Rh 阴性血液替代
- 确诊的凝血功能障碍：在实验室血液学专家的指导下，使用替代凝血因子和其他血液制品，包括氨甲环酸
- 早期和频繁地监测和校正体温、酸碱状态、电解质、钙离子、血红蛋白、血小板计数和凝血功能；治疗成功后，上述指标应趋于正常
- 维持尿量
- 仅在充分进行液体复苏的情况下，才考虑使用血管升压药治疗持续性低血压
- 监测终末器官是否存在功能障碍，包括少尿、精神状态改变和乳酸性酸中毒

寻找和治疗产科出血的原因并预防并发症

- 预防并治疗休克和低血压的晚期或延迟并发症，包括肾脏、肝脏、肺和中枢神经系统损伤
- 避免医源性容量超负荷
- 一旦稳定，评估产前胎儿 – 孕产妇的出血量，根据当地的医疗指导方针对 Rh 阴性患者注射 Rh 免疫球蛋白
- 如果少于孕 34 周，则考虑使用类固醇促胎肺成熟且可能会延迟分娩

持续的 ICU 支持性治疗

- 包括适当的营养支持、镇痛、抗生素、预防应激性溃疡、预防血栓形成、血糖控制、肠道管理、心理和社会支持、哺乳支持和母婴接触

▲ 图 6-2 产科出血的处理

表 6-2　产科出血的危险因素	
产前 / 产时出血	产后出血

产前 / 产时出血	产后出血
前置胎盘 • 前置胎盘史 • 宫内外科手术史（剖腹产、子宫肌瘤手术以及刮宫术） • 多胎 • 多胎妊娠 • 高龄产妇 • 妊娠期间吸烟和吸毒 • 臀位或横卧胎儿	**子宫相关病因（无张力子宫、过度扩张子宫、子宫内翻）** • 引产 • 超长产程和（或）急产 • 有剖宫产史而本次为阴道分娩 • 器械分娩 • 会阴切开术 • 多胎、多胎产、巨大儿 • 多产 • 绒毛膜羊膜炎
胎盘早剥 • 孕产妇高血压 • 腹部钝伤 • 急性加 / 减速的机动车事故和子宫减压 • 子宫异常 • 吸烟和使用可卡因	**生殖道创伤（会阴切开术，宫颈或阴道或会阴撕裂伤，子宫破裂）** • 急产 • 器械分娩
子宫破裂 • 以往存在的子宫瘢痕（既往有剖宫产或子宫下段剖宫产、子宫肌瘤摘除、子宫成形术、角膜切除术） • 创伤（机动车事故、器械分娩） • 子宫过度扩张（多胎、多产、巨大儿） • 子宫异常 • 胎盘植入异常（植入性胎盘） • 绒毛膜癌	**胎盘相关的病因（胎盘或胎膜滞留、异常胎盘，如前置胎盘或可疑胎盘粘连、植入性胎盘）** • 子宫手术史 • 分娩时胎盘不全 • 副胎盘
植入性胎盘疾病 • 前置胎盘 • 子宫手术史（剖宫产、肌瘤摘除、负压刮宫、子宫纵隔切除术、宫内镜检查） • 高龄 • 多胎 • 可疑特征的超声	**凝血功能障碍（先天性和后天获得）** • 胎盘剥离 • 羊水栓塞 • 重度子痫前期、子痫 • 脓毒症 • 大量输血继发的稀释性凝血障碍 • 抗凝治疗 • 遗传性出血性疾病，如血管性血友病和其他出血性疾病
血管前置 • 绒毛状脐带植入 • 副胎盘小叶（近心形或双叶胎盘） • 多胎妊娠 • 体外受精妊娠	

分娩前胎盘从宫壁过早分离（完全或部分）所致的出血。胎盘早剥的严重程度取决于出血量，以及是否伴有宫缩和（或）胎儿损害。在大多数病例中，胎盘早剥的原因不明。胎盘早剥的危险因素见表6-2。

（2）临床特征：胎盘早剥通常表现为痛性阴道出

血，伴有子宫收缩、子宫压痛和胎心不稳定[20-23]。胎盘早剥可表现为显性胎盘早剥（表现为阴道出血）、隐匿性胎盘早剥（仅有腹痛且无阴道出血）或混合性胎盘早剥（阴道出血量不能准确反映胎盘早剥的程度）。

(3) 诊断：因为胎盘早剥的出血可能是隐匿性的，并且与弥散性血管内凝血（DIC）密切相关，而超声通常仅能有效检测较大程度的胎盘剥离；因此，胎盘早剥通常是通过临床症状诊断的。

(4) 治疗方案：主要采用期待治疗的方式，同时对胎儿和母体情况进行持续评估。治疗方案取决于胎盘剥离的严重程度和并发症的情况（图 6-2），如严重出血、凝血障碍和休克。超过 50% 的胎盘早剥可直接或间接导致胎儿死亡。DIC 是发生胎盘早剥的产妇需要密切关注的并发症，特别是当胎儿状况不佳或发生宫内胎儿死亡（IUFD）时。因此，所有胎盘早剥患者都应入院，并必须考虑入住 ICU 或加护病房（HDU）。图 6-2 总结了处理胎盘早剥的重要注意事项[24, 25]。

4. 子宫破裂

(1) 子宫破裂：子宫破裂分为完全性和不完全性两种。完全性子宫破裂累及整个子宫壁，并导致子宫和腹膜腔连通。不完全性子宫破裂是指子宫旧有的外科瘢痕裂开，但子宫浆膜保持完整[6, 25]。

(2) 临床特征：子宫破裂可因子宫肌层薄弱或宫腔内压力升高而发生。子宫破裂通常发生在分娩过程中，位置在先前的宫颈瘢痕下部。如果存在典型的过往剖宫产瘢痕，子宫破裂也可以发生在妊娠晚期。任何孕妇在临产前或产中突然出现腹痛、阴道出血、子宫收缩异常、血尿、母体血流动力学不稳定和胎心率基线异常等症状，都可能提示子宫破裂的发生。子宫破裂的临床表现众多，具体取决于破裂的程度。如果破裂不完全，女性有可能完全没有症状。子宫破裂的危险因素见表 6-2。

(3) 诊断：子宫破裂通常通过临床症状诊断，超声检查明确诊断会增加延迟治疗的风险。对于有子宫破裂危险因素的女性，如果出现了指示性的体征和症状，应当保持高度警惕。

(4) 治疗方案：子宫破裂是一种危及母体和胎儿生命的妊娠并发症。治疗方案包括紧急的产科和麻醉会诊，以及胎儿的紧急分娩（图 6-2）。后续治疗方案取决于子宫的破裂程度、破裂的位置和生命体征稳定性，可能采取的手段包括简单手术修复残缺口到次全或全子宫切除术。如果子宫动脉受累破裂，可能会发生大出血休克。其他不良并发症包括由于羊水进入开放血管腔内导致的羊水栓塞、膀胱或输尿管损伤、DIC、术后感染，以及由于新生儿缺氧缺血损伤而导致的疾病和新生儿死亡[6, 24]。

5. 血管前置

(1) 血管前置：当胎盘的血管横行穿过宫颈内口的上方时，这些血管可能来自于脐带向胎盘的插入，或者来自胎盘的一个较小的副叶，血管前置可导致出血[25]。

(2) 临床特征：表现为无痛性阴道出血，以及分娩时突然发作的胎儿心动过速，并伴有胎盘破裂。前置血管的危险因素见表 6-2[26]。

(3) 诊断：经阴道超声结合彩色多普勒可分辨靠近内口或穿过内口的胎儿血管。通过阴道指检，有时可以在临产部位上方触摸到搏动的胎儿血管[27-29]。

(4) 治疗方案：血管前置是一种医疗紧急情况，会迅速导致患者生命体征不稳定，通常需要同时进行母体复苏和紧急新生儿分娩（图 6-2）[27-30]。

（二）产后出血

产后出血（postpartum hemorrhage，PPH）是低收入国家孕产妇死亡的主要原因，也是全世界将近 1/4 孕产妇的死亡原因[1, 4-6, 31]。PPH 可引起孕产妇严重的并发症，包括休克和多器官衰竭。PPH 的原因与子宫收缩乏力、胎盘因素、产道损伤和凝血功能障碍（tone tissue trauma thrombin，4T）有关（表 6-3），其中子宫收缩乏力是最常见的原因[32-34]。

表 6-2 按病因列出了 PPH 的危险因素。虽然 PPH 的许多危险因素已经被认识，但大多数出现 PPH 的女性并没有明显的危险因素[35-37]。因为 PPH 的女性随时可能入院，医院必须有识别和快速抢救这些患者的方案，否则会导致严重的后果[38]。大部

表 6-3　不同病因 PPH 的处理方案

子宫收缩乏力

- 机械方式
  - 子宫按摩或双手压迫子宫法
  - 确保排空膀胱
- 药物方式
  - 一线宫缩药：缩宫素
  - 二线宫缩药：麦角新碱、卡前列素、米索前列醇
  - 严重的进行性子宫收缩乏力性出血发生时可予以宫缩药联合给药

创伤

- 在产房或手术室对产道全程进行彻底检查，需要时对出血部位加压止血或修补裂伤
- 应用广谱抗生素
- 生命体征不稳定而阴道出血量少时，考虑隐匿性出血
- 其他出血原因：子宫内翻、腹腔内（子宫破裂）、阔韧带血肿、肝被膜下破裂、内脏动脉瘤破裂（脾动脉）

组织（胎盘滞留、异常粘连胎盘）

- 检查胎盘是否有组织缺损
- 彻底检查阴道是否有滞留胎盘组织
- 返回手术室麻醉下进行检查并徒手剥离胎盘
- 应用广谱抗生素

凝血（遗传性或获得性凝血功能障碍）

- 凝血功能障碍是一个较为少见的产后出血的原因；然而，凝血功能障碍可以导致大量出血和其他疾病发生，如羊水栓塞、胎盘破裂或重度子痫前期
- 需检查凝血功能并输注合适的成分血液

分由 PPH 引致的死亡出现在产后 24h 内，其中 90% 出现在产后 4h 内[39, 40]。大部分 PPH 相关的死亡可以通过合理产前保健、产前贫血治疗、产时专业护理服务和第三产程预防性应用宫缩药来避免。

1. 定义

PPH 并没有世界公认的定义[41]。以下为一些发表时间较新的定义。

2013 年世界卫生组织（WHO）定义，无论何种分娩方式，胎儿娩出 24h 内出血 500ml 及以上即为 PPH[42]。

2017 年美国妇产科医师学会（American College of Obstetricians and Gynecologists，ACOG）定义，无论何种分娩方式，胎儿娩出 24h 内累计出血 1000ml 及以上（包括产时出血），或出血伴有低血容量的症状或体征，即为 PPH[39]。

这与 2015 年对 PPH 的定义有所不同：阴道分娩后估测出血量≥500ml 或剖宫产后估测出血量≥1000ml[43]。

2016 年英国皇家妇产科医师学会（Royal College of Obstetricians and Gynecologists，RCOG）将产后出血划分为少量产后出血（出血量：500～1000ml）及大量产后出血（出血量＞1000ml），大量产后出血进一步分为中度产后出血（出血量：1001～2000ml）或重度产后出血（出血量＞2000ml）[44]。2011 年 11 月由产科、妇科、血液科、输血科、麻醉科专家组成的国际专家组在会议上定义产后出血为：胎儿娩出 24h 内活动性出血＞1000ml，并在初步处理，包括应用一线宫缩药和按摩子宫后，出血仍未停止[35]。

原发（或早期）产后出血出现在胎儿分娩后 24h 内，继发（或晚期或延迟性）产后出血出现在胎儿分娩后 24h 至 6 周[40]。

2. 预防

所有存在 PPH 危险因素的孕产妇必须在产前经过多学科团队评估（包括产科、麻醉科、重症监护室），并记录产前胎盘位置。有 PPH 高危风险的孕产妇应在产前阶段纠正贫血并安排在有条件快速获取血液和血液制品的产房分娩[45]。分娩当日，高风险孕产妇应在术前建立足够的大口径静脉通路并交叉配血。积极管理第三产程是预防产后出血的关键，分娩后必须预防性应用宫缩药（缩宫素）并按摩子宫[39, 44, 46, 47]。也有少量证据表明，早期脐带夹断或控制性脐带牵拉，对产后出血或产后出血量有重要的影响[43, 48]。胎盘分娩后，需要检查产道是否有裂伤，若有应及时修补。

3. 识别

早期识别是处理 PPH 的关键，有利于多学科团队（资深的产科团队、麻醉团队、手术室、血液科或输血科专家、介入影像科及 ICU 或 HDU）的早期介入。当孕产妇出现异常生命体征时，应首先考

虑和排除产后出血[40, 49]。当未见明显出血时，必须排除腹膜内或腹膜后出血。目测结果可能低于实际出血量，因此通过目测估计出血量通常不可靠；不过，仍建议尝试对出血量进行定量[50-53]。评估 PPH 的严重程度时，应考虑患者产前的血红蛋白量、总血容量及任何进行性出血[54]。需要注意的是，由于生命体征存在多变性，根据生命体征预判出血量存在误导性，如对于其他方面健康的年轻女性，即使是轻微的心动过速也可能表明存在 1～2L 的失血[55]。

4. PPH 的管理

所有产科护理机构都应有针对产后出血治疗的机构性指南。对出血的早期识别、利用血液或血制品进行治疗、多学科专家的及时参与（如有可能），对于降低孕产妇发病率和死亡率至关重要[56, 57]。治疗团队必须熟悉这些指南，并且充分利用各类医疗资源[58]。针对急症的演习能确保在突发状况下实现及时有效医疗资源的管理与协调[46]。在资源较少的农村医院或小型医院，一份详尽的产后出血治疗方案是非常重要的，其中包括预判并尽早启动转运至更高级别医疗机构的指征[39, 59]。复苏治疗应与监测、检查的升级及针对性治疗同时进行[56, 59-64]。

图 6-2 概述了产科出血的治疗方案。促进子宫收缩的其他措施包括双手子宫按摩、宫内球囊填塞（Bakri 球囊）、阴道填塞和子宫填塞[11, 39, 46, 65-68]。

在各种情形下，都应该考虑尽早将患者转移到手术室进行麻醉下探查，并预备进行手术治疗。对于生命体征不稳定而无法转移的人，可能需要在重症监护室进行紧急手术探查[69]。

手术方式包括：麻醉后进行子宫腔内的生殖道裂伤和胎盘残余组织探查、对持续性出血进行剖腹探查（包括子宫动脉结扎、髂内动脉结扎和 B-lynch 缝合）、盆腔填塞、主动脉压迫和部分或全子宫切除术。介入放射学可用选择性动脉栓塞[19, 32, 70-73]。

三、药物治疗

（一）宫缩药

宫缩药应与子宫按摩和压迫一起，作为子宫收缩乏力所引起的产后出血的一线治疗方案[39, 41, 57]。具体使用哪一种宫缩药由临床医师决定，因为它们效力相当[39]。及时给予宫缩药，随即对其效果进行持续评估，对于治疗因宫缩乏力引起的产后出血至关重要。选用宫缩药时，通常优先考虑其起效速度和疗效评估。在给药后 30min 内应有明显效果。如果宫缩药给药延迟、治疗无效或部分有效，则必须与相关专家团队尽快探讨是否采取球囊填塞、介入放射学和（或）手术治疗[60]。

表 6-4 描述了用于治疗子宫收缩乏力导致的产后出血的常用宫缩药，包括其剂量、禁忌证和不良反应[34, 39, 47, 74]。

（二）氨甲环酸

在产科出血和产后出血中使用氨甲环酸（Tranexamic Acid，TXA）的过往临床证据很少，大多数医疗指南不建议使用氨甲环酸[75-77]。然而，在最近的世界孕产妇抗纤溶药（World Maternal Antifibrinolytic，WOMAN）试验中，在 10min 内予以产后出血患者静脉给药（TXA，1g）；如果出血持续，则在 30min 后再重复给药。该试验报告指出，与安慰剂组相比，TXA 给药组因出血导致的死亡率减少了近 1/3（1.5% vs. 1.9%），该结果具有统计学意义；如果在产后 3h 内给药，则暂未发现不良反应或并发症[78]。该试验结果明确指出：将 TXA 作为产后出血的早期复苏、宫缩药给药、处理凝血功能障碍和其他手术治疗的辅助用药时，应当于产后出血发作后立即给药，而延迟给药可能收效甚微。该试验建议，后续研究应当关注给药剂量和时间变化对分娩后的凝血功能和纤溶系统的影响。在产科出血后初期的药物治疗无效时，除了参考当地的医疗指南外，应考虑使用氨甲环酸（最初 1g，静脉注射，如果需要可重复）[46]。

（三）重组因子Ⅶa（rFⅦa）

重组因子Ⅶa（rFⅦa）未被批准用于 PPH 的治疗。对于难以控制的产科出血，当指南中其他方

药　物	剂量和给药途径	用药频率	禁忌证 / 不良反应
催产素	40U（加入 1L 生理盐水中）静脉滴注或10U，肌内注射	最大剂量：120U（即 3L 含有催产素的生理盐水）	不推荐快速静脉滴注，可能导致低血压和心血管衰竭
卡前列素	250μg，肌内注射或子宫肌层内注射	根据需要每15～90分钟1次（最多8剂，共2mg）	• 禁用于哮喘患者 • 不良反应包括恶心、呕吐、腹泻、头痛、寒战和支气管痉挛
甲基麦角新碱	200μg 肌内注射或子宫肌层内注射	每2～4小时1次（最多5剂，≤1mg）	• 禁用于子痫前期、高血压和冠状动脉或脑动脉疾病 • 不良反应包括恶心、呕吐和严重高血压
米索前列醇	0.4～1mg 舌下含服或口服或直肠给药	单次	不良反应包括恶心、呕吐、腹泻、发热和头痛

表 6-4　宫缩药：用于子宫收缩乏力导致的产后出血

法治疗无效时，专家可基于经验使用 rFⅦa [34, 79, 80]。研究表明，在产科出血患者中使用 rFⅦa 可有效促进止血，但它同时存在着诱发致命性血栓的风险 [81-83]。在标准的产科、外科和输血治疗方案均失败时，基于血液科或输血专家意见，可考虑对有生命危险的产科出血患者进行 rFⅦa 给药治疗。如果给予 rFⅦa，应严格监测出血控制情况、代谢参数、凝血功能并维持生命体征。rFⅦa 的有效性会因体温过低、酸中毒和血小板减少而显著降低，所以在使用前必须维持正常的生理状况从而进行有效的复苏。针对产科出血，rFⅦa 的最佳使用剂量暂无定论，在已发表的队列研究中一般使用的剂量为 60～90μg/kg [34, 83]。使用 rFⅦa 后，10～15min 内出血应有效改善 [83]。如未有效改善，可进行二次给药，但一般不建议给药 3 次或以上 [84, 85]。

四、血液制品疗法

在产科出血的情况下，早期复苏及低灌注可能导致乳酸性酸中毒和多器官功能衰竭。等待血制品输送的过程中，即可开始使用 30ml/kg 的晶体溶液进行快速液体复苏。同时，应紧急采血，进行血液常规检测、凝血功能检测和交叉配血，寻找并治疗出血原因（表 6-3）。为防止稀释性凝血障碍，应

避免使用晶体溶液或其他扩容剂进行持续复苏，并尽早更换为血液和血液制品 [86-89]。有关出血性创伤的研究表明，晶体液与每单位红细胞（RBC）的输血比例大于 1.5 : 1 时，多器官衰竭发生率会增加 [88-90]。

(1) 红细胞（red blood cell，RBC）输注：严重出血时输血的目的是恢复循环血容量，以防止低灌注、乳酸性酸中毒、多器官衰竭和凝血功能障碍。建议使用患者同血型或 O 型 Rh 阴性血进行早期复苏 [88, 91]。输注红细胞的指征没有明确标准；然而，在 PPH 的情况下，血红蛋白和红细胞比容的变化一般不能完全反映出血的程度。发生大量失血前，孕产妇生命体征通常保持正常 [92]；在失血不到 1.5～2L 时，可能不会发生血流动力学损害。因此，应在血流动力学受损、推测存在失血和持续出血时给予浓缩红细胞，而不是单一通过血红蛋白水平判断是否存在失血 [54, 59, 93]。PPH 的治疗指南中应包括开始大量输血方案的时机和指征 [94-96]。

(2) 血液制品：血液制品，包括血小板、新鲜冰冻血浆（fresh frozen plasma，FFP）和冷沉淀物或纤维蛋白原浓缩物，用于逆转或者预防凝血障碍的发生。理论上，在大出血期间输注凝血因子应遵循临床指南并咨询输血或血液学专家，并进行即时凝血功能测试，如血栓弹力图（TEG®）或旋转血栓栓

塞测量法（ROTEM®）[64, 97-102]。

使用一定比例的红细胞、FFP 和血小板进行多组分混合输血治疗时，应遵照治疗方案进行。建议初始输注红细胞：FFP：血小板为 1：1：1[40]。尽管在创伤状态下可应用固定比例输血方法，但此方法在产科出血中的疗效尚不确定。后续研究需要进一步关注使用混合成分输血的最佳时机和比例[35, 89, 90, 103]。

发生消耗性凝血障碍或低纤维蛋白原时，应考虑使用冷沉淀或纤维蛋白原浓缩物替代纤维蛋白原[94, 98, 104-106]。妊娠期纤维蛋白原水平通常较高（正常为 4～6g/L），因此当纤维蛋白原水平<2.0g/L，或纤维蛋白原水平随产科出血出现迅速下降时，应立即考虑进行纤维蛋白原替代治疗。

在输注血液制品时，应注意治疗输血引起的凝血障碍（体温过低和酸中毒）和电解质失衡（低钙血症、高钾血症）[107]。

提示严重生理紊乱的指标包括体温<35℃、pH<7.2、剩余碱<-6、乳酸>4mmol/L、钙离子浓度<1.1mmol/L、血小板计数<50×10⁹/L、PT>1.5 倍正常值、INR>1.5、APTT>1.5 倍正常值、纤维蛋白原水平<2.0g/L[95]。

注意，PT 和 APTT 水平在产科出血中仍可能保持正常[87, 103]。

五、诊治过程中的隐患

- 隐匿性出血。
- 诊断不及时，在确诊产后出血前，生命体征出现恶化。
- 对失血程度估计不足：严重失血的典型体征或症状（如心动过速和低血压）在孕产妇可能无明显表现，或仅在大量失血后才出现[55]。
- 未及时要求高级多学科团队会诊。
- 液体复苏不充分（包括体液和血液）。
- 未及时转移至手术室。
- 凝血功能障碍矫正不足。

- 持续治疗直至出血得到控制，患者病情暂时稳定后，应注意对 PPH 及大量输血的潜在并发症的预防和管理，包括持续给予支持治疗及加强监护。

六、输血相关急性肺损伤和输血相关循环超负荷

在产科大出血时，大量输血可并发输血相关急性肺损伤（TRALI）和输血相关循环超负荷（TACO）。TRALI 是输血后一种罕见但可能致命的并发症，其特点是以急性发作（输血后 6h 内）的非心源性肺水肿为特征[108]。其他诊断标准包括低氧血症，其定义为室内空气条件下 PaO₂/FiO₂≤300，或氧饱和度<90%，胸部 X 线片显示双侧肺浸润[108-111]。同时可能并发低血压。对上述并发症需进行支持性治疗[108, 111]。

TACO 是一种输血反应，其特征是在输血时（6h 内）因容量过载导致呼吸窘迫和（或）肺水肿[112, 113]。有时可通过血压来区别 TACO 与 TRALI，但区分难度可能较大[111]。治疗方案包括气道维持，提供补充氧气和（或）通气，以及使用利尿药排出体液[113]。

应重点监测接受过多次输血的女性。对于任何在输血后 6h 内出现心血管或呼吸衰竭症状，尤其是具备其他危险因素如心脏病或处于液体正平衡的女性，应考虑 TRALI 或 TACO[111]。

七、迟发性出血与静脉血栓

需监测有无迟发性出血症状并纠正异常凝血参数。由于妊娠物残留引起的感染或手术部位的术后感染可能会导致迟发性出血。同时，既往栓塞的动脉再通也可能导致潜在出血[19]。

重度产后出血的女性发生静脉血栓栓塞的风险也会相应增加。持续出血风险消失前，应使用机械装置（如间歇加压装置）预防血栓，若出现持续性出血，应使用药物预防血栓[114, 115]。

八、全脑低灌注 / 循环骤搏后的其他并发症

产科大出血可能导致低血容量引起的循环衰竭和心搏骤停。即便及时并成功完成抢救，严重的末梢器官损伤也可能导致多器官系统衰竭，包括肺水肿、急性呼吸窘迫综合征（ARDS）、急性心肌梗死、急性（肾前性）肾损伤、缺血性肝炎、肝缺血梗死或肝衰竭、内脏缺血合并肠脱落、消化道出血、细菌移行和肠梗死、垂体缺血性坏死（如希恩综合征）、全脑缺氧缺血性脑病导致不同程度的持续性神经损伤，甚至脑死亡[116]。更多详细讨论、治疗方案，以及其他相关并发症详见本书的其他章。

第7章 液体管理
Fluid Management

Kim Ekelund Morten Hylander Moller Arash Afshari 著
赖志豪 译 徐 波 校

要点

- 液体复苏仍然是所有成人危重症患者（包括脓毒症、创伤和烧伤等）非心因性急性循环衰竭的主要治疗方法，因此也是治疗危重症孕产妇的一个重要环节。
- 妊娠是一种动态的状态。
- 妊娠期间，渗透压调节适应较低水平的"调定点"。
- 关于孕产妇的液体治疗策略应遵循成人危重症患者复苏的国际指南。
- 在脓毒症患者中，使用人工胶体可能会增加肾功能不全的风险，但人工胶体是否会对孕产妇肾功能造成损伤尚不明确。
- 目前几乎没有针对孕产妇人群的液体管理指南，因此针对孕产妇的液体治疗应实行个体化方案。
- 液体管理方案应该根据反复评估的血流动力学状态和每个病例特定的母-胎生理学来确定。
- 面对可控的急性出血情况，输血治疗方案可以根据黏弹性止血试验（如 TEG® 或 ROTEM®）结果来调整。
- 子痫前期的孕产妇血容量减少，建议控制输液量（限制性补液管理）。

一、孕产妇的正常生理学

液体复苏是部分危重症孕产妇管理的重要组成部分。这些患者的液体治疗相对于一般危重症患者有所不同，因此临床医师必须要熟悉孕产妇的生理变化。

（一）妊娠期体重、体液及血容量的增加

健康孕产妇在妊娠期间体重平均增加 12kg

（1～21kg）[1]。增加的体重约有 60% 水分、不到 10% 的蛋白质及 30% 的脂肪沉积[2]。妊娠期间增加的水分平均分布在孕产妇及胎儿-胎盘间隙中，且孕产妇增加的液体超过 75% 都是细胞外液（extracellular fluid，ECF）[3]。

总体水（total body water，TBW）在正常状态下构成了 45%～65% 的总体重。其中 2/3 的水分存在于细胞内液（intracellular fluid，ICF）当中，剩余的存在于细胞外液当中。细胞外液包括血浆和组

织液，两者比例为 1：3。这种分布的特点与临床的相关性表明组织液中过多的水分难以通过利尿药排出。

妊娠期间，全身血容量也从 4.0L 逐渐增加至 5.5～6.0L，增加 1.5～2.0L，这种增加是继发于血浆容量的增加（从 2.7L 至 4.0L）[4]。同时，红细胞容量仅增加 0.4L[4]。这种不成比例的增加导致了红细胞比容和血红蛋白浓度的生理性下降。血浆容量的生理性增加也导致了血浆白蛋白（减少 20%）和血浆总蛋白（减少 10%～15%）浓度降低。组织间液的增加一部分由于血浆白蛋白（即胶体渗透压）的下降，另一个原因是雌激素引起的结缔组织中黏多糖基质的水合作用而导致水分被隐性吸收[5]。

与正常的生理学相反，子痫前期的孕产妇血浆容量通常是减少的（见下文）[6]。

（二）妊娠期间泌尿生殖系统、肾素 – 血管紧张素系统和血浆渗透压

肾血流量和肾小球滤过率（glomerular filtration rate, GFR）在妊娠早期增加，且持续到妊娠足月[7]。与非妊娠患者相比，妊娠期间肌酐清除率明显增加，从 120ml/min 增加到 200ml/min（增加 50%）[8]；血清肌酐的正常参考水平不变，但血尿素氮浓度从 2.5～7.0mmol/L 下降到 1～4mmol/L[9]。

在维持妊娠期间和产后阶段的电解质稳态中，肾素 – 血管紧张素 – 醛固酮系统、孕酮、雌激素、前列腺素和去氧皮质酮起重要作用，但这些调节分子间的相互作用尚未完全明晰[3, 10, 11]。妊娠期间钠离子每日滤过量增加 50%，导致钠离子的每日重吸收量达 3～4mmol，妊娠期间钠总重吸收量达 900～1000mmol[3]。最终导致了妊娠期间钠离子正常相对水平从 136～146mmol/L 小幅下降到 130～148mmol/L。相比之下，全身钾离子储备增加了约 320mmol，因此妊娠期间钾离子的相对水平不变。

总蛋白排泄量（包括白蛋白排泄）超过妊娠前水平[12]。

由于全身接近 50% 的钙与血清蛋白（大部分为白蛋白）相结合，小肠对钙吸收的增加量与妊娠期对钙增加的需求量相当，未结合的离子钙（生理活性形式）水平并没有因白蛋白排泄量增加而受影响。因此，相对于非妊娠状态，妊娠期间钙离子的水平较为稳定，为 1.1～1.3mmol/L。

与非妊娠期相比，血浆渗透压（plasma osmolality, Posm）在正常妊娠期下降约 10mOsm/kg[13]。在非妊娠受试者中，当 Posm 下降时，抗利尿激素即精氨酸加压素（arginine vasopressin, AVP）的分泌会停止，从而导致持续抗利尿的状态。而在妊娠期，即使是处于较低基础水平的 Posm，机体仍然可以对尿液进行浓缩和稀释。因此，渗透压调节系统的调定点需要被重新设定（即 AVP 的分泌阈值适应于较低的 Posm）[13, 14]（图 7-1 和图 7-2）。

（三）妊娠期间血流动力学和子宫胎盘血流特点

妊娠期间，孕产妇的心率增加（增加 25%）及每搏量增加（增加 25%），导致心排血量增加了约 50%[15, 16]。由于左心室舒张末期容积增加和收缩末期容积不变，射血分数同样有所上升[16]。心排血量的增加也对应着多个器官灌注需求的增加，包括子宫、肾脏和皮肤等[17, 18]。

尽管心排血量有所增加，但由于全身血管阻力

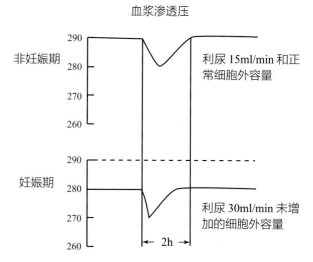

▲ 图 7-1 非妊娠期和妊娠期女性饮用 1L 水后体内总血浆渗透压的变化

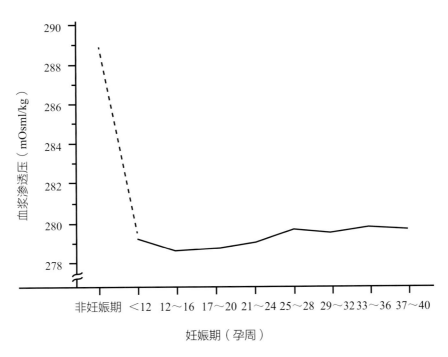

▲ 图 7-2　妊娠对血浆渗透压的影响

的减少，在妊娠中期，孕产妇的血压仍会下降约 10mmHg[19, 20]。关于妊娠期心血管的生理学变化见第 9 章。

胎盘循环有以下特点：缺乏毛细血管微循环系统，但存在高流量低阻力的螺旋动脉系统。子宫胎盘血管床通常呈高度扩张，具有强效 α 受体系统，对内源性或外源性的刺激高度敏感。正是这种特点导致危重症孕产妇的子宫胎盘在严重低血压时血流量的显著降低[21, 22]。子宫胎盘的血流为胎儿提供氧气和营养物质，因此在子宫胎盘血流量急剧下降时可能会迅速威胁胎儿的生命安全，而这种情况可见于椎管内麻醉时的交感神经阻滞、低氧血症、出血和（或）仰卧位时对腔静脉的压迫等。

二、液体管理

（一）成人危重症患者液体治疗

危重症孕产妇的液体管理仍缺乏相关证据，因此对于此类患者的液体管理只能参考目前一般成人危重症患者的推荐指南。对于一些脓毒症、创伤和烧伤等非心因性循环衰竭的成人危重症患者来说，液体复苏是其主要治疗手段[23]。液体复苏的主要目的是改善循环，也就是说，增加心排血量从而纠正组织低灌注。

限制性补液与开放性补液：对于有低血压的成人危重症患者来说，一种常用的液体治疗是每次通过静脉团注 250～500ml 液体后重新评估患者的循环状态[23]。如果患者存在额外的液体丢失，则可以给予对应的容量去补充这部分丢失量，许多患者在反复接受多次快速静脉补液后循环都有所改善。然而仍存在部分患者需要特别关注输液过多带来的风险[24-26]。关于目前的液体治疗，越来越多的证据表明，对患者来说限制性补液可能比开放性补液更有益处[27]。

液体的种类：晶体液通常是危重症患者首选的液体类型，可作为一线治疗（表 7-1）。而人工合成的胶体液通常与危重症患者的不良结局相关[28-31]。白蛋白可能是安全的，但缺乏证据表明其明显益处，而且也是一种昂贵且有限的资源[32]。

至于晶体液，可以使用等渗盐水和缓冲液，因为两者安全性相当[33]。对严重酸中毒患者使用缓冲溶液和有严重低钠血症风险的患者使用等渗液都是

表 7-1　静脉补液液体成分，包括妊娠期和非妊娠期女性的正常血浆参考值

溶 质	血浆（非妊娠期）a	血浆（妊娠晚期）a	晶体液				胶体液 b		
			0.9%氯化钠	乳酸林格液	哈特曼液	勃脉力	4%人血白蛋白 c	5%人血白蛋白 c	20%人血白蛋白
钠	136～146	130～148	154	130	131	140	130～160	130～160	48～160
钾	3.5～5.0	3.3～5.1	—	4.0	5.4	5.0	—	—	—
钙	1.13～1.33	1.13～1.33	—	1.5	1.8	—	—	—	—
镁	0.63～0.95	0.46～0.92	—	—	—	1.5	—	—	—
氯	102～109	97～109	154	109	112	98	128	100～106	48～160
醋酸盐	0	0	—	—	—	27	—	—	—
乳酸盐	<2d	<2d	—	28	28	—	—	—	—
碳酸氢盐	22～30	18～26	—	—	—	—	—	—	—
渗透压	275～295	278～280	308	273	277	294	250～260	265～330	210～260

渗透压（mOsm/kg），其他离子浓度（mmol/L），明胶液不适用于危重症患者

a. 引自 Lewis SR, Pritchard MW, Evans DJW, Butler AR, Alderson P, Smith AF, Roberts I. Colloids versus crystalloids for fuid resuscitation in critically ill people. Cochrane Database of Systematic Reviews 2018, Issue 8. Art. No.: CD000567. https://doi. org/10.1002/14651858.CD000567. pub7.

b. 欧洲药品管理局（EMA）和美国食品药品管理局（FDA）都支持羟乙基淀粉溶液不应用于危重症患者。EMA: http:// www.ema.europa.eu/ema/index. jsp?curl=pages/medicines/human/referrals/Hydroxyethyl_starch-containing_solutions/human_ referral_prac_000012.jsp&mid=WC0b01ac05805c516fFDA: https://wayback.archive-it.org/7993/20170112164508/http://www. fda.gov/Safety/MedWatch/SafetyInformation/SafetyAlertsforHumanMedicalProducts/ucm358349.htm

c. 人白蛋白是由不同的公司用不同浓度的注册溶质生产的

d. 引自 Singer M, Deutschman C, Seymour C, Shankar-Hari M, Annane D, Bauer M, et al. The Third International Consensus Defnitions for Sepsis and Septic Shock (Sepsis-3). JAMA. 2016;315(8):801-810.

合理的[34]。然而，因为妊娠期间钠离子基线水平较低，应避免矫枉过正。

（二）大量输血期间的液体管理

孕产妇对于低血容量（包括产科出血）有特殊的代偿机制，表现正常的临床监测值可能会掩盖容量的丢失，因此这种代偿机制往往又会造成错误地评估孕产妇的潜在病情。例如，即使是在急性失血时，其血压也可能保持平稳，如上所述，妊娠期伴随着生理性心率增快，有可能会掩盖循环塌陷的情况，当发生难以控制的出血时，则会直接危及生命，这时候就亟需包括液体复苏在内等干预手段[35]。

因此，孕产妇相较于正常患者，我们应更加警惕和怀疑出血的风险。

目前并没有关于产科出血最佳输血策略的高质量研究数据，取而代之的是来源于创伤环境中的经验，应用于难以控制的出血情况的管理[36, 37]。无论液体丢失的原因如何，机体对贫血的耐受程度要强于低血容量，因此在面对难以控制的出血时，初步治疗就包括静脉注射晶体液[38]。但液体复苏只是一个短暂的临时手段如果稀释和耗尽的凝血因子没有及时得到补充，最终会进展为凝血功能障碍疾病。

当发生急性大出血的时候，即使当时无法立即

获取血红蛋白或其他实验室指标数值，输血的时候仍然可优先考虑输注 O 型 Rh 阴性血液。无论是输注浓缩红细胞（pakded red blood cell，PRBC）、新鲜冰冻血浆（fresh frozen plasma，FFP）还是血小板，都应该遵循国家或国际的输血指南[39, 40]。

遇到可控的急性出血情况时，可在黏弹性止血试验（如 TEG® 或 ROTEM®）的指导下输注上述血制品，有利于减少围术期的血制品需求和降低死亡率[41]。早期对凝血因子和血小板进行补充在处理孕产妇出血时显得尤为重要[42, 43]。

此外，纤维蛋白原和氨甲环酸也可能在产后出血的治疗中发挥重要作用，而在止血手段上可采用子宫收缩药（催产素、麦角碱和卡前列素、米索前列醇），外科手段包括动脉结扎、B-Lynch 缝合和实施 Bakri 球囊手术的干预[44-51]（见第 6 章）。

（三）子痫或子痫前期的液体管理

子痫前期的孕产妇血浆容量会减少[6]，因此有观点认为通过补充液体扩大血浆容量可能会改善孕产妇和子宫胎盘的循环，从而改善母亲和胎儿预后。然而，实际上并非所有子痫前期的患者对补充液体是敏感的[52]。一项 Cochrane 回顾包括了三个针对需要扩充容量的子痫前期且无急性肾功能损伤的孕产妇进行的临床研究，认为对子痫前期患者进行液体复苏的证据数量和质量仍然欠缺，尚缺少确凿的证据表明液体复苏的利弊[53]。该回顾研究最终纳入的孕产妇受试者较少（n=61），具有较大的偏倚导致结果偏差。此外，并非所有纳入的受试者都有高血压，高血压的受试者也通常需要更少的扩容量，该研究的外推性仍然有限。同时，这项研究也评估胶体液的效果，但缺乏对相关临床结果（如急性肾损伤、肾脏替代治疗、急性肺水肿、凝血功能障碍、收治 ICU 或围产期死亡率）的描述。

静脉输液可降低胶体的有效渗透压[54]，输注多余的液体可能会增加子痫前期患者脑水肿和肺水肿的风险[55]。因此，国际上建议限制输液量（即限制性输液）[56, 57]，如把液体输注速度限制在 80ml/h[56]。理论上，胶体液相对于晶体液可提供更大的有效渗透压，然而目前并没有临床证据表明胶体液对于孕产妇的好处大于晶体液[58]。

（四）严重脓毒症的液体管理

15%～30% 的危重症孕产妇因脓毒症进入 ICU。脓毒症目前仍然是孕产妇发病、死亡的主要原因，在死亡人群中占比高达 28%[59-63]。此外，最新报道显示，妊娠相关的脓毒症和脓毒症性休克的发病率不断上升，同时妊娠人群中脓毒症相关的发病率和死亡率也在上升[64, 65]。

不幸的是，脓毒症的孕产妇很少有被纳入临床试验中。她们被排除在外的原因很多，包括对发育中胎儿的担忧及妊娠期相关的显著生理变化[66]。

早期脓毒症的治疗包括尽快启动维持血流动力学的液体复苏，即早期目标指导治疗（early goal-directed therapy，EGDT），主要目的在于纠正由脓毒症引起的生理异常（即低血压、低氧血症、组织氧合障碍等）。基于 Rivers 等[67]发表的研究，在治疗脓毒症的早期阶段，推荐采用"治疗束"的方法，这项单中心的研究将美国急诊科 263 名患者随机分为 EGDT 方案 6h 复苏组和标准治疗组，EGDT 组即通过优化静脉输液、使用血管升压药、正性肌力药和红细胞输注，以实现动脉血压、血红蛋白水平、中心静脉压和中心静脉血氧饱和度达到预设目标值，结果显示 EGDT 使住院死亡率从 46.5% 显著降低至 30.5%[67]。

Rivers 等的研究促进了随后开展的大型多中心随机对照试验，包括早期脓毒性休克的治疗方案（ProCESS）、澳大利亚脓毒症复苏评估（ARISE）和脓毒症管理方案（ProMISe）[68-70]。在 ProCESS 研究中，来自美国 31 个急诊科的 1341 例脓毒症患者通过随机分配，其中 439 人接受 EGDT 方案，446 人接受标准治疗方案，456 人接受常规治疗方案，但该研究未能证明 EGDT 的优势[67]。在 ARISE 研究中，纳入了澳大利亚和新西兰 51 个中心急诊科的 1600 例早期脓毒性休克的患者，将他们分配到接受常规治疗方案或 EGDT 方案治疗，而 EGDT 方案组的患者使用了更多的静脉输液、血管升压药、正性肌力药和红细胞输注，但该分组患者没有更高的 90 天生存率[68]。在 ProMISe 研究中，来自英格兰 56 家医院的 1260 例脓毒性休克患者接受 EGDT（6h 复苏方案）或常规治疗方案，跟 ARISE 结果相似，EGDT 导致使用更多的静脉输液、血管活性药和红细胞，也没有降低 90 天死亡率。相反，EGDT 导致器官衰竭评分显著降低，接受高级心血管支持的天数增加及 ICU 的住院时间延长[69]。后续关于 EGDT 的 Meta 分析也未能证明 EGDT 比常规治疗的患者有更好的转归，而且显示了脓毒症和脓毒性休克的患者接受 EGDT 与较高的住院费用相关[71]。最新研究表明，评估了在急诊科实施 3h 内快速脓毒症"治疗集数化"方案对患者的影响（即液体复苏、血液培养、广谱抗生素和乳酸测定），EGDT 与降低住院死亡率无关[72]。综上所述，Rivers 的研究成果发表改变了"常规治疗"的理念，但以后的研究都表明 EGDT 效果欠佳。早期积极的液体复苏、快速使用抗生素，以及对乳酸和血容量的评估都已经成为治疗的主要手段[66]。

目前，仍没有关于 EGDT 在孕产妇中存在益处的研究成果，在选择补液时机与总量上有很大的不确定性。由于缺乏该人群的有效数据，因此只能从一般脓毒症人群［即拯救脓毒症运动（surviving sepsis campaign，SSC）指南］中推断。到目前为止，最新的指南建议使用晶体液（平衡晶体液或生理盐水）应用于早期复苏和后续的血容量替代治疗。补充晶体液优于明胶液，因此不建议使用羟乙基淀粉，在出现低灌注的前 3h 内，应静脉给予至少 30ml/kg 的晶体液。其余的液体管理（包括液体冲击疗法）方案应通过血流动力学测量进行指导，当需要输注大量晶体液时，可适当添加白蛋白[73]。

与一般脓毒症人群的不良结局相似，乳酸的增加与脓毒症孕产妇的转归也有密切关系[73]。但没有任何一项临床或生理参数可以精确地提供脓毒症孕产妇的血容量情况，强调面对此类人群时应进行密切的监测、尽早地评估和治疗[74, 75]。

血压、脉搏、毛细血管充盈时间、精神状态评估、尿量、中心静脉血氧饱和度、动脉和中心静脉血气分析、乳酸、呼吸变化和胎儿状态均应指导容量反应性评估[76]。

在无低血容量的情况下，血清乳酸值＞2mmol/L，可能提示存在脓毒性休克，而在脓毒症患者中，单纯性高乳酸血症相比于单纯性难治性低血压，前者与校正的 90 天的死亡率关系更为密切[76-78]，血清乳酸值＞4mmol/L 与一般脓毒症人群的死亡率增加相关[76, 77]。值得注意的是，跟其他任何患者一样，危重症孕产妇中单独的乳酸值升高也可能提示其他情况，如组织缺氧、药物和毒素的不良影响，以及代谢性疾病[75]。

中心静脉压（CVP）或肺动脉楔压监测，在脓毒症孕产妇中缺乏测量可重复性，诊断的准确性较差[76, 77]。此外，在自主呼吸和低潮气量通气的患者中，这些补液反应性测量指标相对于其他测量指标（如心排血量、脉压或每搏变异量、腔静脉内径、心脏超声指标、静脉二氧化碳变异值），存在更多不确定性[79]。

治疗脓毒症孕产妇代偿性休克的有效方法是谨慎静脉输注液体，但必须意识到所有液体都可能会导致脓毒症患者间质水肿，已经提出的液体冲击疗法（即 20～30ml/kg 晶体液或更少）来诊断补液反应性[80]。然而，临床医师应采用治疗低血容量所需的最小团注量，如果使用过量的液体可能会带来风险。

无论血容量的测量指标如何，如果孕产妇对液体冲击疗法没有反应，则应考虑早期使用正性肌力药，正性肌力药的选择应遵循脓毒症救治指南（surviving sepsis guidelines，SSG）的建议。临床医师在为脓毒症孕产妇选择液体复苏时应考虑血浆渗透压和酸碱状态。国际液体管理指南基于循证实践、孕产妇和胎儿生理学，可应用于目前医疗环境中。平衡晶体液应是脓毒症孕产妇复苏的首选液体，尽管存在部分相互矛盾的证据，但使用晶体液与危重患者的预后改善有关[33, 81]。尽管存在着争议，但在考虑使用生理盐水时，应注意肾小球滤过减少和免疫功能障碍导致的高氯性酸中毒和肾功能不全的潜在风险。

胶体液只能作为复苏的二线液体。如果决定使用胶体，妊娠期间应该只使用白蛋白。尚未对妊娠人群中的使用人工合成胶体液进行评价，且使用胶体液会增加一般脓毒症人群肾功能不全的风险[32, 82]。

（五）液体管理和对胎儿潜在影响

一般来说，危重症孕产妇的复苏必然会影响胎儿的健康。孕产妇的预后不仅会影响胎儿，且普遍认为对孕产妇有益的干预措施实质上都会对孩子有益。孕产妇对低血压和休克的生理反应有利于保护自身的重要脏器（即心脏、肾脏、大脑和肝脏），而不是胎儿，因为心排血量可能从子宫胎盘血管系统转移到这些器官，所以这种反应可能会影响胎盘循环和胎儿供氧。因此，充分的复苏和治疗不仅可以延缓分娩进程，而且可以降低产后并发症［如呼吸窘迫综合征（RDS）、机械通气、脑室出血、全身感染、坏死性小肠结肠炎］和死亡的风险[60, 83, 84]。

在入住 ICU 的危重症孕产妇中，对胎儿和新生儿预后相关因素的研究非常有限。不仅是液体的选择和总量会影响预后，如正性肌力药和缩血管药、机械通气和其他药物（如镇静药）等治疗，都可能会影响胎盘灌注。小儿的预后取决于胎盘灌注、透过胎盘屏障的药物、胎儿药物的血清浓度、电解质状态、血糖、酸碱平衡、贫血程度和凝血状态[85]。

关于危重症孕产妇管理期间液体治疗对胎儿或新生儿具体影响的研究十分有限。因此，有关液体的适当选择应遵循成人危重症患者复苏国际指南[32, 73, 86]。值得注意的是，考虑使用人工合成胶体时应谨慎，因为不良事件的风险不只存在于孕产妇身上，从理论上讲，先天肾功能不全和凝血系统不成熟的胎儿，也可能受到影响。

强烈建议孕产妇在 ICU 期间由产科团队对胎儿进行常规监护[87]。这类监测不仅提供了关于胎儿健康的有效信息，而且还可评估孕产妇的液体复苏情况，应根据孕产妇的具体状况定期或持续评估复苏的效果。

结论

指导成人危重症患者液体管理的一般原则，也应该用于指导孕产妇液体复苏期间的液体治疗。改善孕产妇状况最终也将提高胎儿存活的可能性。正因为在孕产妇人群中缺乏各方面的研究证据，治疗团队更需要对接管患者进行细致且深入的了解，从而做出个体化决策。

第 8 章 妊娠期间血栓和栓塞现象的防治：深静脉血栓形成、肺栓塞和羊水栓塞

Management and Prevention of Thrombotic and Embolic Phenomena During Pregnancy: Deep Vein Thrombosis, Pulmonary Embolism, and Amniotic Fluid Embolism

Leslie Moroz   Vivek Kumar Moitra   著

周志强   译   王学仁   校

要点

- 加压超声（compression ultrasound，CUS）是孕产妇出现深静脉血栓（deep vein thrombosis，DVT）症状后首选的初步检查。
- 胸部 X 线是孕产妇出现肺栓塞症状而无 DVT 表现时是首选的初步检查。
- D- 二聚体水平不应该作为 DVT 的初筛工具。
- 高度怀疑孕产妇发生肺栓塞时应给予经验性抗凝治疗。
- 妊娠期 / 产后女性发生肺栓塞时均应接受治疗剂量的普通肝素或低分子肝素治疗。
- 对接受低分子肝素治疗的妊娠期 / 产后女性应监测抗因子 X a 水平。
- 妊娠期 / 产后女性大面积肺栓塞的治疗与非妊娠期患者相同。
- 患亚广泛型肺栓塞的妊娠期 / 产后女性应在多学科专家会诊（如心血管内科、呼吸内科、心胸外科、放射介入科等）的基础上进行个体化治疗。

静脉血栓栓塞症（venous thromboembolism，VTE），尤其是深静脉血栓（deep vein thrombosis，DVT）和肺栓塞（pulmonary embolism，PE），是全球孕产妇发病和死亡的一个重要病因。据世界卫生组织（WHO）估计，VTE 导致的死亡占 2003—2012 年孕产妇死亡人数的 3.2%[1]。

在发达国家，对血栓预防的广泛关注降低了妊娠期和围产期因血栓栓塞性并发症导致的孕产妇死亡率。20 世纪 90 年代的数据提示，在美国和西欧部分地区，VTE 已超过出血和高血压，成为孕产妇死亡的主要原因[2]。随后 10 年，英国和美国妇产科专业协会提出的血栓预防建议，显著降低了这两个国家 VTE 的发病率和死亡率[3-5]。解决产科患者 VTE 的基石是高度怀疑，早期治疗和基于系统的预

防策略。

与明确定义的 VTE 和防治方面所取得的进展相比，羊水栓塞（amniotic fluid embolism，AFE）仍是一种罕见可能是灾难的妊娠并发症。AFE 的死亡率接近 50%，并且可能有显著发病率；其实很难估计 AFE 的真实发病率，因为 AFE 诊断主要依靠临床症状，而且还没有公认一致的诊断标准[6]。AFE 也没有筛查试验或确诊试验，针对 AFE 主要是支持治疗。

本章将回顾 DVT、PE 和 AFE 的诊断和管理，并重点介绍患有这些疾病的危重症妊娠期和围产期女性的临床处理方法。

一、静脉血栓栓塞症

（一）妊娠相关生理改变：高凝状态

孕产妇凝血系统的变化从受孕开始，并持续到产后至少 12 周。凝血因子 I（纤维蛋白原）、Ⅶ、Ⅷ 和 X，血管性血友病因子（vWF）和纤溶酶原激活物抑制物 -1 和 -2 升高，游离抗凝蛋白质 S 降低[5]。最终结果是高凝状态，表现为 VTE 发生率在妊娠期和产后阶段至少增加 4 倍（见第 5 章）[7-10]。

（二）预防

建议妊娠期应多次进行 VTE（包括 DVT 和 PE）风险评估。评估应在产前随访期间（在因产前适应证住院和分娩时）及产后期间（从分娩后即刻至 6 周随访访视期间）进行。在住院期间，大多数产科患者应给予预防性抗凝治疗来预防 VTE。因任何原因在产前住院 72h 或更长时间的孕产妇应进行预防性抗凝药物治疗。对于出血风险高的女性，应使用序贯按压装置（sequential compression device，SCD）进行机械预防。美国妇产科医师学会（American College of Obstetricians and Gynecologists，ACOG）建议在所有剖宫产术中应用 SCD[5]。对于肥胖、并发产后感染、长期卧床及有血栓形成倾向或其他妊娠并发症等高危因素的孕产妇，术后应增加预防性抗凝药物治疗。

产前预防性抗凝药物治疗 VTE 的必要性取决于女性既往 VTE 病史和血栓形成倾向[11]。低血栓形成风险倾向包括因子 V 莱顿杂合体，凝血酶原 G20210A 杂合体，蛋白质 C 和蛋白质 S 缺乏[11]。高血栓形成风险倾向包括抗凝血酶缺乏，凝血酶原 G20210A 突变和因子 V 莱顿突变的双重杂合体，因子 V 莱顿突变纯合体和凝血酶原 G20210A 突变纯合体。有 VTE 既往史或高危血栓形成倾向的孕产妇应在整个妊娠期接受预防性抗凝治疗[5, 11]。目前，如果妊娠期出现其他风险因素（如住院时间延长或危重疾病），没有证据支持将抗凝药物剂量增加至治疗范围。

无论是否在妊娠前接受长期抗凝治疗，有 2 次或 2 次以上 VTE 病史的女性应在整个妊娠期接受治疗性抗凝治疗[11]，而且抗凝治疗应持续到产后至少 6 周。

二、血栓栓塞事件

（一）临床表现

因为 DVT 的一些典型症状，如下肢疼痛和肿胀，与妊娠的常见症状重叠，容易被忽略，因此负责妊娠期 / 产后女性治疗的医师必须对 DVT 保持高度警觉。DVT 的其他症状可能包括红斑，皮温升高，下腹部、侧腹部、臀部或背部疼痛。

（二）诊断

在非妊娠期患者中使用的筛查工具（如 Wells 评分和改良 Wells 评分）通常在 DVT 发病较低的人群中作用明显，但是这些风险评估评分作用尚未在 VTE 风险较高的妊娠期得到验证[12]。LFEt 临床预测规则（即存在左腿症状，小腿围差距≥2cm 及妊娠早期就诊）是一项已经在妊娠期患者中进行过研究的风险评估工具，但作为排除 DVT 的独立检查，其性能较差[13]。

D- 二聚体水平通常用于非妊娠人群筛查 DVT。然而，D- 二聚体水平在妊娠期存在生理性升高[14]。定义一个较高的 D- 二聚体水平作为预测 DVT 的方法可能会提高特异性，但这样的实验室参数改变需要进一步在孕产妇中进行明确[15-17]。因此，不建议将 D- 二聚体水平作为妊娠期的初步筛查工具[5]。

妊娠期间诊断 DVT 的主要方式是近端静脉的加压超声检查（compression ultrasonography，CUS）。血管腔内混合回声物质、不可压缩的节段和多普勒血流缺失表明血栓的存在[18]。ACOG 和美国胸科医师学会（American College of Chest Physicians，ACCP）目前都建议，当孕妇有 DVT 的体征或症状时，CUS 应该是首选的初步检查[5, 19]。根据初始 CUS 的结果，可以考虑使用连续 CUS、髂血管多普勒超声或静脉磁共振成像（MRI）等进一步检查（图 8-1）[20]。

在出现产后疼痛或发热的女性中，静脉 MRI 或盆腔计算机断层扫描（CT）检查可能显示卵巢或盆腔静脉血栓。在这种情况下，通常是在为表现症状寻找其他病因时做出诊断（如鉴别诊断 VTE 或脓毒症）。在一些严重的脓毒性盆腔血栓性静脉炎（septic pelvic thrombophlebitis，SPT）病例中，血栓形成的静脉可以成为细菌滋生的场所，患者因此出现分布性（血管舒张性）休克的症状。因此，即使盆腔静脉血栓形成和 SPT 并不常见，临床医师应该在鉴别诊断中考虑这些可能[21-23]。使用静脉注射造影剂使盆腔血管血栓成像的时间点比较关键，因此在做 CT 成像之前应请教并提醒放射科医师。在极少数情况下特别是抗磷脂综合征（antiphospholippid syndrome，APS）的女性，影像学可能报告有器官梗死。注射造影剂后在某些特定时相可以在 CT 上

观察凝血和（或）栓子的征象，也可能在 MRI 上观察到。由于全身性脓毒症或特定器官缺血，血乳酸可能出现升高。

妊娠期间心肌梗死（myocardial infarction，MI）极为罕见。与非妊娠人群一样，对所有怀疑为 MI 的患者的初步评估包括血心肌酶谱和心电图检查。考虑到妊娠期间本身易于发生的血流动力学变化及相对年轻的患者存在潜在的结构性心脏病的可能性较大，建议尽早考虑超声心动图检查以确定。

仅有 DVT 的女性不需要收入 ICU 治疗，但并发含细菌的栓子（如脓毒性盆腔血栓性静脉炎）或器官梗死（如抗磷脂综合征）的患者一般会出现休克的体征和症状。因此在患有 DVT 的女性中，应仔细观察临床表现，以确定何时需要进行附加检查。与 DVT 无直接关系的血流动力学变化、实验室异常及症状，以及具有与已诊断的疾病不相符疼痛的患者均需要进一步检查。

三、肺栓塞

（一）临床表现

孕产妇肺栓塞时出现呼吸困难、心动过速、胸膜炎性胸痛等症状，如为近心端较大的栓子栓塞，伴晕厥和血流动力学不稳定。由于妊娠期 VTE 发生率较高，因此与妊娠期 DVT 的诊断一样，判断孕产妇出现的症状是否为 PE 变得复杂，可能会影响使用检查评估方法的适用性。如 PE 的 Wells 评分、PE 的简化修订日内瓦评分（RGS）和肺栓塞排除标

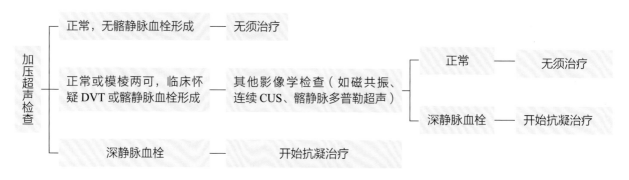

▲ 图 8-1　评估具有 DVT 症状的产科患者的临床流程

准（PERC 规则）尚未在孕妇中得到验证[24-26]。

如上所述，由于整个妊娠期生理性改变，D-二聚体水平不应用作妊娠期的 DVT 初始筛查工具[5]。与非妊娠期患者一样，PaO_2 不是诊断 PE 的可靠指标。心电图（ECG）变化是非特异性的，可能包括心房颤动，前胸导联 T 波倒置，右束支传导阻滞或 S_1-Q_3-T_3 模式（Ⅰ 导联中的大 S 波，Ⅲ 导联中的病理性 Q 波和 T 波倒置）。一般认为 ECG 对诊断 PE 的敏感性较差，即使是上述的非特异性心电图变化往往仅在大的肺动脉闭塞时出现。

计算机断层扫描肺血管造影（CTPA）和通气灌注（VQ）扫描是诊断 PE 的主要方式[5, 27, 28]。因为 25% 的 PE 患者胸部 X 线（CXR）成像正常，因此 CXR 不推荐用于筛查[29]，但是正常 CXR 减少了 VQ 和 CTPA 扫描无法出现阳性诊断结果的可能性。PE 的影像学表现包括肺动脉增粗，栓子近端肺血管扩张和远端血管塌陷（Westermark 征），周边楔形模糊（Hampton 驼峰征）和胸腔积液。均质灌注扫描对于排除 PE 非常准确[30]。如果灌注扫描不正常并且进行了通气试验，则结果可能是阳性或不确定的，这是该成像模式的局限性。相反，在一般患者群体中，无论预测概率如何，CTPA 的灵敏度和特异度均约为 90%[31]，而且 CTPA 的主要优势还在于，它还可以显示有与 PE 症状相似的肺部病变，这些病变可能需要进行鉴别诊断。

图 8-2 概述了由美国胸科学会 / 胸部放射学会和 ACOG 支持的疑似 PE 妊娠患者系统的评估方法[5, 28]。近端静脉 CUS 可用于最大限度地降低辐射暴露的风险，因为无论诊断是 DVT 还是 PE，治疗都包括抗凝治疗[32, 33]。CXR、VQ 扫描和 CTPA 的辐射量低（分别为 0.000 01Gy、0.000 31Gy 和 0.00013Gy，而流产、致畸和围产期并发症的风险在 0.05Gy 时增加），而且所有方法都适用于可能患 PE 的妊娠患者[34]。

（二）血栓栓塞事件的抗凝治疗

急性 VTE 的主要抗凝治疗方法是应用低分子肝素（low molecular weight heparin，LMWH）或普通肝素（unfractionated heparin，UFH）[5, 35]。一旦明确诊断应及时开始抗凝治疗，如果高度怀疑 PE 的未确诊者也可进行经验抗凝治疗[5]。

使用 UFH 抗凝治疗者，活化部分凝血活酶时间（APTT）应该达到对照的 1.5～2.5 倍[36, 37]。因为促凝血因子水平增加，妊娠期的肝素剂量选择有

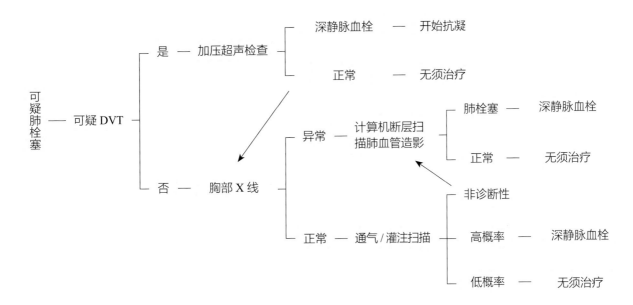

▲ 图 8-2　评估具有 PE 症状的产科患者的临床流程

一定困难。静脉输注肝素可以快速达到治疗水平，必要时可以短时间内逆转其抗凝作用[38]。达到稳态后，可计算24h静脉肝素总剂量，并据此分为2或3次，每12小时或每8小时皮下注射。

低分子肝素是常用的治疗方法，抗凝效果可靠。使用时应定期监测抗因子Ⅹa水平，水平维持0.6～1.2U/ml。抗因子Ⅹa水平在第4剂给药后4h进行首次检查[5]。

通常不建议在妊娠期口服华法林治疗VTE，在危重疾病期间更是如此。从母体的角度来看，在确保全身状况稳定之前，不应使用长时效抗凝药。此外，华法林可以增加妊娠期孕产妇和胎儿出血的风险。华法林经过胎盘，如果在胚胎器官发生期的孕7～12周，可能导致胚胎发育异常[39]，但是在产后应考虑使用华法林[5]。华法林不在母乳中分泌，哺乳期间可以安全使用。

妊娠被认为是VTE短暂的非手术危险因素。对妊娠期确诊的DVT和PE，推荐的抗凝治疗的持续时间为3个月[40]。对于复发性VTE患者，应该延长抗凝治疗时间。

（三）大面积肺栓塞的处理

除了上述具体的抗凝考虑和治疗外，急性PE的管理还取决于栓塞面积和血流动力学是否稳定。美国心脏协会（American Heart Association，AHA）总结大面积PE的特征表现为持续性低血压，严重心动过缓或无脉搏。亚广泛型PE的特征是在没有血流动力学改变的情况下出现右心室功能障碍或心肌坏死。在缺乏大面积和亚广泛型PE体征的情况下，PE可能被归类为低危[41]。除了仔细评估血流动力学状态外，还可以使用超声心动图进行风险评估和治疗[42, 43]。

对于大面积或者亚广泛型PE，召集包括重症治疗、心血管病学、呼吸病学、介入放射学和胸外科专家的多学科管理，对于及时提供最佳治疗（包括必要时手术）是至关重要的。

急性PE的重症治疗侧重于在器官功能障碍加重之前恢复循环灌注和氧气输送。恢复灌注和右心复苏是重要的治疗目标。在给予氧气（适当的气道管理）和肝素后，最初的血流动力学治疗应包括用液体输注增加循环血容量和反复评估液体反应性。应避免在不评估液体反应性的情况下进行液体复苏，因为对液体反应性差的患者进行积极的液体治疗会增加心脏充盈压，可能会使右心室衰竭恶化。如果输液后血流动力学不稳定，应给予血管收缩药如去甲肾上腺素和加压素以增加冠状动脉（特别是右冠状动脉）的灌注，并行超声心动图检查。持续的右心室衰竭应给予正性肌力药物如多巴酚丁胺、米力农或肾上腺素和肺血管扩张药如一氧化氮等[44]（图8-3）。

患有大面积PE的孕产妇和一些具有亚广泛型PE的孕产妇可能需要全身溶栓治疗。这些患者也可能需要有创性干预措施，如导管介入下的动脉内溶栓，机械性破坏栓子或外科切取栓术。

妊娠期间全身溶栓治疗［如组织型纤溶酶原激活物（tPA）］会造成出血风险。一项妊娠期使用tPA的回顾性研究报道死亡率为1.2%，出血并发症发生率为8%[45]。尚没有对照研究验证妊娠期溶栓治疗的有效性和安全性。产妇接受导管介入治疗和栓子清除术的结局是基于个案报道。因此，没有足够的证据推荐适用于所有大面积PE孕产妇和围产期女性的管理策略。各种治疗方案的风险和收益必须由多学科管理团队根据具体情况进行权衡。应考虑患者表现及可用的资源和专业技术。然而，有关溶栓、外科栓子清除术、经皮栓子清除术和体外膜肺氧合（ECMO）治疗的大面积PE的报道描述了他们的母婴存活率高（分别为86%～100%和75%～100%）[46, 47]。妊娠和产后患者的ECMO管理可能很复杂，特别是在围术期[48, 49]。考虑这种治疗方案需要经验丰富的ECMO团队即时评估(图8-3)。

有关妊娠期和围产期阶段的ECMO治疗的更多细节见第14章。

四、羊水栓塞

（一）临床表现和诊断

临床上，AFE表现为快速出现的缺氧和低血压，

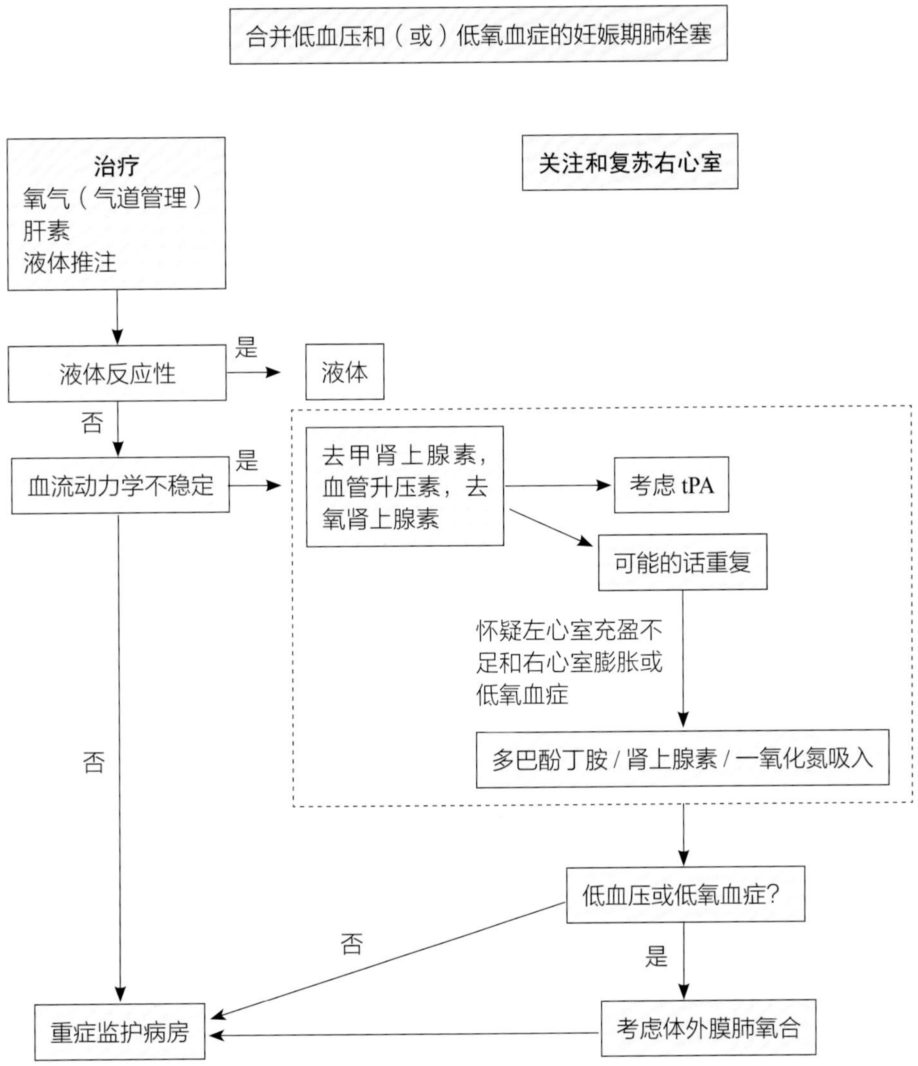

第8章　妊娠期间血栓和栓塞现象的防治：深静脉血栓形成、肺栓塞和羊水栓塞

Management and Prevention of Thrombotic and Embolic Phenomena During Pregnancy: Deep Vein Thrombosis, Pulmonary Embolism, and Amniotic Fluid Embolism

合并低血压和（或）低氧血症的妊娠期肺栓塞

治疗
氧气（气道管理）
肝素
液体推注

关注和复苏右心室

液体反应性 —是→ 液体

否

血流动力学不稳定 —是→ 去甲肾上腺素，血管升压素，去氧肾上腺素 —→ 考虑 tPA

可能的话重复

怀疑左心室充盈不足和右心室膨胀或低氧血症

多巴酚丁胺 / 肾上腺素 / 一氧化氮吸入

否

低血压或低氧血症？

否　　　　是

重症监护病房 ← 考虑体外膜肺氧合

▲ 图 8-3　合并低血压和（或）低氧血症的妊娠期肺栓塞治疗

随后大多数病例出现凝血障碍，如静脉穿刺和手术部位的出血。AFE 的诊断基于呼吸衰竭、心源性休克、无其他原因（如大量出血）的弥散性血管内凝血（DIC）的三联征[6]。

AFE 通常很少或没有预警体征和症状。女性可能表现出精神状态改变或易激惹，胎儿监测可能表现出变异性或减速消失。在大多数病例中，AFE 发生在分娩期间，特别是在胎膜破裂后。也可发生在阴道分娩、剖宫产和产后即刻[50]。重症孕产妇发病率和死亡率也可能与妊娠中期扩宫清宫、体外头转位期间出现的 AFE 相关[51]。

AFE 的病理生理学是因为孕产妇对胎盘促凝血酶原激酶和胎儿抗原反应。早先 AFE 曾被认为是孕产妇肺血管中胎儿细胞的积累导致急性肺动脉高压和右心室衰竭。中心监测和超声心动图观察到的血流动力学变化更为复杂。最近的研究表明，最初的全身和肺动脉高压之后是左心室功能障碍[51]。心功能下降的机制尚不清楚；一些研究提出肺损伤引起的心肌缺氧，而另一些研究则认为是冠状动脉痉挛[50]。

支持 AFE 诊断的证据包括提示消耗性凝血病的实验室结果，即 PT 和 APTT 延长，低纤维蛋白原血症（妊娠晚期的正常值＞3500mg/L）和血小板减少症。然而，由于缺乏特异性的诊断试验，AFE 仍然是临床诊断[52]。

（二）羊水栓塞的处理

疑似 AFE 的治疗是支持性的。对疑似 AFE，心搏骤停的女性应立即启动高质量心肺复苏（cardiopulmonary resuscitation，CPR）。必要时应实施基本生命支持（BLS）和高级心脏生命支持（ACLS）[52]。胸部按压、除颤、呼吸机支持和血管活性药的应用与非妊娠患者相同。除颤和药物剂量与非妊娠个体相似[52]。若心肺复苏术后 4min 未能获得自主循环，为改善母体的复苏效果对于孕≥20 周胎儿可以行剖宫产。与血库沟通至关重要，因为无论是否手术都可能发生大出血。一旦发生大出血，应启动大量输血方案，应确保有足够的血液制品用于复苏。有关孕产妇心肺复苏的更多信息请参阅第 28 章。

AFE 是一种不可预测的罕见并发症。因此，产房可立即用于处理这种情况的资源可能是有限的。应对此类事件时，重要的是预计到需要血管升压药和正性肌力药，并可能需要机械心脏支持装置方向的心脏病专家参与进来。在具有相关技术的中心，可能需要静脉 - 动脉插管 ECMO 进行心肺支持。但是，在这种特定情况下可能会出现一些特别的困难。这些问题包括严重凝血功能障碍状态下行全身抗凝治疗和潜在的栓子堵塞管道的可能性[53]。

对于未发生心搏骤停或已复苏成功的患者，应以仔细评估血流动力学为指导来管理，最好以超声心动图为指导。可能需要中心静脉通路以便进行更好的血流动力学支持。一种管理策略是抗 5- 羟色胺、抗血栓素和阻断迷走疗法的组合，如阿托品、昂丹司琼和酮咯酸的组合。文献中至少有一个描述使用该方案使用的病例报道。然而，那个病例中的患者表现不符合 Clark 等[6, 54]提出的 AFE 标准。因此，在本书发布时，没有足够的证据推荐在疑似 AFE 的女性中推荐这种管理策略。

（三）预防

目前尚没有预防 AFE 的策略。在母体侧和胎儿侧交通障碍较小的情况下，如剖宫产、阴道手术分娩、胎盘早剥和胎盘植入[50]，AFE 的风险增加。虽然也有其他关联因素报道，但这些报道不一致，并且在包含其他产科出血原因的情况下过度诊断 AFE 的趋势增加了文献的复杂性[52]。没有数据表明改变产科管理会影响 AFE 的诊断或结果[52]。

结论

妊娠增加女性静脉血栓栓塞事件发生的风险，临床医师必须时刻对血栓栓塞事件保持高度警觉。非典型临床表现的孕产妇和重症患者应考虑是不是血栓栓塞性疾病的罕见临床表现。急性血栓栓塞事件的孕产妇应接受与非妊娠患者相同的抗凝治疗。当使用低分子肝素时，应监测抗因子 X a 水平以确保达到了足够的抗凝效果。无论妊娠状态如何，因大面积 PE 而出现血流动力学不稳定的孕产妇均应进行溶栓治疗。多学科合作对于优化大面积和亚广泛型 PE 病例的管理至关重要。这些病例通常会有所不同，每个病例的情况都应个体化考虑。在紧急情况下应给予循环支持以提高孕产妇生存的可能性。

目前羊水栓塞的机制尚不清楚，因此预测羊水栓塞这一灾难性事件存在困难。诊断基于临床情况并结合呼吸衰竭、心源性休克和 DIC 的证据。支持性治疗包括优化血流动力学和呼吸，以及纠正凝血障碍。

第三篇　心血管系统

The Cardiovascular System

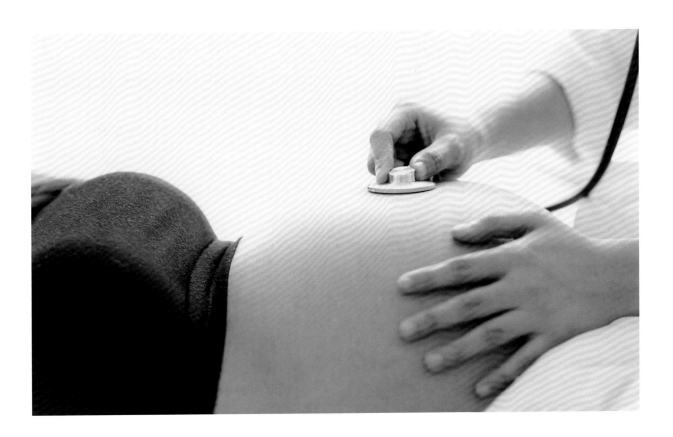

第 9 章　妊娠期间心血管系统的生理变化

Cardiovascular Changes in Pregnancy

Shuangbo Liu　Davinder S. Jassal　Carolyn M. Zelop　著

苏志源　李小翠　译　　余碧琳　校

要点

- 母体系统在妊娠期经历了显著的生理变化以适应机体增加的代谢需求，并支持胎儿的发育。
- 妊娠期间血容量比基线值增加约 50%。血容量的增加更高于红细胞量的增加，导致妊娠期生理性贫血。
- 妊娠期平均动脉压下降，同步于舒张压下降。收缩压则保持相对不变。
- 妊娠期心率增加，可比妊娠前增加 10～20 次 / 分。
- 由于前负荷增加和后负荷减少，妊娠期每搏量比基线值增加 20%～30%。
- 妊娠期间心排血量增加，峰值较妊娠前高 40%～60%，可高达 6.2～7.6L/min。
- 妊娠期间外周血管阻力下降，最低值比基础值低 30%～35%。
- 分娩过程中心排血量增加，表现为心率和血压的增加。分娩后数分钟内，每搏量和心排血量进一步增加。这些生理变化可能持续至产后 24 周。
- 妊娠期女性脑利尿钠肽和 N- 末端脑利尿钠肽前体水平高于非妊娠期女性。然而，它们在整个妊娠期间是恒定的，异常出现的高水平与疾病进程相关。

孕产妇心血管系统在妊娠期经历显著的生理变化，以适应增加的代谢需求和支持胎儿的发育。尽管这些变化的幅度可能因孕产妇和胎儿潜在的基础特征而异，但存在几个共同的关键特征。为了准确检测妊娠期疾病状态，明确掌握正常状态下的生理变化至关重要。本章回顾了在妊娠、临产、分娩期间，以及产后阶段所发生的生理变化。

一、妊娠期间心血管变化

（一）血容量

在妊娠期间，肾脏 - 血管紧张素 - 醛固酮系统（renal-angiotensin-aldosterone system，RAAS）的激活和胎盘作为动静脉瘘[1] 导致醛固酮水平升高和钠潴留[2]。肾脏 - 血管紧张素 - 醛固酮系统在妊娠期血容量增加中起主要作用。孕 7 周时，血容量可增加 10%，孕 15 周时高达 20%（表 9-1）[3, 4]，持续增加直至妊娠晚期，此时血容量达到 4700～5200ml（表 9-2），比基线值高出约 50%[4-11]。这种生理性血容量增加对机体非常重要，若缺乏血容量的增加可引起各种不良的妊娠结局，如宫内生长受限和子痫前期等[12, 13]。

在妊娠晚期，血容量可能开始减少[7, 8, 10]。虽然整个妊娠期间血容量和红细胞（red blood cell, RBC）数量均增加，但血容量往往比红细胞数量增加更多[8]。这种差异常导致妊娠期生理性贫血，机体可表现为血红蛋白、血细胞比容和红细胞计数的降低[8, 14]。除了额外增加的血容量，妊娠期血浆胶体渗透压也出现变化。在妊娠早期和中期表现为下降，在孕 30～34 周达到最低点并开始回升[15]。总的来说，静水压可导使胶体渗透压 - 楔压梯度变窄，从而增加了孕产妇发展为肺水肿的趋势[16]。

（二）血压

收缩压在整个妊娠期保持相对不变，直到孕 36 周时可有轻微增加[18]（表 9-1 和表 9-2）。相反，舒张压却早在孕 7 周时就开始下降[18-20]，并在孕 20 周时达到最低，然后开始回升直至孕足月[18, 21]。较低的舒张压会导致妊娠早期平均动脉压下降，降幅约 10%[3, 22]（表 9-1）。孕 20～24 周后，平均动脉压与舒张压同步上升[23, 24]。

（三）心率

心率的改变始于孕 5 周，在妊娠期逐渐增加[18, 25]（表 9-1）。在妊娠早期（长达孕 15 周），心率可增加约 20%[3, 26]。心率持续增加至妊娠晚期达到平台期。在孕 32 周时，心率可比妊娠前高 10～20 次 /分[6, 21, 27]（表 9-2）。

（四）每搏量

每搏量表示每次心跳从心脏射出的血液量。每搏量取决于前负荷和后负荷。妊娠期间前负荷因血浆容量增加而增加；后负荷则因外周血管阻力降低而减少。这些变化导致妊娠期间每搏量增加，比基线值增加 20%～30%[28, 29]（表 9-1）。每搏量的增加最早在孕 8 周开始，在孕 20 周时达到峰值并维持到孕 38 周，之后开始下降[18, 23]（表 9-1 和表 9-2）。

（五）心排血量

心排血量是每搏量和心率的乘积。随着每搏量和心率的增加，妊娠期心排血量也相应增加。至妊娠早期的末期（孕 10～13 周），心排血量比妊娠前明显增加 20%～40%[18, 30, 31]（表 9-1）。心排血量这种变化趋势持续到妊娠中期，并在妊娠晚期开始时

参　数	妊娠早期 孕 1～12 周	妊娠中期 孕 12～27 周	妊娠晚期 孕 28 周至分娩	临　产	分　娩	产后即时	产　后
血容量（ml）	+10%	+20%～50%	减少 / 不变	不变	不变	减少	减少
SBP（mmHg）	不变	−5%/ 不变	+5%～10%	升高	升高	不变	降低
DBP（mmHg）	−5%	−5%～10%	+10%～15%/ 不变	升高	升高	不变	降低
HR（次 / 分）	+10%～15%	+15%～20%	+15%～20%	增快	增快	减慢	减慢
SV（ml）	+5%～20%	+25%～30%	+25%～30%	增加	增加	增加	减少
CO（L/min）	+10%～30%	+30%～40%	+40%～60%	增加	增加	增加	减少
SVR［dyne/（s·cm⁵）］	−10%～20%	−30%～35%	−30%～35%	—	—	—	增加

表 9-1　妊娠、临产、分娩期间和产后的正常生理变化

SBP. 收缩压；DBP. 舒张压；HR. 心率；SV. 每搏量；CO. 心排血量；SVR. 全身血管阻力

参　数	妊娠早期 孕 1～12 周	妊娠中期 孕 12～27 周	妊娠晚期 孕 28 周至分娩	临　产	分　娩	产后瞬间	产　后
血容量（ml）	2768	2820～3751	3730～4022	不变	不变	3530	2699～3525
SBP（mmHg）	92～98	90～98	96～100	115	升高	不变	降低
DBP（mmHg）	50～53	52～55	55～60	71	升高	不变	降低
HR（次／分）	70～77	77～80	78～85	80	增快	75	66～71
SV（ml）	90～91	79～86	78～82	75	增加	96	80～81
CO（L/min）	6.8～7.01	6.55～7.2	5.6～6.67	6.3	增加	7.22	5.27～5.71
SVR[dyne/（s·cm⁵）]	1069～1270	912～1070	880～1027	—	—	—	1228～1423

表 9-2　妊娠、临产、分娩期间和产后正常的生理变化

SBP. 收缩压；DBP. 舒张压；HR. 心率；SV. 每搏量；CO. 心排血量；SVR. 全身血管阻力

改自参考文献 [6, 17, 18]

（孕 24～29 周）达到峰值[30, 32.33]。研究表明，妊娠期间心排血量可比基线值高 40%～60%[18, 20, 30, 32, 34]，高达 6.2～7.6L/min[20, 23, 26, 35]（表 9-2）。妊娠早期心排血量的增加更多是由于每搏量的增加而非心率[33, 36]，而心率的增加则在妊娠晚期起到更大的作用[18, 20]。心排血量的上升速度在妊娠晚期开始减缓[30, 32]。

妊娠相关增加的心排血量在各个器官系统中分布不均。在早期妊娠，肾脏和子宫的血流量显著增加[37-40]。随着孕周的增加，皮肤和乳房的血流量也会增加。子宫的局部血流量增加[41, 42]，孕足月时可测得子宫动脉流量达 600～1000ml/min[6, 21, 43]，占孕产妇总心排血量的 15%～20%。

（六）全身血管阻力

妊娠期间前列环素和一氧化氮水平的增加导致全身血管阻力显著降低[44]。全身血管阻力在妊娠早期降低约 10%[19]，并在孕 10～24 周达到最低值，比基线值降低 30%～35%[6, 18, 26, 45, 46]（表 9-1 和表 9-2）。

（七）心脏结构改变

心脏多个结构会在妊娠期间发生重塑。左心室

（LV）质量在妊娠期间增加，从基线的 110～120g 增加至足月时的 183g[18, 35, 47]，产后 3 个月时下降至正常值[35]。妊娠期间虽然左心室收缩末期内径相对保持稳定，但左心室舒张末期内径增加，从基线值 45mm 增加到妊娠晚期的 52～55mm[35]。心脏磁共振成像研究表明，妊娠期右心室舒张末期内径和容积增加[35]，但肺动脉压不受影响[35]。左心房和右心房容积均高于基线值[35, 48]。左心室收缩功能不变，射血分数可不变或仅轻度升高[18, 35, 47, 48]；左心室舒张功能在整个妊娠期仍处于正常范围，此归功于妊娠早期至妊娠晚期左心室舒张充盈状态的转变[47, 49, 50]。

（八）主动脉腔静脉压迫

传统上认为，当孕产妇在妊娠晚期仰卧时，会发生主动脉腔静脉压迫，导致心排血量减少。然而，研究表明这种情况早在孕 20 周时就可以发生[48]。初始时，主要是下腔静脉受妊娠子宫压迫[51, 52]，而主动脉受影响较小。然而，持续发展的主动脉压迫最终可导致后负荷增加，影响心脏功能。表现为低血压和心动过速，每搏量减少，心排血量降低 17%～25%[48, 53-57]。主动脉腔静脉压迫与仰卧位低血压综合征相关[58, 59]，其症状包括大汗淋

漓、恶心和眩晕等。依据这些发现，对于血流动力学不稳定的孕产妇需着重考虑体位的因素，以避免仰卧位可能导致的严重低血压。侧卧位可通过增加总心排血量来纠正血流动力学不稳定[60]。

二、临产和分娩期间生理变化

临产和分娩期间可发生显著的血流动力学变化。临产期间心排血量增加，增加量最大可达 1L/min，从临产前的 6.99L/min 增加至达到宫颈口扩张 ≥8cm 时的 7.88L/min[61]（表 9-1 和表 9-2）。这种增加是由多种机制引起的，包括子宫收缩、心率加快和交感神经张力增加引起的血压升高。每一次子宫收缩，额外 300～500ml 的血流量从子宫进入孕产妇血液循环[21, 62-64]，使每搏量增加，导致心排血量的增加[53]。子宫逐渐收缩使心排血量进行性增加，宫颈口扩张 ≤3cm 时平均增加 1.14L/min，4～7cm 时平均升高 1.75L/min，至 ≥8cm 时平均升高 2.69L/min[61]。

在第二产程中，孕产妇用力可使心排血量再增加 50%[64]。随着由疼痛和焦虑所致交感神经张力的增加，心率和血压均增加，导致心排血量增加[65]。血压在分娩过程中增加，尤其在宫缩时[6, 61]，其增加的程度因患者体位、宫缩持续时间和频率及孕产妇所经历的疼痛和焦虑程度而异。在分娩过程中，孕产妇宫缩期间的血流动力学于侧卧位时较仰卧位时更稳定（每搏量和心排血量）[53, 64]。患者心排血量的增加在局部麻醉（如宫颈旁阻滞、阴部阻滞）中较区域镇痛更为显著，可能是局部麻醉使患者心率增快更明显所致[64]。虽然剖宫产可以减轻其中一些血流动力学方面的影响，但手术本身也有额外的风险[21, 64]，因此阴道分娩仍受青睐。在患有心肺疾病的情况下，分娩方式应因人而异。

三、产后的生理变化

平均动脉压通常在分娩后 24～48h 保持不变[23, 24]。然而，在分娩后几分钟内，每搏量和心排血量迅速增加 60%～80%，这种情况的原因是子宫血液返回体循环、下腔静脉受压减少及血管外液进入血管内[28, 64, 66, 67]（表 9-1 和表 9-2）。在产后 1h，每搏量和心排血量仍增加 50%～60%，而心率降低，血压保持不变[68]。这种影响可持续至产后 1～2h，在此期间孕产妇可能易发生肺水肿[18]。但妊娠相关的高血容量对潜在出血却具有保护作用。正常范围的分娩出血量不会引起显著的血流动力学波动[14]。健康的孕产妇在分娩时可丢失约 30% 的血容量，但不出现血细胞比容降低[14, 69, 70]。

孕产妇心血管系统变化持续至产后数周。产后 6 周时，心排血量和心率持续降低[71]，而全身血管阻力增加[23]。平均动脉压和每搏量在产后 12 周开始恢复到基线值[23]，但这一过程可能需要 24 周[24, 28]。

四、脑利尿钠肽

脑利尿钠肽（brain natriuretic peptide，BNP）是一种由心脏释放的激素以增加心室壁透壁压力[72]。血浆脑利尿钠肽值已被证实心力衰竭时会出现升高[73]。妊娠期脑利尿钠肽水平高于基线水平（妊娠前是 12pg/ml，而妊娠期是 16～18pg/ml）[74]，但这些高水平在整个妊娠期相当稳定[75]。在产后早期（产后 4 天），脑利尿钠肽的测量值可能更高（高达 43pg/ml）[74]，在接下来 1 个月下降，但产后 1 个月仍保持升高（16pg/ml）[74]。N- 末端脑利尿钠肽前体（NT-proBNP）水平在妊娠期也升高，与非妊娠期水平相比增加了 31%[76]。异常增高的脑钠肽与子痫前期、妊娠高血压和妊娠糖尿病相关。重度子痫前期患者血浆脑钠肽水平升高幅度更大[75]。血清 NT-proBNP 水平的升高也与这些孕产妇疾病相关[76]（妊娠高血压患者为 65pg/ml，子痫前期患者为 89～190pg/ml，相差 37～59pg/ml）[76, 77]。

脑利尿钠肽在妊娠期心力衰竭和心肌病诊断中的作用尚未被得到确认。然而，妊娠期间脑利尿钠肽在有基础心脏病的患者中水平较高。血浆脑利尿钠肽水平（＞100pg/ml）与不良心血管结局相关，反之血浆脑利尿钠肽水平≤100pg/ml 对心脏病患者妊娠期不良事件的阴性预测值为 100%[78]。同样，NT-proBNP＞128pg/ml 与合并先天性心脏病妊娠患者更高的不良心血管事件相关[79]。

结论

理解心血管在妊娠、分娩和分娩过程中的变化非常重要，能更恰当地识别和治疗病情。

第 10 章　妊娠合并心脏疾病

Preexisting Heart Disease in Pregnancy

Sigal Sviri　Avraham Abutbul　Amiram Nir　著

陈　佳　译　　王汉兵　校

要点

- 在所有孕产妇中，1%～4% 合并有心脏疾病，它正成为产科发病和死亡主要的间接原因。
- 患有先天性或获得性心脏病的女性，在妊娠期间发生并发症的风险可以用几个模型进行评估。
- 虽然大部分病变风险较低，但在某些情况下，妊娠具有禁忌性风险。
- 主要可预见的并发症包括因容量超负荷和恶性心律失常导致的失代偿性心力衰竭。因此，存在高危先天性心脏病的孕产妇在产前、产程中及产后需要在特护治疗病房进行监护和管理。
- 合并高危先天性心脏病的女性，妊娠可能危及生命，需要认真计划，由产科专家、心脏病专家和麻醉医师组成的多学科团队进行妊娠前评估和决策。
- 在这些患者中，风险评估、密切随访，以及在妊娠和分娩过程中多学科团队的合作管理是必须的。
- 妊娠前评估、妊娠及分娩的所有阶段均需要和母亲沟通相关风险。
- 瓣膜性心脏病是妊娠相关的孕产妇发病和死亡的主要原因。
- 由于妊娠期后负荷的减少，妊娠期反流性左侧瓣膜病变比狭窄性病变耐受性更好。
- 考虑到需要抗凝防止瓣膜卡滞和血栓栓塞并发症的风险，并将胎儿风险降至最低，使用人工机械瓣膜的女性具有特殊的高风险。

一、合并有心脏病的流行病学

所有孕产妇中有 1%～4% 合并心脏疾病[1]，并正在成为产科死亡的主要原因，在一些国家超过了出血和血栓栓塞的传统直接原因[2]。在美国和英国，由于先天性心脏病、心律失常、心肌病和妊娠期充血性心力衰竭而住院的人数都在稳步上升[2-5]。因心脏疾病导致的总死亡率从 1982—1984 年的 7.3/100 万出生人口升高到 2003—2005 年的 22.7/100 万出生人口[5]。

孕产妇患心脏疾病的原因存在地域差异。过去的数十年，在拥有先进护理设施的国家，随着女性达到生育年龄，先天性心脏病（congenital heart disease，CHD）已成为妊娠期间心脏问题的主要原因[6, 7]。如今，发达国家妊娠期间观察到的心脏疾病中，先天性心脏病占 50% 以上[8]，其中在加拿大既往患心脏病的女性中孕产妇占 74%[9]，欧洲登记的占 66%[10]。然而，在巴西，风湿性心脏病仍是既往患心脏疾病的主要病因（56%），只有 19% 是先天性心脏病[11]。在中国，在既往存在心脏病的女性中，只有 30% 的女性患有先天性心脏病，9% 患有风湿性心脏病，而心律失常（38%）被描述为最常见的并发症[12]。

Kuklina 等[13] 利用美国社区医院与分娩有关的出院记录，报道了 2000—2010 年先天性心脏病的患病率，从每 10 000 次分娩住院中的 6.4 例上升到 9.0 例，呈显著线性增长。重要的是，大多数女性都患有单纯性心脏病变。然而，在这项研究中，可能低估了美国严重心脏疾病的患病率，因为它只调查了社区医院，而许多女性被转运到三级医院进行分娩。该研究还指出，有先天性心脏病病史的女性的住院死亡率为 17.8/10 000 次分娩，比没有先天性心脏病的女性高 22 倍[13]。患有先天性心脏病的女性对机械通气、输血和深静脉血栓治疗的需求明显增加，心肌梗死的风险也高出 35 倍[3]。

围产期并发症病例数占重症监护病房（ICU）入住人数的相当一部分。在美国马里兰州，因产前、分娩或产后状况而入院的 765 598 人中（1999—2008 年），2927 名入住重症监护病房的女性中有 18.3% 患有心脏病（重症监护病房入院率为 419.1/10 万次分娩）[14]。2007 年的一项文献综述表明，在所有既往有先天性心脏病病史的孕产妇中，11% 发生妊娠期或围产期心脏并发症[15]。心力衰竭占该患者群体的 4.8%，心律失常，尤其是室上性心律失常，在先天性心脏病病例中占 4.5%[15, 16]。

二、不孕症和复杂的瓣膜病变

在发达国家，患有复杂瓣膜病变的孕妇很少见。传统上，复杂的瓣膜病变与原发性不孕[17, 18] 和流产[19] 的发生率增加有关。然而，辅助生殖技术使女性怀孕的比例更高[20]。

三、心脏病的风险评估

先天性心脏病病理的复杂性差异很大，从简单导致左向右分流的房间隔缺损到伴有明显压力和（或）容量过载的瓣膜病变。更复杂的先天性心脏病类型包括法洛四联症（tetralogy of Fallot，TOF），即使修复后，这些患者也可能表现出明显的肺动脉瓣反流和右心室压力和容量超负荷[21]。复杂的病变，如先天矫正的大动脉转位或大动脉转位的心房修复，导致右心室作为循环系统的泵房。解剖上的右心室可能无法耐受妊娠晚期的血流动力学改变。拥有一个功能性心室或"单心室心脏"的女性可能会因为氧合和未氧合的血液混合而导致发绀。许多具有单心室心脏的女性接受了丰唐姑息术，该治疗将全身静脉回流直接引向肺动脉，从而缓解了发绀。这种独特的血流动力学状态可能与妊娠相适应，但与孕产妇发病率，以及流产和早产的高风险相关[7, 22-24]。这种生理上的巨大变化要求使用标准的工具来评估患有先天性心脏病的女性在妊娠前、妊娠期和围产期的孕产妇的风险和严重程度。

已经开发了几种工具可以预测患有先天性和妊娠前获得性心脏病（包括心肌病）的女性在妊娠期间出现并发症的风险[1]。CARPREG 是根据 599 例妊娠开发的[9]，根据存在的风险因素进行评分：既往有心脏事件或心律失常为 1 分，NYHA > 2 或发绀为 1 分，左心室流出道梗阻（梯度 > 30mmHg 或主动脉瓣面积 < 1.5cm²），或二尖瓣狭窄（二尖瓣面积 < 2cm²）为 1 分，体循环心室收缩功能降低（EF < 40%）为 1 分。最终的分数是所有分数的总和。据报道，在妊娠期间，1 分的女性发生孕产妇心脏并发症的风险为 27%，超过 1 分的女性为 75%[9]，这个分数最近被更新，增加了 10 个预测因素[25]。ZAHARA 模型是根据 1302 例患有先天性心脏病的孕产妇建立的[26]。它对危险因素赋予了不同的权重。妊娠前 NYHA ≥ Ⅱ级，以及中度或重度体循环或肺循环房室瓣反流，为 0.75 分；矫正或未矫正的发绀型心脏病为 1 分；妊娠前有心律失常和心脏病用药史为 1.5 分；左心室流出道压力梯度 >

50mmHg 或主动脉瓣面积<1cm² 为 2.5 分，机械瓣膜为 4.5 分。在 ZAHARA 模型中，如果分数总和大于 2.5，则心血管并发症的风险为 43%，如果大于 3.5 则为 70%[26]。

世界卫生组织的分类将所有已知的孕产妇心血管风险因素整合为一个单一的分数，以评估患有先天性心脏病的女性的妊娠风险（表 10-1）。重要的是，这个分类包含了其他评分中没有的肺动脉高压[7, 28]。世界卫生组织的分类将孕产妇状况的严重程度分为四类：Ⅰ类的女性没有发现孕产妇死亡风险有增加，发病率没有增加或轻微增加；Ⅱ类的女性孕产妇死亡率可能略有增加，或妊娠期间的发病率略有增加；Ⅲ类的孕产妇死亡或严重发病的风险显著增加；Ⅳ类的女性有极高的死亡风险或严重发病的风险。对于被评估为属于Ⅳ类的女性，应告知其妊娠是禁忌的。如果已妊娠，应讨论终止妊娠[7]。

最近的一项研究比较了这三种风险预测评分，研究对象是 190 名患有先天性心脏病的女性，其中 268 次妊娠，有 6.7% 出现心脏并发症[29]。三种评分的统计数据具有可比性，WHO 分类的曲线下面积（0.827）略高于其他两种风险预测评分。

表 10-2 总结了先天性心脏病患者妊娠的孕产妇危险因素。

已设计了一些工具，用于临产和分娩期间早期发现孕产妇心血管状况的恶化：在英国，采用改良后的产科早期预警系统（modifed early obstetric warning system，MEOWS）[30]，该系统采用了母婴健康机密调查（confdential enquiry into maternal and child health，CEMACH）报告，而在美国，采用的是孕产妇早期预警标准（maternal early warning criteria，MERC）[31]。两个系统都监测孕产妇的呼吸频率、脉搏、血压、体温和精神状态。改良后的产科早期预警系统（MEOWS）图表中的个别参数与产科发病率相关。孕产妇早期预警标准（MERC）评分将心率>110/min、平均动脉压<65mmHg、氧饱和度≤93%、呼吸频率>24/min 和精神状态改变作为心血管疾病的预警信号。Shields 等使用孕产妇早期预警标准（MERC）系统对超过 3.6 万例分

表 10-1 改良的 WHO 孕产妇心血管风险分类[1, 27]

WHO Ⅰ
- 不复杂的、小的或轻微的病变
  - 肺动脉狭窄
  - 动脉导管未闭
  - 二尖瓣脱垂
- 已成功修复的单纯性病变
  - 房间隔缺损
  - 室间隔缺损
  - 动脉导管未闭
  - 异常的肺静脉引流
- 单独的心房或心室异位搏动

WHO Ⅱ
- 未行手术的房间隔或室间隔缺损
- 已修复的法洛四联症
- 大多数心律失常（若其他情况良好且不复杂）

WHO Ⅱ～Ⅲ
- 轻度左心室损伤
- 肥厚型心肌病
- 不被认为是 WHO Ⅰ 或Ⅳ 的原生或组织瓣膜性心脏病
- 无主动脉扩张的马方综合征
- 主动脉直径<45mm 合并二叶式主动脉瓣的主动脉病变
- 已修复的主动脉缩窄

WHO Ⅲ
- 机械瓣
- 体循环右心室
- 丰唐循环
- 发绀型心脏病（未修复）
- 其他复杂的先天性心脏疾病
- 主动脉扩张至 40～45mm 的马方综合征
- 主动脉直径 45～50mm 合并二叶式主动脉瓣的主动脉病变

WHO Ⅳ
- 任何原因引起的肺动脉高血压
- 有围产期心肌病病史，残留任何左心室功能损害
- 严重的二尖瓣狭窄，严重的有症状的主动脉瓣狭窄
- 主动脉直径扩张至>45mm 的马方综合征
- 主动脉直径>50mm 合并二叶式主动脉瓣的主动脉病变
- 原发的严重的主动脉缩窄

WHO. 世界卫生组织

表 10-2　妊娠合并先天性心脏病的孕产妇危险因素

体循环右心室——合并严重疾病的妊娠和分娩风险的危险因素
- 应建议 NYHA Ⅲ级或Ⅳ级的女性不要妊娠
- 瓣膜功能障碍
- 心律失常、房室传导阻滞

无肺动脉高压的发绀型心脏病——妊娠和分娩期间并发症的危险因素
- 母体低氧血症程度是胎儿结局最重要的预测指标；如果静息血氧饱和度 <85%，则预计会有相当大的母婴死亡风险，应禁止妊娠
- 既往有血栓前状态、血栓形成或出血倾向的病史

单心室的生理学/丰唐姑息治疗——合并严重疾病的妊娠和分娩风险的危险因素
- 心室功能障碍
- 心律失常（心房折返、心房扑动）
- 静息缺氧，血氧饱和度 <85%
- 高肺动脉压力

娩进行了研究。研究显示，与未使用该系统的近 14.5 万例分娩相比，孕产妇发病率明显下降。建议将这些评分作为评估工具，用来检测孕产妇的病情恶化 [31]。

四、特定病变的管理策略

世界卫生组织Ⅰ类和Ⅱ类疾病在妊娠期间发生心脏并发症的风险相对较低。因此，本章将重点关注存在高危病变（先天性和获得性）的女性在妊娠期和围产期阶段出现危重疾病和并发症的风险。欧洲心脏病学会最近的综合指南详细讨论了这些问题 [27]。

有心脏病病史的孕产妇需要针对其特定病变制订个体化计划，如下所述。该计划应概述在整个妊娠、分娩和产后维持最佳心脏功能所需的生理目标 [32]。详细的病史包括家族史、遗传咨询和心脏症状。如第 38 章所述，可能致畸的药物需要进行调整。对于有心悸和疑似心律失常的女性，可进行体格检查和其他检查，如 12 导联心电图、超声心动图、应

激试验和动态心电图监测。详细的计划应包括管理建议，如围产期细菌性心内膜炎的预防、抗凝、必要的手术或血管造影干预或根据需要进行修复、分娩镇痛计划、推荐的分娩时间、最佳分娩方式、产后在监护病床住院的指征和产后建议 [2, 7, 27, 32]。表 10-3 总结了心脏病女性在妊娠期和围产期阶段最常用的药物。

（一）WHO Ⅲ类先天性心脏病

体循环右心室　主要有两种亚型 [2, 7]

(1) 大动脉右转位（D-TGA）：主动脉起源于右心室流出道，肺动脉起源于左心室流出道。如果不进行纠正，大多数患者会在出生后的前几个月死亡。直到 20 世纪 80 年代中期，大动脉换位手术（马斯塔德或森宁修复，图 10-1）是首选的修复技术，其中肺静脉的血液被引导至右心室，右心室将其泵入全身血管，而腔静脉的血液被引导至左心室和肺动脉。这种方法后来改为动脉修复（20 世纪 80 年代末和 90 年代）。因此，30 岁以下的女性可能接受过动脉修复，将动脉转换为一个正常的血液循环。

(2) 先天性矫正大动脉转位（Levo-TGA 或 ccTGA）：心室是转位的；左心房与发出主动脉的右心室相连。右心房与发出肺动脉的左心室相连。

在 D-TGA 心房后转位或大动脉左转位（L-TGA）中，右心室都作为体循环泵室。这会使右心室承受相当大的压力，从而可能导致心力衰竭 [33]。心律失常是一个主要问题。包括窦房结和房室结功能障碍、快速型心律失常和缓慢型心律失常 [28]。

在妊娠和分娩期间，由于血管内容量的急剧变化，体循环心室会承受相当大的压力 [7, 36]。全身血管阻力下降，心排血量的增加继发于心率和每搏输出量增加。体循环右心室可能无法充分响应妊娠期间对它提出的要求，从而导致有症状的心力衰竭。重要的是，"健康"的左心室可以耐受肺高压，而高压的左心室可能对邻近的体循环右心室有益。在一项多中心研究中，Canobbio 等 [23] 报道了 70 例接受心房转位手术的孕产妇中，36% 出现心脏并发症。主要并发症为心律失常、心力衰竭和咯血。

表 10-3　妊娠期间及围产期心脏病女性常用药物

药品种类	药品名称	FDA 妊娠类别	孕产妇风险	胎儿风险
升压药/正性肌力药[1]	去甲肾上腺素	C	增加 PVR[4]	目标 MAP 至 70mmHg 以维持足够的胎盘灌注压
	肾上腺素	C	心动过速	
	去氧肾上腺素	C	增加 PVR	可能与腹裂和半颜面巨大儿畸形有关
	多巴胺	C	快速型心律失常	
强心苷	地高辛	C	整个妊娠期可使用	
抗凝药	低分子肝素	C	可能导致孕产妇骨质疏松[1]、出血	
	肝素	C	可能的孕产妇骨质疏松症，监测凝血、出血和肝素诱导的血小板减少症的迹象[1]	
	华法林[a]	D	给药剂量复杂首选剂量≤5mg/d[33]	香豆素胚胎病，妊娠早期出血致畸[1]
	磺达肝癸钠	B		
抗心律失常药	美托洛尔	C		胎儿心动过缓和低血糖[33]
	卡维地洛	C		胎儿心动过缓和低血糖[33]
	阿替洛尔	D		胎儿尿道下裂（妊娠早期）、心动过缓和低血糖；IUGR 的风险主要发生在中期和妊娠晚期[1, 27]，建议进行连续胎儿超声检查；监测新生儿心动过缓
	拉贝洛尔	C		宫内发育迟缓、新生儿心动过缓和低血压[34]
	腺苷	C		未报道任何不良反应[33]
	胺碘酮	D	甲状腺功能不全、甲状腺功能亢进	早产[33]
	利多卡因	C		胎儿心动过缓、酸中毒、中枢神经系统毒性[1]
血管扩张药	西地那非	B		
	硝酸甘油	B		
利尿药	呋塞米	C		羊水过少；可导致子宫胎盘灌注不足[35]
	阿米洛利	B		
降压药	乙酰胆碱酯酶抑制药和血管紧张素Ⅱ受体拮抗药	D		肾或肾小管发育不良、羊水过少、生长迟缓、颅骨骨化障碍、肺发育不全、挛缩、大关节、贫血、宫内胎儿死亡[1, 33]
	肼屈嗪	C	低血压、狼疮样症状	胎儿快速性心律失常[1]

MAP. 平均动脉压；IUGR. 宫内发育迟缓；FDA 等级：A 级对照研究显示没有风险，B 级对照研究没有发现风险的证据，C 级不能排除风险，D 级有确切的风险证据

a. 参见推荐的抗凝方案，表 10-5

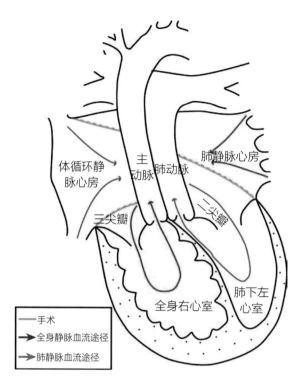

▲ 图 10-1　单纯大动脉转位的修复

单纯大动脉转位的 post– 马斯塔德或森宁修复术后示意（房室一致，心室 – 动脉不一致）；肺静脉血通过形态学上的三尖瓣和体循环右心室进入主动脉，而体循环的静脉血则通过形态学上的左心室进入肺动脉（* 摘自 SA Thorne. Heart2004；90:450-456. 经 BMJ Publishing Group Ltd. 许可）

（二）体循环右心室妊娠的管理

1. 妊娠前

对经手术矫正的 D-TGA 或 L-TGA 患者的评估应包括超声心动图、心肺运动试验和动态心电图监测，以评估心室和瓣膜功能，并评估是否存在心律失常 [7, 23]。中到重度心室功能障碍（NYHA Ⅲ级或Ⅳ级）的女性不建议怀孕。

2. 妊娠期

基线 BNP 可用作心室超负荷的指标。对于有心律失常病史的女性，如果出现有症状的心悸，应进行动态心电图监测。病情稳定的无症状女性可以在妊娠中期每 4～6 周进行一次随访，在妊娠晚期每 2～4 周进行一次随访。她们不应进行剧烈运动，应限制钠摄入，以及若外周水肿或者呼吸困难加重应进行汇报 [7]。由于缓慢型心律失常和房室结传导阻滞的风险增加，若使用 β 受体拮抗药应非常小心。如果出现有症状的心力衰竭或危及生命的心律失常，应强烈建议引产，尤其是孕＞37 周时。在胎龄较小时，风险收益评估应通过优先考虑母亲的健康来指导决策。分娩计划应包括剖宫产时的麻醉方案和用于缓解疼痛的椎管内麻醉。

3. 分娩期

分娩活跃期过程中的监测建议包括脉搏血氧仪和心律监测，通常采用三导联心电图。椎管内麻醉下的经阴道辅助分娩（第二产程）是首选的分娩方式。建议采用椎管内麻醉，以尽量减少分娩过程中的血流动力学变化。有心律失常史或在妊娠期间有心律失常记录的女性在临产、分娩和产后期间都应接受连续的心脏监测（直接或远程监测）。

4. 产后期

即使在妊娠期没有心力衰竭的迹象，产后孕产妇血容量增加（自身输血）也可能导致临床心力衰竭。阴道分娩后每搏量和心排血量会迅速增加，最高可达 80%[7]。因此，在分娩后的 48h 内需要密切监测心脏 [28, 33]，并对利尿药治疗的要求提高警惕，然后分娩后再观察 3～5 天，因为有可能出现容量超载或心律失常。有明显心力衰竭迹象或有心律常倾向的女性将需要在重症监护病房进行监测，包括连续的脉搏血氧仪和心脏功能遥测。很少需要有创血流动力学监测。高危患者在分娩后的 24～48h 内需要在重症监护病房进行监测和管理。应使用带有过滤的血管通道，以防止反常的空气栓塞。妊娠的血流动力学效应通常在产后 6～12 周内消退，但可能持续长达 6 个月 [37]。因此，出院计划应包括常规的产后随访和心脏评估。

5. 妊娠期间和产后的心力衰竭和心律失常治疗

总之，患有体循环功能性右心室的女性，妊娠对母体和胎儿均有风险。妊娠对体循环功能性右心室的长期影响尚不清楚，尽管有研究表明有损害作用。一项研究建议，因为妊娠的潜在有害影响，患有体循环功能性右心室的女性不鼓励多胎妊娠 [28]。

（三）无肺动脉高压的发绀型心脏病

先天性心脏病患者的发绀通常表明在心房、心室或动脉水平存在右至左分流。随着妊娠的进展，全身血管阻力下降，从而导致右向左分流增加，低氧血症恶化 [38]。在有记录的右 - 左分流的病例中，如有间隔缺损和肺动脉高压、右心室流出道或肺动脉狭窄，必须保持体循环压力。重点要记住的是，如果全身血管阻力下降或肺血管阻力增加，右向左分流可能会增加。例如，在使用前列腺素类似物的过程中会出现这种情况，从而导致低氧血症的恶化，增加孕产妇和胎儿死亡的风险 [7]。发绀型先心病通常在儿童期得到矫正，但有些女性的病变未得到矫正或得到缓解，就到了生育年龄。大多数患者有代偿性红细胞增多症和凝血功能异常。这类女性妊娠可能的并发症主要是心力衰竭、肺部或全身血栓、心律失常和感染性心内膜炎 [38]。据报道，这些并发症发生在 30% 的发绀的孕产妇身上 [33]。在最近的一项研究中，Ladouceur 等回顾了 31 名发绀型女性的 71 次妊娠，她们无肺动脉高压且氧饱和度为 89% ± 2%。没有患者在妊娠期间或产后死亡。完成妊娠后有 27% 发生心血管并发症。这些包括心

力衰竭、室上性心动过速和低氧血症恶化。没有孕产妇基线特征可以预测心血管并发症 [39]。

（四）无肺动脉高压的发绀型心脏病妊娠的管理

1. 妊娠前

应检查具体的心脏病变、外科手术和其他干预措施的详细知识，以及最近的心脏评估。孕产妇低氧血症的程度是孕产妇和胎儿结局最重要的预测指标。如果静息血氧饱和度＜85%，则孕产妇和胎儿死亡的风险预计会很大，应禁止妊娠。当孕产妇静息血饱和度为 90% 或更高时，胎儿结局是可以接受的（10% 流产），母体风险较低。如果静息血氧饱和度为 85%～90%，建议在运动时测量血氧饱和度。如果血氧饱和度显著下降而且在妊娠早期，妊娠对母亲和胎儿的预后都很差，应建议患者避免妊娠 [7, 38]。

2. 妊娠期

建议限制会导致呼吸困难或缺氧的体力活动，并在必要时补充氧气 [40]。由于分流，补充氧气不太可能显著改善血氧饱和度或孕产妇结局，但它可能会略微增加向胎盘的氧气输送。红细胞增多作为对发绀的代偿性反应，导致血液黏度增加。此外，妊娠期血栓前状态会增加血栓形成和血栓栓塞的风险。因此，这些女性不管血栓还是出血的风险都特别高 [40]。全身血管阻力降低会增加反常栓塞的风险。除非有明确的禁忌证，应使用肝素或低分子肝素进行的预防性治疗 [7, 33]。这对于长期卧床或患有心律失常的女性尤为重要。抗凝治疗方案见下文。

3. 分娩期

鉴于这一类特定人群的高风险，需要仔细制订麻醉方案。理想情况下，和所有复杂的先天性心脏病病例一样，应在妊娠初期就咨询产科麻醉医师。大多数情况下，建议使用椎管内麻醉技术进行阴道分娩 [7]，该技术的优势是可以降低分娩期间的血流动力学反应，尤其是在第二产程 [41]。在计划择期的剖宫产中，密切监测下分次小剂量追加药物的椎管内麻醉技术可能与更好的孕产妇结局相关 [33, 34]。应

特别注意预防静脉空气栓塞。右向左分流使静脉滴注带来的空气栓子可以危及生命[42]；应特别注意防止气泡通过任何管路进入循环系统。考虑到存在的心脏病变，在分娩期和产后应仔细监测容量状态，因为这些患者有容量不足和容量超负荷的风险。如果发生母体失代偿或有胎儿窘迫迹象，应制订早期剖宫产的应急计划。在麻醉选择上，应明确了解静脉回流、心肌功能、心率和后负荷变化对具体病变的影响，以制订合适的麻醉方案。

4. 产后期

产后主要心血管事件发生的关键时期是分娩后的最初24～48h，这是由于分娩后母体血容量增加，可能导致心力衰竭加重。因此，建议在重症监护环境中进行密切的心脏监测和随访。理想情况下，这应该持续到分娩后3～5天，因为心力衰竭的迹象可能需要时间来发展[33]。建议密切监测产后出血，因为贫血可能会减少氧气输送。发绀患者需要较高的血红蛋白浓度；"正常"的血红蛋白水平可能无法提供所需的携氧能力。使用弹力袜进行早期活动可能会降低血栓栓塞的风险。出院后1～2周内应安排心脏病学随访[7]。

（五）单心室生理学 / 丰唐姑息治疗

丰唐手术是一种用于单心室心脏病患者的姑息性手术。如今，这项手术主要在2—4岁的儿童中进行的。20多岁和30多岁的女性可能在较年长的时候接受过丰唐手术。在丰唐手术中，全身静脉血通过不同的方式输送到肺动脉，包括将右心房连接到肺动脉（在老年患者中），或通过插入右心房的管道，或通过心外导管（在年轻患者中）[43]。无论哪种方式，最终结果是缺氧的全身静脉血流被引导至肺动脉循环，从而减轻了发绀（图10-2）。由于肺动脉下心室旷置，腔静脉和肺静脉之间存在较小的压力梯度，就可以推动回流的静脉血流灌注肺循环[2]。按需增加心排血量的能力有限，因此依赖于升高的中心静脉压。这种独特的血流动力学改变会导致慢性全身静脉压升高、心排血量和心脏储备减少等长期后遗症[43, 44]。手术后多年，主要的并发症包括心

律失常、由于心室功能受损或房室瓣关闭不全导致的心功能下降、蛋白质丢失性肠病、血栓栓塞、门静脉高压和肝功能障碍等[45]。与儿童丰唐患者相比，有心力衰竭症状的成人表现出较高的中心静脉压但较低的全身血管阻力，以及提示门静脉高压的肝脏疾病病理征象[46]。

在单心室的生理中，对于调控前负荷、后负荷和收缩力的反应是异常的。这些患者对前负荷的变化非常敏感，低血容量会导致严重的低血压。单心室患者休克治疗中最困难的方面之一是液体管理。维持静脉回流至关重要。危重病期间血容量不足和静脉压力降低可能导致严重的低血压，因为维持心排血量需要高静脉压。另外，过度液体复苏导致的高血容量会导致全身动脉和静脉系统之间的压力梯度降低，从而减少心排血量。同样，由于血管收缩而增加的后负荷可能会减少心排血量。往往需要结合非常具体的目标进行复苏，如中心静脉压或右心房压，以及持续的血流动力学监测[42]。

考虑到心率、心排血量和血容量不可避免的增加，单心室生理在妊娠情况下存在特别的挑战。最初，降低的心排血量和流向子宫和胎盘的血流量减少可能导致宫内发育迟缓和胎儿状态受损[47]。随后，血容量增加可能导致心力衰竭、心律失常和腹水。妊娠期高凝状态可能导致丰唐通路和肺动脉血栓形成和脑卒中[48]。

图10-3总结了丰唐生理和低心排血量患者所需的评估。

（六）生理学单心室 / 丰唐姑息术后的妊娠管理

1. 妊娠前

必须告知计划妊娠的患者，妊娠和分娩并非没有风险，胎儿流产率高，如果出现孕产妇失代偿的情况，可能需要提前分娩[18, 48]。妊娠前评估应涉及心室功能、瓣膜功能、心律失常的风险、血氧饱和度和肺动脉压力。对于临床稳定、心室功能良好、无心律失常的女性，在丰唐生理情况下妊娠的风险不是很高，且可能耐受良好，包括正常的阴道分娩[28]。然而，在丰唐姑息术后的女性中，胎儿死

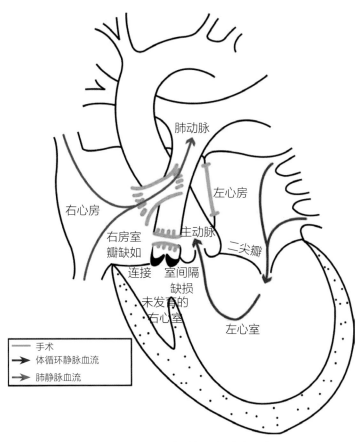

▲ 图 10-2 三尖瓣闭锁的丰唐手术

丰唐手术示意（心肺连接）；关闭房间隔缺损，分离体循环和肺循环，结扎肺动脉，在右心房和肺动脉之间形成吻合口；
（摘自 Thorne SA. Heart，2004，90:450-456. 经 BMJ Publishing Group Ltd. 许可）

亡（30%）和早产的风险明显更高。BNP 可能是心力衰竭的信号，其水平的升高与 NYHA 心功能分级相关。

2. 妊娠期

建议每 4 周随访一次，评估心室功能和充血性心力衰竭的迹象[33]。应停止使用乙酰胆碱酯酶抑制药。如果这些患者需要抗凝治疗，在妊娠的前 3 个月用肝素代替华法林是一个不错的选择。房性和室性心律失常是丰唐循环患者需要特别关注的领域，主要是那些右心房与肺动脉连接的患者（见下文）。其他需要防备的心脏事件是静脉或动脉血栓栓塞事件和心力衰竭[17]。

3. 分娩期

应该由一个多学科小组制订详细的分娩计划，包括手术和麻醉方案。由于麻醉的血管扩张作用，

血压监测是至关重要的，应准备好血管收缩药（如去氧肾上腺素）。如果患者已出现症状，应在第 38 周后或更早根据临床表现考虑引产。对于这些患者，椎管麻醉和全身麻醉技术都有报道。有一个病例报道介绍了在一次紧急剖宫产术中使用全身麻醉，在随后的择期剖宫产中采用了椎管麻醉[49]。在严重心功能不全或无法控制的心律失常的情况下，应进行剖宫产[28]。应使用中心静脉导管评估心脏功能和充盈压，中心静脉导管在丰唐女性中充当肺动脉导管[47]。在分娩过程中，中心静脉压力增加，心排血量减少。应预料到液体转移可能引起体循环充血[50, 51]。因此，应考虑使用呋塞米等药物治疗血容量超载。然而，保持足够的前负荷以实现被动肺血流是很重要的，因为丰唐生理的患者难以耐受低血容量和低中心静脉压。既要预防因容量超载

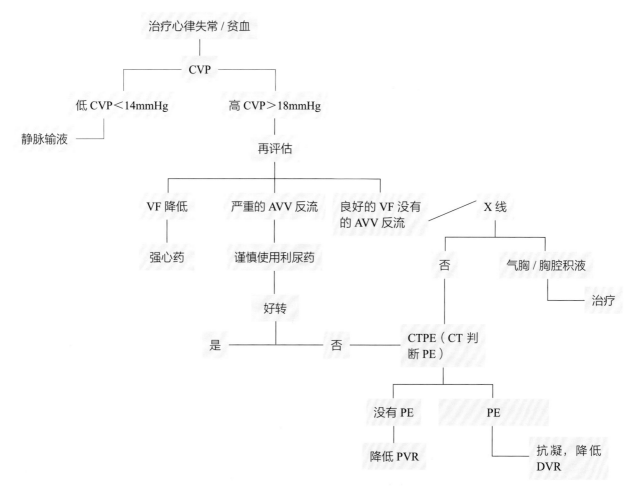

▲ 图 10-3　丰唐手术后出现低心排血量的妊娠女性管理指南

CVP 中心静脉压 = 丰唐手术的肺动脉压；从非妊娠期的丰唐患者中推断出来的；(** 由于 IVC 可能优先流向一侧肺部，而 SVC 流向另一侧，手工注射造影剂可能导致肺栓塞的错误诊断)
VF. 心室功能；PE. 肺栓塞；PVR. 肺血管阻力

而导致的心力衰竭，又要防止前负荷过低而抑制心排血量，这个平衡是非常难维持的[47]。心室功能差或心律失常的患者可能不能很好地耐受分娩。建议这些女性在围产期入住重症监护病房。应避免高碳酸血症、低氧和酸中毒，并考虑使用无创心排监测手段。

4. 产后期

指南建议所有丰唐循环女性产后 24～48h 在重症监护病房进行观察[7]。机械通气可能会增加肺压，对丰唐患者来说是有害的。然而，在严重的心力衰竭病例中，可能需要某种形式的呼吸机支持。在这种情况下，无创正压通气可能是首选，并应考虑脉搏波形分析心排量监测。

（七）妊娠合并瓣膜性心脏病

1. 风湿性心脏病

风湿性心脏病在发展中国家和发达国家的弱势人群中仍然存在[52-54]。急性风湿热主要引起二尖瓣和主动脉瓣反流。二尖瓣狭窄可能在急性发作数年后才发生，引起继发性肺动脉高压。尽管它可能对孕产妇健康有重大影响，但孕产妇和胎儿的死亡率很低[35]。育龄期瓣膜性心脏病的其他原因包括二尖瓣脱垂、既往心内膜炎、马方综合征和涉及心脏的自身免疫性疾病[20]。在发达国家，瓣膜性心脏病占患有心脏病的孕妇的 25%，仅次于先天性心脏病 [10]。更多的女性在瓣膜置换手术后达到了生育年龄，这进一步带来了更多与妊娠相关的风险，包括人工瓣膜功能障碍、抗凝治疗的需求及血栓性并发症 [54]。

理想情况下，应在妊娠前根据体能、瓣膜病的严重程度和类型、左心室功能和肺压进行诊断和风险评估。中危和高危的女性应转诊到有妊娠心脏小组的高危产科中心，在那里妊娠结局可通过整个妊娠期的护理得到优化 [1, 20, 27, 28, 55]。

由于妊娠期全身血管阻力下降，在妊娠和分娩期间，反流性病变通常比狭窄性病变的耐受性更好 [4, 56]。由于左侧压力差较大，因此更容易发生急性失代偿，在妊娠前、妊娠期和围产期中，严重的左侧狭窄性病变是诊断、评估和治疗最重要的病变。表 10-4 总结了妊娠合并瓣膜性心脏病女性的母体风险分类。

2. 单纯性瓣膜病变

孕产妇中最常见的瓣膜病变是单纯性瓣膜病变，如二尖瓣或主动脉瓣狭窄或反流 [57]。如果在妊娠期间进行适当的预防管理和治疗，许多患有这种病变的女性不会出现在重症监护病房。然而，如果根据一次简单的妊娠前评估判断为低风险且持续性忽视，最终可能会危及母亲的生命，其次是未出生孩子的生命 [55]。

3. 二尖瓣狭窄

二尖瓣狭窄（mitral stenosis，MS）是孕产妇最常见的获得性瓣膜病变 [55, 56]，是孕产妇发病的主要原因。二尖瓣狭窄女性的孕产妇死亡率为 0%～3% [5]。

症状更可能发生在中至重度狭窄，瓣膜面积 <1.5cm² 的女性身上。据报道，轻度、中度和重度二尖瓣狭窄孕产妇的肺水肿发生率分别为 11%～24%、34%～61% 和 56%～78% [1, 58]。妊娠期间，每搏量增加和心动过速导致心室充盈时间缩短和左心房压增加，从而导致肺充血以致肺水肿 [2, 28, 55]。如果发生心房颤动或其他快速型心律失常，心脏功能可能进一步恶化；这是因为充盈时

表 10-4　妊娠合并瓣膜性心脏病女性的母体风险分类

低危
- 二尖瓣狭窄：平均梯度 <5mmHg，瓣膜面积 >1.5cm²，无肺动脉高压
- 二尖瓣或主动脉瓣反流：无症状
- 主动脉狭窄：平均梯度 <25mmHg，瓣膜面积 >1.5cm²，射血分数 >50%，无症状
- 生物瓣：无症状

高危
- 二尖瓣狭窄：平均梯度 >10mmHg，瓣膜面积 <1cm²，NYHA Ⅱ～Ⅳ级
- 二尖瓣或主动脉瓣反流：NYHA Ⅲ～Ⅳ级
- 主动脉狭窄：平均梯度 >40mmHg，瓣膜面积 <1cm²
- 马方综合征：主动脉直径 >4cm
- 人工机械瓣膜
- 严重肺动脉高压

间的进一步减少，从而降低了前负荷和心排血量。由于妊娠期间血容量的增加，舒张功能障碍会恶化 [56, 57]。症状在孕 20～30 周达到高峰，但失代偿和肺水肿的风险持续到妊娠晚期直至分娩 [54, 58]。据报道，分别有 74% 和 40% 的女性在妊娠期间 NYHA 等级恶化了 1～2 个等级 [54]。在分娩过程中，疼痛引起的儿茶酚胺释放和子宫收缩导致心排血量增加。这些症状可以通过硬膜外麻醉得到缓解 [57]。由于分娩期间通常会有一部分失血（阴道分娩时为 500ml，剖腹产时为 1000ml），所以预计也会出现血容量的变化。然而，在分娩后，由于子宫血量的大量回输和血管阻力的增加，心排血量会急剧增加（高达 80%）。这些可能导致失代偿性心力衰竭，并可能持续到产后 2 周甚至 6 个月 [57]。

(1) 妊娠前：应进行风险评估（表 10-4）。孕产妇的低风险与平均压力梯度 <5mmHg 和瓣膜面积 >1.5cm² 且没有肺动脉高压相关。高风险与平均压力梯度 >10mmHg、瓣膜面积 <1cm² 和 NYHA 分级 Ⅱ～Ⅳ级相关 [54]。应仔细研究病史，包括静息呼吸困难、咳嗽、胸痛或心悸等症状 [20]。体格检查可发现舒张期杂音和心力衰竭的征象，心电图可显示左

心房增大、心室肥厚和心律失常的征象。超声心动图可用于评估瓣膜和心脏功能及肺动脉压力。手术干预如二尖瓣成形术适用于中至重度狭窄和瓣膜面积<1.0cm² 及有明显肺动脉高压征象的患者；这些干预应在备孕前进行 [27, 33, 54]。

（2）妊娠期：高危女性应在有妊娠心脏小组的专业中心进行随访 [27]。临床和超声心动图的随访应间隔较近。对于中度至重度狭窄的病例，应每月或2个月随访一次。对于轻度狭窄的患者，建议每3个月进行1次评估并在分娩前再次进行评估 [33]。治疗目标主要是诊断和治疗任何可能使母亲临床状况恶化的情况，如发热、感染或贫血，降低心率以延长充盈时间，减少前负荷，并维持灌注 [20, 59]。当出现心力衰竭或肺动脉高压的症状时，治疗包括限制体力活动、补充氧气、使用选择性β受体拮抗药或地高辛控制心率（目标心率60～80次/分）、利尿药，以及必要时使用抗生素。患有肺水肿的女性应该入院，并接受静脉注射β受体拮抗药和利尿药治疗。在出现心律失常的情况下，应使用抗心律失常药以避免心脏失代偿，如果心律失常导致血流动力学受损，可使用直流电复律术。心脏复律前应使用经食管超声心动图来排除左心房血栓，因为这是一个禁忌证 [1, 54]。如果存在心律失常、左心房扩大、左心房血栓形成、低心排血量或栓塞病史，可能需要用低分子肝素或普通肝素进行抗凝治疗 [33]。

（3）心力衰竭、心律失常和抗凝治疗

当母亲因血流动力学不稳定和严重的症状而无法继续妊娠至足月分娩时，尽管有药物治疗，仍应考虑进行球囊二尖瓣成形术，通常在瓣膜面积<1.5cm² 或肺动脉压力超过50mmHg 时 [1, 2, 33, 55]。该手术最好在孕20周后进行，适用于 NYHA Ⅲ、Ⅳ级的患者 [2, 36, 60]。应使用最佳的辐射剂量，缩短放射检查时间，并使用腹部铅遮板。总体结果是有利的 [61]；瓣膜切开术后可能出现二尖瓣反流，但通常耐受良好 [55]。

（4）分娩期：在轻度疾病患者和没有肺动脉高压的患者中，首选阴道分娩。第二产程应使用产钳或抬头吸引器辅助，以尽量减少 Valsalva 动作 [54]。

存在严重疾病（NYHA Ⅲ～Ⅳ级）和肺动脉高压的患者，以及需要机械通气或有产科指征者，应转为剖宫产 [57]。监测的需要取决于疾病的严重程度。在明显狭窄和心律失常的情况下，分娩时需要进行遥测，以及血压监测、脉搏血氧仪和胎儿监测 [20]。有时可能需要放置肺动脉导管，以测量心排血量和肺动脉压力。在分娩过程中，应做好疼痛管理，和使用β受体拮抗药控制心率为90～100次/分。最佳的液体平衡是具有挑战性的，因为心脏功能需要前负荷，但液体超负荷又可能会加剧心力衰竭。抗生素预防的管理是有争议的，但大多数意见是支持的，因为抗生素预防的风险比心内膜炎并发症的风险小 [20, 59]。

（5）产后期：由于预计会发生液体转移，高危女性应在重症监护室或心脏监护室监测至少24h。如果没有产后出血的表现，在有条件的情况下可以恢复抗凝治疗。应在产后4～6周进行心脏随访，以评估心脏功能并调整药物治疗。

4. 主动脉狭窄

育龄女性主动脉瓣狭窄最常见的原因是先天性二叶式主动脉瓣，约占这类人群的 2% [54, 55]。对于女性来说即使疾病比较严重，也可能没有症状，只有在妊娠期才会出现症状。狭窄的瓣膜阻碍了进入主动脉的血流，所以心排血量是固定的，并取决于前负荷。因此，充盈减少导致灌注不足和高血容量导致肺水肿之间的平衡是非常容易被打破的。主动脉狭窄的并发症包括心绞痛、晕厥和充血性心力衰竭 [20, 54]。孕产妇进一步的风险包括心律失常和心血管事件，如心肌梗死和脑卒中。死亡率估计为 2.5% [15]。胎儿风险包括早产、宫内发育迟缓，以及低出生体重，在中度和重度狭窄的病例中发生率高达 25% [33, 62]。

（1）妊娠前：所有已知有主动脉瓣狭窄的女性，在妊娠前都应接受超声心动图评估主动脉瓣口的大小 [33]。运动测试可用于评估运动耐量、血压变化、心律失常，以及是否需要干预 [63]。妊娠低风险包括运动耐量良好、血压上升正常、平均压力梯度<25mmHg、瓣膜面积>1.5cm²、射血分数>50%

和无症状的患者。高危患者包括射血分数＜40%、平均梯度＞40mmHg 和瓣膜面积＜1cm² 的患者[55]（表 10-4）。二叶主动脉瓣的患者偶尔也会出现升主动脉扩张的情况，因此这些女性在妊娠期间容易出现主动脉压力增加，主动脉扩张和夹层的风险也增加，尤其是在妊娠晚期。主动脉根部直径＞40mm 是夹层的危险因素[54]。无症状的严重狭窄女性通过保守治疗和密切随访可以耐受妊娠。对于高风险、左心室射血分数＜50% 和（或）妊娠前有症状的女性，在妊娠前接受瓣膜成形术或手术矫正之前，不建议其怀孕[27]。主动脉根部修复术适用于主动脉直径＞50mm 的女性[54, 63]。

（2）妊娠期：对患有严重主动脉瓣狭窄的妊娠女性进行随访，需要先天性心脏病专家、产科麻醉医师和专业中心的高危产科医师的协调合作。对于无症状或症状轻微的主动脉瓣狭窄的妊娠女性，可以采取保守治疗，建议减少运动量，使用 β 受体拮抗药，必要时吸氧。随访应包括每月或每 2 个月对升主动脉和主动脉瓣进行超声心动图评估，直至分娩[54]。建议主动脉直径＞40mm 的女性接受 β 受体拮抗药治疗。妊娠期有症状的主动脉瓣狭窄通常需要及时就医，偶尔需要介入治疗[1, 40, 57]。医疗管理包括卧床休息、使用 β 受体拮抗药或非二氢吡啶类钙通道阻滞药控制心率、治疗加重的病情，如有需要慎用利尿药。由于通过主动脉瓣的心排血量是恒定的，降低后负荷的药物可能是危险的。肺水肿应使用利尿药治疗；然而，由于心排血量是恒定的，应该避免低血容量，因为它可能导致低血压和孕产妇器官灌注减少。发生心律失常的女性应恢复窦性心律。对于病情稳定的患者，可选择药物治疗心律失常（表 10-3）。对于血流动力学不稳定的患者，应进行心脏复律[64]。而对于尽管经治疗但仍有症状的患者，经皮瓣膜切开术可能适用于非钙化瓣膜且反流少的病例，最好在分娩前进行[61, 65]。这个手术与孕产妇和胎儿的发病率有关，再狭窄和主动脉瓣关闭不全的发生率是不容忽视的。瓣膜置换手术仅适用于处于病情危重无法行经皮瓣膜切开术的女性，如休克伴有心排血量减少、器官失代偿或难治性肺水

肿。这最好在剖宫产后立即进行，因为该手术与严重的胎儿死亡有关[20, 66]。应注意尽量减少与抗凝治疗相关的术后出血。

（3）分娩期：应由心脏病专家、产科医师和麻醉医师组成的多学科团队提前做好计划再进行分娩。在轻至中度疾病中，首选阴道分娩，在麻醉和第二产程助产时全身血管阻力降低得最少。尽管也有椎管内麻醉的报道[33, 67]，但建议有严重症状的病例在全身麻醉下进行剖宫产。

（八）二尖瓣和主动脉瓣反流

在育龄期，这些瓣膜疾病最常见的原因是风湿性或先天性病变，但也可能与感染性或自身免疫性疾病有关[33]。二尖瓣脱垂是该年龄组二尖瓣关闭不全的主要原因，并与结缔组织损坏有关[54]。以前的瓣膜切开术有时可能是一个致病因素。如前所述，由于妊娠期间全身血管阻力降低，左侧反流性病变通常比狭窄性病变症状更少，并具有良好的临床预后[1, 54]。并发症发生率低，通常是由于严重的反流或发展为的扩张型心肌病和充血性心力衰竭。

1. 妊娠前

需要全面的病史和体格检查，以及心电图和经胸超声心动图，以评估瓣膜和心脏功能。对于中至重度的反流，建议进行运动测试[33]。在严重的二尖瓣关闭不全的情况下，可能需要进行手术。然而，为了避免抗凝治疗，通常首选瓣膜修复[61]。

2. 妊娠期

左侧瓣膜反流的女性应由心脏病专家、麻醉医师和高危产科医师组成的多学科团队进行随访。只要左心室功能得以维持，只需进行随访：轻至中度反流每 3 个月 1 次，严重反流者需要随访得更加频繁[33]。一旦出现心室衰竭的迹象，通常需要进行药物治疗，因为妊娠相关的容量超负荷可能会加剧肺充血（表 10-3）。药物包括利尿药、β 受体拮抗药和血管扩张药，如硝酸盐和肼屈嗪。由于致畸性，血管紧张素转换酶抑制药和血管紧张素受体拮抗药在妊娠期禁用[57]。应限制体力活动及钠摄入量。在严重的慢性二尖瓣关闭不全的情况下，可能

会发生左心房扩大，并使女性易患心律失常，在这种情况下，可能需要抗心律失常和抗凝治疗（见下文）[54]。在严重的左心功能衰竭的情况下，可能需要应用正性肌力药。急性瓣膜关闭不全的耐受性差，由于腱索断裂导致的急性二尖瓣关闭不全会表现为心源性休克和肺水肿。在这种情况下，通常的做法是可能需要放置主动脉内球囊泵暂时维持并转诊进行紧急手术[20]。感染性心内膜炎或主动脉夹层可能发生急性主动脉瓣关闭不全，这种属于外科急诊手术[20, 57]。体外循环期间的妊娠期女性发病率和死亡率可能高于非妊娠期女性，具体取决于手术类型和疾病严重程度；胎儿的发病率和死亡率仍然很高[68]。在孕 26 周时，胎儿死亡率和神经损伤估计为 20%[33, 68]。因此，建议超过 26 周，在心脏手术前进行剖宫产。

3. 分娩期

建议硬膜外麻醉下进行阴道分娩，尽量缩短第二产程[33]。与所有具有重大临床意义的心脏病例一样，产科麻醉医师应该从一开始就成为跟踪患者的团队的一部分。严重的失代偿性心力衰竭可能需要剖宫产。

五、马方综合征

这种常染色体显性遗传性结缔组织病的发病率估计为 1 : 5000。大多数患者有心血管受累，包括主动脉反流、扩张、二尖瓣和三尖瓣受累[69]。主动脉疾病，主要累及胸主动脉，容易发生主动脉瘤和夹层，导致较高发病率和死亡率[69, 70]（表 10-4）。

1. 妊娠前

由于血流动力学的变化，如血容量和心率的增加及激素的变化，妊娠极有可能使主动脉疾病恶化，从而导致孕产妇死亡率增加[33, 70, 71]。因此，所有被诊断为马方综合征或主动脉根部扩张的女性在妊娠期都有风险，应在妊娠前进行相应的咨询。应使用磁共振成像（magnetic resonance imaging，MRI）或计算机断层扫描（computerized tomography，CT）对整个主动脉进行成像。应用超

声心动图（经胸或经食管）评估左心室功能、主动脉根部的直径及升主动脉和降主动脉[69]。

在没有主动脉根部扩张的情况下，夹层的风险约为 1%[55]。主动脉根部直径>4cm，或妊娠期主动脉根部直径增大，夹层的风险高达 10%[55, 69]。主动脉根部直径>4.5cm，未行修复手术的患者不建议妊娠[20, 27]。主动脉夹层大多发生在妊娠晚期或产后早期[70]。妊娠期修复主动脉夹层具有显著的胎儿流产风险；因此，如果有条件，主动脉根部置换术最好在妊娠前择期进行[61, 70]。主动脉根部直径>4.5cm 的女性应考虑在妊娠前进行手术矫正[33, 61, 72]。马方综合征女性的妊娠与产科并发症的高发生率有关，如早产、胎膜早破、宫内发育迟缓和新生儿死亡[69, 72]。母体和胎儿的风险应该由包括心脏病专家、产科医师和遗传专家在内的多学科团队进行评估。女性需要被告知整个妊娠期和围产期发生夹层的风险，即使主动脉根部直径正常也不能保证妊娠顺利。

2. 妊娠期

妊娠期女性应由心脏病专家、麻醉医师和高危产科医师进行随访。妊娠期间应根据主动脉直径每隔 4～8 周及产后 3～6 个月分别进行 1 次超声心动图检查[69]。通过手术矫正主动脉扩张的女性仍有较高的夹层风险，也应进行监测。在整个妊娠期间，可使用选择性 β 受体拮抗药如美托洛尔进行治疗，因为它们可以减少作用在主动脉根部的剪切力，从而降低主动脉扩张和夹层的发生率[27, 33, 69, 70]。β 受体拮抗药的剂量应调整到使心率至少降低 20 次/分，并密切跟踪胎儿的宫内生长情况。应使用扩张血管的药物预防高血压（表 10-3）。若妊娠期间主动脉直径增大，在胎儿还在宫内期间或剖宫产后应进行主动脉修复。由于其高发病率和术后出血的风险，这些手术应该在有成人心胸外科和新生儿重症监护设施的专业中心进行[69]。在这些病例中，孕产妇和胎儿的死亡率有所下降，据报道的孕产妇死亡率从 90 年代的 30% 下降到 2004 年的 0%[36]。妊娠期主动脉夹层是一种外科急症，需要多学科团队的合作，包括由专业麻醉医师、产科医师和新生儿医师

进行紧急剖宫产，然后由心胸外科医师进行紧急主动脉修复[69]。

3. 分娩期

建议主动脉直径<4cm 的女性采取阴道分娩。理想的情况下，应在 β 受体拮抗药治疗和硬膜外麻醉下进行，以减少分娩时的高血压、疼痛和压力。也建议使用助产缩短第二产程。如果主动脉直径>4.5cm，或主动脉进行性扩张，夹层的风险很高，应进行剖宫产[55]。采用硬膜外麻醉进行择期手术是一个很好的选择，能尽量减少阴道分娩时的血流动力学变化。值得注意的是，马方综合征患者有时会出现硬脑膜扩张而无法进行椎管内麻醉[33]。如上所述，主动脉夹层时应紧急进行主动脉修复。术后出血是被报道过的并发症，应予以预判[72]。产后女性应该由心脏病专家进行密切随访：高风险者每周 1 次，低风险者每月 1 次，直到产后 4~6个月[69]。

六、妊娠期的抗心律失常治疗

异位节律经常发生在妊娠期间，不需要特殊治疗。然而，存在先天性心脏病、心肌病和瓣膜性心脏病的患者往往容易出现临床意义上的室上性心动过速（supraventricular tachycardia，SVT）、心房颤动和室性心律失常[73, 74]。据报道，妊娠期室上性心动过速的发生率为 24/10 万，室性心律失常为 2/10万，房室传导阻滞为 1.5/10 万[75]。有心律失常病史的女性发病率更高。

没有血流动力学失代偿的室上性心动过速，如房室结折返性心动过速，可使用抗心律失常药或房室结阻断药治疗，如腺苷、β 受体拮抗药、钙通道阻滞药或地高辛（表 10-3）[33, 76]。最初，腺苷是首选药，剂量为 6~12mg。房性心动过速（非房室结折返性心动过速）和心房颤动的病例应使用抗心律失常药或直流电复律术治疗。直流电复律在妊娠的各个阶段都是安全的，但需要对胎儿进行监测[73, 74]。可以使用选择性 β 受体拮抗药，如美托洛尔（起始剂量为 5mg，静脉注射超过 5min）、地高

辛或维拉帕米来控制心率。必须注意避免低血压。对于心律的控制，索他洛尔是抗心律失常药的首选，但氟卡尼（Flecainide）是二线选择[76]。对于难治性或耐受性差的室上性心动过速，应考虑在经验丰富的中心进行导管消融[27]。

伴有血流动力学不稳定的室性心律失常需要及时进行直流电复律。在病情稳定的患者中，宽 QRS波心动过速应推定为室性心动过速，不应使用维拉帕米。利多卡因和索他洛尔在妊娠期间被认为是安全的。然而，胺碘酮对胎儿有相当大的毒性，应谨慎使用[73]。

心房颤动的择期心脏复律术在术前至少 3 周和术后 4 周内应进行抗凝治疗。对于心房颤动持续时间<48h 的病例，复律前静脉注射肝素或皮下注射低分子肝素可能就足够了。有复发性心律失常和脑卒中风险的女性需要长时间的抗凝治疗和心律控制[33]。

患有无症状心动过缓的女性通常能很好地耐受妊娠和分娩。然而，对于严重的房室传导阻滞病例，可能需要植入心脏起搏器，最理想是在妊娠前 3 个月后[76]。分娩期间需要加强监测，分娩时实施脊髓麻醉可能会导致心动过缓，因此不推荐使用[74]。

高危心律失常病例（如长 Q-T 间期综合征、扩张型心肌病和肥厚型心肌病等）并不是妊娠的禁忌证，这些患者可在妊娠前可放置植入式电子设备，如心律转复除颤器、心脏起搏器或心脏再同步化装置等[73, 77]。分娩期间需要联合产科、心脏科和麻醉科进行监测和制订治疗计划，目的是尽量减少血流动力学的损害和心律失常的加剧。监测包括心率和心电图监测、脉搏血氧仪，以及在较高风险的患者中使用动脉置管。如果有必要，应采用经皮或经静脉的起搏器和体外除颤器。首选椎管内麻醉下经阴道分娩，并在第二产程进行助产[77]。如果有手术指征，双极电刀比单极电刀更安全，以限制电干扰。有时可能需要对某些设备进行重新编程，以减少电磁干扰[77]。产后需要在可靠性高并能提供起搏或除颤的病房进行监测。

七、妊娠合并心脏病心力衰竭的管理

应充分了解患者的解剖和生理，并进行相应的治疗。在因心脏功能失代偿而入住重症监护病房的情况下，我们必须记住，大多数先天性心脏病患者要么不能耐受肺血管阻力的增加，要么不能耐受全身血管阻力的增加。低氧血症、高碳酸血症、酸中毒、正压通气和高 PEEP 等因素会增加肺血管阻力，应尽可能避免和纠正。低潮气量和低 PEEP 可能是被建议的。重症监护病房常用的药物如去氧肾上腺素、去甲肾上腺素和多巴胺可能会导致肺血管阻力增加，应谨慎使用。诸如多巴酚丁胺、米力农和吸入性一氧化氮等药是肺血管扩张药，可降低肺血管阻力，因此耐受性更好[42]。

以下为重症监护病房产后失代偿性心力衰竭管理的内容[78]。

- 诊断和纠正任何加重的因素，包括感染、贫血和心律失常。血氧饱和度应保持在 90% 以上，并可能需要吸氧。
- 监测包括动脉血压（有创或无创）、遥测心脏监测，偶尔测量中心静脉压。超声心动图对于确定容量状态、心室功能和瓣膜狭窄或反流非常重要。
- 应仔细优化液体平衡。在液体超载的情况下，可能会加重左心室衰竭，可以通过静脉注射利尿药来降低前负荷。在怀疑有低血容量的情况下，应进行输液。
- 在肺动脉高压的情况下，通过使用药物如前列腺素、PDE-5 抑制药或吸入的一氧化氮，或在左心室衰竭的情况下使用全身性血管扩张药来降低肺血管阻力（PVR），可改善心室功能。
- 多巴酚丁胺可以改善心肌收缩力，使 $ScvO_2$>70% 或心脏指数>2.0L/(min·m²)。然而，这种药物可能引起快速性心律失常。替代药是左西孟旦或米力农。
- 如果有明显的低血压，需要增加去甲肾上腺素使 MAP>65mmHg，以优化灌注压。这样做应该谨慎，因为血管收缩可能增加后负荷，导

致心室功能进一步恶化。血管升压素是去甲肾上腺素的替代药物，其优点是不会增加肺血管阻力。
- 在极端情况下，如果上述所有措施都失败了，可考虑体外支持。

八、人工瓣膜

人工瓣膜被用来治疗严重的先天性和后天性瓣膜病变。目前使用的瓣膜有机械瓣和生物瓣两种类型[79]。在育龄女性中，瓣膜的选择具有挑战性，这就是为什么机械瓣和生物瓣在这个年龄组都可能会遇见[80]。因此，建议在选择瓣膜时，应与妊娠期心脏小组协商。机械瓣膜有较好的长期耐用性，但需要全面抗凝，导致孕产妇和胎儿的发病率和死亡率增加。生物假体瓣膜的血栓形成率较低，具有适度的血流动力学表现。但是，随着时间推移，瓣膜的结构会发生变化而长期耐久性下降[1]。加速瓣膜变性与年龄较小有关[20]，在 10 年的随访病例中达到 80%。二尖瓣比主动脉瓣更脆弱[79]。接受主动脉瓣再次手术的患者早期死亡率可达 4.5%，而接受二尖瓣再次手术的患者早期死亡率可达 4.7%～7.4%[1]。

生物假体瓣膜患者的治疗通常与先天性瓣膜病变患者类似。功能良好的生物假体瓣膜患者可以很好地耐受妊娠[33]。Lawley 等[81]在澳大利亚研究了 2000—2011 年，机械瓣和组织人工心脏瓣膜的母亲的妊娠预后。他们发现了 136 个病例（每 10 000 次妊娠中有 1 个病例）。孕产妇严重心血管事件的相对危险度为 34.6，早产的相对危险度为 2.77，小于胎龄儿的相对危险度为 2.03。没有孕产妇死亡病例。患有机械假体瓣膜的母亲发病率较高。机械假体瓣膜的患者存在较高的并发症最主要是与强制使用抗凝药有关[1, 82]。

装有机械性人工瓣膜的女性的发病率和死亡率较高。由于妊娠会诱发血栓形成，这些女性发生血栓栓塞事件（13%）、心力衰竭（7.5%）和心律失常（3.3%）的风险增加[79, 82]。机械瓣膜需要抗凝治疗，这与围产期出血风险较高相关（10.4%）[79]。

在不同的队列研究中，孕产妇的死亡率为 1%～
15%[79]。围产期并发症包括胎儿流产、早产、低出
生体重和抗凝药致畸[82]。鉴于孕产妇和胎儿的这些
风险因素，他们必须在三级医疗中心进行管理，同
时在妊娠、分娩和产后期间对这些患者进行非常密
切的随访。

（一）抗凝

使用机械瓣膜的女性在整个妊娠期间需要持
续抗凝。这需要根据抗凝药的剂量、监测和效果
进行密切监测和调整[33, 57]。寻找对母亲和胎儿最
安全的抗凝治疗方案是具有挑战性的，大多数方
案需要从一种药物转换到另一种药物，需要仔细
观察和额外警惕。有些甚至建议入院进行静脉给
药和监测。目前，对于理想的治疗方案尚未达成
共识。因此，不同的医疗中心使用不同的方案[57]
（表 10-5）。

研究发现，在整个妊娠期使用华法林等口服
抗凝药时，瓣膜血栓形成的风险最低（2.4%～
3.9%），而使用普通肝素时瓣膜血栓形成的风险
最高（9.2%～10.3%）[56, 79]。华法林的剂量与非妊
娠期女性的剂量相似，目标是 INR=2.5（为 2.0～
3.0）[83]。然而，华法林会透过胎盘，在妊娠早期服
用会致畸（5%～10% 的胎儿缺陷风险），这种情况
被称为华法林胚胎病[84]。它的使用会增加妊娠晚期
胎儿颅内出血的风险[20, 54]。据报道，每天少于 5mg
的剂量会降低胎儿并发症的发生率[1, 55]。已发现华
法林每天 5mg 或更低的剂量与低分子肝素的胎儿风
险相似[85]。

肝素不会透过胎盘，对母亲和胎儿来说是一个
更安全的选择。然而，适当的抗凝的管理和监测是
困难的。需要可以精准定量的设备来进行静脉给
药，以及经常测量 APTT，这通常需要住院。APTT
的目标值需要是对照值的 2 倍[83]。也有人担心相
关的感染、骨质疏松症和血小板减少。2014 年美
国心脏协会 / 美国心脏病学院指南不推荐皮下注射
肝素，因为它与血栓栓塞的高风险有关[83]。除非
计划提前分娩，否则一般建议从第 36 周开始住院

表 10-5　机械瓣膜的妊娠女性的抗凝血方案[a]

妊娠早期

1. 华法林剂量≤5mg/d，密切监测 INR，目标为 2.0～
3.0U

2. 低分子肝素，每日 2 次，目标是抗因子 X a 水平为
0.8～1.2U/ml，用药后 4～6h，最低水平＞0.6U/ml

3. 连续输注普通肝素，目标是 APTT＞2 倍正常值

妊娠中期和晚期

1. 每天加 75～100mg 的阿司匹林

华法林的目标使 INR 为 2.0～3.0

计划分娩前 2 周

连续输注普通肝素，目标是 APTT＞2 倍正常值

2. 低分子肝素，每日 2 次，目标是抗因子 X a 水平为
0.8～1.2U/ml，用药后 4～6h，最低水平＞0.6U/ml

计划分娩前 36h

连续输注普通肝素，目标是 APTT＞2 倍正常值[b]

APTT. 活化部分凝血活酶时间；INR. 国际标准化比值
a. 使用 LMWH 或非分化肝素的孕产妇应每周进行抗因子
X a 水平监测或 APTT 监测，并调整剂量
b. 在预计分娩前 4～6h 应暂停肝素输注，在进行椎管内
麻醉前，APTT 应正常

并转为静脉注射肝素治疗。一项对 1234 例使用机
械瓣膜的孕妇进行的综述比较了 3 种抗凝方案，即
整个妊娠期口服抗凝药、妊娠早期用口服抗凝药
替代肝素及妊娠期全程使用肝素[84]。口服抗凝药
组的血栓栓塞并发症最低（3.9%），但该组也表现
出最高的活产致畸并发症率（6.4%）和最高的自
然流产率（21.1%）。血栓栓塞并发症的发生率最
高，即肝素治疗组为 33.3%，使用口服抗凝药和肝
素联合治疗组只有 9.2%[84]。如果在第 6 周之前使用
肝素，联合疗法将致畸并发症的风险降低到零，如
果在第 6 周之后使用肝素，则降低到 11.1%。总的
孕产妇死亡率为 2.9%，使用口服抗凝药方案组为
1.8%，使用联合方案组为 4.2%，使用肝素方案组
为 15%。

低分子肝素是普通肝素的替代品；它在妊娠期间的使用越来越普遍，因为它存在着更可预测的剂量反应[1, 79, 86]。然而，妊娠意味着剂量需求增加，孕产妇和胎儿的并发症仍会发生，这取决于剂量、依从性和监测[33, 79, 87]。一份报道对 34 名安装有机械瓣膜的孕产妇使用依诺肝素治疗进行了跟踪。据报道，10.6% 的患者出现了血栓性并发症。与使用华法林治疗的女性相比，更多女性经历了活产[86]。在一项研究使用低分子肝素的产后出血风险的 Mate 分析中，1320 例女性被纳入研究[88]。低分子肝素组女性产后出血的风险更高（RR=1.45），但分娩时的失血量没有差别。研究中对低分子肝素的剂量和水平监测也进行了研究。美国心脏病学会建议监测血浆抗因子 X a 峰值水平，目标剂量是 0.8～1.2U/ml，监测时间是给药后 6h[83]。在 Goland 等的一项研究中，发现在 123 例达到治疗峰值水平的女性中，80% 的人的最低值低于治疗水平（<0.6U/ml）。他们建议在这一患者群体中也要测量抗因子 X a 最低值[89]。目前还没有足够的证据支持在妊娠期使用新型口服抗凝药[90]。

（二）抗凝方案

装有机械瓣膜假体的孕产妇的抗凝方案有多种选择，并没有一种首选方案[33, 79, 83]（表 10-5）。

美国心脏病学会和欧洲心脏病学会建议，如果达到 INR 目标所需的剂量低于每天 5mg，则在妊娠早期继续使用华法林。然而，如果需要更大的剂量，可以在孕 6～12 周采取静脉注射按体重滴定的肝素（1mg/kg）和抗因子 X a 的依诺肝素代替。随后，口服抗凝药可持续到孕 36 周，或持续到计划分娩或预产期前 2 周，此时应将方案改为普通肝素或低分子肝素[79]，或者在密切监测下，持续使用低分子肝素到妊娠晚期[33, 79, 83]。阿司匹林，剂量为 75～100mg，在妊娠中期和妊娠晚期与抗凝药联合应用。

考虑到所有这些因素，与父母讨论治疗方案是非常重要的，包括对母亲和胎儿的风险，以前和潜在的治疗依从性，以及所需的监测。需要一个由心脏病专家、产科医师和麻醉医师组成的多学科团队参与这类女性的随访、监测和分娩计划。

1. 妊娠期

随访工作根据瓣膜和心脏功能、更换的瓣膜类型、抗凝药类型和依从性进行个体化处理。装有生物假体瓣膜且心功能良好的女性，可由心脏病专家随访，每 3 个月做 1 次超声心动图。对机械瓣膜患者应进行更密切的监测，包括体格检查和超声心动图检查，必要时每周监测并调整抗凝治疗方案的剂量[79]。抗凝药的调整应在住院观察下进行。应该对女性进行有关抗凝药剂量和监测的教育，并鼓励其高度遵从[33]。

2. 分娩期

计划行阴道分娩的需要事先改用静脉注射肝素，目标是使 APTT 超过 2 倍的正常值。对于仍在使用口服抗凝药的情况下开始的分娩，也可以计划或进行剖宫产[33]。口服抗凝药或低分子肝素应在分娩前至少 36h 停止使用，改用静脉注射普通肝素。肝素输注应在预计分娩前 4～6h 停止，APTT 正常后再进行椎管内麻醉[27]。如果没有出血，通常可以在产后 4～6h 重新开始使用普通肝素[79]。

（三）瓣膜血栓形成（卡瓣）

由于血栓形成倾向，妊娠存在相当大的人工瓣膜血栓形成风险，尤其是人工二尖瓣[91]。人工瓣膜血栓形成是一种威胁生命的并发症[79]。血栓性人工瓣膜的症状包括呼吸困难、心力衰竭的表现、心律失常、血流动力学不稳定和栓塞。所有装有机械瓣的孕妇出现呼吸困难和（或）栓塞事件时，应紧急行超声心动图检查[33]。体格检查可能提示没有瓣膜咔嗒声和新的杂音[83]。应立刻进行经胸或经食管超声心动图和（或）腹部防辐射的透视检查。如果诊断成立，血栓较小（<10mm），孕产妇症状稳定，静脉注射普通肝素是一个不错的选择。如果患者临床症状不稳定且存在引起梗阻的血栓，可能需要手术干预。然而，这可能导致 20%～30% 的胎儿流产率[79, 91]。

纤溶治疗也是一种选择。纤溶药（如组织型纤溶酶原激活药、链激酶）不会透过胎盘，是治疗右侧瓣膜血栓形成的首选方案[1]。然而，胎盘下出血的风险增加，这个方案的选择应与父母进行讨论[33]。组织型纤溶酶原激活药的剂量通常是单次 10mg 静脉注射，然后静脉滴注 90mg，2h 以上，同时维持输注肝素。或者可以使用较低的剂量，即单次 20mg 静脉注射，然后每小时 10mg，持续 3h。链激酶方案包括 20min 内 500 000U 的负荷剂量，然后在 10h 内使用 1 500 000U[83]。在一项前瞻性、单中心研究中，通过经食管超声心动图指导，对 28 例人工瓣膜（二尖瓣）血栓形成者给予组织型纤溶酶原激活药（25mg/6h 内）的低剂量治疗[92]。所有病例均实现血栓完全溶解，1 例出现胎盘出血。纤溶可能与出血和血栓栓塞现象有关。较大的血栓（直径＞1cm）与较高的并发症发生率相关，特别是如果血栓是活动的或既往有血栓栓塞事件。高的出血风险与出血性脑卒中、高血压（收缩压＞200mmHg）、颅内外伤或肿瘤或 NYHA Ⅲ 和 Ⅳ 级症状相关[83]。因此，纤溶可能是一个合理的选择，以避免对仅有

小血栓和 NYHA Ⅰ 或 Ⅱ 级症状的患者进行手术。在更严重的情况下，则需要手术治疗[79, 83]。溶栓治疗后静脉注射肝素和口服抗凝药，使主动脉人工瓣膜的患者 INR 目标达到 3.0～4.0，二尖瓣人工瓣膜的患者 INR 达到 3.5～4.5。

结论

由于诊断和治疗方案的进步，患有复杂心脏病的女性通常可以存活到育龄期，她们对妊娠的渴望给产科医师、心脏病专家、麻醉医师和重症监护医师带来了挑战[1]。心力衰竭、心律失常和肺动脉高压仍是大多数孕产妇死亡的主要原因。妊娠前评估和咨询极为重要，应根据可靠的风险预测评分进行风险评估。根据风险评估和治疗方案在妊娠期和预产期进行适当的监测。建议心脏病专家、麻醉医师、重症监护医师、新生儿科医师、肺科医师和产科医师尽早合作，以优化合并有心脏病的女性的妊娠结局[32, 93]。

第 11 章　孕产妇心肌病与危重症医学

Maternal Cardiomyopathy and Critical Care Medicine

Benjamin Cobb　Elsje Harker　著

谭正玲　译　　王寿平　校

要点

- 妊娠期心肌病与孕产妇和（或）新生儿发病率和死亡率增加有关。
- 心肌病典型的心力衰竭症状可能被妊娠期的生理变化所掩盖，尤其是在妊娠中期末和妊娠晚期。
- 心肌病可能被进一步分为多个亚型，这需要制订个性化治疗方案。
- 女性在妊娠期间或者之后出现心力衰竭的症状，主要通过全面的体格检查及超声心动图来诊断。
- 妊娠期充血性心力衰竭的治疗目标与非妊娠期相似。
- 在失代偿性心力衰竭的情况时，优先考虑维持孕产妇的稳定。
- 谨慎选择药物治疗及采取滴定法治疗心力衰竭，可能有助于最大限度地降低胎儿畸形的风险，同时改善子宫灌注。然而，每种药物的风险和益处应首先考虑到孕产妇的健康。
- 孕产妇合并心肌病出现失代偿的情况下，分娩的管理和时机应由一个多学科团队进行权衡利弊后再决定。
- 一些严重的病例，出现难治性失代偿性心力衰竭可能需要心脏辅助装置的支持和（或）进行心脏移植。

　　高达 25% 的孕产妇相关死亡可归因于心血管疾病，而心肌病可能占这些孕产妇死亡的 10%[1]。除了产妇死亡率增加以外，患有心肌病的女性还面临着心律失常和静脉血栓栓塞症（venous thromboembolism，VTE）等一系列并发症的风险。患有心肌病的妊娠期和围产期女性可能需要转入 ICU 进行监护和（或）治疗充血性心力衰竭及其他并发症。

一、心肌病

（一）定义

　　心肌病的定义"心肌疾病，伴有不同程度的解剖（增厚、扩张和僵硬）、组织学（结构障碍、纤维化、纤维脂肪发育不良）和功能（舒张或收缩下降）异常"[2, 3]。根据这些特征，妊娠期心肌病可分为遗传和非遗传两种亚型。妊娠期心肌病的亚型包括肥厚型心肌病、扩张型心肌病、围产期心肌病，以及其他罕见类型，其中包括致心律失常型右心室心肌病、左心室非致密型心肌病和限制型心肌病（表11-1）。肥厚型心肌病是最常见的亚型，其次是扩张型心肌病。在美国，2004—2006年一项妊娠住院横断面研究中发现，心肌病发生率为0.46/1000次分娩、诊断明确的围产期心肌病发生率为0.18/1000次分娩，其他类型心肌病为0.28/1000次分娩[4]。

（二）亚型

最常见的遗传性心肌病，是肥厚型心肌病（hypertrophic cardiomyopathy，HCM），在普通人群中患病率高达1/500[5-7]。肥厚型心肌病的特点是肌细胞紊乱和继发纤维化，从而导致特征性的隔膜增厚，这些结构异常可能导致心室失去顺应性或左心室流出道的功能性梗阻[5]。在妊娠期间，心排血量（cardiac output，CO）增加20%～40%，但某些情况下，到足月时，这种增加实际上可能更高。这种心排血量的增加对于潜在梗阻的左心室流出道（left heart outfow tract，LVOT），可能会导致通过的血流减少。虽然大多数合并有肥厚型心肌病的孕产妇往往是没有症状，但是一些严重的病例可能出现气短、心悸、晕厥或猝死[5]。在妊娠前就合并肥厚型心肌病的孕产妇中，心功能分级与孕产妇发病率相关。无症状或没有左心室流出道梗阻的女性（即大多数合并肥厚型心肌病的孕产妇）往往预后良好，并且可以很好地耐受妊娠[8-10]。

扩张型心肌病（dilated cardiomyopathy，DCM）可分为原发性或者继发性。约50%的病例分为特发性或原发性[11]。继发性原因可能包括但不局限于心肌炎、毒素和自身免疫性疾病。典型的结构缺陷是左心室扩张，导致收缩功能受损。通常在妊娠中期末，当产妇循环血容量达到顶峰时，就表现为收缩功能下降或心力衰竭。当孕妇出现呼吸短促、疲劳、功能状态受损、心悸和全身水肿等心力衰竭的特征性症状时，这种疾病的进程可能会迅速恶化[5]。妊娠合并扩张型心肌病比大多数其他类型的心肌病更为严重，影响孕产妇及胎儿的结局。Grewal等报道：1/3以上合并扩张型心肌病的孕妇会出现心力衰竭和心律失常[5, 12]。心力衰竭的存在及严重程度与妊娠期不良事件的发生率相关[12, 14]。

围产期心肌病（peripartum cardiomyopathy，PPCM）被描述为"在围产期发生的一种相对罕见的（特发性），以心力衰竭伴左心室（left ventricular，LV）收缩功能障碍为表现"[15]。虽然具体的诊断标准各不相同，但2006年美国心脏协会科学声明使用了以下定义："一种罕见的和以扩张为表现，与（左心室）功能障碍和不明原因的心力衰竭有关，临床表现出现在妊娠晚期或者产后前5个月"[16]。在发达国家，每3000次分娩约有1例被诊断为围产期心肌

心肌病的类型	病理生理	症状
肥厚型心肌病	室间隔增厚导致左心室流出道梗阻	气短、心悸、晕厥或猝死
扩张型心肌病	扩张的左心室损害收缩功能	气短、疲乏、功能受损状态、心悸和全身水肿
围产期心肌病		
致心律失常型右心室心肌病	心肌纤维脂肪化诱发心律失常	心悸、气短、胸痛、头晕、晕厥或猝死
左心室非致密型心肌病	左心室心肌小梁增多	气短、疲乏、功能受损状态、心悸和全身水肿
限制型心肌病	僵硬的心壁可能导致舒张和收缩功能受损	

表 11-1 妊娠期所见的心肌病亚型

病，但这种情况在发展中国家可能更为普遍[5, 17, 18]。围产期心肌病的病因及机制尚不清楚。Patten 等[19]报道，孕产妇发展为围产期心肌病的机制可能与子痫前期产妇血管生成调节因子失衡相似，就是心脏血管生成出现失衡。然而，后来的 Meta 分析发现子痫前期和围产期心肌病之间没有关联[5, 19, 20]。已知围产期心肌病的危险因素包括经产妇、多胎、高龄、长时间的保胎[15]。在合并围产期心肌病的女性中，急性心力衰竭的特征性体征和症状与扩张型心肌病相似，这不足为奇，因为两者有类似的潜在病理表现，都属于心室扩张充血。围产期心肌病的不良事件更可能发生在这些女性身上，纽约心脏协会功能分级较差、射血分数降低（<25%）、非洲裔美国人、贫困、经产妇、高龄产妇（>30—35岁）[21-26]。高达 10% 合并围产期心肌病的女性可能发展为严重的心力衰竭，需要行心脏移植术。然而，约 50% 的女性在产后 6 个月内可以完全恢复。据报道，那些产后持续收缩功能障碍（LVEF<50%）的女性，再次妊娠围产期心肌病复发的死亡率高达 19%[2, 27-29]。

致心律失常性右心室心肌病（arrhythmogenic right ventricular cardiomyopathy，ARVC）在妊娠期罕见。这种心肌病以心肌纤维脂肪化为特征。纤维和脂肪组织与正常心肌的病理性共存被认为是"心律失常和猝死的基础"[5]。疾病的晚期可能包括扩张的心室和（或）心肌动脉瘤样缺损。这种疾病的发展阶段包括隐匿期，此时患者无症状但仍有猝死的风险，以及进一步进展为有症状的心律失常[5]。尽管只有 11 例妊娠期致心律失常性右心室心肌病被报道，但 Krul 等的文章描述到这种疾病通过优化抗心律失常的治疗措施后，无症状的女性都获得了良好预后[8]。

另一罕见的孕产妇心肌病亚型是左心室非致密型心肌病（left ventricular noncompaction cardiomyopathy，LVNC）。这个亚型是源于胚胎发育异常，左心室小梁未能消退，留下一心肌小梁形成增厚的内膜。除了有可能在小梁中形成血栓外，有症状的左心室非致密型心肌病孕产妇还可能出现心力衰竭的症状（如气短、乏力、心悸、水肿）[5]。值得重注意是，

随着影像学技术的提高，心肌小梁越来越频繁地被发现。在无症状的患者中，这一发现的临床意义尚不明确。

孕产妇中最后一种罕见的心肌病亚型是限制型心肌病（restrictive cardiomyopathy，RCM）。潜在的病因包括浸润性或非浸润性的变化过程（即异常物质的沉积）。这些病例也表现出心力衰竭的体征和症状（如疲劳、呼吸短促、全身水肿、心悸）[5]。在限制型心肌病中，心室收缩功能是正常的，但是舒张功能受损。这种疾病典型表现包括心室充盈受限和舒张功能障碍，可通过超声心动图诊断。两个心室都可能受到影响。左心室非致密型心肌病和限制型心肌病的预后很大程度上是未知的，因为它们都是非常罕见的。因此，最合乎逻辑的假设是，妊娠期/围产期女性出现任何一种情况，其预后将主要取决于临床表现的严重程度[8]。

二、诊断

（一）体征和症状

心力衰竭的症状可能被妊娠中期末和妊娠晚期的生理改变所掩盖。呼吸短促、不能平卧和全身水肿在妊娠晚期经常出现，甚至在健康的孕产妇中也是如此。进一步增加诊断难度的其他情况包括静息心率的生理性增加（约 20%）、血压随孕周的变化（见第 9 章）、呼吸性碱中毒及由循环血量增加引起的稀释性贫血。由心房或心室早搏引起的心悸在妊娠期间也有报道，但在没有结构性心脏病的情况下，这些通常被认为是良性的心律失常[30, 31]。

鉴于心力衰竭的症状和体征与妊娠后期生理之间的重叠，当妊娠期/围产期女性出现类似心力衰竭的症状时，临床医师应保持高度的警惕。此外，出现心力衰竭症状的育龄女性应随时通过病史、体格检查和实验室检查进行妊娠筛查。影像学诊断大多是无创的，在这些病例中可能挽救生命。妊娠合并心肌病的及时诊断有助于心力衰竭的早期治疗和多学科管理，从而改善母婴预后[32]。

（二）影像学和程序性诊断模式

在妊娠中期和妊娠晚期出现非特征性的症状如呼吸急促和乏力的孕产妇，应进行全面的体检、心电图、胸部 X 线和超声心电图检查。

正常心电图让人安心，因为它对严重收缩功能障碍有很高的阴性预测值[33]。然而，正常的心电图并不代表没有必要行超声心动图检查。此外，如果有异常发现，有关心肌功能障碍的程度和类型的信息对于优化管理和估测预后至关重要。胸片可显示患有心肌病的女性心脏增大，也可减少引起失代偿其他病因的可能性（如肺炎、肺栓塞或非心源性肺水肿）的可能性。超声心动图检查到异常心室功能或心室大小应该发出红色预警。左心室功能障碍（射血分数＜50% 或缩短分数＜30% 和舒张末期内径＞2.7cm/m² 体表面积）能确定妊娠期更常见心肌病类型的诊断[34, 37]。超声心动图也可以确定心肌病的亚型和严重程度，从而指导治疗。额外检查应包括 24h 的心脏遥测。在致心律失常性右心室心肌病（隐匿期）的情况下，遥测技术可能优于影像学技术，是最敏感的诊断方法[5]。遥测技术识别潜在的心律失常也可以指导干预措施，如抗凝和（或）抗心律失常的治疗。心脏大血管磁共振(cardiovascular magnetic resonance，CMR) 可能对心脏解剖特征的诊断有用，但在心肌病中很少需要使用，因为它不太可能改变治疗方案[5]。使用其他有创诊断方法包括冠状动脉心导管检查和心内膜心肌活检（ endomyocardial biopsy，EMB ），应根据患者具体情况与心脏病专家进行讨论。心内膜心肌活检对于可疑心肌炎或浸润性心肌病的病例可能是有用的。然而，鉴于心内膜心肌活检手术的有创性和无创影像技术的提高，常规使用心内膜心肌活检作为主要诊断方法仍存在争议。此外，即使能提供心内膜心肌活检的方法，对于围产期心肌病的病例，心肌炎的分类也可能仍不确定[38]。

（三）实验室检查

血清实验室检测可能对评估孕妇心肌病诱发的

心力衰竭有用。电解质检查可有助于尽早识别心力衰竭时常见的电解质异常（如低钠血症），也可直接纠正可能导致心律失常的电解质异常（如低钾血症、使用髓襻利尿药治疗期间常见）。

血清脑利尿钠肽（BNP）水平可有助于明确妊娠期临床恶化的心脏病病因[39]。在 Hameed 等一项小型研究中（29 名妊娠期女性与 25 名非妊娠期女性对照），与非妊娠期女性对照组（10～37pg/ml）相比，妊娠期女性组脑利尿钠肽的中位数水平（10～143pg/ml）高出约 2 倍，但在整个妊娠期保持稳定[39]。较低水平的脑利尿钠肽，＜128pg/ml[40]或 100pg/ml[41]，对于妊娠期女性合并结构性或先天性心脏病的心脏事件有非常高的阴性预测价值。换句话说，脑利尿钠肽水平可能提示这些女性在妊娠期间发生心脏事件潜在的可能性[40, 41]。值得注意的是，在子痫前期的孕产妇中也发现脑利尿钠肽水平的升高[2, 42]。

三、药物方面应考虑的因素

（一）减少血容量

水钠的限制及利尿药可能有助于控制患有心肌病的孕产妇的血容量。妊娠期间使用呋塞米和氢氯噻嗪是安全的。然而，必须注意监测胎盘灌注和羊水量，因为两者都可能因脱水而受影响[8, 43]。

（二）减少后负荷的药物

合并有急性或者慢性心力衰竭 / 心肌病非妊娠期女性，常用血管紧张素转换酶抑制药（angiotensin converting enzyme inhibitor，ACEI ）和血管紧张素受体拮抗药（angiotensin receptor blocker，ARB ）减少后负荷，可降低死亡率[44-47]。然而，考虑血管紧张素转换酶抑制药的风险 – 效益比，应慎重考虑在妊娠期间使用这类药进行治疗。虽然由于担心对胎儿有致畸性，通常不考虑在妊娠期间使用这些药，但需要根据个体因素去权衡孕产妇的健康与对胎儿致畸风险做出决定[32, 48]。欧洲妊娠和心脏病登记处（ European Registry on Pregnancy and Cardiac disease，

ROPAC）的资料显示，孕产妇使用血管紧张素转换酶抑制药治疗有 8% 的胎儿畸形率[49]。严重新生儿并发症在文献中也有报道，包括无尿症的肾衰竭和死亡[50, 51]。然而，其他报道称，即使在妊娠前 3 个月使用血管紧张素转换酶抑制药，其风险与其他抗高血压药相似，这表明的任何风险的增加都可能是由于潜在疾病的本身，而不是治疗药物[52]。因此，如果病情严重的孕产妇对其他治疗方案没有反应，则应该考虑使用这些药。鉴于在母乳中发现血管紧张素转换酶抑制药的水平较低，美国儿科学会和美国国立卫生研究所并不绝对禁止在母乳喂养女性中使用血管紧张素转换酶抑制药[5, 32, 53]。血管紧张素转换酶抑制药在产后减少后负荷方面肯定是有效的。

鉴于螺内酯具有潜在的抗雄性激素作用，在妊娠期间也应尽量避免使用[54, 55]。肼屈嗪可能是重度子痫前期的孕产妇中治疗高血压急症的常用药物。然而，在已发表的文献中，肼屈嗪用于减少心力衰竭的后负荷的报道很少[56, 57]。同样，据报道在子痫前期的病例中，硝酸盐被用来治疗高血压，但尚未见报道其在心力衰竭的情况下使用[58]。应该谨慎使用肼屈嗪和硝酸盐药，以避免低血压和影响子宫胎盘血流灌注[59-61]。钙通道阻滞药被推荐用于降低妊娠期心力衰竭的后负荷，并且已在妊娠期安全使用[62, 63]。由于硝普钠可能导致新生儿氰化物中毒，因此最好避免使用[32, 64]。

β 受体拮抗药作为抗高血压药已广泛用于妊娠期，并用于心力衰竭和（或）心律失常的治疗[65, 66]。阿替洛尔通常是避免使用的，因为与其他选择性 β 受体拮抗药相比，它可增加胎儿宫内生长受限的风险[8]。值得注意的是，对于急性心力衰竭，尤其是严重的情况下，β 受体拮抗药必须减量或停用以维持血流动力学平稳。在这种情况下，应仔细监测心率，因为可能会发生反跳性的心律失常。

（三）血管升压药和正性肌力药

虽然心力衰竭通常合并有高血压，但严重的病例可能出现血流动力学不平衡。在这种情况下，血

管活性药的选择应根据导致临床失代偿的潜在病理生理。应优化心排血量，同时尽量减少心律失常的风险。妊娠期特定的血管活性药物的安全性和有效性仍然分类不清[2]。然而，由于这些药通常用于孕产妇极端失代偿的状态下，往往是一种挽救生命的措施，因此，它们对胎儿的影响的相关性是值得怀疑的。相关妊娠期间血管活性药的更多信息见第 10 章和第 38 章。

（四）抗心律失常药

妊娠合并心肌病可能发生严重的心律失常，有必要治疗。在妊娠期使用任何药物时，应该优先考虑孕产妇的生存，这种方法在治疗产妇心律失常时至关重要。因此，不稳定型心律失常应按照高级生命支持指南进行治疗，不需要考虑其致畸性。对于不稳定型心律失常的直接复律也是如此。严重的病例可能需要植入心脏内除颤仪（internal cardiac defibrillator, ICD）和（或）心脏导管和消融术。这两种方法都是挽救生命的手术，因此无论是否怀孕，都应该按照指引执行[8]。

一些抗心律失常药治疗相比其他药物，伴随着更多的不良反应和风险。β 受体拮抗药常用于妊娠期高血压疾病。然而，它们作为抗心律失常药的使用仅限于已发表文献中的病例报道或系统性研究[67-69]。β₁ 受体拮抗药（如美托洛尔）优于 β₂ 受体拮抗药（考虑到对子宫张力的潜在不利影响）。选择性 β₁ 受体拮抗药通常被认为是治疗妊娠期急性稳定型心律失常的一线治疗药物[70]。地高辛也被广泛用于妊娠期子宫内胎儿心律失常的治疗[71]。鉴于地高辛在妊娠期间的广泛应用，它可能是 β 受体拮抗药一种有效的辅助药，用于治疗产妇心律失常和（或）急性有症状的心力衰竭（尽管它不再被认为这些适应证的首选药）。钙通道阻滞药已被报道用于治疗妊娠期室上性心动过速（supraventricular tachycardia, SVT）[72-74]。输注给予尼卡地平也被报道可以安全用于治疗重度子痫前期的难治性高血压，对孕产妇或胎儿无明显不利影响[75-77]。与钙通道阻滞药相似的是，腺苷用于治疗刺激迷走神经无效的孕产妇室上性心动过

速，对胎儿有短暂的影响[74, 78-80]。胺碘酮只能暂时用于治疗致命性的室性心律失常。长期使用对胎儿甲状腺功能产生重要的影响[70]。

（五）心肌病的靶向治疗

溴隐亭是一种催乳素分泌抑制药，早期显示能改善急性围产期心肌病左心室功能和预后[81-83]。这些初步的报道得到了 Desplanntie 等的系统综述的支持，其中包括两项评估溴隐亭在围产期心肌病中的作用的前瞻性随机对照试验[84]。然而，作者承认现有的前瞻性数据样本量有限，需要进行更多的多中心前瞻性研究[84]。其他人警告到产后给予溴隐亭可能抑制泌乳素，这应根据有限的前瞻性数据所看到的潜在益处加以权衡[85]。最近的研究也试图确定溴隐亭的所需剂量，以改善围产期心肌病孕产妇的结局。有学者已经提出，1 周的疗效等同于以往 8 周的治疗方案[86]。

（六）预防血栓栓塞的药物

妊娠和心力衰竭都是静脉血栓栓塞症（VTE）的危险因素。由心肌病引起的心力衰竭的孕产妇使用抗凝治疗的适应证尚不清楚，也缺乏治疗指南。因此，与非妊娠期心力衰竭指南一致，妊娠合并心力衰竭患者抗凝治疗的适应证可能包括已知存在的全身性 / 心内血栓或心房颤动。治疗性抗凝通常不推荐单独用于严重心室功能受损的患者[87, 88]。然而，与其他心肌病亚型相比，围产期心肌病与静脉血栓栓塞的风险增加有关（发病率高达6.6%～6.8%）。所以，2016 年美国心脏协会指南建议在妊娠期间和产后 2 个月对这种特定类型的心肌病进行抗凝治疗[35, 89-91]，无论何种心肌病类型，药物预防血栓栓塞适用于住院的非妊娠期心力衰竭患者，因此，也应适用于大多数因心力衰竭住院的孕产妇[87]。

在妊娠期合适的抗凝药是低分子肝素，因为它不会通过胎盘屏障。与普通肝素相比，低分子肝素也需要更少的给药频率，并具有更好可预测的药效学特征[2, 92]。孕产妇在临产时可改用普通肝素，以

尽量减少产后出血的风险和（或）在适当时实施椎管内镇痛 / 麻醉。静脉注射肝素也可用于孕产妇住院期间［如可能需要手术时和（或）出血风险增加时］，因为这种治疗模式允许快速滴注给药。由于有胎儿异常（鼻骨发育不良、胎儿出血，甚至更严重的畸形）的报道，通常维生素 K 拮抗药（华法林）在妊娠早期禁用。然而，尽管这些药物对胎儿有潜在影响，当证明是对孕产妇有利也可以被使用[8, 93]。

四、失代偿性心力衰竭的管理

失代偿性心力衰竭的孕产妇可能需要无创和有创监测来指导治疗。连续心电图可用于监测心律失常。动脉置管术也证明有助于实时血压评估和血容量的评估。根据临床情况，经胸 / 食管超声和留置尿管可能提供心功能的详细信息。治疗急性心力衰竭时，需制订目标性持续利尿方案，福莱导尿管可能适用于密切监测尿量排出情况。为采集混合静脉血血气和（或）给予血管活性药，可能需要放置中心静脉导管。虽然现在使用频率比过去少得多，但在特定的病例中可能也需要放置肺动脉导管。是否需要胎儿监测取决于胎儿的生存能力（孕周）和临床环境。胎儿的健康通常反映孕产妇的健康状况。

在妊娠期和非妊娠期人群中，急症症状性心力衰竭的治疗目标是相似的。任何患有急性心力衰竭的孕产妇都应仔细检查潜在的诱因。干预措施应以血容量评估和引起孕产妇失代偿的病因为依据。对于收缩期心力衰竭，常采取限制钠盐摄入和利尿药以维持液体平衡。失代偿性心力衰竭可能需要积极利尿[92]。应该降低心脏后负荷，促进前向血流，以减少心肌负荷。在有症状的心力衰竭时，控制心率或节律可能增加心排血量，这种情况较少见。如果孕产妇动脉血氧饱和度<94%，可以补充氧气以促进充分的氧合。伴有肺水肿的严重心力衰竭患者，可能需要无创呼吸机支持或者通过气管插管进行机械通气。如果急性症状还表现为肺动脉高压，可以使用一氧化氮治疗。一氧化氮使通气区的肺血管床

扩张，从而减少通气 – 血流比例失调，增加右心到左心的氧合和血流量。

即使支持性措施和医疗护理得到最优化，若低氧血症和血流动力学不平稳持续存在，则可能需要过渡其他治疗。文献中有关于使用左心辅助装置、体外膜氧合和主动脉球囊反搏治疗孕产妇失代偿心力衰竭的报道[2, 94]。对于常规治疗无效严重的孕产妇心肌病病例，心脏移植可能是唯一的治疗手段。图 11-1 显示围产期心肌病在分娩时出现症状性心力衰竭处理方案。

五、分娩管理

在妊娠期间发生严重的血流动力学损害时，负责治疗的临床医师可能需要做出一个最复杂的治疗决定——分娩。

无论女性是在产房、急诊科或者重症监护病房出现阵痛或分娩，首先要做的是维持血流动力学平稳。理想情况下，这种应该在重症监护病房进行。初步稳定后，应考虑尽早分娩或妊娠终止；循环血容量增加可能是导致失代偿的主要原因。一般来说，在孕产妇合并心肌病的情况下，主要由产科指征决定分娩方式（阴道分娩或剖宫产）和分娩时机。然而，在血流动力学改善后，这些女性应该由多学科团队进行管理。2016年MBRRACE报道指出，专业知识和护理的细化是孕产妇结局的主要决定因素，尤其是合并心脏疾病方面[95]。该团队应由各个专业的医师包括产科 / 母胎医学、产科麻醉学、心脏麻醉学、心脏科、心胸外科、重症医学科、新生儿科及分娩室和重症监护病房的护理代表和住院部药房等组成。

多学科团队可以确定的阴道分娩或引产是不安全的，在孕产妇初步稳定后首选剖宫产。理想情况下，这种手术应提前做好计划并在手术室里进行。应根据患者的需求对手术室（主要手术室、分娩或心脏手术室）进行个体化选择，以及根据当地的能力和设备条件进行调整。个体风险评估应指导监测的选择。有些病例可能受益于实施了早期的椎管内

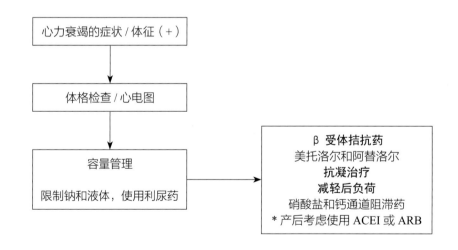

▲ 图 11-1　围产期心肌病分娩时出现症状性心力衰竭的处理方案

分娩镇痛；这样可能会减轻因宫缩疼痛引起的交感神经兴奋，以及便于在第二产程辅助分娩，不建议在这些病例中使用 Valsalva 动作。

分娩（阴道分娩和剖宫产）可能诱发或加重心力衰竭。因为可能伴有大量液体的重新分布，也可能涉及出血（见第 9 章）。严重的情况下，可能需要体外膜氧合（extracorporeal membrane oxygenation，ECMO）辅助来改善孕产妇的状况（如孕产妇出现持续的血流动力学不平稳或心搏骤停，见第 14 章），在这种情况下，应进行就地分娩 [70]。因此，重症监护病房收治严重心力衰竭的孕产妇时，需要配备随时行阴道分娩和剖宫产的设备和人力。如果在重症监护病房进行分娩，最好有产科麻醉医师在场，以协助镇痛、麻醉和（或）围产期复苏。

剖宫产的情况下，需要缓慢而仔细地实施滴定麻醉，目的是维持孕产妇的前负荷，从而最大限度地减少心脏应激和（或）心律失常。成功的滴定麻醉包括分次注药的硬膜外麻醉、低剂量腰麻联合扩大容积的硬膜外麻醉或全身麻醉 [96]。合并心肌病的孕产妇由于多种原因需要抗凝治疗。因此，如果选择椎管内麻醉，应谨慎合用抗凝药，以尽量减少脊髓血肿和（或）产后出血的风险。目前推荐的，治疗剂量的抗凝后与椎管内麻醉间隔时间要求：治疗剂量普通肝素或低分子肝素（LMWH）需间隔 24h（要求 APPT 正常）。静脉注射的肝素应在椎管内麻醉前 4～6h，并要求凝血功能检查正常 [97]。在椎管内阻滞后大于 1h 可再开始静脉注射肝素，或阻滞 24h 后恢复使用低分子肝素，但是时间间隔也应考虑产后出血的可能性 [97]。

使用子宫收缩药治疗子宫收缩乏力的益处，必须权衡其潜在会降低前负荷（缩宫素，呈剂量依赖性）或者增加后负荷（甲基麦角新碱和卡前列素）[98]。根据临床情况，建议谨慎用药或避免用药（特别是使用甲基麦角新碱）。催产素可以浓缩以最小化液体容量给药，以尽量减少液体输入。也可以通过微量泵注的方式给药，以尽量减少前负荷的下降。非药物治疗宫缩乏力可能对这一人群是有利的，如第 6 章所述。考虑到产后心力衰竭加重和（或）心律失常的风险，患者在重症监护病房应持续密切监测至少 48～72h。

结论

心肌病可导致妊娠期间或妊娠后失代偿性心力衰竭。虽然妊娠期女性与非妊娠期女性的重症监护治疗策略相似，但孕产妇和产后女性在诊断、管理和护理配合方面存在重要区别。对严重失代偿性心力衰竭的危重症产妇，采取多学科方法可能有助于降低孕产妇死亡率。

第12章　肺动脉高压

Pulmonary Hypertension

Marie-Louise Meng　Elena Reitman　著

揭英锡　译　　王寿平　校

要点

- 应建议患重度肺动脉高压（PH）的女性，避免妊娠（或考虑终止妊娠）。虽然最近的研究表明结局有所改善，但尽管采用了先进的治疗方法，孕产妇的发病率和死亡率仍然很高。

- 妊娠期间治疗慢性和急性 PH 以扩张母体肺循环的血管为目标。治疗手段包括：①注射和吸入前列环素及磷酸二酯酶抑制药；②持续吸氧；③在分娩前后吸入一氧化氮；④强心药，如多巴胺、米力农和肾上腺素，以改善孕产妇的心排血量。

- 由于 PH 会导致高凝状态，并与妊娠期的高凝状态相叠加，患 PH 的女性在整个孕期和产后期间应接受预防血栓栓塞的药物治疗。

- 这些患者经常出现血小板减少，因此需要进行血小板监测。

- 对于 PH 患者，在权衡施行椎管内分娩镇痛或麻醉下剖宫产的相关获益和风险时，平衡充分的抗凝和可能的血小板减少是一个现实挑战。

- 目前，现有的文献并不支持哪种分娩方式优于另一种。选择阴道分娩还是剖宫产应基于多学科的个案讨论。

- 对于尝试阴道分娩的产妇，强烈推荐使用椎管内分娩镇痛。椎管内镇痛可以调节产妇分娩疼痛时间过长导致的儿茶酚胺释放，并使阴道助产或无法实现阴道分娩的产时剖宫产成为可能。在阴道助产过程中，使用产钳或负压吸引可减少产妇用为或 Valsalva 动作。

- 除非万不得已，应尽可能避免紧急剖宫产。

- 对于择期剖宫产，建议采用椎管内麻醉（硬膜外或腰硬联合麻醉）而非全身麻醉。众所周知，全身麻醉会抑制心脏收缩力。此外，正压通气会增加肺血管阻力。

- 孕产妇死亡风险最高的时期是围产期和产后即刻（最长 2 个月），这可能是由于这些阶段容量的快速变化和高凝状态达到高峰。

肺动脉高压（pulmonary hypertension，PH）是一种以静息状态下平均肺动脉压力慢性升高大于25mmHg为特征的疾病[1]。肺动脉高压可能是特发性的、家族性的，或与其他多种疾病相关。修订后的世界卫生组织（WHO）分类系统描述了5种类型的肺动脉高压[2]，第一组患者被认为是原发的肺动脉高压（pulmonary arterial hypertension，PAH），而其余四组的患者被认为是肺动脉高压（表12-1）。当讨论一大类疾病时，一般使用肺动脉高压这个术语。

结合以往经验，患有肺动脉高压的孕产妇，孕产妇和胎儿死亡率很高（分别为30%～56%和11%～28%）[3, 4]，造成不良孕产妇结局的原因多种多样，包括右心衰竭、心律失常和（或）心内分流引起的脑卒中[5]。此外，孕产妇围产期和产后右心衰竭的发生率很高，可能是由于血流动力学压力变化和出血并发症的双重影响[6, 7]。胎儿最常见的风险是死亡。然而，早产和生长受限也很常见[8, 9]。

目前的指南明确建议患有肺动脉高压的女性避免妊娠，或及时终止妊娠[10]。然而，如果一个女性已经妊娠并选择继续妊娠，应由包括产科医师和心脏病专家在内的多学科团队告知继续妊娠预计的风险。这些讨论应该根据每个女性的具体病因和肺动脉高压的严重程度进行调整，因为孕产妇和胎儿的风险都因人而异[9]。女性应被转诊到专门的肺动脉高压中心，这些中心有受过肺动脉高压治疗培训的心脏病专家、孕产妇胎儿医学专家、熟悉妊娠期肺动脉高压管理的心胸和产科麻醉医师，并具备新生儿和孕产妇ICU及体外膜氧合（extracorporeal membrane oxygenation，ECMO）能力，因为终止和继续妊娠都需要先进的心肺功能管理[11]。

一、肺动脉高压

肺动脉高压（世界卫生组织分类第1组）在妊娠期的发病率估算为1.1/10万次分娩[12]。肺动脉高压对女性的影响是男性的3～4倍，原因尚不清楚[2, 13, 14]。

肺高压的特点是肺血管阻力（pulmonary vascular

表 12-1　世界卫生组织（WHO）对肺高压的分类[2]

组　别	肺高压的病因	分　类
1	肺动脉高压	• 特发性 • 遗传性 • 药物和毒素 • 先天性心脏病 • 结缔组织疾病
2	左心疾病	• 收缩期或舒张期衰竭 • 瓣膜疾病
3	慢性肺部疾病或低氧血症	• 慢性阻塞性肺疾病（COPD） • 间质性肺疾病 • 阻塞性睡眠呼吸障碍
4	慢性血栓性疾病	• 慢性血栓栓塞性（CTEPH）
5	不明原因的多因素机制	• 血液系统疾病 • 全身性疾病 • 代谢性疾病 • 肿瘤梗阻

resistance，PVR）的原发性升高，同时伴随着肺动脉压力（pulmonary arterial pressure，PAP）的增加，导致右心室衰竭。这种类型的病理变化，肺动脉闭塞（或楔形）压力通常在整个妊娠期和产后保持正常。

在所有肺动脉患者中，肺动脉的病理表现在性质上是相似的。肺高压的典型表现为肺血管结构的恶化，包括内膜增生、平滑肌肥厚、动脉粥样变化、动脉床变窄和原位血栓形成[15]。这个过程还可能涉及内皮素水平的提高（内皮素是一种血管收缩药和促细胞分裂药）、雌激素诱导的生长、一氧化氮水平的降低（一氧化氮是一种血管扩张药，具有抗增殖作用）和（或）前列环素水平的降低（前列环素是一种血管扩张药，具有抗增殖作用，并能抑制血小板功能）[11]。

肺动脉高压中的小血管动脉病变导致右心室后负荷和肺血管阻力进行性上升。因此，右心室会发生典型的改变，包括肥大、扩张，并最终导致功能障碍。如果肺动脉高压得不到治疗，会导致右心室衰竭。

肺动脉高压的发展与多种因素有关，包括人类免疫缺陷病毒感染、肝脏疾病、镰状细胞病、结缔组织病、先天性心脏病和药物或毒素[16]。如果没有明确的原因或相关的基础疾病，在这种情况下，肺动脉高压被称为特发性肺动脉高压（IPAH）或原发性肺动脉高压（PPH）。家族性的特发性肺动脉高压（FPAH）约占6%的病例[2]。肺动脉高压的增生性使一些人认为它类似于癌症，导致出现了解释该疾病发展的多种学说[11]。换句话说，肺动脉高压患者被认为具有肺血管疾病的潜在遗传易感性，叠加的"二次打击"或修饰基因激活了疾病过程[17-19]。

二、肺动脉高压

目前对肺动脉高压所有其他分类（世界卫生组织分类第2～5组）的病理生理学了解不如肺动脉高压（世界卫生组织分类第1组）。然而，很明显存在一些重叠，因为血管重塑和肺血管阻力增加在所有组中都存在。

1. 第2组包括左心疾病导致的肺动脉高压，如二尖瓣疾病[20]。

2. 第3组包括与肺部疾病相关的肺动脉高压，如慢性阻塞性肺疾病（chronic obstructive pulmonary disease，COPD）、间质性肺疾病和睡眠呼吸暂停。这一组在年轻女性中并不常见[9]。

3. 第4组包括患有静脉血栓栓塞症（venous thromboembolic，VTE）疾病的女性出现肺部血栓或凝血功能障碍引起的肺动脉高压。这种原因引起的肺动脉高压在孕产妇中需要重点关注，因为妊娠期的高凝状态增加了肺栓塞和肺动脉血栓形成的风险[4,7]。

4. 第5组包括由其他各种疾病或状况引起的肺动脉高压，如血液病（如红细胞增多症、原发性血栓症）、系统性疾病（如肉状瘤病、血管炎）、代谢性疾病（如甲状腺疾病、糖原贮积症）、肾脏疾病，以及其他状况（压迫肺动脉的肿瘤）[21]。

三、肺动脉高压女性妊娠后的生理适应性障碍

与妊娠相关的血容量增加，在健康的孕产妇中，肺血管会通过血管扩张来适应这种容量的增加，从而防止肺压的增加[11]。在患有肺高压的女性中，肺血管不能适应血液流速和容量的增加，导致肺压急性升高[11]。这种流量和容积的快速增加可诱发右心衰竭。随着右心室功能的恶化，左心的前负荷受到影响，心排血量减少。

特别是在有分流病变（心内或心外缺陷）的女性中，肺动脉高压也可能引起右向左分流，导致艾森门格综合征。妊娠引起的全身血管阻力（systemic vascular resistance，SVR）降低和肺压的增加两个因素相结合，将导致血液优先流经绕过肺部的分流（艾森门格综合征）[22]，因此妊娠期间右向左分流可能增加，导致全身性缺氧增加。

四、妊娠期间肺动脉高压的临床表现

疲劳和劳力性呼吸困难是肺高压最常见的表现症状。这两种症状都表明心排血量减少和氧运输受损。然而，由于这些症状是非特异性的，而且通常发生在健康的孕产妇身上，这可能导致肺高压或右心衰竭的诊断被严重延误。

对于未确诊肺动脉高压的女性，预期的这些症状会在妊娠期间急剧恶化，最终甚至在休息时也会出现呼吸困难。特别是在妊娠中期，在已知或未确诊肺高压的情况下，血容量的增加是母体失代偿的一个常见诱因。因此，如果既往健康的女性，有病史显示其病情急剧和持续恶化，应强烈考虑肺动脉高压的诊断。

大多数右心衰竭的症状，如肝大、腹水和踝关节水肿，都是由于右心前向血流不畅所致。这些体征在妊娠期间往往难以识别，或类似于正常妊娠。在体格检查中，颈静脉压升高和第二心音亢进是对诊断有帮助的体征。

发病时若肺动脉高压女性的身体状况允许，需

要对其心功能进行评估（纽约心脏协会或世界卫生组织功能分级）[1]。虽然推荐用6min步行试验来评估运动能力[10]，但在急性恶化期不应进行。

右心室衰竭是肺动脉高压患者最常见的死亡原因[23]。严重右心室衰竭典型临床表现包括晕厥、心绞痛、水肿和腹胀。晕厥可能是由低心排血量引起的。胸痛是一种晚期征兆，可能反映了右心室缺血。右心室缺血的原因是右心功能轻度下降，引起左心室充盈减少和心排血量下降，可导致冠状动脉灌注减少，进一步导致右心衰竭。由于冠状动脉灌注受到影响（尤其是在肥大右心室的心内膜下），心排血量下降和舒张末期压力增加。随着充盈压升高，冠状动脉灌注继续减少，随后会出现肺充血和水肿，进一步增加肺压和右心后负荷。

五、诊断和评估

（一）经胸超声心动图

对于妊娠期间有不明原因的呼吸困难的女性，应该进行经胸超声心动图（transthoracic echocardiography，TTE）检查。经胸超声心动图是无创的，可以评估心肌功能及瓣膜，估测肺压。如果存在肺高压和右心劳损，经胸超声心动图通常会显示出这种情况。在经胸超声心动图中观察到的三尖瓣反流面积可以用来估计疾病的严重程度[24]。对于患有肺高压的女性，经胸超声心动图也是在妊娠期间反复评估肺动脉压力和心功能的理想工具；定期的经胸超声心动图检查可以发现右心劳损的早期迹象，能指导肺高压和心肌功能管理的逐步升级。

（二）右心导管检查

肺高压的确诊通常需要通过右心导管检查，并提供关于肺血管阻力和心排血量的有用的额外信息。在孕产妇中，只有当经胸超声心动图难以获得或无法提供肺压或肺血管对治疗的反应程度的信息时，才应进行右心导管检查。它也应该应用于那些对治疗起作用的女性，以评估孕产妇对肺血管扩张药治疗的反应。由于可以避免辐射，导管检查具有相对较低的胎儿风险。

六、妊娠期间肺动脉高压的管理

已知有肺动脉高压的孕产妇在妊娠早期应每月进行产科和心脏科随访。随着呼吸困难和水肿等妊娠症状的出现，应进行临床和经胸超声心动图评估肺高压和右心衰竭的恶化程度[11, 25]。随着妊娠的进展，这些女性将需要更频繁的监测。从妊娠中期到分娩可能需要住院治疗。早期治疗的主要手段是利尿，目的是控制血容量的增加。

患有肺动脉高压的女性可能存在逐渐增多的促血栓形成的危险因素，因此必须进行静脉血栓栓塞症的预防。妊娠期的高凝状态与肺动脉高压特异性血栓形成的基本特征相结合，对于心功能下降而体力活动减少的女性，发生肺栓塞和肺动脉血栓形成的风险显著增加。入院治疗肺动脉高压或卧床休息的女性至少应接受预防血栓的药物治疗，如果有更显著的风险因素存在（血流减慢、分流病变），可能需要更高的抗凝目标（低分子肝素1mg/kg皮下注射，每日2次）[24, 26]。患有卵圆孔未闭、艾森门格综合征或任何分流病变的女性，存在矛盾性栓塞的风险。根据肺血管研究所指南中关于肺动脉高压妊娠的声明，建议对任何特发性肺动脉高压患者进行抗凝治疗，尽管没有前瞻性研究证明抗凝治疗的有效性[11, 27]。此外，所有住院患者都应该使用机械弹力袜预防静脉血栓形成[28]。

妊娠期间抗凝治疗的选择包括普通肝素、低分子肝素和香豆素。对于妊娠前接受抗凝治疗的患者，应重新评估该治疗的风险和益处。普通肝素和低分子肝素都不会穿过胎盘，所以致畸性并不像香豆素那样令人担忧。低分子肝素是妊娠期预防静脉血栓栓塞的最佳选择。普通肝素的药动学在妊娠期不太稳定。新的证据表明，妊娠期普通肝素的常用剂量（5000U皮下注射，每日2次）可能不足以达到降低发生血栓栓塞事件可能性的目标，也不足以代偿妊娠相关变化对抗凝药药动学的影响（血容量、肾血流量和肾小球滤过率增加，白蛋白浓度降低）。

由于华法林具有致畸作用，因此应停用华法林。如果继续抗凝治疗，应使用普通肝素或低分子肝素[11]。

最近，产科麻醉和围产期医学协会（Society for Obstetric Anesthesia and Perinatology，SOAP）发表了共识声明，提出了如何尽量降低血栓预防和抗凝药给药所产生的风险，包括抗凝治疗期间实施椎管内麻醉的风险（降低脊髓硬膜外血肿的风险）、在这一高危人群中不得不实施全身麻醉的风险，以及最后一次普通肝素或低分子肝素的剂量，与实施椎管内麻醉分娩之间的最佳时间间隔，需要具体问题具体分析[29]。临近分娩时应制订个体化计划，需要考虑到维持、减少抗凝药的剂量或更换抗凝药（普通肝素或低分子肝素）的风险和益处[29]。在实施椎管内麻醉之前，应根据需要进行凝血功能的实验室检查和血小板计数的监测[29]。

七、肺血管扩张的药物治疗

氧气是肺动脉高压治疗的关键，因为它是一种有效的血管扩张药，可以减少缺氧性血管收缩。

通过高流量的鼻导管以每百万分之5~20吸入一氧化氮是一种有用的、快速的肺血管扩张药[30]。使用高流量鼻导管的患者在不禁食的情况下应密切观察，因为当流量设置高时可能发生误吸。

肺血管研究所在2015年的共识声明中提供了一个有用的指南，即哪些患者可能从每种类型的肺血管扩张药中受益[11]，有五类特定的肺血管扩张药

（表12-2）。

八、肺动脉高压女性右心衰竭的处理

对于ICU中肺动脉高压患者管理的研究甚至报道非常少，也没有一个研究报道产科患者的管理和结果。

尽管如此，十多年前就有学者提出了一种针对妊娠肺高压患者的综合治疗算法，至今仍然适用（图12-1B）[31]。

右心室衰竭有以下治疗措施[30, 32]：①限制液体、低钠饮食和使用利尿药，以保持最佳的前负荷和心排血量，减少右心室扩张，最大限度地减少急性失代偿的风险。②管理心律失常，保持窦性心律和房室同步。③强心药。④选择性肺血管扩张药。

经胸超声心动图对于评估血容量状况很有用。液体入量方面应通过经胸超声心动图评估和测量常规的液体状况来确定，如血压、尿量和口渴程度。如果放置了中心静脉导管，中心静脉压可以作为一种趋势来跟踪，但是中心静脉压作为评估妊娠期容量状态的指南的效用还没有确定。中心静脉压应该只能与其他临床指标一起使用，以确定液体状况。

建议没有右心室衰竭的患者可以口服钙通道阻滞药或口服磷酸二酯酶-5抑制药可进行单一药物治疗[11]。心力衰竭或心功能下降的患者可能需要额外静脉注射或吸入前列环素[11]。

表12-2 用于肺动脉高压治疗的药物

类别	药物	妊娠期的FDA类别
磷酸酯酶-5抑制药（PDE-5抑制药）	西地那非、他达拉非（Tadalafil）	B
内皮素受体拮抗药	波生坦（Bosentan）、安立生坦（Ambrisentan）、马昔替坦（Macitentan）	禁忌证，除非对孕产妇生存至关重要
前列腺素类	伊洛前列素、依前列醇、曲前列环素	C
钙通道阻滞药	尼卡地平、硝苯地平	C
一氧化氮		C

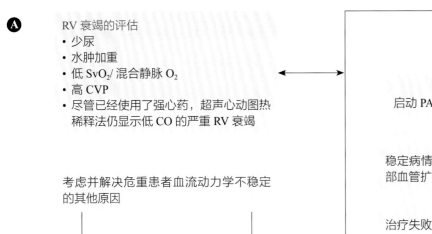

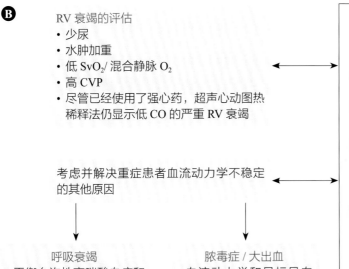

▲ 图 12-1　**A.** 世界卫生组织分类第 **1** 类的肺动脉高压孕产妇在重症监护病房的管理算法；**B.** 在重症监护病房对世界卫生组织分类为第 **2～5** 类的肺动脉高压孕产妇的管理方法

WHO. 世界卫生组织；RV. 右心室；LV. 左心室；PEEP. 呼吸末正压；CVP. 中心静脉压；SvO_2. 混合静脉血氧饱和度；PAH. 肺动脉高压；CO. 心排血量

改自 Zamanian RT, Haddad F, Doyle RL, et al. Management strategies for patients with pulmonary hypertension in the intensive care unit. Crit Care Med, 2007, 35: 2037-2050.

严重的肺动脉高压和右心室衰竭在急性加重期管理特别具有挑战性（表 12-3）。然而，对右心室功能障碍和衰竭管理是至关重要的，因为它与死亡率增加有关。右心室衰竭的患者容量状态下降，容易因肾静脉充血、心排血量减少、右心室缺血和心律失常而造成肾脏损伤。如果右心室缺血（可能是由于右心室舒张压升高威胁到冠状动脉灌注压梯度），可能需要增加利尿或采用其他方法减轻液体负荷（如血液滤过），可能需要与强心药相结合。如果心排血量不足以灌注包括胎儿在内的重要器官，则需要强心药支持。尿量减少、水肿加重、功能状态下降、经胸超声心动图提示右心室功能减弱或胎心变化等相关的问题，可作为提示需要使用强心药的信号，或者若认为可以挽救母亲的生命，则可以使用磷酸二酯酶抑制药。每种强心药的效果最好由超声心动图和动脉压监测来指导。

强心药的剂量与非妊娠患者相同。多巴酚丁胺［2.5～20μg/(kg·min)］被推荐为一线强心药，但米力农也是改善右心室功能而不增加肺循环阻力的一种选择[10, 11]。多巴胺可诱发心律失常，因此不宜使用。米力农［0.125～0.375μg/(kg·min)，持续30min，给予或不给予初始负荷剂量25～50μg/kg］可能会降低体循环阻力，因此需要联合使用血管升压素治疗。

九、体外膜氧合

使用体外膜氧合（extracorporeal membrane oxygenator，ECMO）治疗肺动脉高压患者的右心衰竭的经验正在不断增加[33]。病例报道和一系列案例开始阐述这类患者的管理，并提出在右心衰竭的情况下体外膜氧合可能有利于降低母亲和胎儿的死亡率[9, 34]。至少有一例妊娠期肺高压患者在体外膜氧合支持下分娩的报道[9, 34]。

对于患有严重肺动脉高压、艾森门格综合征和严重右心衰竭的女性，可以考虑在分娩前放置股动静脉导管，以便于紧急使用静脉 – 静脉或静脉 – 动脉体外膜氧合。有报道称，患有肺高压的女性在使

表 12-3　处理右心室衰竭的实用方法
利尿药
密切监测每日体重、患者出入量和电解质
所有肺高压患者可能都需要减轻容量负荷
1. 静脉注射呋塞米
2. 钠和液体的限制
3. 血液透析
4. 血液滤过
强心药
如果右心室功能恶化，尿量少，或水肿加重，可考虑使用强心药
1. 多巴酚丁胺 2.5～20μg/(kg·min)，从 2.5μg/(kg·min) 开始，根据需要增加 2.5μg/(kg·min)
2. 米力农 0.125～0.375μg/(kg·min)，持续 30min，给予或不给予初始负荷剂量 25～50μg/kg
3. 多巴胺 1～20μg/(kg·min)
4. 肾上腺素 1～3μg/kg
监测心律失常的发生
在开始使用前评估全身血管阻力和容量状况
如果全身血管阻力低：去甲肾上腺素 1～8μg/kg 或血管升压素 1～6U/h
肺血管扩张药（由超声心动图引导）
1. 吸入性伊洛前列素 150μg/d（每 2～3 小时或连续）
2. 吸入每百万分之 10～20ppm 的一氧化氮

用体外膜氧合期间分娩[9, 34]，由于右心室的快速失代偿可能发生在围产期，预先建立血管通路可能对最危重的女性有利。

十、分娩方式

妊娠合并肺动脉高压患者的分娩方式和麻醉管理仍然是一个争论的焦点。如果可以的话，阴道分娩可能是最安全的分娩方式，因为它将手术和炎症的风险降到最低，但很难预测一个女性是否能实现试产并进行不复杂的阴道分娩。发病率和死亡率最高的似乎是那些试产不成功需要在产程中进行剖宫产的女性，无论是紧急还是半紧急，在这种情况下，死亡率高达33%[9]。计划内剖宫产的优点是在白天进行，有高危产妇护理专家在场，避免了产程

中紧急剖宫产的风险。因此，在某些情况下，可以选择进行择期剖宫产。

虽然很难预测，但产科医师应尝试预测哪些产妇有很大可能性能成功阴道分娩。如既往阴道分娩史、宫颈条件良好和胎心稳定等线索可能有助于预测能成功阴道分娩。分娩指征应指导分娩方式，如因孕产妇或胎儿因素而提前分娩的女性可能无法耐受阴道分娩，在没有孕产妇或胎儿失调的情况下应考虑安排剖宫产。心肺功能稳定的足月产妇可以尝试阴道分娩。心脏科和麻醉科医师应评估孕产妇是否能耐受产程的延长。

十一、分娩的管理

（一）血流动力学监测

在分娩过程中，建议使用心电图、脉搏血氧仪和有创动脉血压监测。对于心功能下降的孕产妇应建立中心静脉通路，因为术中可能需要使用强心药，或者对于有心脏疾病的孕产妇，需要用血管收缩药维持体循环压力以防止右向左分流和全身缺氧（如艾森门格综合征、分流病变）。

使用肺动脉导管是有争议的。肺动脉导管可引起心律失常，在极少数情况下会引起肺动脉破裂和肺动脉高压相关的血栓形成[35, 36]。如果在分娩前后进行右心导管检查，留置肺动脉导管以指导分娩时的管理是合理的。在围产期放置中心静脉导管时，麻醉医师如果能自如地利用肺动脉导管提供的测量数据，可以选择放置肺动脉导管，但如果在放置过程中出现明显的心律失常，则应放弃放置。

超声心动图相比其他任何血流动力学监测手段能提供更多的即时和全面的信息，能够识别血流动力学不稳定的原因并指导血流动力学治疗。唯一真正存在争议的是经胸超声心动图测量肺动脉压的准确性。一些作者表明，妊娠期间通过经胸超声心动图获得的测量值可能高估了肺动脉高压的严重程度[37, 38]。尽管如此，在这些情况下，风险 - 效益比更偏好选择经胸超声心动图，一旦临床医师意识到肺动脉压数值有可能被高估，就可以相应地修改管

理措施。因此，建议管理这些产妇的临床医师至少应具备使用经胸超声心动图的基本知识[39]。

（二）血液学监测

肺动脉高压的女性需特别注意血液学监测。肺动脉高压患者的血小板功能和数量改变的机制和意义尚不完全清楚[40]。有报道称肺动脉高压患者的血小板消耗和破坏会导致血小板减少[40, 41]。肺血管扩张药如前列环素和一氧化氮与血小板功能障碍、活化和血小板减少有关[40]。有趣的是，血小板减少可发生在肺动脉高压危象期间，特别是当患者血液暴露于体外循环或内皮损伤时[40]。因此，谨慎的做法可能是建立预防性的椎管内镇痛或麻醉，为可能的分娩做准备。

如果全身麻醉的风险超过硬膜外血肿的风险，麻醉医师甚至可以在血小板计数比平时低的情况下选择椎管内麻醉。本章作者曾对少数肺动脉高压和血小板计数为（60～90）×10^9/L 的患者进行了椎管内麻醉。

（三）麻醉的注意事项

如果试图进行阴道分娩，则认为考虑使用低浓度局麻药的蛛网膜下腔麻醉、硬膜外麻醉或腰硬联合麻醉（combined-spinal epidural，CSE）是最重要的。硬膜外麻醉甚至可以显著减少分娩时血流动力学的不良影响[4]，当有剖宫产指征时，手术的紧急程度、手术的指征及孕产妇或胎儿的状况决定了是否可能实施椎管内麻醉或是否需要全身麻醉。有些时候，除外因胎儿指征而进行的紧急剖宫产，为了防止产妇进一步失代偿，需要缓慢而谨慎地建立麻醉和监测。

在肺动脉高压患者中，椎管内麻醉被认为比全身麻醉有更好的妊娠结局；因此，建立椎管内麻醉所需的时间可能要以胎儿的健康为代价，因为医疗机构不应该为了胎儿而做出损害母亲健康的决定。硬膜外麻醉如果在适当的监测下谨慎进行，其本身没有明显的有害血流动力学的影响，并且已经安全地用于患有心脏病的女性[42]。然而，特别是对于

剖宫产手术，腰硬联合麻醉是首选，因为与单纯的硬膜外麻醉相比，它提供了一个更好的感觉阻滞效果，而且在使用低剂量的脊麻时没有额外的低血压风险。对于腰硬联合麻醉，可以单次使用小剂量的鞘内阿片类（芬太尼 10μg）或与小剂量局麻药（布比卡因 2.5～5mg）联合使用，然后缓慢增加硬膜外局麻药的剂量（2% 利多卡因，剂量为 3～5ml，20min 内共 15～20ml，直到达到所需的第四胸神经水平），同时监测并维持孕产妇血压。术后镇痛应给予常规或加强剂量的鞘内吗啡（150～300μg）或硬膜外吗啡（1.5～3mg）。在这些患者中，单次腰麻被认为是禁忌的，并且不能提供长时间的剖宫产术后镇痛[43]。

对于全身麻醉，人们担心在放置喉镜和气管插管时肺动脉压力增加；此外，正压通气对静脉回流的不利影响最终可能导致心力衰竭[43, 44]，在一项对 48 例病例报道或一系列病例的系统回顾中发现，1997—2007 年，73 名确诊为肺动脉高压的孕产妇，实施全身麻醉的死亡风险是实施椎管内麻醉的 4 倍[7]。在最近一项对 26 例妊娠的前瞻性观察研究中，

注意到妊娠合并肺动脉高压患者的死亡率，与全身麻醉下行自然流产刮宫或全身麻醉下行剖宫产有关[6]。然而，有几个小组报道了在妊娠合并肺动脉高压的患者中成功实施全身麻醉，并取得了良好的孕产妇结局[9, 32, 45, 46]。患者需要紧急手术和全身麻醉可能由于病情更严重，所以疾病的性质，如血栓性并发症、肺水肿、脑卒中、器官衰竭、心律失常、心力衰竭或功能状态恶化及孕产妇的死亡率等，是可能导致孕产妇不良结局的推动因素，而非实施全身麻醉。

对于病情较重的患者，可能需要一个由产科和心脏麻醉医师组成的协调小组给她们提供帮助。产科麻醉医师能熟练地对最具有挑战性的患者实施椎管内麻醉，最了解所有产科手术和药物（特别是子宫收缩药，表 12-4），并能够在医疗团队和患者之间提供沟通桥梁；事实上，产科麻醉医师非常熟悉如何照顾焦虑的清醒产科患者。心脏科麻醉医师熟悉床边超声心动图和强心药、血管收缩药和肺血管扩张药的使用，并能快速确定患者何时需要使用体外膜氧合。

表 12-4　常用子宫收缩药的机制、作用和不良反应

药　物	机制和作用	与肺动脉高压有关的不良反应
• 催产素	• 激活子宫 G 蛋白偶联受体 • 增加子宫细胞内钙，刺激子宫收缩	• 降低全身血管阻力 • 心动过速 • 冠状动脉血管痉挛 • 心律失常
• 前列腺素类 • 米索前列醇（E_1） • 地诺前列酮（E_2）	• 合成的前列腺素 E_1/E_2 类似物，可刺激前列腺素 E_1/E_2 受体 • 与子宫肌层细胞结合，引起子宫肌层的强烈收缩，导致组织的排出 • 这些药物也会引起宫颈成熟，使宫颈软化和扩张	• 罕见心血管不良反应
• 卡前列素氨丁三醇 • 地诺前列酮（欣母沛）	• 地诺前列酮的合成前列腺素类似物，具有催产特性 • 刺激妊娠期子宫的肌层收缩，类似于临产时的收缩（确切的作用机制不明，可能是通过直接刺激、调节细胞钙运输或调节细胞内的 cAMP 水平）	• 支气管痉挛 • 高血压
• 甲基麦角新碱	• 半合成的麦角生物碱 • 直接作用于子宫平滑肌，增加节律性收缩的张力、速率和幅度	• 高血压 • 心动过速 • 心律失常 • 冠状动脉血管痉挛

十二、终止妊娠

需要终止妊娠的肺动脉高压患者往往病情危重，需要一个协调的多学科团队，包括孕产妇胎儿医学专家、擅长肺高压处理的心脏病专家、体外膜氧合医师和灌注医师、麻醉医师、新生儿科医师和重症监护医师。产科和心脏麻醉医师都可以参与这些过程。扩宫条的插入对于患者可能是不舒服的，肺压会随着疼痛的刺激而上升。由于子宫收缩会伴随疼痛和回心血量增加，在宫颈扩张和妊娠物排出的过程中，患者需处于持续监测状态。

在动脉压力监测下缓慢实施椎管内麻醉通常是人工流产术最安全的麻醉方法。建议将这些女性留在重症监护病房，直到围术期的容量状态得到改善，这可能需要几天到几周的时间，取决于患者的心肺功能状态。

十三、产后的注意事项

在分娩后不久，随着子宫收缩到妊娠前的大小，由于流向右心和肺血管的流量增加，血浆容量的急剧增加会导致右心衰竭和肺压增加。妊娠的生理性改变也会持续到产后。由于多余的液体会被转移到脉管系统中，血浆容量的增加可持续到分娩后和妊娠终止后。

（一）子宫收缩药

阴道分娩后，预防产后出血对于第三产程的管理至关重要。分娩后常规使用子宫收缩药通过增加子宫收缩，从而减少产后出血的风险。已有研究表明，由于担心对心肺功能的影响而减少子宫收缩药的剂量或不使用子宫收缩药，会导致较高的产后出血率。

一项前瞻性的队列研究指出，低剂量宫缩素输注组［在 500ml 正常生理盐水中加入 10U 的宫缩素，以 36ml/h 的速度静脉注射，持续 4h（12mU/min）］与在分娩后 10min 内同样输注额外增加 2U 的宫缩素组相比较，结果显示接受额外宫缩素组的失血量

较低，而且心脏指标或不良事件没有变化[47]。因此，在给予子宫收缩药时，应适当了解其不良反应和最佳给药策略（表 12-3）。

1. 宫缩素

宫缩素是产科临床中的一线子宫收缩药。宫缩素通常会引起心动过速、全身血管阻力下降、心排血量增加和肺血管阻力上升。如果使用宫缩素，最安全的方案是采用最低有效剂量进行持续输注，而不是采用单次剂量注射[48]。

2. 二线子宫收缩药（前列腺素类、麦角碱衍生物）

二线子宫收缩药包括前列腺素类（Prostaglandins，PG）。由于它们各自具有不同的平滑肌作用，选择无支气管收缩作用的前列腺素是关键。

米索前列醇（Misoprostol，PGE_1）对肺血管的影响最小，可通过阴道给药、口服或经直肠给药或舌下含服（米索前列醇的剂量阴道为 800μg，口服或直肠为 600~1000μg，舌下含服为 400~800μg）。

卡前列素氨丁三醇（Carboprost Tromethamine，$PGF_{2\alpha}$）可引起支气管痉挛，对于反应性气道疾病和肺动脉高压的患者禁用，因为患者可能不能耐受因气道压升高而引起的肺循环阻力的小幅增加。

甲基麦角新碱，一种麦角生物碱衍生物，可引起肺血管收缩，因此在肺动脉高压中相对禁忌[49]。与该领域的专家的交流中，他们提出了一些罕见的个人经验，即通过非常缓慢的速度静脉滴注给予甲基麦角新碱（每次 10μg），坦白说的确发现肺阻力会随着其使用而增加。如果不能接受卡前列素氨丁三醇引起的支气管痉挛的风险，只有在子宫收缩严重乏力，需要额外的子宫收缩药的情况下，才应以这种方式使用麦角碱。

还应考虑选择一些常规的手术方式，如 Bakri球囊、B-Lynch 缝合和子宫切除术。

（二）产后监护

产后第 1 周被认为是肺动脉高压患者特别脆弱的时期[6, 32]。死亡率与心力衰竭、猝死和血栓栓塞有关[3, 7]。建议产后最初几天到 1 周内在重症监护

室进行产后监护，直到明确主要的液体转移已经减少、心律失常已消失及孕产妇身体功能得到改善。这一点对高危患者尤其重要，如右心衰竭、血流动力学不稳定或分娩时有心律失常的女性。在这段时间里，有些患者需要在重症监护室治疗1周以上。

预防性抗凝在这一时期非常重要，如果因分娩或椎管内麻醉而暂停，则需要尽快重新开始[29]。

十四、远期考虑

（一）孕产妇结局

最近美国学术医疗中心对49名患有肺高压的孕产妇进行了系统性研究，尽管有先进的心肺治疗手段和目标性管理，但总死亡率为16%[9]。值得注意的是，该队列中报告的8例死亡病例中有7例是世界卫生组织肺动脉高压分类第1组的女性[9]。世界卫生组织肺动脉高压分类第2组的女性中没有死亡病例。当患者根据肺动脉高压的严重程度进行划分时，有一种趋势表明，疾病更严重的女性的结局更差[9]。在为肺高压患者提供妊娠结局的咨询时，以肺动脉高压的严重程度、右心功能分级和肺动脉高压的病因作为指导可能是有用的。在当代，随着抗肺动脉高压药和体外膜氧合的使用，孕产妇的结局正在慢慢改善，有必要对妊娠期肺动脉高压的女性进行大规模的队列研究，以进一步描述孕产妇的结局。

（二）胎儿和新生儿结局

孕产妇肺动脉高压与胎儿和新生儿并发症的风险增加有关，包括死胎和新生儿死亡、胎儿生长受限和早产。有研究描述的并发症发生率高达100%[7]。胎儿生长受限和早产是主要的新生儿并发症[50,51]。妊娠前心功能分级差（纽约心脏协会功能分级Ⅲ级或Ⅳ级）、发绀或左心梗阻的女性风险最高。风险增加的原因可能是潜在的心脏疾病的直接影响，再加上由于孕产妇的原因导致的早产并发症[50]。尽管如此，在过去的10年中，新生儿护理和早产

儿存活率的提高导致在肺动脉高压存在的情况下，人们越来越愿意接受妊娠的挑战。

结论

妊娠合并肺动脉高压具有显著的孕产妇和胎儿的死亡风险[7]。肺动脉高压分类的第1组和艾森门格综合征患者的1年死亡率最高（50%）[9]。

患有肺动脉高压的女性被认为是世界卫生组织孕产妇心血管风险等级Ⅳ级，建议完全避免妊娠或及时终止妊娠[11]。

一旦妊娠，妊娠前肺动脉高压和右心衰竭的严重程度可用于指导风险评估。这些女性应该在有麻醉医师、心脏病专家、产科医师和重症监护医师的中心进行护理，这些医师擅长处理合并肺动脉高压的孕产妇。虽然仍然没有明确的证据表明体外膜氧合可以改善近期或远期的孕产妇结局，但先进的介入疗法已经被使用，并且应该适用于患有肺动脉高压合并艾森门格综合征的女性。

妊娠期、分娩期、分娩后或妊娠终止后的管理需要密切随访。值得注意的是，迄今为止没有证据表明一种分娩方式优于另一种，但应不惜一切代价避免紧急剖宫产，因为任何仓促的麻醉（尤其是全身麻醉）都可能导致不可逆转的心血管衰竭。分娩和终止妊娠都是高风险的手术，多学科合作对于确保孕产妇管理的优化至关重要。

尽管在肺高压患者的管理方面取得了重大进展，并且出现了几类治疗该疾病的药物，但一般而言，肺高压尤其是肺动脉高压仍然具有很高的致死率，而且妊娠的耐受性差。本章总结了目前ICU对妊娠合并肺动脉高压的治疗知识，重点是肺动脉高压，因为这是目前文献数量最多的疾病。大多数不稳定的妊娠合并肺动脉高压患者的管理应以临床经验和病理生理学推理为指导，因为不稳定的肺动脉高压患者不太可能通过随机对照试验来改进当前的治疗措施。

第13章　床旁超声在危重症孕产妇中的应用
Point-of-Care Ultrasound in the Critically Ill Pregnant Woman

Laurent Zieleskiewicz　Gary Duclos　Malik Haddam　Marc Leone　著
王　红　译　　　王汉兵　校

要点

- 床旁超声（POCUS）是指由主管医师在床旁进行的超声检查。
- 目前指南还没有对危重症孕产妇使用床旁超声检查的推荐意见。
- POCUS 能简单快速地对心肺进行评估，以明确诊断和优化临床管理。
- 急诊经胸超声心动图（TTE）是诊断主动脉夹层最快速的方法。
- 心包积液和心脏压塞可通过 TTE 剑突下和胸骨旁长轴切面简单快速诊断。
- 心肺联合的床旁超声检查可在怀疑血栓事件时提供明确诊断。
- POCUS 可识别孕产妇心脏停搏的诸多原因，从而实时调整治疗方案。
- 腹部超声检查为临床医师治疗重症孕产妇提供了大量信息。
- 应鼓励从事孕产妇救治的临床医师掌握优化治疗所需的床旁超声技能。

一、定义及应用

床旁超声（point-of-care ultrasound，POCUS）是指由患者的主管医师在床边进行的超声检查[1]。POCUS 可应用于疾病的介入、诊断和筛查。在过去的 20 年里，超声设备的图像质量有所提高，而机器尺寸和成本都在下降。同时，一些指南建议在不同的临床场景中使用超声检查[2-6]。目前，POCUS 被用于 20 多个专业领域[1]。

令人惊讶的是，目前还没有关于危重症孕产妇使用超声检查的建议，尽管 POCUS 在产科麻醉和孕产妇危重症监护治疗方面有很多优势，但似乎没有得到充分的应用[7-9]。2012 年，一项调查发现，四家三级产科转诊单位收治的孕产妇中，仅对 13% 的孕产妇使用了经胸超声心动图检查[10]。尽管如此，孕产妇仍是 POCUS 的最佳应用领域，原因如下：首先，超声是一种无创的、非电离辐射的、普及的技术，特别是在产科检查方面。一些研究表明，在危重患者中使用 POCUS 可以减少电离辐射的暴露[11-13]。其次，POCUS 可以提供妊娠相关的典型病理生理变化信息，从而实现个性化的治疗。最后，孕产妇有面临急性呼吸衰竭、出血和感染的风险——所有的这些临床场景，POCUS 都能很好地协助诊断和指导治疗[7]。因此，本章的目的是讨论 POCUS 在危重症孕产妇中几个潜在的应用。肺部超声在第 22 章有详细讨论。

二、妊娠期间床旁经胸超声心动图检查

在一些工业化国家，心脏病是妊娠期间死亡的主要原因[14, 15]。大多数先天性或获得性心血管疾病可以通过系统的床旁心肺超声评估来进行诊断。在 142 家欧洲重症监护病房（intensive care unit，ICU）进行的一项大型调查表明，POCUS 评估对疾病的诊断（84%）和治疗（64%）影响显著[7]。POCUS 检查侧重于简单而快速地心肺评估，以明确诊断和优化患者的管理。这种系统化的超声检查方法在 ICU 和急诊科得到了充分的验证，在这些科室有针对特定临床情况的诊断流程。例如，聚焦经胸超声心动图评估（FATE）方案和生命支持中的聚焦超声心动图评估（FEEL）方案分别用于指导严重血流动力学障碍或心脏停搏患者的诊断[16-18]。此外，一些指南也强烈建议进行详细的 POCUS 评估，以指导休克状态下的液体管理[19-21]。虽然目前还没有针对危重症孕产妇的有效超声扫查方案，但 Dennis 提出了快速的产科超声筛查（ROSE）方案。ROSE 方案包括血流动力学和栓塞诊断的核心切面，以及胎儿心脏评估[22, 23]。值得注意的是，胎儿评估可能不应构成孕产妇筛查方案的一部分，提醒注意胎儿受损会转移对母体的注意力。在没有明显的母体血流动力学不稳定时，胎儿窘迫可能会提示代偿性的孕产妇受损。然而，一旦确定孕产妇受损，治疗的重点仍应是孕产妇。孕产妇的稳定也会改善胎儿的状况。

三、妊娠期间心血管床旁超声检查

第 9 章详细描述了妊娠的正常心血管生理变化。心脏舒张期在妊娠期间变化显著。妊娠期存在心脏舒张期储备减少，心室舒张功能受损的趋势。在超声心动图中表现为 E 波（舒张早期的峰值流速）减少，E/A 值［舒张早期的峰值流速（E 波）与舒张晚期由心房收缩引起的峰值流速（A 波）之比］下降，

以及舒张早期二尖瓣环速度减慢引起的 E/Ea 值轻微增加。这些可以用组织多普勒测量[24, 25]。

1. 心力衰竭

孕产妇可出现心功能不全。心力衰竭的处理取决于其病因，在指南中有具体描述[26, 27]。这些将在第 10~12 章中详细讨论。在孕产妇中，心力衰竭通常发生在孕 28 周左右，此时心血管的适应性改变达到峰值，包括心输出量和血容量的增加。

心力衰竭通常根据超声心动图是否存在左心室射血分数（LVEF）受损（界限是 40%）被分为两大类。因此可以根据它们不同的典型特征进行辨别。保留 LVEF 的心力衰竭通常与舒张功能障碍有关，虽然存在肺水肿，但心输出量（CO）通常保持正常。LVEF 降低导致的心力衰竭伴随着 CO 的降低，通常与肺毛细血管压力的增加和肾素 – 血管紧张素系统的激活有关，常导致液体潴留。CO 可以用两个超声心动图变量来计算：①速度时间积分（VTI）；②左心流出道的横截面积[28]。经胸超声心动图测量危重症孕产妇 CO 的准确性，已与肺动脉导管测量进行了比较并得到验证[29]。该研究的作者建议将心脏超声作为孕产妇和产后危重症女性无创心输出量测量的金标准。

2. 围产期心肌病

围产期心肌病表现为收缩期心肌功能紊乱，LVEF 降低。它与呼吸困难、疲劳和心动过速有关，并伴有血压正常或降低。超声心动图显示左心室功能减退和低 CO 值可明确诊断[30, 31]。

通过不同的经胸超声心动图方法可以评估左心室功能障碍的程度。视觉半定量评估法区分收缩功能低下、异常或正常的收缩功能具有很高的精确度（与心室造影测量的偏差为 7%）[28, 32, 33]。视觉半定量评估可以从胸骨旁长轴切面、短轴切面或心尖四腔心切面进行。然而，上述方法评估 LVEF 仍有 30%~50% 的误差。因此，还有三种方法可以用来提高 LVEF 评估的准确性，即 Teichholz 法、Simpson 双平面法和斑点追踪超声心动图法。

Teichholz 法是通过在胸骨旁长轴切面上将光标定位在二尖瓣尖端的水平，利用 M- 模式记录

心脏结构的运动来估计 LVEF。在左心室不存在明显的节段性室壁收缩异常前提下，只要 M- 模式的光标与室间隔相对垂直，这种测量方法是准确的。Simpson 双平面圆盘法是测量 LVEF 的推荐方法。这种方法需要使用二维超声心动图从心尖四腔和两腔切面测量舒张末期和收缩末期的容积[28, 34]。最近，斑点追踪超声心动图被用来提供有关纵向、径向和周向心肌运动功能信息。这种半自动化的测量方法可以对左心室功能进行全面和区域性的评估，而且操作者之间和操作者内部的差异性很低[35, 36]。

3. 子痫前期

子痫前期是妊娠期间心力衰竭的一个常见原因。在临床上，孕产妇可表现为呼吸困难、疲劳和与高血压有关的心动过速。心力衰竭是子痫前期的一个晚期的特征，常常与蛋白尿和水肿有关，并伴有严重的肝脏功能和血液系统异常。典型子痫前期的心力衰竭表现为舒张功能障碍而收缩功能相对正常[30, 31]。子痫前期易出现舒张功能恶化及由此导致的并发症（急性肺水肿或重度子痫）的发生率升高[30]。

由于高血压引起的心脏结构变化（心肌肥厚、间质纤维化），子痫前期患者的左心室舒张功能受损。左心室的舒张功能可以用经胸超声心动图多普勒测量经二尖瓣血流速度和二尖瓣环的运动速度来获得。测量 E/A 值至关重要，因为它反映了左心室充盈压，在左心室收缩功能受损的情况下，充

盈压会升高。如果孕妇出现 E/A 值＞2［即舒张早期二尖瓣前向血流波（E 波）速度高，而心房舒张期二尖瓣前向血流波（A 波）速度低］，应怀疑严重的舒张功能障碍导致左心室充盈压升高（图 13-1A）。保留射血分数患者舒张功能评估需要使用组织多普勒测量二尖瓣环间隔或外侧壁舒张期早期速度（Ea）。平均 E/Ea 值＞13 表示严重的舒张功能障碍[37]（图 13-1B）。呼吸困难伴有胸片磨玻璃样改变，肺部超声检查显示 B 线，超声心动图显示严重的心肌舒张功能障碍，可以诊断为急性心源性肺水肿。

4. 心肌梗死

急性心肌梗死（acute myocardial infarction，AMI）是孕产妇病死率的一个重要原因。AMI 发生率为 1∶17 000，死亡率为 5%～7%。大多数与妊娠有关的 AMI 发生在产后 6 周内。围产期发生 AMI 的风险比同龄的非妊娠期女性高 3 倍。年龄增加、心血管危险因素（吸烟或糖尿病）和子痫前期病史会增加围产期 AMI 的风险。相比冠状动脉闭塞性疾病，大多数妊娠相关的 AMI 与急性冠状动脉夹层（一种与激素相关的结缔组织异常）相关性更大[38]。妊娠期间和产后没有专门针对 AMI 的诊断检查。

妊娠不影响心电图，也不影响肌钙蛋白 I 水平。因此，这些检查不会受到胎儿存在的影响。同样，超声心动图仍然是诊断孕产妇胸痛（无论是典型的

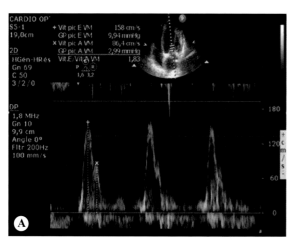
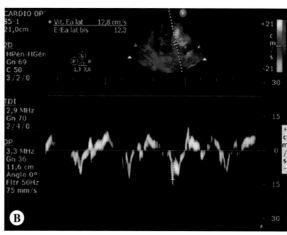

▲ 图 13-1 1 例子痫前期患者左心室充盈压升高

还是不典型的）的基础。心电图检查可以帮助排除许多相关的鉴别诊断[39]。AMI 经胸超声心动图通常显示节段性室壁运动异常（低动力或收缩乏力），受累心肌增厚受损。室壁运动异常的分布取决于受影响的冠状血管所灌注的区域。因此，完整的超声心动图应从心尖四腔心和两腔心切面、胸骨旁长轴切面和胸骨旁短轴切面，从基底到心尖探查所有 17 个心肌节段。目测法是节段性室壁运动评估最常用的方法，但高度依赖于操作者的专业技能。自动斑点追踪超声心动图可以显著改善对左心室节段运动的评估，它可以检测三维心肌形变并减少重复操作等问题[28, 35]。

5. 主动脉夹层、反流和心脏压塞

主动脉夹层是孕产妇死亡的另一个原因，通常继发于结缔组织的异常。妊娠期间激素变化诱发的主动脉壁结构性改变使其易发生动脉夹层。孕妇血流动力学改变在妊娠后 3 个月和产后期达到高峰。因此，大多数动脉夹层发生在这个时期[40, 41]。主动脉夹层常伴有典型的胸痛和心电图变化（复极化异常），是近 50% 的妊娠相关 AMI 和严重主动脉瓣反流的原因。心脏压塞是 A 型夹层最常见的心脏停搏原因[42, 43]。

急诊经胸超声心动图（TTE）是诊断主动脉夹层最快速的方法。TTE 还可以诊断更常见和更严重的主动脉夹层并发症，如急性主动脉瓣关闭不全或心包积液。在胸骨旁长轴切面上显示扩张的主动脉根部、扩张的升主动脉或撕脱的内膜，这些都提示需要更近一步影像学检查（经食管超声心动图、计算机断层扫描或胸部磁共振成像）。

6. 主动脉瓣反流

经胸超声心动图有助于诊断主动脉瓣反流（AR），评估其严重程度，并确定病因[44]。当胸骨旁长轴切面可见主动脉瓣叶异常运动或连枷运动并伴有对合不良时，即可诊断为严重的 AR。彩色血流多普勒显示舒张期较大的中心性逆行血流或可变的偏心性血流。慢性 AR 与左心室扩大有关。急性 AR 的特征是突发的左心超负荷，表现为左心室大小正常，但充盈压明显增高。

7. 心包积液和心脏压塞

在 TTE 剑突下或胸骨旁长轴切面容易被诊断（图 13-2）。心包积液通常表现为壁层心肌和心包膜（两者为高回声）之间的液性暗区。心包积液因血液、血块、细菌等的存在而表现出不同的回声。心包积液的超声影像主要鉴别诊断之一是左侧胸腔积液。区分两者的要点是其与降胸主动脉的位置关系。

左侧胸腔积液出现在降主动脉的后方，而心包积液则在降主动脉的前方。心脏压塞定义为心包积液压迫心腔，这种压迫限制了心室的充盈，从而减少了心排出量[45]。心包积液量相对较少时即可发生心脏压塞，超声心动图表现为环绕心包积液宽度 >1cm，并影响血流动力学。典型的表现包括心包积液引起的右心房和右心室塌陷。塌陷首先发生在舒张期（轻度填塞），然后才发生在收缩期（严重填塞）。塌陷的诊断还伴有下腔静脉扩张 >2.1cm 和较小的呼吸变异度。在严重心脏压塞的情况下，多普勒检查显示二尖瓣血流随呼吸变化减少超过 30%（图 13-3）[46, 47]。

8. 血栓栓塞

肺栓塞（PE）可能发生在妊娠期间和产后阶段的任何时候。PE 的发生率随着几个危险因素的存在而增加（如体重指数 >30kg/m^2，怀孕超过 3 次，以前发生过血栓栓塞或血栓性疾病，外科手术史如剖宫产，感染或制动）[14, 48]。羊水栓塞（AFE）的发

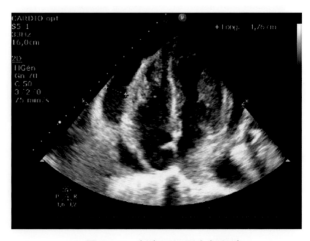

▲ 图 13-2　剑突下切面心包积液

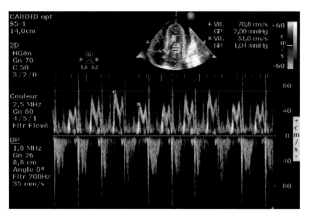

▲ 图 13-3　心脏压塞二尖瓣前向血流流速变异

生率很低（2～8）/10 万次分娩，主要发生在分娩期间和产后即刻[49, 50]。AFE 导致进行性肺血管痉挛和肺高压，进而导致右心衰竭，随后是全身性心源性休克。循环衰竭往往与早期的精神状态改变或癫痫发作和弥散性血管内凝血障碍有关。

当循环衰竭发生时，超声心动图通常显示出急性肺源性心脏病和右心超负荷的迹象。常见的体征包括左心功能相对正常而右心室扩张伴功能障碍，室间隔变平或室间隔反常运动，以及肺动脉高压和继发性三尖瓣反流（图 13-4 和图 13-5）。值得注意的是，既往的慢性阻塞性肺疾病或慢性肺动脉高压也可能导致上述心脏声像的出现。极少数情况下，可在右心腔或在肺动脉内观察到血栓。

当怀疑有栓塞事件时，结合心脏和肺部超声检查（见第 22 章），对深静脉进行超声评估，床旁超声（POCUS）可以提供明确的诊断[51, 52]。识别深静脉两个受压点的一种床旁超声技术已被验证能有效用于诊断深静脉血栓和肺栓塞[53-55]。在静脉内有血栓或静脉不可压缩的情况下，诊断静脉栓塞的概率很高（图 13-6 和图 13-7）。这是一项简单的技术，经过 2h 的培训即可学会[56]。一次完全压迫可以排除产后深静脉血栓[57]。无急性肺源性心脏病或深静脉血栓形成，无肺部超声提示的其他诊断可有效地排除肺栓塞，其阴性预测值几乎为 100%。如果出现急性肺心病并伴有深静脉血栓，可确诊为肺栓塞[51, 52]。这比 CT 扫描更有利于早期治疗。

9. 低血容量

低血容量导致的急性循环衰竭在围产期最常见，通常与严重出血或感染有关。POCUS 对于诊断妊娠期 / 产后女性的隐性腹腔出血和指导容量治疗很有帮助。严重低血容量的典型超声心动图特征包括左心室舒张末期容积减少，在收缩末期二尖瓣乳头肌直接接触，也称为"接吻征"，使用胸骨旁短轴切面诊断很简单。如果发生严重的血管麻痹，严重的低血容量也可能与后负荷下降有关[28]。

左心室流出道（LVOT）速度时间积分（VTI）是收缩期血液流出心脏的速度与时间的微积分，代表心脏射出的血柱距离。在胸骨旁长轴左心室流出道切面可以实时或离线描记左心室流出道 VTI。VTI 的动态变化可以预测急性循环衰竭的液体反应性。一些指南认为，被动抬腿试验时 CO 增加

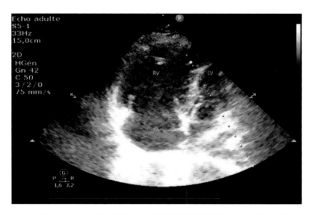

▲ 图 13-4　肺栓塞时心尖四腔切面可见右心室扩张

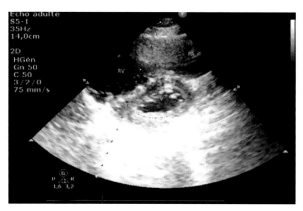

▲ 图 13-5　大面积的肺栓塞所致右心室扩张，胸骨旁短轴 D 字征

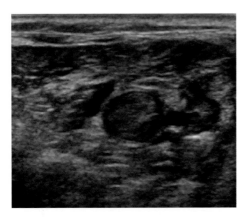

▲ 图 13-6　深静脉血栓横断面扫描

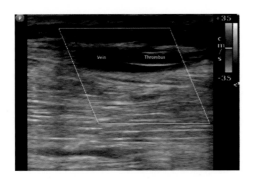

▲ 图 13-7　静脉血栓长轴切面

或 VTI 增加超过 12% 表明可能有液体反应性。重要的是，这一发现在自主呼吸的孕产妇中也得到了验证[58-60]。

四、孕产妇心脏停搏

孕产妇心脏停搏的管理在具体指南中有描述[61]（见第 27 章），这些指南建议识别和治疗可逆转的心脏停搏的原因。POCUS 可识别许多心脏停搏病因，从而能够实时调整治疗。FEEL 方案（生命支持中的聚焦超声心动图评估）已被提出用于危急情况，如患者昏迷和高级生命支持期间。该方案的构建是为了系统地寻找心脏停搏的一些潜在可治疗原因，包括心脏压塞、大面积肺栓塞、严重心室功能障碍、气胸和低血容量。研究 FEEL 方案相关文章指出，96% 的病例都获得了图像，78% 的病例根据这些图像进行了管理。无论心脏停搏的原因是什么，胸部按压的中断时间应＜10s，即使是为了进行

POCUS。理想情况下，POCUS 可在胸外按压周期进行[17, 18]。

五、妊娠期间床旁腹部超声检查

妊娠伴随着腹部器官的多种解剖学和生理学变化[62, 63]。扩大的妊娠子宫压迫使周围的内脏移位，腹壁前部变得松弛，腹腔内结构的非典型解剖位置和腹膜炎的延迟症状阻碍了对腹腔内异常的临床诊断。妊娠期间胆汁浓度升高，导致胆汁淤积，增加胆石症和胆绞痛的风险[64]（图 13-8 和图 13-9）。较高浓度的孕酮会降低食管下端括约肌张力及小肠和结肠运动能力，这些变化可能导致胃食管反流和便秘[65]。输尿管扩张继发于妊娠期子宫对下段输尿管的压迫和孕激素引起的平滑肌松弛引起的输尿管

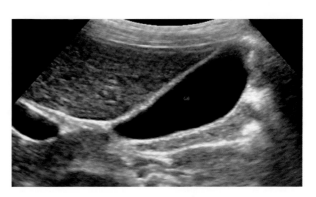

▲ 图 13-8　正常胆囊

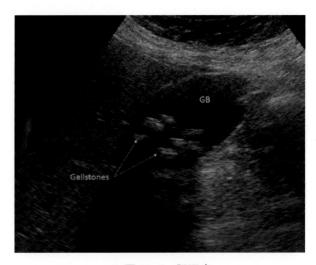

▲ 图 13-9　胆石症

蠕动减少，这些因素增加了结石形成和尿路感染的风险[66]。孕酮水平升高会促进血栓形成，子宫对下腔静脉的压迫导致静脉回流减少，这些因素都与四肢静脉血栓形成的发生率增加及罕见的巴德－基亚里综合征的发生有关[67]。

这部分将讨论无妊娠相关疾病孕产妇和有产科并发症孕产妇的腹部POCUS评估。腹部超声检查为治疗危重症妊娠或产后女性提供了大量的信息。休克状态是导致孕产妇进入重症监护病房的一个主要原因。在孕产妇中，多种原因可能导致血流动力学不稳定。POCUS对诊断休克的病因很有帮助[68]，但仍需将其结合到包括MR和（或）CT扫描在内的全方位影像学策略中。对于危重症孕产妇来说尤其如此，必须同时寻找产科和非产科休克的病因。

非妊娠相关疾病孕产妇的POCUS评估

1. 妊娠期间聚焦腹部创伤超声检查（FAST）

外伤是造成孕产妇死亡的主要原因之一。5%～8%的妊娠因创伤而变得复杂，0.4%的妊娠患者需要住院处理创伤[69]。Fildes等报道表明近50%的孕产妇死亡是由创伤引起的[70]。孕产妇外伤的发生率仍然被低估，许多病例仍未被报道，尤其是由家庭暴力引起的病例[63]。在处理妊娠的创伤患者时，应优先考虑母亲；孕产妇死亡与胎儿失活有关[71]。

腹部创伤的孕产妇在诊断上具有挑战。在妊娠的前3个月，约7%的女性可能会有少量的无回声液体（在骨盆的前后径上测量，最大值<0.4cm）[72, 73]。除此以外，在妊娠期间，非创伤性的盆腔游离液体的发生率非常低。因此，超声检查发现孕产妇腹部钝性创伤后盆腔内有游离液体时，应及时进行进一步检查。如果有超过2～4mm的游离液体，且无卵巢过度刺激史或其他已知与盆腔积液有关的情况，则出现创伤病理性发现的可能性极大。Ormsby等证明，通过超声检测腹部和（或）盆腔内的游离液体与妊娠和非妊娠的腹部创伤显著相关[74]。

腹部超声检查阳性的定义是腹腔内游离液体超过0.4cm或实质异常，与孕龄无关[69, 73]。一项回顾性研究描述了19 128例创伤患者的FAST结果（包括实质器官的筛查），其中2%的患者是孕产妇，除了2名外其他孕产妇都遭受了钝性外伤[75]。7个腹部区域被评估，包括左右上腹、上腹部、盆腔、腹腔旁间隙和腹膜后。孕产妇最常见的腹部外伤声像是大量的腹腔内游离液体、胎盘早剥或绒毛膜下血肿以及肝、肾和脾裂伤（图13-10至图13-12）。

FAST在孕产妇中的特异度与非妊娠患者相似。妊娠期腹部超声检查的灵敏度和阳性预测值至少为85%和99.5%，但随着胎龄的增加，灵敏度可能下降到60%[75]。此外，有报道称FAST诊断腹部创伤的准确性与计算机断层扫描相似。超声还有助于检测胎盘损伤和罕见的胎儿损伤。同样重要的是，将FAST整合到最初的创伤评估并不会延迟诊断。最后，如果血流动力学不稳定持续存在和（或）出现新的症状，可能需要重复扫查。虽然孕产妇可以进行放射检查，但使用POCUS可以减少胎儿暴露于辐射的影响。超声检查可根据需要重复多次，且无需担忧对胎儿的潜在损伤。

2. 泌尿系感染

尿路感染是孕产妇最常见的细菌感染。与普通人群相比，孕产妇的急性肾盂肾炎的发病率增加，为0.5%～2%，而且在妊娠晚期发病率更高[76]。肾盂肾炎也是早产的一个风险。因此，早期诊断对母婴意义重大。

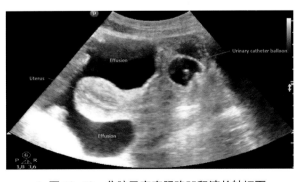

▲ 图 13-10　盆腔子宫直肠陷凹积液长轴切面

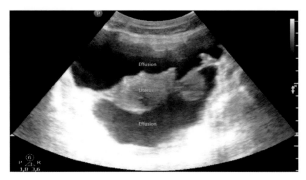

▲ 图 13-11　盆腔子宫直肠陷凹积液短轴切面

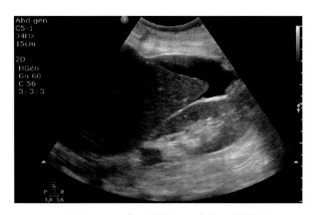

▲ 图 13-12　莫里森陷凹积液（肝肾间隙）

怀疑尿路感染时，POCUS 应被认为是初始尿路检查的首选影像学方法，尽管迄今为止还没有发布这样的建议[71]。一项回顾性研究显示，14.3% 被评估为尿路感染的孕产妇没有异常的超声表现。肾积水被定义为肾盂的扩张，患有肾盂肾炎的孕产妇超过 50% 有此表现[77]。肾盂腔可存在生理性的扩张，当阻塞是由增大的妊娠子宫引起时，右肾比左肾更常受累[78]。在 10% 的健康孕产妇中可以观察到肾周积液。腹部超声也可用于寻找其他泌尿系梗阻的原因（如结石、输尿管狭窄、盆腔肿瘤、先天性畸形）及腹腔内感染。

3. 腹部血管的超声评估（血栓、动脉瘤）

妊娠伴随着血液高凝状态，导致血管内血栓性病变的风险增加（即下肢、盆腔、肝脏、肠系膜或性腺静脉的静脉血栓）。急性血栓形成通常会引起受累血管管腔的扩张，通常可以发现血栓回声[68]。如前所述，激素的变化会引起动脉壁的结构变化，动脉瘤破裂的风险会随着妊娠的进展而增加。

脾动脉瘤（SAA）是内脏动脉瘤中最常见的。SAA 通常与妊娠、门静脉高压症、动脉硬化，以及各种先天性疾病有关。大多数孕产妇 SAA 破裂的病例最初都被误诊为子宫破裂。SAA 破裂的孕产妇死亡率非常高（65%～75%）。由于时间限制，CT、MR 和血管造影在不稳定患者的诊断评估中作用有限。然而，POCUS 不需要重新挪动患者，它可以快速检出腹腔内的游离液体，并提示相对罕见的出血原因（如肝动脉或脾动脉瘤破裂）[79-81]。

4. 腹腔内胃肠道病变

胆囊疾病是妊娠期常见并发症。多达 12% 的孕产妇发生胆石症，0.1%～0.3% 的孕产妇可能有症状[21]。超声仍然是初步评估肝脏和胆道系统的最佳方式。超声提示胆石症并伴有胆囊壁增厚（＞3mm）或墨菲征影像，对诊断胆囊炎有很高的阳性预测价值（灵敏度和特异度分别为 92.2% 和 95.2%）[79]（图 13-13）。

然而，超声并不是评估其他源于胃肠道疾病病因的最佳方式。妊娠期间可能会发生胰腺炎，最常发生于妊娠的后 3 个月，这种情况需要用 CT 或 MRI 进行评估。超声下阑尾常不显影，因此对诊断阑尾炎的作用有限。同样，中空器官的疾病（如肠梗阻、憩室炎、炎症性肠病）最好用超声以外的方式进行检查。然而，腹膜中的游离液体声像，可能提示这些疾病出现继发性的并发症（如穿孔、渗漏、感染）。

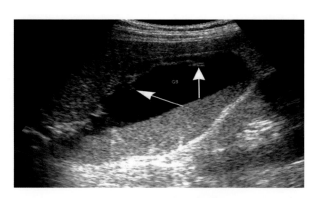

▲ 图 13-13　坏疽性胆囊炎

六、POCUS 识别产科并发症

这一部分主要讲述危重症产科的 POCUS 策略，包括疑似产科原因造成的严重急性血流动力学障碍，以及可能缓慢导致严重并发症的产科疾病。人群包括所有怀疑妊娠的育龄期女性和已知妊娠的女性。无论哪种人群，潜在产科危机的最重要标志是腹腔内游离液体。严重的出血是妊娠期间和围产期进入 ICU 和死亡的主要原因之一[82-84]。

（一）严重急性血流动力学紊乱的育龄女性（可能或确认妊娠）紧急筛查

经腹超声能对育龄女性（无论是否妊娠）进行有效的急诊筛查，特别是在出现血流动力学崩塌时。当患者临床症状加重并伴有超声声像异常时，需要有一个能够迅速做出决策的高级产科医师主导诊治。在一系列病例基础上，有学者提出使用 POCUS 识别育龄女性腹部症状潜在产科原因的策略。作者建议先做盆腔切面检查，然后进行右上腹和左上腹检查，同时检查心脏以评估右心负荷[80]。尽管需要进一步地研究来评估该方案的价值，但它可能是目前针对该人群的最佳方案。

盆腔切面扫查可以快速确定是否存在宫内妊娠或异位妊娠。经阴道超声检查对诊断宫外孕的灵敏度为 90%，特异度为 99%，一般优于经腹超声检查，因此被认为是诊断异位妊娠的首选影像方式[85]。

然而，还没有关于在血流动力学障碍患者中进行经阴道超声检查的研究[86]。在急诊科使用经腹超声检查确认是否存在宫内妊娠，其灵敏度为 82%，特异度为 92%[87]。对于血流动力学障碍的孕妇，使用经腹超声确定宫内妊娠可能是最省时的诊断方法。

如果 β-hCG 提示妊娠且超声检测到腹腔内液体，排除宫内妊娠后应怀疑异位妊娠。如果确认宫内妊娠，应寻找宫内妊娠的并发症——盆腔 POCUS 检查可发现子宫破裂、前置胎盘或流产。子宫破裂在超声检查中可通过子宫壁缺损（即子宫和膀胱之间有大的低回声病变）或羊膜囊或胎儿部分突出于子宫边缘来诊断[88]。

宫内妊娠和异位妊娠出现腹腔游离液体，都应怀疑出血。这类孕妇应立即转移到有完整紧急救治设施的地方，如手术室或产科，同时采取合适的管理策略，包括立即分娩和专业的输血管理。与宫外孕有关的死亡率正在下降，但仍然保持在约 0.2 : 1000 异位妊娠[85]。子宫破裂较为罕见（发生率<0.1%），多发生于有子宫手术史的女性（如剖宫产）。

如果盆腔超声检测到腹腔内游离液体，而 β-hCG 是阴性的，同时没有发现宫内外妊娠，应该进行肝肾间隙和脾肾间隙的超声检查。无论哪种切面，检测到游离腹腔积液的患者，肝脏或脾脏病因的可能性都很高，这类女性应立即转到外科会诊，并做好术前准备。

（二）使用 POCUS 筛查引起孕产妇病情加重的孕产妇产科疾病

如果这些切面没有病理发现，则应进行心脏切面扫查，以评估右心是否有超负荷，作为肺栓塞或围产期心肌病的标志。如果发现这些征象，应根据栓塞的严重程度和位置，将患者转至 ICU、介入放射科，甚至进行心脏手术。

七、HELLP 综合征

上述产科并发症伴有急性血流动力学紊乱可见于已知妊娠的女性。合并 HELLP 综合征（溶血、肝酶升高和血小板降低）的孕产妇可能出现严重并发症，但不一定表现为血流动力学不稳定（尽管可能）。

4%～12% 患有严重子痫前期的孕产妇会发生 HELLP 综合征，POCUS 可通过腹部扫查为子痫前期和 HELLP 综合征患者提供具有临床意义的重要信息。HELLP 综合征可伴有肝包膜下/肝实质内出血、肝破裂、肝实质梗死、胎盘破裂和胎盘后血肿。有病例报道甚至描述了一个罕见的 HELLP 孕产妇血流动力学异常的原因，该女性没有子宫出血的外部证据，但盆腔超声扫查到一个巨大的子宫血肿[89]。

POCUS 扫查的一些发现通常与 HELLP 综合征有关，如果在孕产妇中偶然扫查到，应在其并发症成为威胁生命的因素之前进行特殊的检查以确诊 HELLP 综合征。这些发现包括胎盘后方的低回声斑片影，右肾和肝脏之间的低回声游离液体，或肝脏单侧囊性或异常区域（反映肝脏破裂后的肝内血肿）[90]。妊娠期间检查出肝内血肿也应立即进一步影像学检查，从而与腺瘤、外伤和肝动脉假性动脉瘤破裂等进行鉴别诊断[90]。

产后血流动力学不稳定：对于血流动力学不稳定或产后血细胞比容下降而无明显出血的女性，腹部超声是一种有用的诊断工具[91]。在这种情况下，除了检测游离液体外，POCUS 还可以寻找非典型出血病因。这类病例报告的超声扫查发现包括血肿内的彩色或脉冲多普勒信号，提示子宫动脉假性动脉瘤破裂[92]，肝脏新的包膜下出血，子宫 – 卵巢血管自发性破裂。产后出血的患者经 POCUS 证实有宫内血肿或腹腔积液（表明失血量较大），提示预后较差[93]。

结论

POCUS 为危重症孕产妇管理提供相关信息。这种无创成像技术具有高效率及无辐射等优势，尤其适用于这一人群。最近的研究表明将不同的 POCUS 切面结合其他检查结果可以增加其诊断效能，应鼓励从事产科工作的临床医师掌握 POCUS 技术，以优化对这一人群的治疗。

第14章 妊娠期和围产期体外膜氧合

Extracorporeal Membrane Oxygenation During Pregnancy and the Peripartum Period

Romain Rambaud Christophe Guervilly Laurent Papazian 著

杨 颖 译 王懿春 校

要点

- 据目前报道，有100多例患者在妊娠期间和（或）产后阶段接受体外膜氧合（ECMO）治疗。
- 妊娠和围产期人群使用ECMO的适应证及配置与常人相似。
- 妊娠期间或围产期极少因不可逆的基础疾病导致心脏停搏。
- 需要ECMO支持的女性应尽可能在具有大容量的ECMO转诊中心进行管理。
- 在妊娠期和围产期接受ECMO治疗的母亲和胎儿的存活率分别为81%和63.2%。
- 将孕产妇置于左侧斜卧位有助于股动静脉置管。
- 妊娠患者必须像非妊娠患者一样确认ECMO套管的位置。
- 妊娠患者需要较高灌注流量以维持合适的灌注压，使用2根套管可增加流量。亚低温（如无禁忌证）和静脉注射β受体拮抗药可能有助于降低所需的灌注流量。
- 一系列案例表明，如果使用肝素涂层管路和高流量灌注，那么对大出血导致的弥散性血管内凝血（DIC）的管理最初无须抗凝治疗。
- 无论采用何种分娩方式，都可能出现严重的出血并发症。
- 目前没有证据支持在孕产妇ECMO治疗期间早期引产可以改善孕产妇或新生儿的结局。

体外生命支持（extracorporeal life support，ECLS）是指在其他治疗方案失败时，对心脏衰竭或呼吸衰竭患者进行体外循环支持。体外膜氧合（extracorporeal membrane oxygenation，ECMO）是仅需要呼吸支持的患者的首选。但这两个术语可以互换使用[1]。在本章中，术语"ECMO"将同时用于体外膜氧合和体外生命支持。

在2009年甲型流感（H1N1）大流行期间，ECMO成为治疗急性呼吸窘迫综合征（ARDS）的热门方法[2, 3]。自那时起，技术的进步、生物相容性的改进及CESAR试验的公布进一步促进了全球范围内ECMO的推广使用[4-6]。然而，接受ECMO治疗的患者的预后信息并未伴随着ECMO使用的增加而增长。这些缺乏明确预后数据的患者中，也包括在妊娠期间或产后阶段使用 ECMO 的女性。目前，有关妊娠期间和围产期使用 ECMO 的经验数据仅来源于病例报道和小队列研究。

孕产妇感染流感时并发严重 ARDS 的风险增加[7-13]，因此 ECMO 的使用数据对该类患者至关重要。此外，对于妊娠患者，ECMO 的管理独具挑战。不仅因为涉及 2 个危重生命；而且在使用 ECMO 治疗这类患者时，临床医师必须平衡高凝和出血的风险，还需考虑妊娠的生理变化，以及处理胎儿监测和分娩的问题——然而这些都没有明确的时机或管理策略。

一、文献回顾

为了撰写这一章，作者对 MEDLINE 数据库进行了全面的文献检索（1991 年 1 月至 2017 年 10 月）。所使用的术语是"Pregnancy"AND（"ECMO"或"ECLS"）和"Post-Partum"AND（"ECMO"或"ECLS"）。搜索范围仅限于英文发表文章。搜索显示，共有 100 名女性在妊娠期和（或）产后期间接受 ECMO 治疗[14-58]。提取个案变量后，对搜索数据进行统计学分析。89 名女性平均年龄为 30 岁（四分位距为 25—33 岁）。其中，妊娠 54 例（60.7%），产后 35 例（39.3%）。孕产妇首次使用 ECMO 时为孕 29 周（四分位距为孕 23～33 周）。产后患者置管时间的中位数为产后 3 天（四分位距为 1～3 天）。65 例患者使用静脉 – 静脉型（VV）ECMO，24 例患者使用静脉 – 动脉型（VA）ECMO。开始使用 ECMO 治疗的适应证主要为 ARDS（73%），依次是心源性休克（18%）和心肺复苏（9%）。ARDS 的主要危险因素是 H1N1（73.8%）。生存率为 81%，优于体外生命支持组织登记的 ECMO 队列整体结果[59]。采用 ECMO 支持的孕产妇的胎儿存活率为 63.8%（表 14–1）。更多的文献随后相继出现。

由于大多数阳性结果的报道导致发表偏倚，可能会高估妊娠和产后人群的生存率。然而，这一结果也可能归因于该类患者的年轻化，且其中多数患有 H1N1，而 H1N1 与 ECMO 的良好预后相关[60]，

表 14-1 接受 ECMO 治疗妊娠期和产后女性的特征和预后（系统回顾 1991 年 1 月至 2017 年 10 月的文献）

变 量	数 值
年龄（岁）	31（25～33）
妊娠占比（%）	57（57）
妊娠时间（孕周）	29（23～33）
产后占比（%）	43（43）
分娩后插管天数（天）	3（1～3）
母亲存活率（%）	81（81）
胎儿存活率（%）	36（63.2）
VV ECMO（%）	69（69）
H1N1（%）	49（49）
肺炎（%）	13（13）
其他（%）	7（7）
VA ECMO（%）	24（27）
心源性休克（%）	18（18）
ECPR（%）	13（13）
ECMO 持续时间（天）	7（5～13）
ICU 住院时间（天）	24（15.5～35）
机械通气持续时间（天）	18（10～31）

数据以中位数（四分位距）或数（%）表示；ECMO. 体外膜氧合；ICU. 重症监护病房；ECPR. 体外心肺复苏

同时也与 ECMO 的早期实施有关[61]（机械通气中位持续时间 1 天后）。

二、ECMO 管理技术

（一）ECMO 回路

典型的 ECMO 回路是静脉血通过大静脉留置管道（通常是股静脉）从右心房流出，通过离心泵的旋转产生涡旋效应使血流通过膜肺，氧气从膜肺扩散入血并去除患者静脉血中的二氧化碳，使血氧饱和度达到 100% 并加热到预设温度，然后通过大动

脉（通常是股动脉）（VA ECMO）或静脉（颈静脉或股静脉）（VV ECMO）回输[62]（图 14-1）。

（二）泵

大多数 ECMO 中心已经放弃了滚压泵而采用离心泵（因为滚压泵经常导致溶血，长期使用会损坏管道）。离心泵利用磁力叶轮产生血液流动，同时最大限度地减少淤血和溶血[63]。离心泵另一个好处是启动所需的液体量较低，从而减少输血量。体外氧合和二氧化碳去除的程度取决于 ECMO 血流量，通常由泵速（RPM）决定。

（三）氧合器或膜肺

膜肺负责气体交换。膜肺由中空的纤维膜和压缩的微孔组成，允许 O_2 和 CO_2 的扩散。CO_2 的扩散系数是 O_2 的 20 倍，这种差异要求 O_2 的扩散及 CO_2 的去除由两种不同的机制控制。氧气张力由气体混合器控制，它调节体外循环输送的氧气浓度（$F_{EC}O_2$ 为 21%～100%）。CO_2 清除由气流量进行调整，通过流量计（L/min）控制进入膜肺的气体。

（四）置管

通常采用经皮穿刺建立血管通路，建议在超声引导下进行置管。然而在极低血流或无血流状态下，超声多普勒可能无信号，所以在极端情况下（如心脏停搏），需通过直接暴露血管进行直视下穿刺置管。通常采用 Seidinger 技术进行穿刺置管[64, 65]，由于操作过程中可能会发生潜在致命并发症（如大血管剥离或穿孔），因此需要有血管外科医师随时待命[66]。

成人用于静脉引流的套管尺寸为 23～29F，用于血液回输的套管尺寸为 21～23F（VV）和 17～19F（VA）[67]。血流量与氧合主要取决于引流管的管径[68]。增大的子宫会导致妊娠期间腹内压升高，Ngatchou 等[41]研究表明，妊娠晚期仰卧位可发生主动脉 - 腔静脉压迫。由此引起的血流减少可导致股静脉置管困难和低流量引流。孕妇采取左侧倾斜体位可减轻下腔静脉压迫，便于置管。有文章指出，留置第二根引流套管有助于增加血流量，从而满足 ECMO 的血流量需求[49]。

妊娠患者的套管位置也必须通过超声或 X 线检

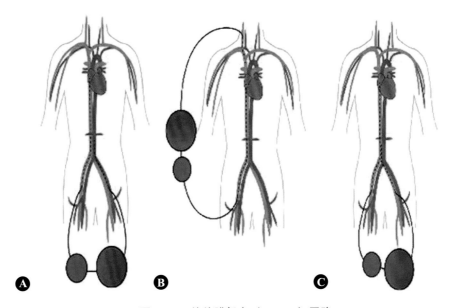

▲ 图 14-1　体外膜氧合（ECMO）回路

A. 静脉 - 动脉型（VA）ECMO，股静脉引出，股动脉回输；B. 静脉 - 静脉型（VV）ECMO，股静脉引出，右颈内静脉回输；C. 静脉 - 静脉型（VV）ECMO，两条股静脉，一条引出，另一条回输；引自 Makdisi G, Wang I-W. Extra corporeal membrane oxygenation (ECMO) review of a lifesaving technology. J Thorac Dis, 2015, 7(7):E166-176.

查（使用最小的射线量及保护骨盆的特殊措施）进行确认。经股静脉放置的引流管应位于距下腔静脉和右心房交界处 5～10cm 处。关于回流管，当回流管通过右颈内静脉插入时，回流管的尖端应位于上腔静脉和右心房交界处。当通过股静脉插入回流管时，回流管的尖端应位于右心房的下部。引流和回流套管尖端之间的最小距离 >10cm 通常可防止 VV-ECMO 中的过度再循环。股 – 颈静脉和股 – 股静脉配置均如此[69]。在 VA-ECMO 中，股动脉回流管的尖端应位于降主动脉中部。由于置管肢体可能因股总动脉阻塞而使肢体远端缺血，因此需要通过股浅动脉置管提供肢体远端的再灌注通道[70, 71]。

三、ECMO 模式选择

普通患者 ECMO 的适应证同样适用于妊娠期和产后人群。大多数急性呼吸衰竭患者仅需要呼吸支持，对于此类患者，VV ECMO 是首选。使用 ECMO 时，在确保 $SpO_2 \geqslant 92\%$ 的前提下，尽可能降低 FiO_2 水平，同时应将机械通气减少到防止肺塌陷所需的最低容量，以减少高浓度氧及机械应力对肺的损伤[72]。呼吸机相关肺损伤（VILI）可加剧炎症介质释放，并加重损伤肺的内皮—上皮屏障功能障碍和肺水肿[73]。

股 – 颈静脉模式通过限制再循环，实现高流量转速比和最大氧供的最佳平衡方案[74]。股 – 股静脉模式效果较差[75]，仅用于需要置管的紧急情况[69]。

约 50% 的重度 ARDS 患者可并发急性肺心病（重度 ARDS 定义为 $PaO_2/FiO_2 < 100mmHg$）[76]。而高碳酸血症可导致肺血管收缩，进一步增加右心室后负荷[77]。VV ECMO 无须血流动力学支持也可以提供气体交换。而且随着 VV ECMO 的使用，呼吸机支持减少和氧合改善都会使右心室的后负荷降低，因此，对于 ARDS 期间发生的急性肺心病，不应考虑 VA ECMO[78]。

VV ECMO 不提供血流动力学支持，因此不适用于急性循环衰竭（如难治性心源性休克、持续性心脏停搏），在这种情况下，必须选用 VA ECMO

模式。从右心房引流血液可减少右心室后负荷，外部 VA-ECMO 通过动脉通道进行逆行主动脉灌注来保证器官灌注。在严重左心室衰竭伴有无脉收缩时，完全通过 ECMO 支持的目标血压为平均动脉压（MAP）$\geqslant 65mmHg$。表 14-2 总结了 VA ECMO 和 VV ECMO 的差异。

四、ECMO 适应证和禁忌证

ECMO 的实施应根据具体情况权衡利弊。它是一种具有内在风险的有创手段，通常只用于标准化诊疗方案失败时，如保护性通气策略和动态血流动力学优化。更重要的是，虽然 ECMO 具有提供器官功能恢复的桥梁作用，但它并不能治愈造成呼吸衰竭或心力衰竭的病因，因此使用 ECMO 的重要前提是心肺功能障碍具有可逆性。

（一）禁忌证

ECMO 没有绝对禁忌证。然而，大多数 ECMO 回路都涂有肝素，当存在已知或疑似肝素诱导的血小板减少症等情况时，禁止使用此类回路，并且应寻求替代方案（见下文"出血并发症"）。

不建议对心脏停搏后昏迷、颅内出血性病变、

表 14-2　VA ECMO 和 VV ECMO 的差异

	VA ECMO	VV ECMO
左心室效应	减少前负荷 增加后负荷	无
右心室效应	减少前负荷 减少后负荷	间接效应[a]
灌注率	需要较低的灌注率	需要更高的灌注率
肺血流量	分流肺循环	维持肺血流
ECMO 回路	与心脏和肺并联	与心脏和肺串联

VA. 静脉 – 动脉型；VV. 静脉 – 静脉型；ECMO. 体外膜氧合
a. 可通过逆转低氧性肺血管收缩、降低高碳酸血症和限制胸内正压而产生间接作用

长期机械通气和多器官衰竭等患者实施 ECMO，因为可能弊大于利[78]。

（二）适应证

根据具体情况差异，将分别讨论 ARDS 的 VV ECMO、心源性休克的 VA ECMO 和体外生命支持（ECLS）的 VA ECMO 的适应证。

1. VV ECMO 用于 ARDS

根据 ELSO 指南[59]，在以下情况应考虑使用 VV ECMO。

(1) 缺氧性呼吸衰竭死亡风险≥50%，保护性通气策略管理下死亡率仍≥80%，可使用 VV ECMO（表 14-3）。

(2) 机械通气时，平台压>30cmH$_2$O，仍存在 CO$_2$ 潴留。

(3) 严重漏气综合征。

2. VA ECMO 用于心源性心力衰竭

心源性休克［心脏指数<2L/(min·m^2)，收缩压<90mmHg］和组织灌注不足（尽管给予充分的容量复苏、大剂量正性肌力药和血管升压素仍存在持续性乳酸性酸中毒）的女性符合 VA ECMO 的使用指征[59]。在作者的文献综述中，孕产妇心源性心力衰竭的主要原因是围产期心肌病、肺栓塞（肺或羊水栓塞）和感染性休克。无论适应证如何，应在心源性休克早期考虑使用 VA ECMO，以避免多器官衰竭。

3. VA ECMO 用于难治性心脏停搏

如果心脏停搏患者存在复苏可能，应考虑使用 ECMO。妊娠期间或围产期患者极少由于不可逆的基础疾病导致心脏停搏[52, 58]。该类患者是否启动 ECLS 需考虑两个关键点：①无流量持续时间（开始胸部按压前心跳完全停止的时间）；②低流量持续时间（胸部按压时心跳完全停止的持续时间）。无流量持续时间需由心脏停搏目击者提供，所以，无目击者的心脏停搏不包括在 ECMO 的适用指征之内。法国医学科学学会在法国卫生部支持下提出了心脏停搏患者 ECMO 决策支持算法的详细说明（图 14-2）[79]。

表 14-3　低氧性呼吸衰竭死亡风险		
	FiO$_2$>90% 时，PaO$_2$/FiO$_2$<150mmHg	
50% 的死亡风险伴有	和（或）Murray 得分 2～3^a	
	和（或）AOI 得分 60^b	
	和（或）APSS 任何分数 ^{c}	
	FiO$_2$>90% 时，PaO$_2$/FiO$_2$<100mmHg	
80% 的死亡风险伴有	和（或）Murray 得分 3～4^a	
	和（或）AOI 得分>80^b	
	和（或）APSS 得分 8^c	

AOI. 随年龄调整的氧合指数；APSS. 年龄、PaO$_2$/FiO$_2$ 和平台压得分

a. Murray JF, Matthay MA, Luce JM, et al. An expanded defnition of the adult respiratory distress syndrome. American Review of Respiratory Disease, 1988, 138:720-723.

b. Dechert RE, Park PK, Barlett RH. Evaluation of the oxygenation index in adult respiratory failure. J Trauma Acute Care Surg, 2014, 76:469-473.

c. Villar J, Ambrós A, Soler JA, et al. Stratifcation and Outcome of Acute Respiratory Distress Syndrome (STANDARDS) Network: Age, PaO$_2$/FiO$_2$, and Plateau Pressure Score: A proposal for a simple outcome score in patients with the acute respiratory distress syndrome. Crit Care Med, 2016, 44:1361-1369.

五、ECMO 转诊中心和移动 ECMO 团队

ECMO 存在技术和理念的双重挑战，因此，它需要一个有组织有经验的医疗团队进行护理。妊娠患者的 ECMO 需要多学科管理，包括重症医学医师、外科医师（血管、心脏、产科）、心脏病医师、新生儿医师（一旦达到新生儿可存活年龄），以及专业的 ECMO 护理团队全天候待命。最近的一项国际研究表明，较高的 ECMO 年容量与较低的住院死亡率相关[80]。因此，如果条件允许，需要 ECMO 支持的孕产妇尽可能被转诊到具有大容量的 ECMO 中心。

2009 年 H1N1 流感大流行之后，研发出移动 ECMO 设备，将使用 ECMO 的患者运送到 ECMO

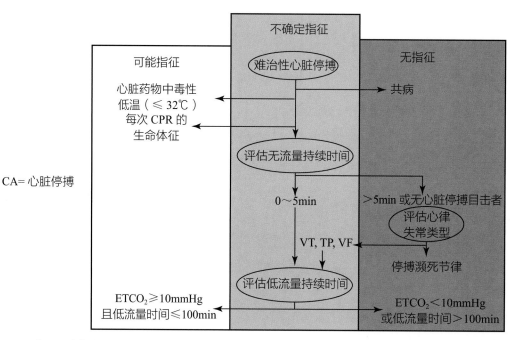

▲ 图 14-2 法国卫生部针对难治性心脏停搏是否使用体外生命支持治疗的指导意见（改自难治性心脏停搏体外生命支持适应证指南）

VT. 室性心动过速；TP. 尖端扭转型室性心动过速；VF. 心室颤动；ETCO₂. 呼气末 CO₂ 分压；CPR. 心肺复苏

转诊中心 [58, 81, 82]。最近的一篇文献综述表明这种转运方式的安全性和有效性 [83]。ECMO 转诊中心通常以区域性划分，它可以制订 ECMO 患者的筛选标准、转诊及入院的方案。ECMO 转诊中心包括可移动单元，可实现在转出医院当地启动 ECMO。移动 ECMO 团队必须包括至少一名心脏外科医师、一名灌注医师、院前医疗服务团队和转诊 ECMO 中心的重症医学医师。出现难治性心肺衰竭时，不同机构的医师可以直接联系 ECMO 转诊中心。一旦批准进行 ECMO 治疗，患者将通过移动 ECMO 运输单元进行初始稳定治疗，再由该运输单元转运至 ECMO 中心 [78]。

六、ECMO 管理

（一）抗凝

大多数 ECMO 中心使用肝素涂层的循环管路，因其具有更好的血液相容性及减少抗凝药需求，从理论上减少出血风险。少量案例表明，假如使用肝素涂层管路及高流量 ECMO，针对大出血导致的弥散性血管内凝血（DIC）的患者起初可以不进行抗凝治疗（没有不当的不良反应）[58]。然而，这类案例需要密切监测凝血和全血细胞，以确定启动抗凝治疗的最佳时间。即使在无抗凝治疗的情况下，VA ECMO 也是可行的 [84]。一旦进行抗凝血，靶向的凝血活酶时间（PTT）及抗活化凝血因子 X（anti-Xa）水平取决于 ECMO 支持的指征。Sharma 等报道了 VV ECMO 和 VA ECMO（0.2～0.5U/ml）在一系列妊娠期凝血功能障碍的病例中使用类似的抗凝靶点。尽管采用了这种"非正统"方法，但未出现血栓形成或大出血并发症 [52]。然而，对于怀疑有羊水栓塞的患者，需要仔细考虑是否启用 ECMO；有一个案例报道称羊水碎片堵塞了氧合器，最终导致孕产妇死亡 [58]。

（二）ECMO 设置

目前，没有证据表明在 ECMO 治疗开始时，孕产妇所需的液体量与其他患者不同。也没有证据表明在治疗期间孕产妇的输血需求异于其他患者。降低溶血和血栓并发症风险的理想泵速是

3000～3500RPM[78]。在实践中，最佳的设置将取决于泵的类型、引流管（位置、直径）和容量状态。临床医师应调整泵速与流量的比例使其以最小的泵速获得最高的 ECMO 流量。然而，足月孕产妇心排血量明显增加并伴有稀释性贫血，一组病例表明这类特殊患者可能需要高泵流量来维持合理的灌注压[60]。Agerstrand 等报道了 ECMO 启动 24h 后，中位泵流量为 3.9L/min（IQR 为 3.2～4.8L/min）[55]。Biderman 等报道 VA ECMO 的中位泵流量为 5.4L/min，VV ECMO[58] 的中位泵流量为 4.1L/min。后者还采用亚低温和 β 受体拮抗药降低所需的泵流量[58]。

1. VV ECMO

在 VV ECMO 过程中，血流量应维持在心排血量的 60% 以上，以确保最低动脉血氧饱和度不低于90%。ECMO 过程中，基于 Stewart-Hamilton 原理的热稀释法可能无法准确测定心排血量（肺动脉导管、脉搏指数心脏轮廓输出量），应考虑采用多普勒超声技术进行测量。ECMO 输入的 FiO_2 应设定为 100%，动脉血氧饱和度＞92% 可以保证孕产妇和胎儿的氧供。Agerstrand 等报道了孕产妇 ECMO 的平均通气量为 3.8L/min（3.0～5.3L/min），与一般人群无差异[55]。目前没有证据表明孕产妇 ECMO 时需要较低的 CO_2 水平，通气参数的设定应以维持血碳酸及 pH 在正常范围为目标[85-87]。

2. VA ECMO

进行循环支持时，泵流量必须确保器官有效灌注。因此，泵流量应从 4～5L/min 开始滴定调整以确保平均血压不低于 65mmHg[59]。

七、呼吸管理

（一）ARDS 呼吸机设置

使用 ECMO 治疗 ARDS 时，患者的氧合和CO_2 排出取决于 ECMO 的设置。机械通气的目的是减少呼吸肌做功的同时预防肺部并发症，所以应该采用保护性通气策略。呼气末正压应维持在10～15cmH$_2$O 的水平以防止肺不张[88-90]。采用超保护性低潮气量通气[91]（＜4ml/kg 预测体重），同时降低气道压，使平台压＜25cmH$_2$O[92]，驱动压＜15cmH$_2$O[93]。采用较低的呼吸频率（6～10次/分）以减少肺泡剪切应力[94, 95]。维持动脉血氧饱和度＞92% 的前提下逐步将 FiO_2 降至 60% 以下，以避免吸入氧含量过高导致吸收性肺不张[96] 和肺泡上皮毒性。

（二）VV ECMO 期间低氧血症

治疗过程中不可避免地会出现血液再循环，其比例为＜10% 到＞50%[97]。因此，当 VV ECMO 期间出现低氧血症时，应首先考虑血液再循环的因素。临床上导致再循环的最常见因素是引流管与回输管过近，这种情况应重新置管。

尽管 VV ECMO 治疗留置了套管，但也可能发生顽固性低氧血症。在 CESAR 试验中，这种低氧血症导致 9% 的致死率[5]。研究表明，及时正确地采用俯卧位通气姿势可以降低严重 ARDS 的死亡率[98]。无论是否接受了 VV ECMO 治疗，俯卧位姿势均可改善氧合[99]。有报道称，对于妊娠患者亦可采用俯卧位姿势通气[100, 101]。然而，这种治疗方案的价值尚未在 ARDS 孕妇中得到证实，目前仍认为是实验性操作。

VV ECMO 期间出现低氧血症的可能原因及其治疗建议见表 14-4。

（三）VA ECMO 期间低氧血症

随着心室功能逐渐恢复，从左心室射出的血液与 ECMO 逆行血流在主动脉内混合。如果肺功能严重受损，含氧不足的混合血液从主动脉弓进入动脉系统将导致上半身和冠状动脉差异性低氧血症，这种现象被称为"南北综合征"或"Harlequin 综合征"，诊断标准为右桡动脉 PaO_2 明显低于左桡动脉或下肢动脉 PaO_2。进行 VA ECMO 治疗时，应始终在右桡动脉插管以进行动脉血气监测。如果出现南北综合征，在心功能恢复的前提下可以转为 VV ECMO[59, 78]。如果情况仍然没变化，选择 VAV 模式可能是有用的。

原　因	建　议
前负荷不足（回路震颤）	纠正低血容量
心排血量和泵流量不匹配	增加泵流量（理论上≥60%心排血量）
	通过降低体温和（或）运用β受体拮抗药尽可能减少心排血量
再循环	降低泵流量/重新置管
优化O$_2$输送	输血（如果SaO$_2$<88%，则使血红蛋白>100g/L）
氧合器故障	测量使用氧合器后的血气
缺氧性肺血管收缩抑制和肺分流加重	测量膜前和膜后患者血气
肺部疾病恶化	

表 14-4　VV ECMO 期间出现低氧血症的原因和治疗建议

八、ECMO 撤机

导致心肺功能障碍的病因一旦消除，就可以考虑撤除 ECMO。因为尽管技术一直在进步，但 ECMO 仍会导致许多严重并发症。

对于 VV ECMO，应通过影像学、呼吸系统顺应性测量和血气分析评估肺功能恢复情况后再进行撤机试验。撤除 VV ECMO 时，应维持循环血流，关闭供氧气流，$F_{E_CO_2}$ 降低至 21%，如果在保护性机械通气下能够维持数小时的良好氧合，就可以撤除 VV ECMO。

对于 VA ECMO，当患者血流动力学稳定即可进行撤机试验，即无需或仅需低剂量血管活性药便能维持平均血压>60mmHg，且存在搏动性动脉波形[59]。日常多普勒超声心动图测量 ECMO 的最低支持数据是临床评估的重要辅助手段，同时也是撤机成功的良好预测指标[102]。VA ECMO 撤机需要夹闭输入和输出管路，并在 ECMO 动静脉短路中进行缓慢循环，持续抗凝并间断开放冲洗以避免血栓。通过超声检查评估心脏功能，如果没有发生急性肺

心病和（或）严重左心室功能障碍，就可以撤除 ECMO。

九、分娩和出血并发症

（一）出血并发症

出血是妊娠期间和产后阶段进行 ECMO 治疗时最常见的并发症，而大出血常伴有 DIC。导致出血或 DIC 的常见因素包括妊娠及其并发症（如围产期出血、羊水栓塞）、需要早期 ECMO 治疗的心肺衰竭的诱因（如严重败血症、重大创伤）、与 ECMO 抗凝回路的相互作用。事实上，根据 ELSO 注册表中报道，DIC 在妊娠期间和产后阶段的发生率远高于一般人群[3, 32]。

在一些描述孕产妇 ECMO 治疗的病例报道中，已经报道了大出血的情况[16, 26, 32, 40, 49, 50, 52, 55]。致死性出血的出血部位多为颅内或多部位出血。其他出血问题包括血胸、上消化道出血、非致命性胎儿颅内出血、阴道出血，以及引流套管和气管造口处出血。

在一项回顾性研究中，Nair 等[32]报道了 12 例妊娠和（或）产后女性中有 8 人（67%）在 ECMO 治疗期间发生出血性并发症（平均红细胞输注量为 3500ml），是导致患者死亡的主要原因。然而，作者发现接受 ECMO 治疗的孕产妇或产后女性与其他育龄期女性发生严重出血的概率没有差异（67% vs. 50%，P=0.45）。此外，在另一项队列研究中，Agerstrand 等[55]报道，妊娠期和产后女性发生严重出血的比例更低（33%）。因此，不应顾虑出血可能对母亲和胎儿的潜在风险而影响妊娠期和产后女性 ECMO 治疗的决策。

（二）分娩

目前没有证据支持在孕产妇 ECMO 治疗期间早期引产可以改善母亲或新生儿预后。一旦新生儿具有存活可能，应每天进行两次胎儿监护。理想情况下，妊娠应一直持续到足月或者直到母亲心肺功能恢复。有文献[15-17, 19, 25-27, 31, 33, 35, 38, 40, 42, 52, 54, 55]报道了 19 例采取观望态度的 ECMO 孕产妇病例，获得了

相对较好的结局，15 名母亲（78.9%）和 12 名胎儿（63.2%）存活。

无论如何，应做好分娩的预期计划，分娩计划应与重症医学科、产科和新生儿科共同商讨制订。提前规划和目标一致性是确保在符合分娩标准的情况下获得充分支持的先决条件，即使在紧急情况下也是如此。从理论上讲，虽然分娩可以使横膈膜下移从而增加功能余气量，改善孕产妇的肺部状况，但 ECMO 治疗期间进行引产或剖宫产手术可能伴有严重出血的风险。Agerstrand 等[55] 报道了 6 例 DIC，4 例在分娩数小时后发生腹腔内出血和腹腔间室综合征。因此，除非孕产妇状况持续恶化，否则不建议对其进行干预。

如果 ECMO 治疗期间发生胎儿窘迫，可以进行床旁剖宫产。关于手术地点的决定应以孕产妇的安全为首分析其紧急救治的能力。如果孕产妇转运的风险大于就地手术的风险，则不应进行转运。相反，如果 ICU 不具备治疗大出血的条件，则不应该在 ICU 进行手术。考虑孕产妇可能正在接受全面的抗凝治疗，多学科团队应提前预测围产期及产后出血的可能。在出血的情况下，需要迅速采取止血措施（如 Bakri 球囊填塞），并应迅速找到出血点。理想情况下，孕产妇应优化凝血措施，并根据需要中止抗凝。此外，可能需要输注血小板和纤维蛋白原（见第 6 章产后出血管理部分）。有关 ECMO 治疗期间分娩的报道提及，如果在分娩前已经出现了 DIC，那么分娩期间发生出血并发症的风险较高。这些报道中也有母亲和胎儿预后良好的病例 [18, 20, 34, 52, 57]。

综上所述，ECMO 可以成功用于妊娠期间和产后阶段严重心肺功能障碍的患者，前提是需要在转诊中心由经验丰富的多学科团队进行管理。建议此类患者尽早到 ECMO 转诊中心就诊，以提高母亲和胎儿的存活率。

第四篇　免疫系统

The Immune System

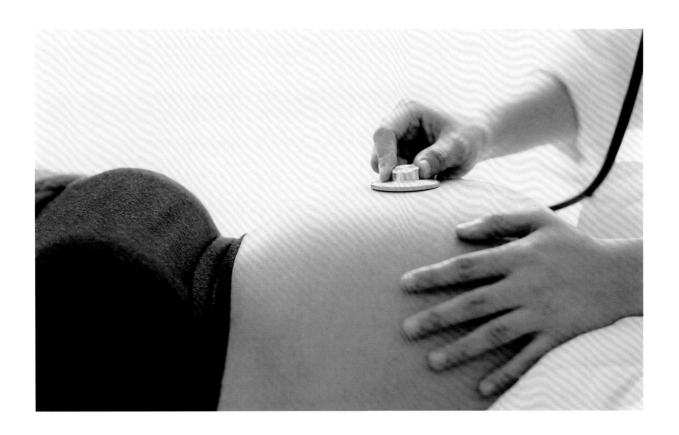

第 15 章　妊娠期间免疫系统的生理变化
Physiological Changes of the Immune System During Pregnancy

Bhaskar Narayan　Cathy Nelson-Piercy　著

何　泓　周家雄　译　　任雪艳　校

要点

- 妊娠是一种独特的免疫学状态，伴有促炎变化和免疫耐受性的增强，以及免疫模式从 Th1 型向 Th2 型为主导的转变。
- 某些感染在妊娠期会引起更严重的疾病，导致更高的死亡率和发病率。
- 免疫变化也会影响自身急慢性免疫性疾病的活动，这些疾病是导致围妊娠期发病的常见原因。因这些疾病到医院就诊的孕产妇中，有很大一部分需要重症监护。因此，重症监护科医师需掌握识别并管理这些患者的能力。
- 在妊娠期间识别自身免疫性疾病相对困难，因为某些症状和体征可能与正常妊娠和（或）子痫前期类似。
- 许多抑制免疫和调节免疫的治疗可以在妊娠期间使用且如果符合临床指征不应被拒绝。

一、妊娠期免疫系统的生理变化

妊娠是一种独特的免疫状态。人们普遍认为正常妊娠是一种免疫妥协状态（为了避免"排斥"胎儿），这种看法太过片面。实际上，妊娠期免疫系统的变化十分微妙，其中几个重要的变化会影响妊娠期间母体的免疫应答。

在妊娠早期，子宫内的局部免疫应答发生变化。巨噬细胞、树突状细胞、中性粒细胞和自然杀伤细胞（natural killer cell，NK）参与调控炎症反应，对于胚胎植入和正常发育至关重要 [1]。因此，妊娠早期实际上是一个由活跃的（而不是被抑制的）固有免疫系统介导的促炎阶段，炎症状态（当激素和其他因素联合作用）可能导致全身性疾病，如妊娠期恶心和呕吐 [1]。固有免疫应答同时也有防御感染的作用。

适应性免疫系统的变化更复杂，包括细胞毒性反应减弱和调节反应增强。作为正常适应性免疫反应的一部分，CD4 T 细胞的 Th1 亚群表达细胞因子 IFNγ 和 TNF-α，并在细胞毒性免疫反应中起关键作用。Th1 系统的过度活跃可能会影响某些自身免疫性疾病的发展 [2]。Th2 亚组表达细胞因子 IL-4、IL-5 和 IL-13，并参与体液（抗体）反应和抵御某些寄生虫。Th2 系统的过度活跃被认为与变态反应和特异性反应的发病机制有关 [3]。

在正常妊娠期间，母体 T 细胞应答逐渐发生向

Th2 状态的生理性转变。这一发现最初在几项使用小鼠妊娠模型的研究中报道，随后在人体研究中也得到证实[4]。

此外，T-reg 细胞是 CD4 T 细胞的一个亚群，可产生 IL10 和 TGFβ，从而抑制局部免疫，是母体免疫应答和对胎儿免疫耐受的重要调节因子[5, 6]。在妊娠期间，T-reg 细胞的总数会增加[7]。然而，当暴露于炎症刺激（如流感病毒或李斯特菌）时，T-reg 细胞可以迅速分化成具有高度炎症性的 Th17 细胞，而这类细胞与早产和感染相关的流产有关[5]。在妊娠小鼠模型中，T-reg 细胞减少会导致对胎儿的排斥反应[8]。与正常妊娠的健康女性相比，出现复发性流产[7]或子痫前期[9, 10]的女性具有较少的蜕膜和循环中的 T-reg 细胞。

先天性和适应性免疫系统的变化是由许多细胞因子和内分泌因素所驱动的。前列腺素 E_2（PGE_2）和 TGFβ 能增强 T-reg 细胞的增殖和功能[11]。妊娠期间高水平的孕激素和雌激素通过抑制 Th1 和 Th17 应答同时增强 Th2 和 T-reg 应答来调节免疫反应[12, 13]。

如前所述，妊娠早期的促炎状态利于胚胎植入和胎盘形成，同时防止在这个关键时期发生感染。妊娠中期逐渐转变为由 Th2 细胞主导的免疫耐受阶段，这种转变有利于胎儿的快速生长和发育[14]。

机体在妊娠晚期恢复到更加活跃的促炎状态。免疫细胞向子宫肌层的趋化和促炎细胞因子生成的增加，加剧了子宫收缩和分娩[14, 15]。这可能是孕产妇感染导致早产的原因之一，早产和感染状态下羊水中肿瘤坏死因子 –α（TNF-α）和白介素 –1（IL-1）水平显著升高[15]。

二、妊娠期免疫反应改变的临床意义

除了能够促使胚胎植入、耐受、发育和分娩外，妊娠期间免疫系统发生的生理变化还具有与感染和自身免疫性疾病相关的显著临床意义。

（一）对感染的反应

孕产妇对大多数感染性疾病的易感性似乎并没有增加（尽管有一些例外，如李斯特菌和恶性疟——下文讨论）[16]。然而，某些感染会使孕产妇重症风险增加，导致其死亡率和发病率高于一般人群[16]。部分（并非全部）病例与妊娠期全身免疫状态的改变有关。

流感是孕产妇发病和死亡的重要原因。2009 年 H1N1 病毒株的毒性特别强，孕产妇发生重症感染和呼吸衰竭的风险较高。H1N1 在美国大流行的前 8 个月，788 例流感孕产妇的病例报道，其中需要重症监护的有 280 例、死亡 56 例。初始数据并不表明孕产妇更容易感染 SARS-CoV-2（导致 COVID-19 大流行的冠状病毒），尽管导致住院的严重疾病在妊娠晚期更常见，特别是 35 岁以上和患有肥胖症、高血压和糖尿病的女性。英国进行的一项全国性研究表明，9% 的孕产妇需要呼吸支持，这个比例与非妊娠人群相似[17, 18]。

妊娠期间病情加重的原因尚不完全清楚。Th2 细胞主导的 T 细胞谱可能会降低病毒清除力[19]。动物模型表明，当宿主感染流感病毒时，肺组织中促炎介质（IL-6、IL-1a、G-CSF 和 COX-2）水平升高会导致妊娠免疫状态的改变[20]。

戊型肝炎在非妊娠人群中通常表现为自限性疾病，在妊娠人群中却可导致严重的症状，其中很大一部分进展为急性重型肝炎，死亡率为 30%～100%[21]，其机制尚不清楚，但可能与人类转录因子 NF-κB 在免疫应答中的关键调控作用有关[22]。正常妊娠期间 NF-κB 呈下调水平[23]。研究 NF-κB 中 p65 成分的小鼠动物实验表明，p65 在肝脏发育和再生中起着重要作用，缺乏 p65 的小鼠由于广泛的细胞凋亡而发生肝脏变性[21]。在此基础上进行的人体研究发现，患有暴发性肝衰竭（FHF）孕产妇（与非妊娠人群相比）的外周血单核细胞和死后肝脏活检标本中 NF-κB 的 p65 成分活性大大减弱[24]，这表明 NF-κB 中 p65 的缺失或活性降低与 FHF 孕产妇发生严重肝损伤有关。

妊娠期感染恶性疟可能会导致极其严重的疾病，因为寄生虫会寄生在胎盘中，引起炎症和坏死，同时孕产妇也更易患低血糖[25, 26]。关于孕产妇对急性传染病的易感性[27]，人们提出了各种解释，例如，孕产妇对蚊子的吸引力增加[28]和限制寄生虫繁殖的能力下降等[27]。

女性在首次妊娠期间对疟疾的获得性免疫力会减弱；胎盘疟疾导致女性对胎盘特异性细胞黏附蛋白缺乏免疫力，因此她们易患严重的恶性疟原虫病[29]。再次妊娠时，可能会产生对胎盘附着菌株的免疫力，从而降低疟疾对母亲和胎儿的不利影响。

某些感染会导致较高的妊娠期死亡率和发病率，且无关孕产妇全身免疫状态的改变。李斯特菌极易入侵胎盘和胎儿，因此侵袭性李斯特菌病在孕产妇中更为常见，而非妊娠人群感染率较低可能是因为缺乏胎盘这个感染入口[16]。

风疹病毒、巨细胞病毒和细小病毒B19在妊娠期的危害主要是影响胎儿的正常发育，而非其易感性或导致母体的免疫反应，母体感染时通常无症状或仅有轻微症状[25, 30]。

孕产妇感染HIV病毒在母婴传播方面具有重大影响[31]，但妊娠不影响疾病进展[25, 32]。

（二）自身免疫性疾病

在急诊科就诊的一般自身免疫性疾病患者群体中，有10%～25%需要住院治疗[33]，其中高达30%的患者需要接受重症监护[34]。进入重症监护室的自身免疫性疾病患者群体，其死亡率为17%～55%[35]。

在工业化国家，超过2/3的孕产妇死亡发生在已知有并发症的女性中，而自身免疫疾病直接和间接地导致了这些死亡[36, 37]。自身免疫性疾病是妊娠期发病的常见原因。患有自身免疫性疾病的孕产妇出现产科和非产科并发症（如子痫前期、血栓栓塞、感染）、不良妊娠结局（即胎儿生长受限、早产）及流产的概率较高（图15-1）。良好的疾病控制不仅能改善孕产妇的状况，还能改善妊娠结局[38]。

妊娠免疫状态的改变会影响某些自身免疫性疾病的活动（图15-2）。这与免疫模式从Th1转变为Th2主导有关，激素的变化在其中也起重要作用；类风湿关节炎[39]和多发性硬化症[40]的实验模型表

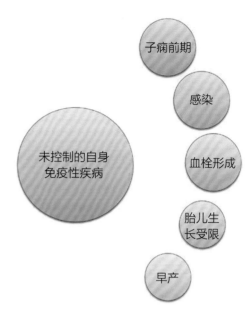

▲ 图15-1　妊娠期间未控制的自身免疫／炎症性疾病会增加孕产妇和胎儿并发症的风险；控制疾病可以减轻并发症的风险

明高水平的循环雌激素（见妊娠期）可调控细胞因子谱并抑制疾病活动。

在人类中，由Th1途径介导的疾病，如类风湿关节炎[41, 42]、多发性硬化症[43]、银屑病[44]和毒性弥漫性甲状腺肿[45]，在妊娠期间往往会有所改善[13]，而在产后则可能突发加剧。这可能是由于产后雌激素水平快速下降导致Th2免疫应答减弱，而Th1免疫应答逐渐占据主导的原因[13]。

相比非妊娠期，由Th2介导的免疫性疾病在妊娠期间出现恶化的概率更高，如特应性湿疹、系统性红斑狼疮和系统性硬化病。应积极治疗[13, 44]自身免疫性疾病的活动性发作，以减少其对孕产妇和胎儿的不利影响。

皮质类固醇是治疗自身免疫性疾病的一线药物，可用于符合临床指征的妊娠患者。剂量因患者情况而异，通常可参考非妊娠患者的剂量（见相关章节）。无论是否妊娠，应尽可能使用最低有效剂量控制疾病活动，必要时也可采用高剂量皮质类固醇。泼尼松龙和甲泼尼龙大部分经胎盘代谢，胎儿暴露剂量小于孕产妇剂量的10%。一些大型研究尚未发现这些药物对胎儿有任何显著的不良影响（严

Th1 型自身免疫性疾病	妊娠对疾病的影响
类风湿关节炎	
银屑病	有所缓解
多发性硬化症	
毒性弥漫性甲状腺肿	
Th2 型自身免疫性疾病	
系统性红斑狼疮	
系统性硬化症	疾病发作率更高
特应性皮炎（湿疹）	

▲ 图 15-2　妊娠对自身免疫性疾病的影响

重畸形、早产、低出生体重）[46]。然而，这些药物的使用与妊娠高血压和妊娠糖尿病的风险增加有关。

其他治疗免疫性疾病的药物[47]，如羟氯喹、柳氮磺胺吡啶、美沙拉嗪和硫唑嘌呤，以及钙调磷酸酶抑制药环孢素和他克莫司，也有良好的安全使用数据。非甾体抗炎药（NSAID）也可用于妊娠早期和中期[47, 48]。

最新的免疫调节疗法是"生物"制剂。它们是针对疾病过程中涉及的特定靶点的单抗。现有证据表明，英夫利昔单抗、阿达木单抗、依那西普和培塞利珠单抗与特定的先天性畸形或不良妊娠结局没有任何显著的关联。这些药物在妊娠期间的使用将在下面关于抗体和胎盘屏障的部分进一步讨论。

静脉注射免疫球蛋白（IVIg）和治疗性血浆置换（TPE）均可在符合临床指征的妊娠患者中使用[49-51]。值得注意的是，IVIg 和 TPE 均会增加血栓栓塞和液体转移的风险，特别是那些已存在此类风险的患者，如危重患者和（或）妊娠患者。妊娠患者使用 IVIg 和 TPE 治疗的适应证与非妊娠患者相同，治疗目标根据疾病适应证略有不同。例如，在 GBS[52] 中，除了药物、理疗、时间和耐心这些支持性治疗外，还会选择这些治疗方法来减缓病程或

加速康复（见下文）。类似的治疗原则也适用于免疫性血小板减少性紫癜（见第 5 章）和重症肌无力（见第 26 章）。

甲氨蝶呤、霉酚酸吗啉乙酯、来氟米特（Lefunomide）和环磷酰胺具有致畸性，尽可能避免在妊娠期使用。因此，孕前咨询中有关这类药的使用问题需谨慎对待，在受孕前需使用替代药维持治疗。虽然已有妊娠中期和晚期成功使用环磷酰胺（500mg 静脉注射，每 2 周 1 次，共 6 次）治疗危及生命的难治性系统性红斑狼疮和快速进展的间质性肺病的报道[53]，但这是具有风险的，只有在重症监护科医师、主管医师、产科医师，以及患者和（或）她的家人（如果患者无法参与）之间进行详细和充分的知情同意后，才能做出这样的决定。当孕产妇存在危及生命（或严重 / 永久性残疾或器官损害）的疾病且在没有其他有效治疗方案的情况下，这种讨论的结果往往是决定使用环磷酰胺以优先保障孕产妇的安全，同时承担胎儿损伤或流产的重大风险。值得注意的是，有数据表明在妊娠 12 周后将环磷酰胺作为乳腺癌[54] 和淋巴瘤[55] 化疗方案的药物之一是安全的（图 15-3）。

系统性红斑狼疮和妊娠

系统性红斑狼疮（SLE）是一种多器官受累的特发性自身免疫性疾病。该病病程尚不完全清楚，涉及免疫复合物的沉积及广泛的炎症反应。同时存在多克隆 B 细胞的活化和抗核抗体的产生，还有补体缺陷和 T 细胞调节受损，这些均导致机体清除免疫复合物的能力下降[56]。

SLE 在妊娠期间容易发作。多达 60% 的 SLE 女性在妊娠期间或妊娠不久出现红斑狼疮发作，而同期非妊娠期女性的这一比例为 40%[57]。SLE 在妊娠期间发作的高风险人群是妊娠合并活动性疾病的妊娠期女性，特别是合并狼疮性肾炎[58]。SLE 活动性因器官系统而异。肌肉骨骼发作较少见，而肾脏和血液系统发作更常见[59]。狼疮性肾炎、间质性肺部疾病、心血管疾病、神经精神性狼疮、血栓栓塞症、血小板减少症或机会性感染可能导致需要重症监护的严重并发症。

药物 / 治疗	妊娠期间的安全性	注释
非甾体抗炎药	可短期用于孕 28 周以内	避免在妊娠晚期使用
皮质类固醇（泼尼松龙 / 甲泼尼龙）	只要符合临床指征，整个妊娠期间均可使用；不会增加先天性畸形的风险，但可能增加孕产妇糖尿病和高血压的风险	氟化皮质类固醇（如地塞米松和倍氯米松）在胎盘代谢较少，除非用于胎儿治疗，否则应避免使用
羟氯喹	只要符合临床指征，整个妊娠期间均可使用；不会增加先天性畸形的风险	
磺胺吡啶、美沙拉嗪	只要符合临床指征，整个妊娠期间均可使用；不会增加先天性畸形的风险	在妊娠期间服用柳氮磺吡啶，应补充叶酸至少 2mg/d
硫唑嘌呤	只要符合临床指征，整个妊娠期间均可使用；不会增加先天性畸形的风险	
环孢素、他克莫司	只要符合临床指征，整个妊娠期间均可使用；不会增加先天性畸形的风险	妊娠期间可能需要更高的剂量以维持有效血药浓度
英夫利昔单抗	没有证据表明有致畸作用，符合临床指征时可用于妊娠早期；条件允许时在 20 周前停用	只要符合临床指征，整个妊娠期间均可使用
阿达木单抗	没有证据表明有致畸作用，符合临床指征时可用于妊娠早期；条件允许时在孕 28 周前停用	
依那西普	没有证据表明有致畸作用，符合临床指征时可用于妊娠早期；条件允许时在妊娠 28 周前停用	
培塞利珠单抗	证据有限，但早期数据表明能用于妊娠各期且没有任何致畸作用	
利妥昔单抗、戈利木单抗、阿巴西普、托珠单抗、贝利尤单抗、阿那白滞素	数据有限，但登记和观察数据表明，在妊娠早期非计划性接触这些药物并未造成有害结局	数据不足，暂不建议妊娠期使用
静脉注射免疫球蛋白（IVIg）	只要符合临床指征，整个妊娠期间均可使用	
治疗性血浆置换	只要符合临床指征，整个妊娠期间均可使用	
甲氨蝶呤 霉酚酸吗啉乙酯（MMF） 来氟米特 环磷酰胺	致畸，妊娠期间避免使用	这些药物应在计划妊娠前停用

▲ 图 15-3　妊娠期免疫调节和免疫抑制疗法的安全性

SLE 急性严重发作的治疗包括大剂量皮质类固醇 [如脉冲注射甲泼尼龙 500～1000mg/d，连续 3 天；然后继续使用泼尼松龙 0.25～0.5mg/（kg·d）] [60, 61]。

在妊娠期间识别 SLE 发作相对困难，因为一些症状和体征可能与正常妊娠类似（如嗜睡、面部潮红、水肿、轻度贫血和血小板减少症） [62]，细致的临床鉴别和特定的实验室检查，如血清补体水平下降和（或）抗 dsDNA 抗体滴度上升，可能有助于协助诊断妊娠期狼疮发作。

较难区分的是子痫前期和狼疮性肾炎。它们都可能出现高血压、蛋白尿和肾功能恶化。此时，补体水平的下降和抗 dsDNA 抗体滴度的上升及尿沉渣的检测结果有助于进一步明确狼疮性肾炎。既往存在狼疮性肾炎病史可能会增加妊娠期肾衰竭的风险，即使是在妊娠期首次发作 [56]。

尽管存在上述区别，但唯一能明确区分子痫前期和狼疮性肾炎的检查是肾活检。由于存在出血并发症的风险，这项检查通常不会在妊娠期间进行。除非活检结果会改变治疗方式，那么可能会在妊娠早期或妊娠中期进行肾活检，如适当的免疫抑制药治疗可能会延长妊娠期（见第 31 章） [56]。如果孕 24～28 周后仍无法区分子痫前期和狼疮发作（当胎儿存活时），且孕产妇的健康严重受损时，应尽快组织多学科讨论是否早期分娩。因为分娩既可治愈子痫前期，又能通过肾脏活检明确狼疮性肾炎并指导免疫抑制治疗。

吉兰 - 巴雷综合征（GBS）是一种免疫介导的急性多发性神经病（框 15-1）。它通常由前驱感染引起，表现为急性单相麻痹性症状。尽管有妊娠期并发 GBS 的报道 [63]，但这种情况相对罕见，因此缺乏足够的数据用于指导治疗，目前的治疗方式与非妊娠患者相同。呼吸衰竭（17%～30%） [64] 是导致进入重症监护室的常见原因。用力肺活量（FVC）<20ml/kg 被认为是有创通气的指征之一。FVC 在妊娠期不会显著改变 [65]，因此妊娠期低 FVC 应归因于神经肌肉无力。事实上，妊娠期间氧气和通气需求的增加及肺部顺应性的降低可能会导致更快的呼吸衰竭、呼吸困难和呼吸窘迫。必须密切观察这

框 15-1　妊娠期静脉注射免疫球蛋白和血浆置换：一个真实案例

一位 33 岁的女性在妊娠 21 周时到产科就诊，主诉进行性乏力 5 天。行走困难，自诉呼吸困难症状加重。既往体格健康，此次发病前几周有过腹泻。神经科团队对她进行评估后确诊为吉兰 - 巴雷综合征。尽管患者对答顺畅，但仍存在轻微的呼吸困难，因此建议患者接受重症监护治疗。考虑到妊娠情况，患者对治疗方案的可行性和安全性表示担心。

在这种情况下，患者在重症监护室接受治疗，幸运的是患者的病情没有恶化到需要有创呼吸支持的地步。静脉注射免疫球蛋白疗效良好，5 天后出院，出院 8 周后完全康复。孕 39 周时经阴道自然分娩出一个健康的婴儿。

些患者是否有呼吸肌无力的早期症状，并降低其进入重症监护室的门槛。

妊娠期患者 GBS 的治疗与非妊娠期患者相同。有明确的证据表明，静脉注射免疫球蛋白和血浆置换（单独使用）均能有效用于 GBS 妊娠患者 [52, 66]；但皮质类固醇无效，甚至可能延迟患者康复 [67]。

血浆置换和 IVIg 均可用于妊娠期间。试验表明，血浆置换可缩短机械通气持续时间、运动恢复时间及无辅助行走时间 [52]。使用血浆置换时必须注意避免低血容量或容量超负荷。凝血酶原时间和活化部分凝血活酶时间可能由于凝血因子的清除出现一过性延长。尽管大出血并不常见，但使用血浆替代白蛋白作为置换液可以避免这种风险 [68]。

静脉注射免疫球蛋白与血浆置换同样有效，由于其操作简便，通常作为一线治疗方法。静脉注射免疫球蛋白的推荐给药方案为 0.4g/（kg·d），持续 5 天 [69]。静脉注射免疫球蛋白治疗可能会导致血栓栓塞事件的风险增加，特别是存在其他血栓形成的危险因素时 [70]。妊娠是一种高凝状态，重症监护室中制动的患者发生静脉血栓栓塞症的风险很高。因此，必须进行血栓预防（通常使用低分子肝素）。

三、抗体和胎盘屏障

胎盘的一个重要功能是在母体和胎儿循环之间形成选择性屏障。大多数低分子化合物（分子量＜500Da）可以通过被动扩散穿过胎盘，某些离子和氨基酸也能通过主动转运进入。相比之下，高分子化合物通常较难穿过胎盘，但是免疫球蛋白G（IgG）例外，它的分子量约为160kDa。在5个抗体类别中，IgG是唯一能大量穿过胎盘的抗体，但仅在妊娠16周后才大量转运[71]。胎盘屏障的临床意义在于：①新生儿对感染的"被动"免疫力；②自身抗体对胎儿/新生儿的影响；③使用"生物"药物的影响。

（一）新生儿对感染的"被动"免疫

新生儿免疫系统尚未成熟，在出生期间或出生后不久暴露于病原体时无法进行完善的适应性免疫反应。因此，孕妇IgG抗体的胎盘转运可以有效预防新生儿出生后数周和数月内的感染。例如，当孕妇循环中存在水痘-带状疱疹病毒、单纯疱疹病毒或麻疹病毒等病原体的抗体（由于先前接种疫苗或暴露于病原体），那么这些抗体也可以在新生儿体内检测到。这种"被动"免疫可在一定程度上预防这些感染。因此，在妊娠期间可以通过为孕妇接种特定疾病的疫苗（如百日咳）获得"被动"免疫[72, 73]。由于静脉注射免疫球蛋白（因为它是免疫球蛋白）可以穿过胎盘，且对胎儿没有不良影响，因此也被广泛用于妊娠期间。实际上，静脉注射免疫球蛋白可用于治疗新生儿败血症。

（二）自身抗体对胎儿/新生儿的直接影响

某些自身免疫性疾病产生的自身抗体可能对胎儿产生直接不良影响。由于各种原因，患有这些疾病的患者通常需要接受重症监护，因此重症监护科医师必须了解妊娠潜在的特有免疫并发症。

患有干燥综合征、SLE或类风湿关节炎的孕妇可能存在抗Ro/SSA抗体[74]。这些抗体能穿过胎盘，导致胎儿心脏异常和短暂性新生儿皮肤狼疮。因此这类患者应进行抗体筛查，若抗体阳性需在分娩后告知新生儿科医师[75]。受此抗体影响的胎儿出现先天性心脏传导阻滞的风险为1%～5%，此外还存在心肌炎、心内膜弹力纤维增生症或房室（AV）瓣膜功能障碍的风险[76]。若存在既往胎儿受累的情况，则此次胎儿患病的风险较高。

其他几种自身免疫性疾病相关的IgG抗体也可以穿过胎盘对胎儿造成伤害。具体见图15-4。值得注意的是，抗体的存在或滴度不一定与病理程度相关。

（三）使用"生物"药物的影响

大多数"生物"药物是IgG的单克隆衍生物，因此能穿过胎盘。

英夫利昔单抗和阿达木单抗均为抗TNF-α的单克隆抗体。依那西普是一种融合分子，由可溶性TNFα受体和IgG_1的Fc片段组成。这些药物可在有临床指征的情况下在妊娠期间使用。在重症监护时，它们大多与皮质类固醇联合使用，以治疗急性发作或新发的炎症性疾病。在接受这些药物治疗的孕产妇中，胎儿在妊娠早期的药物暴露微乎其微，且没有证据表明有致畸作用[48, 77]。然而，从妊娠16周开始，抗体分子通过主动运输进入胎盘，到妊娠后期时可能会导致胎儿/新生儿的药物水平高于母体。

为了最大限度地减少新生儿出生时的药物水平，这些药物通常在妊娠中期停用（英夫利昔单抗20周，阿达木单抗或依那西普28周）。然而，根据孕产妇的病情需要，也可以在整个妊娠期间持续使用。此外，虽然理论上存在新生儿免疫抑制的顾虑，但来自PIANO机构[77]的数据表明：妊娠晚期使用抗TNF-α对婴儿的生长、发育或第一年的免疫发育没有影响，一篇系统性回顾分析[78]发现，1岁以下的婴儿感染风险没有增加。英国风湿病学会和欧洲风湿病防治联盟[47, 48]最近发布的指南指出，所有这些药物都可以在母乳中检测到，但药物浓度很低，而且通过口服途径很难被婴儿吸收，因此母乳喂养被认为是安全的[48]。

自身免疫性疾病	自身抗体	抗体对胎儿／新生儿的潜在影响	处理	注释
干燥综合征、SLE、类风湿关节炎和其他结缔组织疾病	抗 Ro/SSA 抗体	完全性心脏传导阻滞和其他心脏病理（见正文）；短暂性新生儿皮肤性狼疮	母亲：羟氯喹 胎儿：监测	结缔组织病病史应进行抗体筛查，即使母亲没有症状
格雷夫斯病	促甲状腺激素受体激动型抗体	甲状腺功能亢进症，甲状腺肿	母亲和（或）新生儿：抗甲状腺药（丙硫氧嘧啶或卡比马唑）	即使母亲甲状腺功能正常，格雷夫斯病也应进行抗体筛查
妊娠性类天疱疮（严重但罕见的妊娠特异性皮肤病）	大疱性类天疱疮抗原 2 抗体	大疱性皮疹（10%，多轻微而短暂）	母亲：皮质类固醇，免疫抑制	
寻常性天疱疮	桥粒黏蛋白 3 或 1 抗体	新生儿天疱疮	母亲：皮质类固醇，免疫抑制，治疗性血浆置换	
重症肌无力	抗 AChR 抗体（90%） 抗 MuSK 抗体（10%）	一过性新生儿重症肌无力：婴儿软瘫，呼吸困难，呼吸功能不全；在出生后头 2 天出现，在 2 个月内消失	母亲和（或）新生儿：乙酰胆碱酯酶抑制药 母亲：皮质类固醇，免疫抑制，IVIg，治疗性血浆置换	
	胎儿 AChR 的 γ 亚基的高滴度抗体	关节畸形：肌肉痉挛和吞咽障碍，常致命；病情较轻者可存活，但有持续性肌病		
免疫性血小板减少性紫癜（ITP）	抗血小板抗体（检测较难，也不需要进行诊断）	新生儿血小板减少症，胎儿／新生儿发生颅内出血的风险小	母亲和（或）新生儿：IVIg 母亲：皮质类固醇，免疫抑制	新生儿血小板计数在出生后 2～5 天降至最低点，大多数出血发生在分娩后 24～48h；没有证据表明剖腹产可以降低颅内出血的风险

▲ 图 15-4　自身免疫性疾病相关抗体对胎儿及新生儿的潜在影响

有一些较新的抗 TNF-α 药, 其药动学特征经过改良后发生改变。赛妥珠单抗是抗 TNF-α 抗体(缺少 Fc 区)与聚乙二醇偶联制得的单克隆抗原结合片段(Fab), 它的胎盘穿透性很低, 早期数据表明, 它可安全用于整个妊娠期。利妥昔单抗、戈利木单抗、阿巴西普、托珠单抗、贝利尤单抗和阿那白滞素(Anakinra)的安全数据有限, 尽管登记和观察数据表明, 胎儿在妊娠早期非计划性接触这些药并未造成有害结局[48]。

结论

妊娠期间的免疫变化是复杂的, 包括促炎变化和免疫耐受性的增强, 以及免疫模式从 Th1 型向 Th2 型为主导的转变。某些感染, 如流感、戊型肝炎和恶性疟, 往往会在妊娠期引起更严重的疾病, 以及更高的发病率和死亡率。妊娠还会影响育龄期常见的自身免疫性疾病的活动。自身免疫性疾病急剧发作通常需要重症监护治疗。在妊娠期间识别自身免疫性疾病发作可能较为困难, 因为某些临床症状可能与正常妊娠和(或)子痫前期类似。一些自身免疫性疾病产生的抗体能透过胎盘并对胎儿造成影响。许多免疫抑制治疗可以用于妊娠期, 因为妊娠期疾病控制欠佳会明显影响孕产妇和胎儿的预后, 因此符合适应证时不应停用免疫抑制治疗。有充分证据表明, "生物" 抗 TNF-α 疗法可以在妊娠期间使用。

第16章 高血压、子痫前期和子痫
Hypertension, Preeclampsia, and Eclampsia

Erin J. Ciampa Philip E. Hess 著
吴佳腾 孙焱芫 译 徐 宁 校

要点

- 妊娠期高血压疾病相关并发症是妊娠和围产期女性进入重症监护室的最常见原因之一。
- 子痫前期是一种多系统疾病，指孕 20 周或之后出现血压升高，并伴有一种或多种器官功能障碍 / 衰竭。
- 早发型子痫前期（孕 34 周前确诊）是这种疾病的加速型变种，增加了母胎并发症的风险。
- 子痫前期可能导致的主要并发症包括心肌病、肺水肿、癫痫样发作、颅内出血、血小板减少、肾衰竭、肝损伤和肝出血、胎儿生长受限和胎盘早剥。
- 子痫前期危重患者的治疗原则包括血压控制、静脉输注硫酸镁预防子痫抽搐发作，以及在孕妇临床情况恶化时，不管胎儿处于多少孕周，尽早娩出胎儿。
- 输液应谨慎，应基于容量状态而非尿量，因为肺水肿与过量输液和不良预后密切相关。
- 监测和其他治疗性干预措施应针对所涉及的特定器官系统。

高血压疾病是导致妊娠期间孕产妇死亡和孕产妇重症的首要原因 [1, 2]。妊娠期高血压疾病导致的可能危及生命的并发症包括脑卒中、出血、肾衰竭、肝衰竭和呼吸窘迫等，其发生率约为孕产妇死亡率的 50 倍。目前还没有治愈该疾病的方法；治疗的重点是预防器官损伤和及时娩出胎儿。对子痫前期孕产妇死亡率的回顾分析表明，近 50% 的死亡病例与治疗不当有关。

一、流行病学

妊娠期高血压疾病的发病率各国不同，约占全世界妊娠总数的 10%[1, 3, 4]。在发展中国家，各类高血压疾病占孕产妇的 2%～17%[5]，其中子痫前期的发病率约为发达国家的 7 倍 [6]。不同国家的子痫发病率也有很大差异，这一比率在非洲高达 1/100，在其他发展中国家高达 1/1700，而在发达世界为 6/1000。然而，即使在发达国家，妊娠期高血压疾病的发病率也呈上升趋势。美国一项分娩住院患者的分析显示，1998—2006 年，高血压疾病的发病率逐年上升（图 16-1）；慢性高血压和妊娠高血压的发病率上升趋势一致 [1]。在此期间，慢性高血压明显上升（从 11/1000 次分娩增加到 16.9/1000 次分娩），子痫 / 重度子痫前期中度增加（从 9.4/1000 次

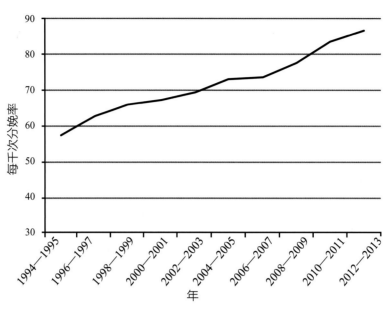

▲ 图 16-1　过去 20 年美国妊娠期高血压疾病的发病率

引自疾病控制中心全国住院患者样本数据（Nationwide Inpatient Sample）；www.cdc.gov/reproductivehealth/maternalinfanthealth/pregnancycomplications-data.htm. 访问日期：2017 年 6 月 18 日

分娩增加到 12.4/1000 次分娩）。

二、孕产妇死亡率

妊娠期高血压疾病是孕产妇死亡的主要原因之一。回顾 2003—2009 年全世界孕产妇死亡率，其中 14% 是由妊娠期高血压疾病导致的[7]。美国最新的回顾性分析发现，2006—2010 年高血压疾病所致孕产妇死亡的相对比例略有下降，目前占孕产妇死亡率的 11%，仅次于其他四种死亡原因。子痫前期产妇分娩死亡率（指住院分娩期间的死亡）为 3.4/10 000，而子痫患者的死亡率几乎高出 20 倍[8]。子痫前期患者最常见的死亡原因是脑血管事件（特别是颅内出血），约占死亡病例的 1/3。其次是器官衰竭（肾脏或肝脏）和 HELLP 综合征。15% 的死亡病例合并弥散性血管内凝血[8]。孕产妇死亡数据的回顾分析均表明治疗措施存在不足之处，50%～60% 的死亡病例通过及时恰当的治疗可以避免死亡结局[9, 10]。

三、孕产妇发病率

除了死亡风险升高外，妊娠期高血压疾病也是孕产妇重症（severe maternal morbidity，SMM）的危险因素。SMM 是一个术语，指可对女性健康造成短期或长期明显影响的非预期分娩结果[11]。在患有一种或多种 SMM 的孕产妇中，高达 10% 的比例由妊娠期高血压疾病直接引起。早发型子痫前期患者 SMM 的发生率高于晚发型患者［分别为 12.2/100 次分娩和 5.5/100 次分娩，与无子痫前期的孕产妇相比，调整后优势比分别为 3.7（95% CI 3.2～4.3） 和 1.7（95% CI 1.6～1.9）］[12]。此外，妊娠期高血压疾病相关并发症是孕产妇围产期进入 ICU 的常见指征之一[13, 14]。例如，根据马里兰州 1999—2008 年的住院患者数据库（Maryland State Inpatient Database）1999—2008 年的数据，在 2927 名产科 ICU 住院患者中，妊娠期高血压疾病占 30%[15]；2006—2009 年，法国产科 ICU 住院患者 11 824 人中，妊娠期高血压疾病占 22%[14]。

妊娠期高血压疾病还与远期不良预后有关。患有子痫前期的女性患糖尿病、缺血性心脏病、卒中、肾脏疾病和阿尔茨海默病的风险更高[16-18]。此外，与那些没有严重症状的子痫前期女性相比，复发或严重子痫前期的女性风险更高。最后，妊娠期高血压疾病的女性日后患脑血管疾病的风险增加[19]。

四、妊娠期高血压疾病的定义

美国妇产科医师学会（ACOG）妊娠高血压特别工作组在 2013 年提出了最新的分类和管理指南[20]。妊娠期高血压疾病分为四类：①子痫前期—子痫；②慢性高血压；③合并子痫前期的慢性高血压；④妊娠高血压（表 16-1）。与总体人群相似，高血压的定义指收缩压＞140mmHg 和（或）舒张压＞90mmHg。当收缩压和舒张压分别超过 160mmHg 和 110mmHg，则符合"重度"高血压的标准。在 ACOG 的指南中有一些重要的修正。首先，虽然从记录方法上讲，两次高血压之间应该间隔至少 4h，但如果发现重度高血压，则应当迅速复测确认（甚至在数分钟内），以尽快降血压治疗。其次，从"重度子痫前期"的诊断标准中剔除了肾脏损伤这一项，并更准确地定义了肾脏损伤。最后，只要出现表 16-2 中的任一表现，即可诊断"重度子痫前期"。

五、危险因素

表 16-3 中是妊娠期高血压疾病的相关危险因素。了解这些危险因素有助于确定易感人群，进而采取可能有益的预防性治疗，比如低剂量阿司匹林等。既往 1 次以上子痫前期妊娠史或存在其他多种危险因素的女性，均应预防性使用低剂量阿司匹林[20, 21]。

六、发病机制

尽管子痫前期的单一病因尚未明确，但在过去的 10 年中，其发病机制在分子层面取得了重大进展。确切地说，胎盘缺血似乎是启动与子痫前期相关的下游信号通路的关键事件[22]。这些通路最终造成血管生成的失衡状态，导致内皮功能障碍，以及相关炎症反应[23]和氧化应激增加[24]。胎盘缺血的原因因人而异（表 16-4），胎盘不完全植入也是原因之一，特别是早发型疾病的患者[25, 26]。

胎盘的血供是在血管新生激素血管内皮生长因

表 16-1　妊娠期高血压疾病分类及主要亚型	
疾　病	特　点
妊娠高血压	• 孕 20 周后出现高血压 • 无终末器官受累
慢性高血压	• 高血压发生于＜孕20 周或＞产后 12 周 • 无终末器官受累
合并子痫前期的慢性高血压	• 以上诊断＋终末器官受累
无严重症状的子痫前期	• 孕 20 周后高血压伴蛋白尿 a
重度子痫前期（表 16-2 ）	• 孕 20 周后出现高血压 • 1 项以上严重临床表现 • 蛋白尿（肾损伤）不是诊断必需条件
亚型	
子痫	• 子痫前期患者新发的原因不明的癫痫发作
HELLP 综合征	• 溶血 • 肝损伤标志物升高 • 血小板减少
早发型先兆子痫	• 在孕 34 周前发病
胎儿综合征	以胎儿问题为主的疾病（生长受限）；母体可能没有表现[75]
产后高血压病	发病时间为产后 3～30 天；可能没有妊娠高血压 通常仅限于高血压和中枢神经系统症状 / 子痫[76]

a. 蛋白尿提示肾脏损伤，定义为 24h 尿蛋白≥300mg，或随机尿样中尿蛋白 / 肌酐（以 mg/dl 为单位）≥0.3，或者（当不能进行上述定量检测时）尿试纸检测显示尿蛋白 +

子（VEGF）、胎盘生长因子（PlGF）和血管生成激素转化生长因子（TGF）的作用下，由母体内皮细胞和胎儿细胞滋养层细胞共同构成的。VEGF 是一种强大的血管新生激素，负责内皮的健康和增

表 16-2　重度子痫前期的特点	
损伤器官	体征或症状
血管	重度高血压（收缩压 >160mmHg 或舒张压 >110mmHg）
心肌	肺水肿
肝脏	• AST 或 ALT 升高 2 倍以上 • 持续右上腹痛或上腹痛
脾脏	血小板减少症（ <100×10^9/L）
肾脏	血清肌酐 >11mg/L，或基础水平的 2 倍
中枢神经系统	• 持续性头痛 • 视觉障碍

殖。VEGF-A 还负责维持肾脏、脑、肝脏及脾脏网状内皮系统中内皮层的稳定 [27]。最近的研究表明，在低氧条件下，胎盘滋养层细胞 VEGF 和 TGF 受体的连接部分发生变异，变异部分溶解并被吸收进入母体循环 [28, 29]。这些抗血管生成受体包括可溶性 FMS 样酪氨酸 –1（sFlt-1）、sFlt-14 和内皮糖蛋白（endoglin）。内皮糖蛋白是导致遗传性出血性毛细血管扩张的受体成分。在这些因素的影响下，母体循环处于抗血管生成状态，结合原发性内皮细胞功能障碍可以解释子痫前期的临床表现。

　　另有多种子痫前期发病机制的理论（表 16-5）。本章暂不对这些理论进行逐一讨论。

七、临床特征

　　子痫前期影响母亲和胎儿的健康，主要是由于内皮细胞参与了疾病的发病过程。子痫前期可以影响到身体的每一个器官，但临床表现因人而异。详细论述对各器官系统的影响有助于更好地了解其临床特征（表 16-6）。

1. 心脏

　　患有妊娠期高血压疾病，尤其是具有重度子痫前期的患者，心肌应激反应更强。由于毛细血管容积减少和对血管收缩激素的过度反应，全身血管阻

表 16-3　子痫前期相关危险因素

孕产妇因素
• 年龄——年龄 >34 岁的孕产妇，每增加 1 岁风险增加 30%[77]；超过 40 岁的相对风险翻倍 [78, 79]
• 肥胖——风险与体重指数（BMI）升高相关 [80, 81]；一项芬兰纵向队列研究报道，妊娠早期 BMI >30kg/m^2 患子痫前期和重度子痫前期的优势比分别为 2.1（95%CI 1.1～3.6）和 5.2（95%CI 2.1～10.5）[80]
• 种族——非洲裔女性患慢性高血压、子痫前期的概率更高 [3, 82]，死亡风险也更高 [83-85]

遗传学因素 a
• 母系遗传——占妊娠期高血压疾病易感性的 ⅓～½ [79, 86-88]
• 父系遗传——父亲和胎儿的遗传因素共占子痫前期风险的 10%～20%[89, 90]

孕妇共存病
• 慢性高血压——风险增加约 10 倍 [91, 92]
• 胰岛素抵抗——与妊娠糖尿病 [93]、代谢综合征 [94] 和妊娠前糖尿病 [95] 密切相关

妊娠相关因素
• 初产妇——与经产妇相比，风险增加约 3 倍 [79, 96-98]
• 既往妊娠合并子痫前期——尤其是多胎妊娠和早发型子痫前期 [79, 99, 100, 101]
• 多胎妊娠——每增加一个胎儿，风险增加约 3 倍 [102-104]
• 葡萄胎妊娠——严重的早发型妊娠高血压疾病的风险 [105]

a. 妊娠期高血压疾病是多种遗传因素和环境因素相互作用的结果；通过全基因组关联研究 [106-108]、候选基因方法 [109, 110]、连锁研究 [111, 112]、转录组分析 [113-115]，发现与子痫前期相关的基因有 200 多个

表 16-4　胎盘缺血的潜在原因

胎盘疾病
• 不完全胎盘植入
• 母体慢性低氧血症
　– 哮喘
　– 糖尿病
　– 镰状细胞贫血
• 多胎妊娠（需求增加）
• 胎盘梗死或胎盘早剥
• 血管炎
• 慢性高血压
• 胎盘老化

表 16-5 其他关于子痫前期发病机制的假说
· 高动力心血管状态
· 炎症反应
· 氧化应激
· 妊娠期孕产妇免疫不耐受
· 遗传易感性
· 营养缺乏
· 环境因素

力增加[30]。心肌中的毛细血管容积同样减少，导致心肌的血供减少。从而导致心脏应激时，心肌进一步肥厚和劳损。超声心动图提示心肌舒张功能障碍[31]。尽管左心室表现为高动力状态，心输出量增加，通过斑点应变测量（speckle strain measurement）仍可发现亚临床收缩功能障碍[31]。

子痫前期患者在入院时可能会有不同的心功能表现，这取决于疾病的严重程度和顺治时机。较常见的表现是前负荷降低，收缩力增加，心输出量增加，全身血管阻力增加[32]。这种状态会随着容量的增加而显著改变，即全身血管阻力降低，心输出量增加，或者是充盈压升高导致心源性衰竭[33]。

这些变化的临床后果可能是灾难性的。子痫前期患者心源性肺水肿的发生率很高。子痫前期最显著的影响之一可能与围产期心肌病有关。人口统计学研究支持此相关性，但其他研究则不支持这种关联，因为子痫前期和围产期心肌病的心肌特征完全不同[34]。有研究表明，抗血管生成激素与导致小鼠致死性心肌病的某种基因缺陷之间存在联系，而人类的这种基因缺陷就有可能发生子痫前期和围产期心肌病[35]。

2. 血管

妊娠期高血压疾病的特征是全身血管阻力（SVR）升高引起的血压升高，或至少部分原因是

表 16-6 妊娠期高血压疾病的临床并发症			
特 征	症 状	体 征	严重后果
中枢神经系统	头痛	高动力反射	蛛网膜下腔出血 脑水肿
	视觉障碍	视盘水肿	PRES 综合征
	易怒		子痫
心脏		高血压	胎盘早剥
		舒张功能减低	肺水肿
		亚临床收缩功能障碍	心肌病
血管		高血压	非重力依赖性水肿
		血液浓缩	
肾脏		蛋白尿	急性肾小管坏死
		肾病综合征	急性肾衰竭
肝 / 脾	腹痛（右上腹）	肝坏死	包膜下血肿
		溶血	HELLP 综合征
胎儿		生长受限	胎儿窘迫
		胎盘早剥	胎儿死亡

由于 SVR 升高引起[33]。SVR 由两部分组成：一个是由小动脉张力决定的反应部分，是 SVR 的主要组成部分；另一个是由毛细血管容积决定的固有部分，约占非妊娠健康人 SVR 的 40%。针对抗血管生成环境中的毛细血管床容积减少导致 SVR 固有部分增加。由此导致的进行性高血压可能对药物治疗产生抵抗，通常需要频繁上调药物剂量。对重度子痫前期患者进行晶体液扩容将导致 SVR 显著降低，同时伴随全身应激降低[33]。然而，在没有低血容量证据的情况下，不再推荐积极补液，因为可能会由于内皮功能障碍而导致肺水肿。通常需要用超声心动图来监测患者对液体治疗的反应情况，因为约 50% 患者可能没有临床预期的反应[36]。

3. 中枢神经系统

中枢神经系统（CNS）受累是妊娠高血压疾病的标志之一，而原发性高血压则不具备。目前尚不清楚子痫前期患者容易发生中枢神经系统并发症的确切原因，但可能与 VEGF-A 在维持脑脉络丛有孔内皮细胞功能和血管通透性方面的重要性有关。子痫前期患者最常见的中枢神经系统表现是外周反射亢进。严重的中枢神经系统并发症包括脑出血、脑水肿、可逆性后部脑病综合征（PRES）、视网膜失明和子痫。子痫患者发病率和死亡率最高。虽然提倡尽早分娩，但如果经治疗后患者病情稳定，仍可安全经阴道分娩[37]。任何时候育龄女性出现癫痫发作，均应考虑子痫可能。

4. 气道和呼吸系统

非重力依赖性水肿是子痫前期的特点，会造成上半身和呼吸道明显肿胀。对于经历过分娩，特别是第二产程的女性来说，情况尤其如此[38-40]。妊娠期高血压疾病患者鼾症和睡眠呼吸暂停发生率较高[38]。

与心输出量增加一致的是，妊娠期高血压疾病患者尽管用力肺活量减少，但分钟通气量增加，而运动耐量却降低[41]。同样，重度子痫前期患者的通气血流比例失调增加[42]，导致饱和度异常的发生率升高，尤其是仰卧位时。约 3% 的子痫前期患者会出现肺水肿，多数发生在胎儿娩出后，与子痫

前期的严重程度（尤其是 HELLP 综合征）及在分娩期间的液体量有关[43, 44]。该类患者易发生肺水肿的可能原因包括：内皮损伤导致的毛细血管通透性增加、胶体渗透压降低、静水压升高及舒张功能障碍[45]。

5. 肝脏

肝损伤常见于妊娠期高血压疾病患者。子痫女性的尸检经常显示肝脏局灶性缺血损伤[46]。合并 HELLP 综合征的重症子痫前期患者的计算机断层扫描（CT）也有类似的发现，通常与右上腹疼痛和肝酶升高的症状有关[47, 48]。

子痫前期的一个潜在的灾难性后果是肝脏外周局灶性缺血，随后发生肝包膜内出血。肝包膜下血肿是一种紧急情况，据报道，血肿破裂导致的孕产妇死亡率超过 30%[49]。患有子痫前期的孕产妇持续性右上腹疼痛（通常是在硬膜外镇痛和降血压治疗的情况下）应立即进行影像学检查。通常超声即可诊断，但也可能需要 CT 或磁共振成像（MRI）来确诊。这种情况下无须顾虑电离辐射对胎儿的影响，应当立即进行 CT 或 MRI 检查，因为犹豫不决可能会导致孕产妇死亡。一旦确诊尽可能考虑微创治疗方案。请创伤外科或肝脏外科医师会诊，并通知手术室、血管造影室、重症监护和新生儿团队。肝动脉栓塞可应用于小的局灶性出血患者[50, 51]。剖腹探查常发生肝包膜破裂，因腹内压降低也会减轻对血肿的压迫[49]。

6. 血液系统

子痫前期可能会导致血液系统发生明显的甚至是危险的变化。最常见的是血红蛋白浓度升高，伴随着内皮损伤和静水压增加所致的第三间隙液体增加。这可能是即将发生的高血压疾病的第一个可识别的体征。另外，患有 HELLP 综合征的孕产妇会发生溶血性贫血，循环中出现红细胞碎片，这主要是由于脾脏网状内皮系统的损伤所致。一旦出现 HELLP 综合征，应立即分娩。

血小板减少症，定义为血小板计数 $< 150 \times 10^9/L$，在妊娠高血压和慢性高血压中并不常见，但在重度子痫前期患者中发生率为 50%。有证据表明，血

小板减少的子痫前期患者，也常有血小板功能障碍。血栓弹力图（一种测量血小板功能对凝血影响的方法）中形成血栓时的最大振幅在血小板计数 $<100\times10^9$/L 时开始下降[52]。而在没有高血压疾病的孕产妇中，血小板计数 $<75\times10^9$/L 时，最大振幅才开始下降[53]。血小板功能障碍可能是由于脾损伤或自身抗体引起的；约 1/3 的子痫前期患者可检出抗血小板自身抗体[54, 55]。这一发现的临床价值尚不清楚，必要时不应限制血小板输注。

在某些严重病例，比如胎盘早剥、胎儿死亡、颅内出血和多脏器功能衰竭，孕产妇可能发展成伴有凝血因子耗竭的爆发性弥散性血管内凝血。由其导致的低凝状态，需要积极补充纤维蛋白原和血浆凝血蛋白（见第 5 章）。

7. 肾脏

肾脏病理性损伤，肾小球内皮细胞增生，是子痫前期的特定病征。虽然肾炎综合征甚至肾病综合征在子痫前期患者中比较常见，但仍应关注少尿（ <400ml/d）的情况，因为处理不当可能会导致医源性损伤。由于这些患者容易发生肺水肿，补液治疗应谨慎。如果怀疑容量不足，可以给予适当的初始液体（250~500ml）。然而，鉴于该类患者肾小球滤过率、钠的排泄分数和蛋白质/肌酐值的计算缺乏准确性，进一步的液体治疗必须基于低血容量的可测量证据（即超声心动图评估，或间接测量容量反应性，如脉压变异度。见第 13 章）[56]。

值得关注的是剖宫产后非甾体抗炎药的使用，已知肾功能不全的孕产妇应避免使用此类药。随着病情的进展，急性肾小管坏死可导致暴发性肾衰竭，需要透析。妊娠期间或分娩后需要透析的情况并不常见。据报道，加拿大 1997—2011 年每 10 000 例妊娠中只有 1 例需要透析[57]，但子痫前期是最常见的妊娠相关原因[58]（见第 31 章）。

8. 对胎儿的影响

妊娠期高血压疾病也会对胎儿造成影响。慢性胎盘缺血直接影响胎儿的氧交换，导致胎儿宫内生长受限的发生率增高[59]。这一影响在早发型病例中更为常见[60]，可能与胎盘植入和形态异常有关[26, 61]。此外，子痫前期是医源性早产的首要原因，而早产则与患病率升高相关。除外早产，子痫前期还与新生儿患病率升高有关，包括围产期死亡、NICU 收治、呼吸窘迫综合征、脑室外或脑室内出血、呼吸暂停和窒息等[59, 62, 63]。除了胎盘灌注减少，子痫前期患者发生胎盘早剥的风险较高[64]，同样会危及胎儿。

八、临床管理

子痫前期的治疗目标是：①预防子痫；②控制血压；③目标导向液体管理；④及时分娩。根据已发布的指南结合可视化辅助工具制订标准方案，以提供最佳的治疗效果[10]。员工继续教育和模拟培训十分重要[65]。

九、监测

一旦诊断妊娠期高血压疾病，母亲和胎儿都应加强监测直至胎儿娩出，母亲在分娩后应继续接受密切监测（表 16-7）。监测的内容取决于当地条件；在某些地区，高危病区的条件接近 ICU。护士与患者的比例应不低于 1~2，并每小时对患者进行至少一次评估。医疗机构必须能够进行有创监测和静脉内使用血管活性药。所有需要机械通气支持的妊娠期高血压疾病患者，均应转入 ICU 监护。

十、子痫的预防

硫酸镁已成为预防子痫前期患者抽搐发作的标准治疗措施，尤其是将严重子痫前期患者抽搐发生率减少 50%[66]。镁剂还被证明能有效用于治疗子痫发作，既可以终止惊厥，也可以防止进一步的癫痫发作（表 16-8）[67]。镁剂使用过程中应密切监测外周反射，如果反射消失，或孕产妇呈镇静状态，需检测血清镁水平。目标血清浓度是 4~7mEq/L。

表 16-7　妊娠高血压疾病患者的临床监测

监 测	指 征	频 率
血压	识别严重高血压	• 每周（妊娠期 / 慢性高血压） • 每 30～60 分钟（重症子痫前期）
脉搏氧饱和度	肺水肿	• 入院时 • 每次交接班时 • 分娩后或临床症状恶化时应持续监测
液体出入量	• 容量超负荷 • 限制容量 • 肾功能不全	• 每次交接班
深部腱反射（如果使用镁剂）	镁监测	• 每 4～8 小时 1 次 • 出现抑制时检测血清镁
胎儿监测（产前）	胎儿受累	• 门诊每周 1 次 • 重症患者每日超声评估 • 产程中持续监护
血液检查	• 全血细胞计数（血小板计数，血红蛋白） • 肌酐 / 尿素氮 • AST/ALT • 血镁	• 根据病情严重程度而定

表 16-8　子痫的药物治疗或预防

负荷剂量	4g 静脉注射，20min 以上	• 低血压 • 呼吸抑制
维持剂量	1g/h，24h	肾功能不全导致的药物蓄积
如果抽搐持续发作	重复负荷剂量	
	考虑使用苯二氮䓬类或抗惊厥药	• 劳拉西泮 0.5～2mg 静脉注射 • 苯妥英 10～15mg/kg，速度不超过 50mg/min

十一、血压管理

入院后的产前监测应包括至少每小时测量一次血压。对重症患者应降低动脉置管测压的适应证。有创血压监测的适应证包括持续性高血压、需要静脉输注强效血管扩张药及无法使用自动充气袖带准确测量血压。在重度子痫前期患者中，使用振荡测量法的自动血压袖带通常并不可靠[68]，应该通过手动听诊来验证测量的准确性。

降血压治疗的主要目标是预防与高血压急症相关的产科并发症，降血压时尽可能避免子宫胎盘灌注减少。治疗方法取决于血压紊乱的严重程度和预期分娩时间。重度高血压（收缩压 160mmHg，舒张压 110mmHg）直接通过静脉用药降血压，目标血压为分娩前降至 130～150/80～100mmHg（表16-9）。降血压时可以通过胎监指导以确保胎盘血流灌注充足，但切忌过度关注胎儿安全而导致母亲降压不足。

表 16-9　子痫前期高血压的药物治疗			
药　物		剂　量	不良反应
口　服			
β 受体拮抗药	拉贝洛尔	100～300mg，每日 3 次	
钙通道阻滞药	硝苯地平	10～40mg/d	头痛，心动过速
α₁ 受体拮抗药	乌拉地尔	30～180mg/d	
	酮色林	40mg，每日 2 次	
静　脉			
血管扩张药	肼屈嗪	5mg，每 20 分钟 1 次（极限量 20mg）	• 低血压 • 心动过速 / 心悸 • 头痛 • 少尿
β 受体拮抗药	拉贝洛尔	10～200mg	
	艾司洛尔	10～100mg	胎儿心动过缓
硝酸酯类	硝普钠	0.3～10μg/（kg·min）	• 心动过速 • 低血压 • 氰化物中毒（尤其是合并肾损害时）
	硝酸甘油	0.4～10μg/（kg·min）	• 心动过速 • 低血压 • 头痛

β 受体拮抗药已成为妊娠高血压初始治疗的常用药。由于不良反应发生率低，拉贝洛尔常作为口服和静脉治疗的一线降血压药，但持续性高血压有时需要复合第二种药[69]。一般避免使用艾司洛尔，因为可能引起胎儿心动过缓[70, 71]。艾司洛尔的一种特殊用途可能是抑制气管插管时的血流动力学反应。

血管扩张药可能引起胎儿低灌注，但仍是治疗持续性高血压的二线用药。肼屈嗪初始治疗期间可能导致低血压的发生率升高，在随机试验中，胎心率异常和紧急剖宫产率也有升高的趋势[69]。硝普钠和硝酸甘油都可用于孕产妇；但由于低血压和脑血管扩张性头痛发生率高，仅用于顽固性高血压患者。剂量可根据有创动脉血压进行调整。

钙通道阻滞药也是治疗妊娠期高血压的高效药物。与 β 受体阻滞药、α₁ 受体阻滞药和肼屈嗪相比，钙通道阻滞药治疗的孕产妇较少出现持续性高血压较少需要使用二线药物[69]，也较少出现胎心异常。阻碍钙通道阻滞药成为一线用药的主要因素是头痛发生率较高，这可能会干扰重度子痫前期的诊断。

十二、氧合

妊娠期高血压疾病患者中，肺水肿发生率高达3%，预后较差[45]。当进行强化治疗或临床状况恶化时，推荐使用连续脉搏血氧饱和度监测。通过胸部 X 线片和动脉血气分析有助于判断是否存在低血氧饱和度。肺部超声，特别是 B 线的存在，对该人群中的肺水肿具有早期诊断价值[72]。治疗措施包括吸氧，呋塞米（5～40mg）利尿、限制液体，以及严重时给予呼吸支持（机械通气）。鉴别诊断包括镁中毒（可导致低通气、呼吸抑制和肺炎）、肺栓塞及非心源性肺水肿（包括继发于羊水栓塞的肺水肿）。

十三、液体管理

对于重度子痫前期患者，准确的容量评估相对困难。脉压变异度不能准确预测这些患者的容量反应[36]。同样，由于这些患者肾损伤的发生率很高，也无法通过尿量准确评估容量。尿量<1ml/（kg·h）时就应检查是否存在潜在的肾脏损害。分娩期间的液体量与肺水肿等产后并发症直接相关，因此只有在确认患者有肾前性肾衰竭时才予补液。在评估容量状况和心功能之前，患有妊娠高血压疾病的女性在分娩前均应轻度限制液体。静脉输液量应减少至1ml/（kg·h）以下，除非是医源性低血压（如降血压治疗或区域麻醉）或失血。一项回顾性分析表明，限制液体摄入的病例并发症发生率较低，肾功能不全的发生率不到1%[73]。

中心静脉置管的指征包括：使用硝普钠或硝酸甘油等强效扩血管药；没有动脉通路且难以建立外周静脉通路的情况下，需要重复静脉采血。目前认为，评估中心静脉压或肺动脉高压是没有意义的。研究表明，中心静脉压与心脏容量和功能无关[30]。

关于肺动脉（PA）导管在产科人群中的使用，并没有随机研究表明其优势。即便有研究声称使用PA导管可使100例患者中的93%在主观上获益，但也指出导管放置引起的并发症发生率为4%，严重肾衰竭（11%）甚至死亡（3%）的发生率都很高[74]。此外，其他人群的研究也表明通过PA导管数据指导治疗并未改善预后。因此，不推荐在妊娠期高血压疾病患者中常规放置PA导管。

相反，经胸超声心动图（TTE）在上述患者中的应用越来越普遍[34]。目前，一方面由于缺乏TTE的系统培训，另一方面也缺乏对预后的比较研究，TTE应用仍处于摸索阶段，但前景可为。TTE的应用在超声心动图一章中有更详细的讨论（见第13章）。

十四、胎儿娩出

由于取出胎儿及胎盘是子痫前期的最终治疗手段，因此必须考虑分娩的时机。在病情稳定的患者中，可以安全地进行待产治疗，孕24～34周时可给予皮质类固醇促胎肺成熟。一旦孕妇病情恶化，或有胎盘早剥和DIC等其他并发症的迹象，应立即娩出胎儿。

结论

子痫前期是孕产妇死亡和发病的主要原因，也是妊娠期间入住ICU的最常见原因之一。对医疗质量的回顾提示，死亡孕产妇中近半数存在治疗不当的情况，这也是导致死亡的原因之一。终止妊娠是"治愈"子痫前期的唯一方法，与此同时还应采用其他措施防止进一步的器官损伤包括预防子痫、控制高血压和支持治疗。监测应侧重于识别和预防进行性器官损伤。

第 17 章　产科重症监护中的病毒感染

Viral Infections in Obstetric Critical Care

Ryan C. Maves　**著**

冯嘉愉　**译**　　王汉兵　**校**

要点

- 病毒感染是导致妊娠期危重症的常见原因，其程度可能较未妊娠患者更严重。
- 流感病毒是妊娠期急性呼吸衰竭最常见的感染原因。
- 检测流感时首选基于 PCR 的诊断方法，早期使用神经氨酸酶抑制药治疗可降低死亡率。
- 多重细菌感染在严重的病毒性呼吸道感染中很常见。在呼吸衰竭的情况下，等待病原学培养结果期间，针对肺炎球菌和葡萄球菌的经验性抗菌治疗是可取的。
- 病毒性脑炎可能由许多不同的病原体引起，所有疑似病毒性脑炎的孕产妇应及早经验性静脉注射阿昔洛韦，直至排除 HSV 和 VZV 感染。
- 非疱疹病毒引起的病毒性脑炎的有效疗法有限。急性播散性脑炎可考虑静脉注射免疫球蛋白、甲泼尼龙或血浆置换治疗。
- 妊娠期暴发性肝衰竭（FHF）可采用 N- 乙酰半胱氨酸治疗，以及任何特定的可实施的抗病毒治疗。
- 针对乙型肝炎病毒和疱疹病毒（HSV、VZV、CMV 或可疑的 EBV）引起的急性病毒性肝炎有特定的治疗方法。
- 登革热、寨卡病毒和基孔肯亚病毒感染具有重叠的流行区域和相似的临床表现。
- 重症登革热通过补液、器官支持和血液制品（少数情况下）进行支持治疗。糖皮质激素对治疗登革热无效。

病毒感染在妊娠期间很常见，对胎儿和准妈妈的健康都有影响。孕产妇在妊娠期间发生病毒暴露的概率可能与其所在较大的社区人群相当，且基本与妊娠前的自身情况相同。然而，由于妊娠期免疫功能的下降，孕产妇暴露于病毒后患病的风险会增加，并且疾病的严重程度也会加剧。

妊娠的免疫系统变化在第 15 章中有更详细的描述。简而言之，在妊娠晚期和产后早期，细胞介导的免疫反应常常发生下调，从而增加孕产妇感染某些病原体的风险，包括细菌（如李斯特菌）、真菌（如球孢子菌）和大多数病毒，其中以病毒感染最为常见。妊娠固有的生理变化（如功能残气量降低）可能会额外增加感染后需要重症监护的风险。

尽管许多病毒均能感染孕产妇，但呼吸道、中枢神经系统和肝脏的病毒感染最常导致危重病。此外，虫媒病毒感染可能会导致严重的产科综合征，这些综合征在日益全球化的世界中越来越常见。产科医师、重症科医师甚至传染病专家很难在治疗初期就明确病毒感染的特殊病因。因此，在明确诊断的同时，应就已出现的综合征进行初步检查和经验性治疗。一般来说，与导致产科危重症的其他原因（如 HELLP 综合征、子宫大出血）不同，病毒感染导致的危重症并不是加快产程或妊娠终止的特定适应证。此外，某些病毒具有传播风险，必须采取预防措施以降低医护人员和其他患者的感染风险。

某些可导致胎儿疾病的病毒，如风疹或巨细胞病毒，很少会危及孕产妇生命安全，除非与孕产妇疾病有关，否则本章不作详细讨论。

一、流感和其他呼吸道病毒

严重的急性呼吸道感染（acute respiratory infection，ARI）是导致孕产妇入住重症监护室的最常见疾病之一，其中 25%[1] 的病例会发展为呼吸衰竭，甚至有 12% 的孕产妇死亡 [2]。导致孕产妇 ARI 的病毒种类繁多，包括 RNA 和 DNA 病毒，其中流感病毒具有独特的毒力，在 2009—2010 年 H1N1 流感大流行中，孕产妇占急性呼吸窘迫综合征病例的 5% 和死亡病例的 6%～13%[3, 4]。尽管在发达国家中发生急性呼吸衰竭的流感孕产妇的总体死亡率低于 10%[1]（见第 23 章），据估算，需要入住重症监护室的重症流感孕产妇总体死亡率高达 24%[1, 5]，尤其是需要机械通气的孕产妇。一项数据较少的 Meta 分析显示，体外膜氧合（extracorporeal membrane oxygenation，ECMO）可成功用于患有流感的孕产妇，并使母亲存活率达 75%、活产率达 70%[6]（见第 14 章）。

近年来，随着医疗环境的改善，便捷快速的分子诊断检测使得病毒性 ARI 的确诊变得容易。无论是否妊娠，基于聚合酶链反应（polymerase chain reaction，PCR）的检测是危重患者疑似存在病毒性 ARI 时的首选诊断方法。检测标本可以在床边通过鼻咽、口咽或气管内获得，存在相符临床症状（即发热、咳嗽、肺部阴影或低氧血症）的住院患者，应常规获取这些标本。现有的商业检测，例如GeneXpert Xpert 流 感 检 测（Cepheid，Sunnyvale，California，USA）对流感病毒的敏感性和特异性超过 95%[7]，多重检测如 FilmArray RP panel（BioFire Diagnostics，Salt Lake City，Utah，USA）可覆盖更多种类的呼吸道病毒，但灵敏度较低，约为 85%[8]。流感的快速抗原检测是一种替代方法，但因灵敏度较低（60%～65%）导致使用受限，使用时尤其要考虑假阴性的情况 [9]。

除了胸部 X 线片和痰培养外，有条件应对疑似病毒性 ARI 的危重症孕产妇进行相关病毒的 PCR 检测。如果无条件进行多重 PCR 检测，流感特异性 PCR 或快速抗原检测可作为替代方法。若以上病毒检测方法均不可用，则强烈建议对有相符临床症状的患者进行经验性抗病毒治疗。

有些纳入对象包括孕产妇的回顾性研究表明，使用神经氨酸酶抑制药奥司他韦（Oseltamivir）进行抗病毒治疗可改善重症流感的预后，且推荐在症状出现的前 48h 内进行治疗 [10, 11]。目前没有奥司他韦用于危重孕产妇的前瞻性研究。美国疾病预防控制中心（Centers for Disease Control and Prevention，CDC）开展的一项回顾性研究纳入了 2009 年 H1N1 流感大流行期间需要住院的孕产妇，并对比了早期（症状出现后 2 天内）接受神经氨酸酶抑制药治疗与症状出现后超过 4 天才接受治疗的患者的 ICU 转入率（9.4% vs. 56.9%）和死亡率（0.5% vs. 27%），其中妊娠晚期的患者风险最大 [12]。对接受奥司他韦治疗的孕产妇所生的孩子进行随访，并未发现药物特异性的胎儿并发症 [13, 14]。奥司他韦的标准用法为口服或经胃管，每次 75mg，2 次 / 日，持续 5 天 [15]。更高剂量（每次 150mg）或更长疗程（10 天）并未改善危重患者和孕产妇的生存率 [16, 17]。

对于无法经胃肠药物治疗的患者，可通过静脉注射神经氨酸酶抑制药帕拉米韦（Peramivir）作为奥司他韦的替代疗法。基于有限的数据，帕拉米韦通常以600mg单次给药，对于重症患者可考虑进行5天的治疗。有证据表明帕拉米韦在妊娠期间的清除率增加，这为延长疗程提供了依据[18-21]。目前存在对奥司他韦和帕拉米韦耐药的流感病毒株，但并不常见[22-24]。对于这类毒株，静脉注射研究性药物扎那米韦（Zanamivir）（可通过GlaxoSmithKline在gskclinicalsupportHD@gsk.com获得）也是一个可供选择的治疗方案[25, 26]。少数孕产妇接受扎那米韦治疗，但尚未报道其结局[26]。插管患者不建议吸入扎那米韦[15]。

截至2020年，严重急性呼吸综合征冠状病毒2型（severe acute respiratory syndrome coronavirus-2，SARS-CoV-2）正在全球范围内持续大流行，引发一种称为新型冠状病毒病（COVID-19）的临床综合征。在撰写本文时，有关孕产妇COVID-19严重程度的临床证据仅限于病例报告和回顾性观察数据。大流行开始时，来自中国湖北省武汉市的早期病例报告，描述了116名COVID-19孕产妇的病程：8例（6.9%）因重症肺炎入住ICU，其中2例（1.7%）需要气管插管，1例（0.9%）需要ECMO支持[27]。一项针对最近33研究系统性回顾分析报道了总共385名感染COVID-19的，其中17例（4.4%）需要入住ICU，6例（1.6%）需要机械通气，其中1例（0.26%）死亡[28]。总体而言，与流感导致的特定风险增加不同，孕产妇因COVID-19死亡的风险似乎与普通人群相当。但需要注意的是，大流行这一阶段的数据质量强度不高，临床医师须谨慎解读这些信息。此外，SARS-CoV-2垂直传播似乎很少见，且临床中难以鉴别是医源性还是母源性感染[29]。

妊娠期COVID-19的治疗目前仅限于支持性疗法。建议对机械通气患者（包括孕产妇）按照社区获得性肺炎进行经验性治疗。根据常规重症监护治疗经验，推荐使用氢化可的松治疗顽固性休克及低潮气量通气，推荐静脉注射甲泼尼龙治疗急性呼吸窘迫综合征（acute respiratory distress syndrome，

ARDS）[30]。目前正在研究用于治疗COVID-19的试验性药物，包括新型抗病毒药（如瑞德西韦）、炎症级联反应抑制药（如托珠单抗）和老药新用（如羟氯喹）。瑞德西韦是病毒RNA依赖性RNA聚合酶的核苷酸抑制药，通过同情用药项目用于COVID-19感染的孕产妇，但目前尚无预后数据。在一项随机试验中，瑞德西韦已安全地用于埃博拉病毒感染的孕产妇，且没有证据表明会导致风险增加[31]。

可用于治疗其他呼吸道病毒的特定抗病毒药有限。大部分相关的证据来自患有血液系统恶性肿瘤的患者，而其中妊娠相关的数据更是少之又少。利巴韦林（静脉内、口服或吸入给药）对几种呼吸道非流感病毒[包括腺病毒、人偏肺病毒、呼吸道合胞病毒（respiratory syncytial virus，RSV）和副流感病毒]具有体外抗病毒作用。然而，关于利巴韦林在非恶性肿瘤患者临床应用的证据有限[32-34]。由于担心其致畸性和溶血反应，利巴韦林历来被认为禁用于妊娠期。然而利巴韦林用于慢性丙型肝炎的最新数据显示，当使用剂量小于危重患者的治疗剂量时，几乎没有致畸性[35]。因此，利巴韦林也许能作为孕产妇急救用药的备用选项[35]。

西多福韦（Cidofovir）是长效静脉注射用核苷酸类似物，尽管在动物研究中观察到母体毒性剂量具有胚胎毒性及导致胎儿伤害，并且具有肾毒性，但在严重的腺病毒感染时仍可考虑使用[32, 36, 37]。肠内给药的布林西多福韦是西多福韦的前体，可能肾毒性较小[38]。由于使用该药治疗埃博拉病毒的研究将孕产妇排除在外，因此目前尚缺乏其致畸性的数据。

对于严重的RSV感染[39]，首选静脉注射免疫球蛋白与雾化利巴韦林联合治疗。帕利珠单抗（Palivizumab）是一种抗RSV单克隆抗体，仅推荐用于预防而非治疗。因此，一旦孕产妇感染致病，不建议使用帕利珠单抗。重症流感时不推荐辅助使用糖皮质激素，因其可能加重病情[40]。

多重细菌感染在严重病毒性ARI中很常见。在重症流感感染中，常合并感染肺炎球菌和葡萄球

菌（包括耐甲氧西林金黄色葡萄球菌，methicillm-resistant *Staphylococcus aureus*，MRSA），发生在 25%～50% 的危重患者中[41]。然而患有重症流感的孕产妇并发细菌性肺炎的发病率并不比非孕产妇高，甚至可能略低[42]。无论如何，在排除多重细菌感染前，建议对严重 ARI 孕产妇采取社区获得性细菌性肺炎的经验性治疗，包括在流感患者、偏肺病毒感染患者或呼吸衰竭患者中应用覆盖 MRSA 在内的抗生素。

医护人员防护：呼吸道病毒对医院工作人员和其他患者具有传染性。在管理任何感染呼吸道病毒的患者时必须采取适当的防护措施，以降低传播风险。一般来说，疑似或确诊呼吸道病毒感染的患者需要入住专用隔离病房；如病房条件不允许，则按感染源将患者进行分组安置（即甲型流感患者与其他甲型流感患者一个病房）。应鼓励所有医护人员接种季节性流感疫苗。医护人员在护理这些患者时应佩戴口罩[43]，标准的外科口罩即可。有研究表明，外科口罩和 N95 口罩预防流感传播的保护效果相当，但在进行会产生气溶胶的气道操作（即气管插管和支气管镜检查）时，N95 口罩更为合适[44, 45]。

某些高致病性呼吸道病毒需要更高级别的呼吸道防护，包括使用负压隔离室、N95 口罩或动力空气净化呼吸器（powered air-purifying respirator，PAPR）。此类病毒包括 SARS-CoV2 和相关冠状病毒，如严重急性呼吸综合征相关冠状病毒（severe acute respiratory syndrome-associated coronavirus，SARS-CoV）、中东呼吸综合征相关冠状病毒（Middle East respiratory syndrome-associated coronavirus，MERS-CoV）及高致病性禽流感病毒株（H5N1、H7N9）[46]。美国传染病学会（Infectious Diseases Society of America，IDSA）最近发布了关于在护理 COVID-19 患者时适当使用个人防护设备以确保员工安全的临时指南，这些建议也适用于其他高致病性呼吸道病毒[47]。

二、嗜神经病毒

脑炎是孕产妇感染神经病毒的典型临床表现，常需入住 ICU，对于不明原因的谵妄、发热或局灶性神经系统体征（包括新发癫痫发作）的患者，必须考虑到脑炎的可能。对于许多疑似病毒性脑炎的患者，有时难以明确特定的病原体。所有这类患者都应邀请传染科医师和神经内科医师进行会诊。

诊断脑炎需进行脑脊液（cerebrospinal fluid，CSF）检验，典型表现为以淋巴细胞为主的白细胞增多（在早期感染中可见以中性粒细胞为主），而蛋白质和葡萄糖水平相对正常。在单纯疱疹病毒 1 型（HSV-1）[48]脑炎患者中，可能会观察到在没有腰椎穿刺等外伤性操作的情况下，脑脊液中红细胞计数升高。需注意的是，细菌感染尤其是李斯特菌，可能会出现类似的脑脊液淋巴细胞增多症。钆增强磁共振成像（MRI）能发现病原体特有征象，可协助诊断，如 HSV-1 通常局限于颞叶。这些特征并非确诊依据，但可协助鉴别诊断或指导进一步诊疗。虽然目前在人体研究中没有证据表明钆对新生儿有不利影响，但仍建议当 MRI 检查利大于弊时才考虑用于妊娠期[49]。

脑脊液的核酸扩增测试（nucleic acid amplification testing，NAAT），如 PCR，是诊断的主要手段。定性 PCR 目前已广泛用于 HSV、水痘 – 带状疱疹病毒（varicella-zoster virus，VZV）和肠道病毒的诊断[50, 51]。在脑脊液中还可检测到一些罕见的嗜神经性疱疹病毒，如人类疱疹病毒 6 型（human herpes virus 6，HHV-6）、EB 病毒（Epstein-Barr virus，EBV）和巨细胞病毒（cytomegalovirus，CMV），但其原因多为重症疾病导致的潜伏感染病毒再激活。在这种情况下，需要行定量 PCR 来明确因果关系[52, 53]。商用 NAAT 平台，例如 FilmArray Meningitis/Encephalitis panel（BioFire Diagnostics），可以快速检测出各种细菌和病毒，最大限度地减少经验性抗菌治疗的时间[54]。

妊娠期脑炎的经验性治疗包括静脉注射阿昔洛韦，10mg/（kg·8h）[55]。早期经验性治疗至关重要，在等待确切检测结果期间不得延误治疗。尽管阿昔洛韦通常是安全的，但当少尿时，它可能会在肾小管中结晶，可以使用等渗晶体液扩容以维持足够的尿量[56]。尽管没有前瞻性实验数据作为指导，当存在颅内高压和脑水肿时，高渗盐水可以替代等渗盐水用于维持尿量。对于具有相符临床表现和影像学特征，但脑脊液 PCR 为阴性的患者，可以考虑在 3～7 天重复检测，排除 HSV 和 VZV 感染前应继续使用阿昔洛韦治疗[57]。在排除细菌感染前建议使用万古霉素、头孢曲松或头孢噻肟和氨苄西林（覆盖李斯特菌）进行经验性抗菌治疗，直至 48h 病原学培养阴性、脑脊液 NAAT 阴性或明确其他诊断[55, 58]。

对于确诊的 CMV 脑炎，推荐静脉注射更昔洛韦（妊娠 C 类）5mg/（kg·12h），联用膦甲酸钠（C 类）90mg/12h。尽管膦甲酸钠具有显著的肾毒性，但这两种药物联合使用在 HIV 患者中疗效良好[55]。妊娠期原发性 CMV 感染具有非常高（30%～40%）的垂直传播风险，并且是导致新生儿神经感觉性听力障碍和智力低下的最常见病毒[53-55]。因此，尽管两种治疗药都有潜在的致畸性，但考虑母亲和胎儿的风险收益比，其治疗通常是合理的。

一些其他病毒可能偶尔会以脑炎的形式出现，包括麻疹（风疹）病毒、腮腺炎病毒、淋巴细胞性脉络丛脑膜炎病毒、马脑炎病毒，以及本章未提及的其他病毒。由这些病毒导致的脑炎，特异性疗法有限。静脉注射免疫球蛋白（IVIg）在西尼罗河病毒和日本脑炎病毒感染的治疗中效果甚微[59, 60]。感染后急性播散性脑脊髓炎（acute disseminated encephalitis，ADEM）患者可能获益于 IVIg 或血浆置换联合静脉注射甲泼尼龙[61]。血浆置换会影响妊娠期间母亲血流动力学和胎盘灌注，但可能会改善 ADEM 患者的孕产妇结局[59]。

三、肝炎和疱疹病毒

暴发性肝衰竭（fulminant hepatic failure，FHF）在妊娠期很少见。产科独有的肝脏疾病（如 HELLP 综合征和妊娠期急性脂肪肝）详见第 33 章。在全球范围内，病毒性肝炎是导致 FHF 的最常见原因，然而具体到美国和英国等一些工业化国家，对乙酰氨基酚（扑热息痛）的过量使用却是更为常见的原

因[62]。对严重病毒性肝炎的支持治疗与对其他原因引起的 FHF 的支持治疗相似，包括颅内压控制、凝血功能障碍的调控、必要时的气管插管和机械通气，以及血流动力学的管理和继发性感染的治疗[62]。N-乙酰半胱氨酸（NAC）是治疗对乙酰氨基酚诱导的 FHF 的基础药，经验性地使用 NAC 治疗全因 FHF 可能是有益的，尤其是当初步诊断存疑时[62, 63]。尚无证据表明妊娠期使用 NAC 存在风险，甚至与动物模型和人类妊娠结局的改善有关[63-65]。所有病毒性 FHF 患者都可能需要肝移植，并且应及时转诊以进行移植评估[64, 65]。孕妇即使在接受肝移植后也能成功分娩健康婴儿，因此移植转诊并不是妊娠终止的绝对指征[66, 67]。

随着广泛的免疫接种，急性甲型肝炎（hepatitis A）在普通人群和产科人群中的发病率均有所下降[68]，但是在发展中国家仍然很常见，并偶有局部暴发。急性乙型肝炎（hepatitis B）与暴发性肝衰竭的相关性较甲型肝炎更强[68-70]，但由于疫苗的接种，其发病率也有所下降[71]。与甲型肝炎不同，乙型肝炎存在特定的治疗方法，包括富马酸替诺福韦酯（Tenofovir Disoproxil Fumarate，TDF）、艾拉酚胺替诺福韦（Tenofovir Alafenamide，TAF，疗效与 TDF 相似，但长期肾毒性较小）、替比夫定、恩替卡韦和拉米夫定。在这些药中，富马酸替诺福韦酯、艾拉酚胺替诺福韦和恩替卡韦通常被认为是首选药，可以在妊娠期间安全使用[71, 72]。替诺福韦是 HIV 治疗的基药之一，多年来一直安全地用于 HIV 感染的孕产妇。鉴于经皮暴露后乙型肝炎病毒（HBV）传播的高风险，所有医院工作人员都应接种乙型肝炎疫苗。甲型肝炎疫苗接种也非常有效，建议所有护理患者的人员接种。

在过去的 10 年中，丙型肝炎（hepatitis C）治疗发生了革命性的变化，现代抗病毒治疗可产生超过 95% 的持久治愈率，但其高费用有时会限制其使用。急性丙型肝炎很少引起临床症状，但可能在妊娠过程中被诊断出来[73]。晚期丙型肝炎肝病与妊娠的生理改变不相容，而慢性丙型肝炎通常无急症。因此，妊娠期确诊丙型肝炎时，可在分娩后再治疗

丙型肝炎。在这种情况下，治疗目标是预防长期并发症，而非挽救母亲的生命。鉴于目前缺乏妊娠期间治疗丙型肝炎的安全性和有效性数据，建议分娩后再进行治疗[74]。

戊型肝炎（hepatitis E）分布于全球，但在发展中国家更为常见。在非洲北部和东部，以及西亚、中亚和南亚的大部分地区，戊型肝炎病毒（HEV）导致超过 25% 的急性非甲型 / 非乙型肝炎病例，而在工业化国家其患病率较低[75]。与甲型肝炎一样，戊型肝炎是通过受污染的食物和水传播的，在成人中通常表现为自限性疾病，但妊娠期急性戊型肝炎非常严重，15%～20% 会发展为 FHF，而这些患者死亡率可能超过 60%[75-78]。产科并发症（例如出血、早产、胎死宫内、死产）在急性 HEV 感染期间也更为常见[76, 79, 80]。可通过检测患者血清中的抗 HEV IgM 来明确诊断。利巴韦林已用于治疗 HEV 慢性感染的免疫功能不全患者，但在免疫功能正常患者或妊娠患者中的数据有限[5]。如前所述，利巴韦林对胎儿的毒性有限，尽管缺乏相关数据的支持，一些专家仍提倡在患有急性 HEV 感染的危重孕产妇中使用利巴韦林[35, 81]。

疱疹病毒（包括 1 型和 2 型 HSV、VZV、CMV 及 EBV）与妊娠期间罕见但严重的感染有关。原发性 HSV 感染很少导致严重疾病，除了前文所提及的脑炎，以及一种罕见但可以通过皮肤黏膜病变与其他肝炎进行鉴别的重症肝炎，然而这种黏膜病变在很多患者中可能不出现或延迟出现[82]。与之类似的是，孕产妇的原发性 VZV 感染也可导致脑炎和罕见但严重的肝炎。因为在普通人群中这两种病毒的抗体普遍存在，因此血清学检测在 HSV 或 VZV 感染的诊断中意义不大。

HSV、VZV 与其他病毒导致的肝炎的临床表现区别在于典型的水疱性皮疹（在 VZV 中通常为皮肤，而在 HSV 中通常为皮肤黏膜），但是这些病变在很多患者中可能不出现或延迟出现[82]。与其他 HSV 和 VZV 感染导致的危重症一样，建议静脉注射阿昔洛韦 10mg/kg，每 8 小时 1 次。这两种病毒感染都可在急性感染期通过 PCR 从血液中检测出病毒，进而明确其治疗[83-85]，然而其确诊仍依赖于肝活检。妊娠期肝活检的风险似乎很低，研究表明接受肝活检的孕产妇与未接受肝活检但具有同等程度肝病的孕产妇，除了早产风险增加（提前 6 天）和胎龄较小（RR=5.2），其妊娠结局相似[86]。

患 HSV 和 VZV 肝炎的孕产妇死亡率较高，在这类患者中感染 HSV 的死亡率约为 75%[87]，但发表的数据显示，尽管孕产妇的死亡率仍然很高，但低于 40%[88]。此外，HSV 和 VZV 可导致较高的新生儿发病率。孕产妇和新生儿抗病毒治疗也可降低 HSV 新生儿患单纯疱疹的风险。在重症感染期间实施剖宫产术可能存在巨大风险，这取决于孕产妇的整体健康状况与血流动力学的稳定性。VZV 与先天性水痘综合征（表现为肌肉骨骼畸形、肝钙化、面部瘢痕和小头畸形）有关，且围产期 VZV 感染可导致广泛内脏受累；这两种综合征均可导致胎儿死亡率升高。

医护人员防护：具有皮肤或呼吸道表现的疱疹病毒，包括 HSV 和 VZV，存在传播给医院工作人员的风险。对于有 HSV 引起的活动性皮肤黏膜病变的患者，应采取隔离措施。在护理患者期间，医护人员应穿着隔离衣和戴手套，直到所有病变干燥并结痂。对于有活动性皮肤病变或呼吸道 VZV 感染的患者，除采取上述接触隔离措施外，应将患者置入负压隔离室，所有工作人员均应佩戴外科口罩。对 VZV 无免疫力（未感染或无免疫接种）的医护人员不应护理 VZV 感染患者或进入患者的病房。对于意外接触 VZV 感染患者的无免疫力医护人员，建议使用伐昔洛韦和（或）水痘超免疫球蛋白（VariZIG，Cangene Corporation，Winnipeg，Manitoba，Canada）进行暴露后预防[89]。

四、虫媒病毒感染

随着全球气候的变化和国际旅行的增加，昆虫传播的病毒感染在温带气候中变得越来越普遍[90, 91]。登革热、寨卡病毒和基孔肯亚病毒在热带国家尤为流行，它们均通过蚊虫（埃及伊蚊，偶尔也有白纹伊蚊）叮咬传播，这种蚊子喜居城市和半城市地区。这类病毒感染常表现出相似的发热综合征，可导致不良的母婴结局。

登革热感染是由黄病毒科的四种密切相关的单链 RNA 病毒产生的，称为 DENV1-DENV4。单一登革热病毒亚型感染最常导致亚临床疾病或由发热、皮疹和肌痛组成的综合征。典型的实验室检查结果可见白细胞减少、血小板减少和转氨酶升高[92]。最常通过酶联免疫法进行血清学检测和通过 PCR 检测血液或尿液中的病毒来诊断登革热。在某些国家，还会通过即时检测全血中的病毒非结构蛋白 1（nonstructural protein 1，NS1）来进行诊断[93]。这些检测在原发感染的不同阶段都是敏感的。如果高度怀疑登革热，建议使用多种方法进行检测。

在流行地区，妊娠并发登革热很常见。妊娠期女性的登革热相关死亡率是同龄非妊娠期女性的 3 倍，妊娠晚期几乎是 9 倍。一项研究表明，可疑患有登革热的妊娠期女性出现重症病例的比例几乎接近死亡率（分别为 1.7% 和 1.6%）[94, 95]。初次感染后，患者可能对该特定亚型产生长期（不一定是终生）免疫，但仍有感染其他亚型导致重症感染的风险。登革出血热（dengue hemorrhagic fever，DHF）是一种较严重的登革热感染，最严重的称为登革热休克综合征，由于与异源母体抗体的相互作用，也可能对新生儿产生影响[96]。在近期报道的登革热感染病例中，尽管住院女性的重症发生率接近 12%[98]，但只有不到 2% 的病例发生了登革热病毒的垂直传播[97]。最近的一项 Meta 分析表明，感染登革热的妊娠期女性出现流产（OR=3.51）、早产（OR=1.71）和新生儿低出生体重（OR=1.41）的风险显著增加[99]。

严重的登革热会导致显著的毛细血管渗漏，伴胸腔积液和腹水、血小板减少、消耗性凝血功能障碍、血液浓缩，以及顽固性低血压和脉压变窄的休克。重症登革热的肺部并发症包括肺炎、咯血和肺水肿，所有这些都可能导致呼吸衰竭且需要机械通气[100]。一般病程住院天数为 3～7 天[101]。没有针对重症登革热的特定疗法。除明显出血外，很少需

要输注血液制品。晶体液和胶体液在复苏疗效上基本相同[102]（有关液体疗法的更详细讨论，见第 7 章）。糖皮质激素对重症登革热无效[103]。登革热通常是一种自限性疾病，痊愈后通常会恢复到感染前的基线健康水平，除非出现特定并发症（如颅内出血）。

寨卡病毒也是黄病毒的一种，其感染症状与登革热相似。同样也可以通过 PCR 检测血液或尿液中的病毒，或通过检测抗寨卡病毒 IgM 来诊断寨卡病毒感染[104]。重症寨卡病毒感染不如登革热常见[105]。有病例报道既往感染过登革热的患者因寨卡病毒引起类似登革出血热的综合征，提示寨卡病毒可能以类似登革热亚型的方式与抗登革热抗体相互作用[79, 80]。脑炎和吉兰 - 巴雷综合征等神经系统并发症可能使寨卡病毒感染复杂化，支持疗法是目前唯一可用的治疗措施[106, 107]。寨卡病毒的独特特征是性传播倾向（可能在暴露后数月才发病）；以及对胎儿神经系统发育的影响和小头症风险。对感染寨卡病毒的妊娠期女性所生胎儿的调查显示，此类婴儿中有 5%～15% 具有出生缺陷[108, 109]。

基孔肯亚病毒是一种甲病毒，与黄病毒所属不同，但传播方式与流行区域类似。与登革热和寨卡病毒一样，基孔肯亚热的常见症状是发热和皮疹，但其特征是严重关节痛和关节炎，甚至可能持续数年。在某些情况下，非妊娠患者需要使用糖皮质激素或甲氨蝶呤治疗[110]。尽管已有败血症样综合征的报道，基孔肯亚病毒导致的重症疾病在妊娠期并不常见[111, 112]，并且感染女性的妊娠结局与未感染女性的妊娠结局相当[113]。

结论

病毒感染很常见且无处不在。随着妊娠期的生理和免疫功能变化，病毒感染后的妊娠期女性患严重疾病的风险增加。从经验上看，严重病毒性疾病很难在症状上与细菌、真菌或寄生虫病区分开来。现阶段分子诊断学的最新进展使临床医师能够更精确地诊断病毒性疾病，并有可能进行靶向治疗，有

望改善母胎结局。

免责声明 作者是美国军人，这项工作是作为他的公务的一部分而准备的。Title 17U.S.C. § 105 规定"本标题下的版权保护不适用于美国政府的任何作品。"Title17U.S.C. § 101 将美国政府工作定义为由美国政府的军人或正式雇员准备的作为其公务的一部分的工作。本文所表达的是作者的观点，并不一定反映海军部、国防部或美国政府的官方政策或立场。

作者没有资金或利益冲突要披露。

第 18 章　妊娠早期感染与感染性流产

Infection during Early Pregnancy and Septic Abortions

Orsolya Miskolci　Deirdre Morley　Ignacio Martin-Loeches　著

陆晓勤　译　　张春芳　校

要点

- 脓毒症仍然是孕产妇死亡的一个重要原因。
- 妊娠期间的生理变化使危重症孕产妇的早期识别更具有挑战性。
- 孕产妇脓毒症的病因也可以是非产科的，因为妊娠期间免疫学变化使孕产妇更容易受到感染。
- 肺炎（尤其是流感肺炎）和尿路感染是妊娠早期脓毒症最常见的非产科原因，两者都可能导致危重症。
- 妊娠早期脓毒症的产科原因包括阴道感染、子宫感染、绒毛膜羊膜炎、子宫内膜炎和感染性流产。
- 感染可能发生在有创性操作之后，例如羊膜腔穿刺术、绒毛膜绒毛吸取术、宫颈环扎术和经皮脐血取样。
- 在过去 10 年中，性传播疾病（STD）的发病率有所上升，是造成母胎大量死亡的原因。
- 在许多妊娠终止属于非法的国家，感染性流产是一个重要的医疗保健问题。
- 流产后上行感染可迅速传播，可能导致危重疾病、多器官功能衰竭，甚至死亡。
- 阴道炎虽然在妊娠早期很常见，但很少需要转入重症监护室。

2018 年，庆祝 Ignaz Semmelweis 教授诞辰 200 周年。在 19 世纪，Semmelweis，以 "母亲的救世主" 著称的匈牙利医师，在产科诊疗中引入和强调手卫生的重要性，使围产期孕产妇的死亡率显著降低。由于 Semmelweis 教授的贡献，如今孕产妇中严重脓毒症和感染性休克的发生率明显降低[1]。

2003—2013 年，全球范围的孕产妇死亡率平均每年下降 1.3%。1990—2013 年脓毒症相关孕产妇死亡人数也同时下降，死亡率从 11.6% 下降到 9.7%[2]。2015 年全球约有 303 000 名孕产妇死亡，其中 99% 发生在发展中国家[3]。

在英国，2003—2005 年孕产妇死亡率（MMR）下降了 37%，这主要与流感相关的孕产妇死亡人数和脓毒症间接导致孕产妇死亡人数的减少有关。2012—2014 年的孕产妇死亡率（MMR）为 8.5/10 万活产（共 200 例死亡），与 2014—2016 年的死亡率大致持平，9.78/10 万活产（共 225 例死亡）[4]。在报告的死亡病例中，与妊娠相关的脓毒症（生殖和尿路感染）占 4.9%，其他感染占 3.6%。总体而言，在妊娠 24 周前死亡的女性中有 10% 死于脓毒症 [5]。

妊娠早期感染的病因可以是产科的，也可以是非产科的（如尿路感染、肺炎、腹部感染、软组织感染等）。产科原因包括阴道感染、子宫感染、绒毛膜羊膜炎、子宫肌炎或感染性流产。有创性手术（如羊膜腔穿刺术、绒毛膜绒毛吸取术、宫颈环扎术和经皮脐血取样）后也可能发生感染。

大多数脓毒症（47%～63%）发生在产后 [6]。产前脓毒症的主要病因是尿路感染（33.6%）。在产前期间，生殖道感染占 20%，呼吸道感染占 9%，1/3 的病例（30%）病因不明。大肠埃希菌是导致产前感染性疾病的主要病原体 [7]。

值得注意的是，孕产妇脓毒症的国际定义在 2017 年的文献回顾和专家共识中得到修正。现在被称为"一种危及生命的状况，定义为妊娠期、围产期或流产后感染导致的器官功能障碍"。

在本章中，将重点介绍妊娠早期产科感染和讨论妊娠早期可能导致严重疾病的感染。

一、妊娠期免疫反应

正如本书其他章节所述，妊娠期心血管系统和呼吸系统会发生多种生理性变化，其中一些变化与危重症孕产妇的识别和处理密切相关。

妊娠通常是一种免疫调节状态。一方面，胚胎存活对于人类的延续是非常重要的。因此，免疫系统为了保护母亲和胎儿，增加了识别、应答和修复能力。另一方面，孕产妇必须适应胎儿的存在。这就改变了孕产妇对外部免疫触发因素的反应。一般来说，胎盘感染诱发孕产妇产生炎性细胞因子（如 TNF、INF-γ、IL-12）和高水平 IL-6 导致胎盘损伤、流产或早产 [9]。相反，仅诱发轻微炎症反应的感染不会终止妊娠，但可能会激活母亲和胎儿的免疫系统。这种激活可能导致孕产妇对其他微生物的敏感

性增加（即增加继发性感染风险）和胎儿非感染性炎症反应。

轻度白细胞增多和血小板减少是妊娠期正常的血液学变化。而凝血因子水平的增加使妊娠期处于一种高凝状态 [10]。妊娠期白细胞功能和某些抗体水平下降可能会增加感染风险 [11, 12]。同时妊娠期还存在细胞介导免疫向体液免疫的转变 [13, 14]。

二、脓毒症改良评分系统的使用和妊娠期感染性休克

脓毒症被定义为由宿主对感染的反应失调引起的危及生命的器官功能障碍 [15]。第三版脓毒症和脓毒性休克的国际共识定义促进了序贯器官衰竭评估（SOFA）量表在脓毒症诊断和分级中的应用 [16]。SOFA 评分表评估六个器官系统的潜在问题有呼吸系统［基于动脉氧分压 / 吸入氧浓度（PaO$_2$/FiO$_2$）］、凝血系统（基于血小板减少的程度）、肝功能（基于胆红素水平）、心血管系统（基于休克与否及其严重程度）、中枢神经系统［以格拉斯哥昏迷量表（GCS）表示］、肾功能（通过肌酐水平或尿量评估）[17]。在床旁，可以通过呼吸频率、收缩压和格拉斯哥昏迷量表，应用快速 SOFA 量表（qSOFA）进行评价。

产科脓毒症的早期识别和预防至关重要。来自大型注册中心的回顾性数据表明，每 4 例脓毒症孕产妇就有 1 例是重症脓毒症 [18]，而每 10 例重症脓毒症孕产妇中就有 1 例感染性休克 [19]。然而，尽管使用 SOFA 评价标准，但由于妊娠期生理适应性变化，可能会掩盖潜在的感染甚至发展至器官功能衰竭。澳大利亚和新西兰产科医学协会建议使用改良的 qSOFA 量表，即接受妊娠期较低收缩压的 omqSOFA 量表，将原先的 100mmHg 改为 90mmHg[20]。尽管 SOFA 量表仍然是 ICU 住院妊娠患者死亡率的良好预测指标 [21, 22]，但在过去 10 年中，改良的产科预警量表能更好地预测病房产科患者病情恶化及重症监护的潜在需求。改良产科早期预警系统（MEOWS）在预测妊娠患者发病率方面

具有很好的敏感性和特异性[23]，但对预测脓毒症的灵敏度和特异度较差。2013 年，Albright 等提出的产科脓毒症量表（SOS）在预测产科脓毒症患者转入 ICU 的灵敏度为 88.9%，特异度为 95.2%，阳性预测值为 16.7%，阴性预测值为 99.9%[24]。SOS 对体温、收缩压、心率、呼吸频率、氧饱和度、白细胞计数和乳酸水平的变化进行评分。评分项目还包括血乳酸水平，这是感染性休克的敏感指标。不幸的是，在农村和贫困地区常无法检测乳酸值。在撰写本章时发现，只有一项关于妊娠期乳酸预测价值的回顾性研究[25]，在纳入的 850 名女性中，有 159 名女性检测了乳酸值，接受乳酸检测的女性的血培养阳性率更高（16.8% vs. 5.5%，P=0.04），住院时间更长（中位数 3 天 vs. 2 天，P<0.01）和早产例数更多（18.3% vs. 10.9%，P=0.05）。乳酸水平升高与 ICU 转入率呈正相关：调整后的 OR 乳酸值每增加 1mmol/L，转入率增加 2.34（95%CI 1.33～4.12）。多器官功能障碍量表（MODS）是 ICU 死亡率的最佳预测指标[26]。

三、性传播疾病

（一）淋病

性传播疾病的患病率正在增加。性传播疾病在妊娠期间危害甚大。美国疾病预防控制中心（CDC）估算美国每年约有 820 000 例淋病病例，自 2009 年以来其发病率呈上升趋势[27]。妊娠期间淋病的患病率为 5%～10%[28, 29]。

淋病奈瑟菌感染是盆腔炎性疾病（PID）的主要原因之一。PID 可导致女性出现严重的生殖问题，如输卵管不孕症、异位妊娠和慢性盆腔痛等[27]。妊娠期间未经治疗的淋球菌感染也与流产、早产和低出生体重儿、胎膜早破和绒毛膜羊膜炎有关[30]。重症监护医师特别关注的是胎膜早破（PROM）后发生的羊膜感染综合征，其特点是胎盘、胎膜和脐带炎症、新生儿感染和母亲发热。围产期淋球菌感染后，早产发病率更高[31]。

播散性淋球菌感染（DGI），虽然在发达国家很少见，但感染后可导致严重的多系统疾病。该疾病传统上分为两个阶段。第一阶段常表现为肢端皮肤瘀斑或脓疱、寒战和发热。第二阶段，化脓性关节炎阶段，其特征是化脓性滑膜积液，最常见于膝盖、脚踝和手腕[8, 32]。感染偶尔并发肝周炎，较少并发心内膜炎或脑膜炎。淋病奈瑟菌抗生素耐药性的发生率正在逐渐上升。在治疗疑似 DGI 的患者时，对所有部位的标本进行培养非常重要，包括血液、脑脊液、尿液和关节液。抗生素治疗的持续时间取决于感染部位。脑膜炎需要抗生素治疗 10～14 天，而心内膜炎应治疗至少 4 周[33]。

氟喹诺酮类、多西环素和四环素因致畸作用而禁用于妊娠期。此外，世界范围内出现了氟喹诺酮类、青霉素 - 环丙沙星和头孢克肟的耐药菌株。英国性健康与艾滋病协会（BASHH）推荐淋球菌感染治疗方案是单剂量肌内注射头孢曲松 500mg 和口服阿奇霉素 1g 或单剂量肌内注射大观霉素 2g 和口服阿奇霉素 1g。阿奇霉素与头孢曲松合用时具有协同作用[34]。

治疗脑膜炎或关节炎时，需要更高剂量头孢曲松：每 24 小时肌内注射或静脉注射头孢曲松 1～2g，外加单剂量口服阿奇霉素 1g。

（二）衣原体

沙眼衣原体感染是美国最常见的细菌性 STD，每年约 300 万例新增病例。2015 年的发病率为 478.8/10 万[35]。

妊娠期间感染衣原体一般没有明显临床症状，但可能会引发某些严重的不良母胎结局（如早产时的羊膜感染综合征、低出生体重儿、新生儿死亡、HIV 和新生儿眼炎、新生儿衣原体肺炎感染传播增加）[36]。如果治疗不及时，上行感染可能会导致羊膜腔内感染（IAI）。5%～10% 的 IAI 患者会进展成菌血症。约 50% 的菌血症患者会表现为脓毒症，40% 的脓毒症患者会进展为感染性休克及后续的多器官功能衰竭（精神状态改变、急性呼吸窘迫综合征、弥散性血管内凝血、急性肾损伤）。

所有衣原体感染检测呈阳性的孕产妇均应及时

治疗。BASHH 指南推荐以下方案治疗妊娠期衣原体感染：口服单次剂量阿奇霉素 1g 或口服红霉素 500mg 每日 4 次，共 7 天；或者口服红霉素 500mg 每日 2 次，共 14 天；或者口服阿莫西林 500mg 每日 3 次，共 7 天[37]。若进展为脓毒症则需要静脉用药治疗。

（三）梅毒

梅毒螺旋体感染是一个具有挑战性的医疗保健问题，尤其是在发展中国家[38]。然而，一些发达国家，如英国在经过数十年的缓解后，梅毒螺旋体导致的性病发病率在不断上升。事实上，在过去 10 年中，英国新增感染数增加近 3 倍[39]。2008 年，世界卫生组织估计全球范围有 140 万孕产妇患有活动性梅毒感染。估计每年有超过 500 000 例患者发生不良妊娠结局，包括自然流产、早期胎儿或新生儿死亡、死产、早产或低出生体重儿及新生儿感染[40]。早期诊断和治疗对于预防垂直传播至关重要。此外，并发症的治疗也应重视，如赫氏反应。

经过 3 周的潜伏期，梅毒可分为 4 个阶段：原发期、继发期、潜伏期和晚期。原发期子宫颈常会出现单发、无痛、高度感染性溃疡（硬下疳）。未经治疗的梅毒会进展到继发期，其特征是全身症状（全身不适、发热、淋巴结肿大），以及手掌、足底和口腔黏膜上斑状丘疹散布。所有这些病变处都能找到密螺旋体。此外还可能出现神经系统症状，如头痛、脑膜刺激征或脑脊液异常。在潜伏期，患者可能数十年甚至终生无症状。约 30% 的未经治疗的患者进展为晚期梅毒，并伴有心血管和神经系统症状（神经梅毒）或内脏器官的胶质性坏死[41]。

梅毒螺旋体极易穿过胎盘。垂直传播可发生在妊娠期任何阶段和梅毒感染的任何时期，尤其是在妊娠早期和中期[42]。在大多数西方国家，孕产妇在妊娠早期定期接受梅毒和其他性传播疾病的检查。梅毒合并艾滋病的发生率很高，因此所有确诊梅毒的孕产妇必须接受 HIV 筛查。

密螺旋体血清学检测主要用于检测梅毒抗体。

即使经过治疗，梅毒抗体检测仍可能终生阳性。其他密螺旋体感染（如雅司病或品他病）有可能使结果呈假阳性。

在进行特异性血清学检测后，还需要进行非特异性血清学检测，性病研究实验室（VDRL）或梅毒快速血浆反应素试验（RPR），以确认梅毒的活动性[42, 43]。梅毒治疗有效指 RPR 滴度随时间下降 4 倍或 ≤1：4。

一线治疗方案是肌内注射苄星青霉素 240 万单位，青霉素过敏患者采用其他药物替代治疗效果较差；红霉素和阿奇霉素用于妊娠期梅毒治疗疗效较差[44]。因此，对于有青霉素过敏史的病例，应重新了解变态反应的细节，可考虑进行皮试或尝试分级剂量口服青霉素。

对于潜伏期或三期梅毒，一线治疗方案为苄星青霉素（普鲁卡因青霉素加丙磺舒）或青霉素，疗程 14 天。

赫氏反应（JHR）是一种众所周知的现象，与针对特定类型感染的抗生素治疗有关（包括梅毒）。赫氏反应通常在治疗后 1~2h 内发生，一般 48h 内消退。赫氏反应可能会引起子宫收缩和早产，因此妊娠期的主要顾虑是胎儿风险。有报道 10%~50% 梅毒治疗患者发生赫氏反应，临床症状包括发热、心动过速、肌痛、寒战、低血压和皮肤病变恶化。这是由于梅毒螺旋体释放脂蛋白引起的，症状可能与脓毒症或药物反应相似，通常仅采用静脉输液和退热药等支持疗法。尽管在一些病例中赫氏反应症状明显，但尚无数据支持在妊娠期间预防性用药（如皮质类固醇）[42]。

四、生殖道感染

某些因素使孕产妇更容易发生生殖道感染，从而导致脓毒症。随着生殖道感染在普通人群和产科人群中发病率不断上升，其中一些危险因素也越来越受重视。比如肥胖、葡萄糖耐量受损（或糖尿病）、免疫力受损（如长期免疫抑制药）和贫血。增加感染风险的妊娠相关指标包括阴道分泌物的增多、盆腔感染病史、B群链球菌或A群链球菌感染史、羊膜腔穿刺术或其他侵入性手术、宫颈环扎术、阴道损伤和流产后或分娩后妊娠物残留[45, 46]。

五、阴道炎

感染性阴道炎在妊娠人群中很常见，患者通常无自觉症状。如果出现症状，通常表现为阴道分泌物异味和阴道瘙痒。阴道感染可能与低出生体重儿、早产或胎膜早破有关，但极少因感染浸润播散而转入重症监护室。

15%的孕产妇出现症状性外阴阴道念珠菌病（VVC），这种酵母菌感染的主要病原体是白色念珠菌，白色念珠菌占女性正常阴道菌群的30%。在产科人群中，激素水平变化（雌激素水平升高）、阴道糖原生成增加和细胞介导免疫抑制均导致感染发生率升高。大多数症状性阴道念珠菌感染发生在妊娠中期和晚期[47]。大多数情况下，症状较局限，可采用外用唑类药治疗至少7天。然而，念珠菌可以在宿主防御机制下降情况下成为机会性致病菌，系统性念珠菌病很少见，通常与其他诱发因素有关，例如，进展的脓毒症或恶性肿瘤病史，可能会导致胎儿先天性念珠菌病，多发于出生后24h内[8]。

阴道毛滴虫感染在妊娠人群中的患病率高达50%，由于文献中仍存在争议，目前不建议常规筛查和治疗，但有症状的患者应使用甲硝唑治疗[8]。

高达30%的孕产妇出现细菌性阴道炎（BV）。细菌性阴道炎是由乳酸杆菌与厌氧菌（例如阴道加特纳菌或人型支原体）的平衡失调引起的，有症状的患者才需要使用甲硝唑治疗[8, 48]。细菌性阴道炎还与晚期流产、早产和胎膜早破有关。

六、感染性流产

感染性流产是指任何伴有上生殖道感染（子宫内膜炎、子宫旁组织炎）的流产（自然流产或人

工流产）。可控条件下的流产术很少并发感染性流产[49, 50]。相反，在堕胎属于非法或被用作避孕方法的国家，感染性流产仍然是一个重大的医疗保健问题。非法堕胎往往是由无资质的护理人员在只能提供最低限度医疗服务的环境中实施的，通常是一个非无菌的手术环境且不进行手卫生操作，也不予抗生素预防感染[50, 51]。全球14%的妊娠相关死亡继发于自然流产或人工流产[2]。据WHO估计，每年有2200万次不安全流产发生，导致500万人入院，其中98%病例发生在发展中国家，导致约47 000名女性死亡和500万女性致残[52]。感染性流产可能存在长期后遗症包括慢性疼痛、盆腔炎性疾病或不孕症。随着妊娠的进展，发生子宫穿孔等急性并发症的风险增加[50, 53]。

任何出现表18-1所列症状的育龄女性都应进行感染性流产检查。

与流产相关的感染可迅速发展为局部盆腔感染，如果不及时治疗，可能会发生腹膜炎、全身性菌血症、脓毒症甚至感染性休克。其他并发症包括盆腔脓肿、直肠阴道瘘和盆腔血栓性静脉炎[53, 54]。妊娠终止的手术器械可能会损伤子宫壁，导致子宫穿孔或肠损伤。感染性流产引起的脓毒症有发生多器官功能衰竭的风险，已报道的包括急性肾损伤、休克、脑病、弥散性血管内凝血（DIC）、ARDS甚至死亡[55]。

表 18-1　感染性流产的孕产妇和体征
• 发热
• 腹痛
• 异味或脓性阴道分泌物
• 可疑阴道出血
• 骨盆压痛

七、疑似脓毒症孕产妇的调查

应记录详细的病史，如果产科病史包括近期妊娠，则应调查妊娠终止的情况，包括使用的器械、宫内液的使用情况，以及微生物学或组织学样本检

测结果（如果有的话）。妊娠试验可以确定近期妊娠史，因为人绒毛膜促性腺激素 β 亚单位（β-HCG）水平在妊娠终止或者流产后 6 周内仍保持较高水平[53]。

腹部和骨盆体格检查可能会发现压痛和（或）反跳痛。一般初期仅有骨盆压痛，但随着局部炎症进展为弥漫性腹膜炎而延伸至整个腹部。重要的是通过体检评估子宫是否增大及是否存在有异味的阴道分泌物。

1. 实验室检查

实验室检查是脓毒症诊断过程的重要组成部分。应检测血常规和炎症标志物，同时需要监测器官衰竭实验室指标。

培养物（血液、尿液、痰液、阴道分泌物）需要尽早（1h 内）采集，这对于后期指导抗生素治疗至关重要。

腹部和阴道超声通常显示扩张充盈的输卵管，超声还能发现子宫内残留的妊娠物组织，同时还可以帮助排除腹腔积液和腹腔脓肿[53, 56]。

2. 计算机断层扫描

如果怀疑子宫穿孔或肠损伤，计算机断层扫描（CT）是首选的影像学检查。CT 可识别子宫壁破裂、内脏穿孔、腹腔内或腹膜后积液和脓肿，如子宫梭菌炎患者，影像学常显示子宫壁内气泡影。MRI 对软组织具有较高的分辨率，且 MRI 辐射暴露的风险较低，因此在妊娠期间使用更安全。然而，它在紧急情况下的可用性有限[57]，如果遇到患有脓毒症的孕产妇，尤其是存在多器官衰竭的情况下，挽救母亲的生命是绝对优先于救治胎儿。因此，应以尽快明确诊断为目的来选择影像学检查方式。

3. 尽早使用广谱抗生素

一旦确诊脓毒症流产，应尽早使用广谱抗生素。目前感染通常由多种微生物造成，主要包括来自阴道菌群的病原体，如厌氧菌（消化链球菌）、葡萄球菌属、梭菌属、A 组链球菌和大肠埃希菌[56, 58]。

性传播疾病病原体的存在，尤其是衣原体，与盆腔感染显著相关[56, 59]。梭状芽孢杆菌属可能导致严重的、致命的感染[60]。最近一项 Cochrane 综述显示，静脉注射克林霉素对比青霉素联合氯霉素在治疗感染性流产的结局上无临床显著差异[50]。

任何残留的妊娠物都应尽快清除，同时标本需进行微生物学检测，结果可用于指导抗生素治疗。如果发生内脏或子宫损伤，则应由普通外科医师参与进行剖腹探查术。

腹腔积液可在超声或 CT 引导下进行引流。

与脓毒症治疗原则一致，需要尽早开始液体复苏（1h 内），若存在器官衰竭时则需要高级生命支持治疗。诊断脓毒症或多器官功能衰竭的患者应送入重症监护室治疗。

结论

脓毒症是全球孕产妇死亡的重要原因之一。早期识别和治疗对于预防母婴损害至关重要。由于妊娠期生理变化，临床上脓毒症表现可能并不典型。改良的早期预警评分，如 MEOWS、SOS 或产科改良的 qSOFA 可能协助早期识别。

性病变得越来越普遍，播散性淋球菌病和上行衣原体感染可诱发脓毒症。对于有化脓性阴道分泌物或腹痛的女性，及时治疗至关重要，同时需明确哪些一线药禁用于妊娠期。抗生素选择也可能受到细菌耐药性的限制，尤其是淋病奈瑟菌感染。梅毒可对胎儿造成重大损害，甚至死亡；青霉素应作为梅毒的一线治疗药物，除非有禁忌证。赫氏反应在孕产妇中很常见，应予以对症支持治疗。流产相关感染可迅速进展为危及生命的脓毒症；早期手术治疗和靶向抗生素治疗可能挽救生命。

最后，妊娠期非产科感染非常普遍，在这一特定群体中，尿路感染仍然是脓毒症的最常见病因。产前感染的其他重要原因将在其他章讨论，包括流感、疟疾、弓形虫病和李斯特菌。

流程图

疑似感染患者

患者是否处于妊娠期或最近
有妊娠史？
• 病史
• 妊娠试验阳性

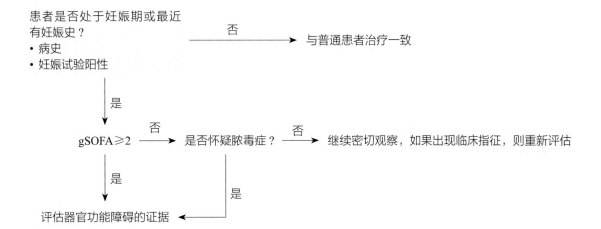

gSOFA≥2 ——否→ 是否怀疑脓毒症？ ——否→ 继续密切观察，如果出现临床指征，则重新评估

评估器官功能障碍的证据

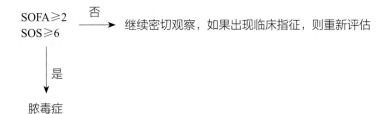

SOFA≥2
SOS≥6 ——否→ 继续密切观察，如果出现临床指征，则重新评估

脓毒症

启动 1h 预案：
• 检测乳酸水平
• 去培养物（血液、尿液、脑脊液、痰液、阴道
  分泌物）
• 开始使用广谱抗生素
• 如果患者出现低血压或乳酸≥4mmol/L，则静
  脉输液 30ml/kg
• 如果液体复苏后仍存在低血压，则开始使用血
  管升压素（去甲肾上腺素）目标平均动脉压
  （MAP）>65mmHg

根据最可能的来源选择影像学检查方法
• X 线片
• 超声波
• CT- 计算机断层扫描

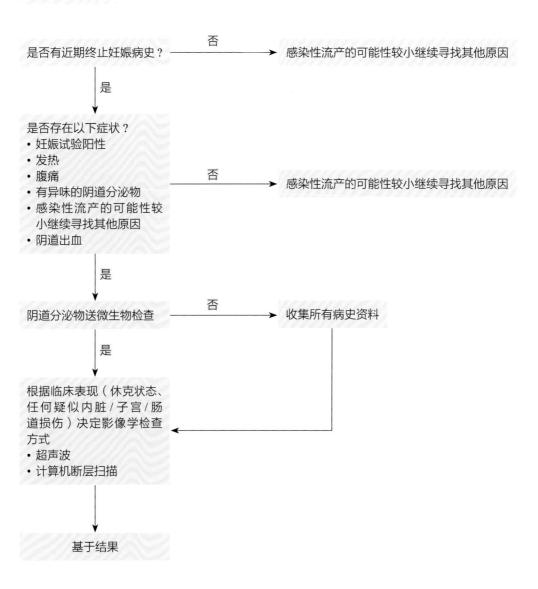

疑似感染性流产

是否有近期终止妊娠病史？ ──否──→ 感染性流产的可能性较小继续寻找其他原因

↓是

是否存在以下症状？
• 妊娠试验阳性
• 发热
• 腹痛
• 有异味的阴道分泌物
• 感染性流产的可能性较小继续寻找其他原因
• 阴道出血

──否──→ 感染性流产的可能性较小继续寻找其他原因

↓是

阴道分泌物送微生物检查 ──否──→ 收集所有病史资料

↓是

根据临床表现（休克状态、任何疑似内脏/子宫/肠道损伤）决定影像学检查方式
• 超声波
• 计算机断层扫描

↓

基于结果

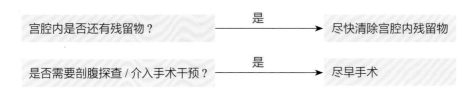

宫腔内是否还有残留物？ ──是──→ 尽快清除宫腔内残留物

是否需要剖腹探查/介入手术干预？ ──是──→ 尽早手术

第 19 章 妊娠晚期及产褥期感染
Infections in Late Pregnancy and Puerperium

Raghad A. Hussein　Jonathan D. Perez　Joseph L. Smith　Mary Jane Reed　著
余碧琳　译　　张秀燕　校

要点

- 与普通人群相比，孕产妇受感染的风险更高。
- 这些年来，孕产妇脓毒症的定义已演变为强调器官功能障碍，因为这有助于迅速识别和治疗潜在的致命感染。
- 绒毛膜羊膜炎与孕龄呈负相关，可导致早产。非特异性的体征和症状可使诊断变得困难。及时识别和使用合适的广谱抗生素可降低孕产妇和胎儿的发病率和死亡率。
- 尽管妊娠晚期和产褥期感染罕见，但由化脓性葡萄球菌和 A 族链球菌引起的手术伤口和软组织感染可导致中毒性休克综合征，并继发多器官衰竭。
- 孕产妇肥胖和剖宫产是发生手术部位感染的两个最常见的危险因素。预防性使用抗生素可显著减少这些并发症的发生。
- 坏死性筋膜炎是一种暴发性感染，其临床表现不明确，往往导致诊断的延迟和相对较高的死亡率。这是一种外科急症，需要彻底清创和广谱抗生素治疗。
- 孕产妇患尿路感染的风险增加，预防性筛查可以早期识别和预防可能危及生命的肾盂肾炎。
- 李斯特菌病是一种食物源性疾病，如果在妊娠期间患病，可能对孕产妇和胎儿的结局有害。孕产妇感染（李斯特菌）的风险增加，而且经常出现非特异性症状。
- 对疟原虫没有免疫力的初产妇和孕产妇更可能罹患严重疟疾。

脓毒症可能是一种可以预防的疾病，在低、中、高等收入国家一直都是导致孕产妇直接死亡的第三大常见原因。在过去的 25 年里，全球每年的孕产妇死亡人数从 1990 年估算的 532 000 人下降到 2015 年估算的 303 000 人[1]。然而，每年仍有约 7.5 万女性和 100 万新生儿死于孕产妇脓毒症的并发症，这主要发生在资源匮乏的国家。仅产后细菌感染就占全球孕产妇死亡数字的 10%～15%[2, 3]。在美国，据估算，产前和产后脓毒症的发生率为 0.4/1000 次分娩～0.6/1000 次分娩，占孕产妇死亡的 13% 和占重症监护病房（intensive care unit，ICU）入院人数的 5%[4-6]。除了死亡和短期并发症的风险外，产褥期脓毒症还与长期的发病率和特有的产科并发症相关，如慢性盆腔疼痛和由输卵管炎症和输卵管粘连引起的继发性不孕[6]。

与围产期出血和妊娠高血压等其他导致孕产妇死亡的原因相比，妊娠晚期感染和产褥期脓毒症较少受到关注。降低围产期感染和脓毒症孕产妇死亡率的基本策略应包括预防、诊断和治疗三个方面。

一、孕产妇脓毒症定义的复杂性

确定妊娠晚期和围产期感染的全球发病率是困难的。这些感染大多数发生在发展中国家。这些国家的数据要么缺失，要么是根据回顾性研究推断的。因此，现有资料反映的是感染性疾病的总体数据，而不是实际感染发生率。此外，在资源匮乏的国家，由于无法获得充分的卫生保健和缺乏产后随访，大多数感染病例仍未得到诊断和报道[2, 3]。限制流行病学数据准确性的另一个重要因素是定义的不一致。孕产妇脓毒症、生殖道脓毒症、产褥热、产褥期脓毒症和产褥期感染在文献中都被交替使用，导致混淆。

自1991年以来，非妊娠人群的脓毒症被定义为对感染的生理学反应，即全身炎症反应综合征（systemic inflammatory response syndrome，SIRS）。然而，SIRS的标准与妊娠和分娩的正常生理学反应重叠。这种重叠导致难以及时识别孕产妇脓毒症，从而导致延误治疗[7]。因此，越来越多的临床医师使用根据妊娠期改良的早期预警评分，以促进对孕产妇病情恶化的识别（见第2章）。由于妊娠期伴随着白细胞计数的生理性增加和动态炎症反应，实验室检查提供的额外信息较少[8]。乳酸在孕产妇感染中的诊断准确性尚不明确[9, 10]。

世界卫生组织（WHO）将产褥期脓毒症定义为"在胎膜破裂或分娩及产后42天内的任何时间发生的生殖道感染，在此期间出现发热和以下一种或多种症状，即盆腔疼痛、阴道分泌物异常、分泌物异常气味或子宫复原延迟"[11, 12]。2016年，结合Sepsis-3共识，孕产妇脓毒症被重新定义为"一种

危及生命的疾病，包括妊娠、分娩、流产后或产后各个时期感染导致的器官功能障碍"[7, 13]。

二、孕产妇脓毒症

（一）危险因素

妊娠相关免疫学适应性变化在本书其他章节讨论（见第15章）。孕产妇特别容易受到某些感染。典型的例子包括疟疾等寄生虫病、李斯特菌病等细菌性疾病，以及流感、戊型肝炎和单纯疱疹等病毒性疾病[12]。

已知的产褥期脓毒症的危险因素包括剖宫产，使其风险增加5倍[14, 15]。其他危险因素包括肥胖、糖尿病、破膜时间过长、反复阴道检查、细菌性阴道炎、携带A群链球菌（group A streptococcus，GAS），以及尿路异常，包括膀胱损伤[16, 17]。

1. 妊娠期及围产期感染的分类

妊娠期和产后女性的感染可分为妊娠特异性感染、妊娠期加重的感染或意外的感染。妊娠特异性感染包括急性绒毛膜羊膜炎、子宫内膜炎（有或没有妊娠物残留）、中毒性休克综合征（toxic shock syndrome，TSS）、伤口感染、会阴部坏死性软组织感染及哺乳期乳腺炎。哺乳期乳腺炎极少导致需ICU治疗的严重孕产妇疾病，不在本章内讨论。妊娠期间加重的感染包括尿路感染、肺炎、李斯特菌病、弓形虫病和病毒（如风疹、流感、水痘、疱疹、细小病毒、巨细胞病毒）。严重的孕产妇病毒感染在第17章详细讨论。妊娠期意外的感染通常包括人类免疫缺陷病毒（human immunodeficiency virus，HIV）、性传播疾病（sexually transmitted disease，STD）、结核病和心内膜炎。然而，只要有可乘之机，许多普通的感染都可能导致严重的孕产妇疾病，不在本章讨论。

（二）妊娠特异性感染

1. 绒毛膜羊膜炎

绒毛膜羊膜炎（chorioamnionitis，CA）是一种原发的绒毛膜和羊膜感染伴随的炎症反应。它也被

称为宫内感染（intrauterine infection，IAI）。最近，一个专家小组建议使用术语宫内感染和炎症（3：intrauterine infection and inflammation）描述绒毛膜羊膜炎[18]。绒毛膜羊膜炎通常是由于羊膜囊的完整性受损（自发或医源性），从而使正常无菌的宫腔暴露于阴道菌群。由于特定的产道支原体或细菌（如李斯特菌病）的血行传播，它也可能发生在完整的胎盘膜上[19, 20]。绒毛膜羊膜炎通常发生于羊膜破裂时间过长[21]。细菌性阴道炎和侵入性操作（如胎儿内部监测、羊膜腔穿刺术、绒毛膜绒毛吸取术）也是与其相关的危险因素[18]。这种感染通常是多种微生物感染，解脲支原体和阴道加德纳菌是两种最常见的分离株[22]。其他典型的微生物包括拟杆菌属、人支原体、B 群链球菌、淋病奈瑟菌和阴道毛滴虫。肠道病毒、呼吸道合胞病毒、EB 病毒、巨细胞病毒和腺病毒等病毒也可能在其中发挥作用[22]。

当孕产妇体温超过 38.0℃（100.4 ℉）、孕产妇心动过速、胎儿心动过速、寒战、下腹疼痛，伴有阴道脓性分泌物时，应考虑鉴别诊断绒毛膜羊膜炎。症状通常为非特异性，可能只出现在疾病后期阶段；因此要高度警惕疑似病情[18, 21]。

应立即开始广谱抗生素的覆盖，但迄今为止，关于最合适的抗菌方案和治疗时间的证据有限[23]。氨苄西林（2000mg/6h）和庆大霉素［1.5mg/（kg·8h）或 5mg/（kg·24h）］联合最常用。研究较少但可能同样有效的 β 内酰胺酶青霉素的替代品第二代或第三代头孢菌素或克林霉素（900mg/8h）[24, 25]。鉴于链球菌和葡萄球菌的种类（尤其是 B 群链球菌和金黄色葡萄球菌）均有增加，对克林霉素耐药率高，万古霉素也可以选择。如果绒毛膜羊膜炎的患者要进行剖宫产，抗生素也应包括覆盖厌氧菌（如克林霉素、甲硝唑）[18, 21]。治疗的时间需持续整个产程；然而，文献中产后的临床结局视乎患者的反应和（或）并发症而改变[18, 22-25]。

羊膜腔灌注术是治疗绒毛膜羊膜炎的一种措施。目前还没有证据表明经宫颈羊膜腔灌注术治疗绒毛膜羊膜炎的有效性或安全性。目前还没有试验研究经腹羊膜腔灌注术[26]。

分娩的时机和方式应由高级产科医师、麻醉科医师、重症监护科医师、传染病专家及新生儿科医师组成的一支多学科团队做出决策。这种个体化的决策取决于孕产妇的既往史和产科病史、抗生素和支持性治疗的疗效、目前孕产妇的状况及胎儿的生存能力。病情急剧恶化（挽救母亲）和对静脉注射抗生素没有疗效（挽救胎儿）的孕产妇可能需要引产。分娩后，胎盘的母体面和胎儿面都需要进行体外微生物培养[27-29]。

绒毛膜羊膜炎的主要并发症包括孕产妇感染性休克、产后出血、早产，以及产后子宫切除术的比例增多[27-29]。子宫切除术可能是为了挽救母亲的生命。绒毛膜羊膜炎的发生率与胎龄呈负相关，发生早产的比例高达 40%～70%，而足月妊娠的比例只有 2%～4%[30]。

2. 中毒性休克综合征

中毒性休克综合征（toxic shock syndrome，TSS）是一种罕见的、危及生命的疾病，由炎症介质的大量释放引起。这种"细胞因子风暴"通常由化脓性葡萄球菌（TSS 毒素 -1、肠毒素 B 或 C）释放的毒素或由 A 群链球菌产生的毒性 M 蛋白引发的[31]。一些学者将后者称为链球菌中毒性休克样综合征（streptococcal toxic shock-like syndrome，STSS）[32]。

在发达国家，育龄女性中毒性休克综合征的发病率为（0.3～0.5）：10 万，普通人群病例中链球菌中毒性休克样综合征的发病率为（2～4）：10 万普通人群病例[33, 34]。女性在妊娠期间和产后阶段可能因伤口感染、乳腺炎或任何深层皮下组织和软组织感染而感染这些疾病[32, 35]。

中毒性休克综合征最为人熟知是它与使用高吸水性卫生棉条有关，通常出现在其他健康女性身上。相反，链球菌中毒性休克样综合征通常与预先存在的疼痛的皮肤感染相关。中毒性休克综合征和链球菌中毒性休克样综合征的早期表现均为非特异性，包括发热、肌痛、轻度意识障碍和低血压。更典型的中毒性休克综合征是弥漫性皮疹，一般类似于晒伤。临床上患者会在随后（数小时内）迅速恶化至昏迷和多器官衰竭。来自美国疾病预防控制中心（CDC）链球菌中毒性休克样综合征的 6 项诊断标准，可用于对确诊的病例（满足所有 6 项标准）和可能入选的病例（满足 5 项标准）进行分类（图 19-1）[36]。

中毒性休克综合征的治疗必须确定原发的感染部位（如软组织、伤口），以及控制感染源和感染的原因（如手术清创、清除异物），并应尽快使用抗生素（表 19-1）。关于静脉注射免疫球蛋白作为中毒性休克综合征辅助治疗的资料有限[36]。所有临床上怀疑是中毒性休克综合征或链球菌中毒性休克样综合征的病例应立即收治进重症医学科，可迅速为衰竭的器官提供支持治疗。目前与中毒性休克综合征相关的死亡率仍居高不下[37]。

索氏梭菌是一种鲜为人知但可能致命的病原体，可能导致产后子宫内膜炎和继发的中毒性休克综合征。这种感染的特点是强烈的类白血病反应和

表 19-1	中毒性休克综合征和链球菌中毒性休克样综合征的抗生素覆盖
微生物	抗生素方案
链球菌种属	克林霉素 + 碳青霉烯或青霉素 +β 内酰胺酶
葡萄球菌种属	• 克林霉素 + 抗葡萄球菌类抗生素 • MRSA 用万古霉素 • MSSA 用萘夫西林或苯唑西林

MRSA. 耐甲氧西林金黄色葡萄球菌；MSSA. 甲氧西林敏感金黄色葡萄球菌

血液浓缩。通常表现为无发热和无疼痛。在一组由索氏梭菌引起的中毒性休克综合征病例中，如果发生在分娩或流产之后，孕产妇的死亡率为 100%[38]。

3. 手术部位感染和坏死性软组织感染

手术部位感染（surgical site infection, SSI）是

中毒性休克综合征的诊断标准（除链球菌外）[37]
具有以下临床表现
① 发热：体温超过或达到 38.9℃（102.0 °F）
② 皮疹：弥漫性黄斑红皮病
③ 脱屑：皮疹发作后 1～2 周
④ 低血压：成人收缩压≤ 90mmHg，16 岁以下儿童收缩压小于相应年龄组的 5%
⑤ 多系统损害（3 个或以上的下列器官系统）
• 胃肠道：发病时呕吐或腹泻
• 肌肉：严重的肌痛或肌酸磷酸激酶水平至少是正常上限的 2 倍
• 黏膜：阴道、口咽或结膜充血
• 肾脏：在没有尿路感染的情况下，实验室检查或尿沉渣发现脓尿（高倍镜下≥5 个白细胞），血尿素氮和肌酐至少是正常上限的 2 倍
• 肝脏：总胆红素、丙氨酸转氨酶或天冬氨酸转氨酶水平至少是实验室检查正常值上限的 2 倍
• 血液系统：血小板计数＜100×10⁹/L
• 中枢神经系统：当没有发热和低血压时，出现没有局灶性神经系统症状的定向障碍和意识改变

实验室检查的诊断标准
若能获取以下检查结果
• 血培养或脑脊液培养可能发现金黄色葡萄球菌阳性
• 落基山斑点热、钩端螺旋体病或麻疹，其血清学呈阴性

病例分类
• 可能入选的
病例符合实验室检查的诊断标准，而且存在上述 5 项临床表现中的 4 项
• 确诊的
病例符合实验室检查的诊断标准，而且存在上述 5 项全部的临床表现，包括脱屑，除非患者在发生脱屑前死亡

▲ 图 19-1　中毒性休克综合征的临床诊断标准

指手术后 30 天内发生的切口周围皮肤和皮下组织感染。诊断要求至少存在以下一种体征或症状，即局部疼痛或压痛、肿胀、发红或发热、切口化脓性引流（不管实验室检查是否确诊感染）。从切口无菌培养物（液体或组织）中分离出微生物，或由外科医师或主治医师做出临床诊断[39]。

预防性抗生素治疗已被证实能显著降低剖宫产后的手术部位感染[40]。在切皮前而不是断脐后使用抗生素可使孕产妇手术部位感染的发生率降低 50%，且不影响新生儿结局[41-43]。尽管如此，手术部位感染仍然是子宫下段剖宫产和继发孕产妇脓毒症的常见并发症之一。美国疾病预防控制中心（CDC）的国家监测研究发现，3.2% 施行剖宫产的女性患有手术部位感染[44]。在一项英国 14 家医院的多中心研究中，9.6% 施行剖宫产的女性发生手术部位感染[45]。考虑到全球剖宫产率和孕产妇肥胖的增加，手术部位感染的高发生率尤其值得关注，这与几乎翻倍的剖宫产率相关[46]。值得注意的是，关于剖宫产后产妇手术部位感染的研究通常不具有可比性，因为手术部位感染的定义、监测质量、研究人群的异质性、预防性抗生素的覆盖范围、无菌操作、手术技术和产妇常规住院时间等方面缺乏标准化。

坏死性软组织感染（necrotizing soft tissue infection，NSTI）是暴发性的、往往危及生命的皮下组织感染。一些易感因素包括糖尿病、肥胖、高血压、免疫抑制状态包括酗酒和静脉滥用药物、肾衰竭、恶性肿瘤、创伤、分娩和手术[47, 48]。剖宫产后或会阴切开术的切口及会阴撕裂是围产期患者坏死性感染最常见的感染部位[49-51]。重要的是，其他健康女性产后也可发生坏死性软组织感染[48]。

症状和临床表现不符几乎是坏死性软组织感染的特征，一旦发生即应引起怀疑。坏死性软组织感染患者典型的表现为严重的局部疼痛但没有皮肤表面的变化。这一特征常常导致延误诊断。当诊断延迟时，感染部位可能会出现感觉丧失，随后通常出现红斑和水肿。末期阶段会形成紫灰色大疱，继而发生组织坏死和脱落。

既往坏死性软组织感染被分为四种微生物类型（表 19-2）[52]。Ⅰ 型是混合多种微生物感染。Ⅱ 型是链球菌和葡萄球菌引起的。Ⅰ 型和 Ⅱ 型多见于分娩后[53]。Ⅲ 型和 Ⅳ 型通常由创伤弧菌、产气单胞菌、念珠菌和接合菌引起，通常见于免疫抑制患者，或在弧菌和产气单胞菌感染的情况下，分别见于暴露于盐和淡盐水的患者。当见于妊娠期间和围产期，应怀疑产生了免疫抑制[53]。

坏死性软组织感染是外科急症。早期积极治疗是提高存活率和降低发病率的关键[49, 50]。广泛、彻底的外科手术清创联合抗生素的使用是至关重要的。与其他感染不同，组织坏死的结果既造成组织缺损也会导致丑化和畸形，需要进行修复重建，还可能导致残疾需要进行康复治疗。美国传染病学会（IDSA）推荐早期经验性广谱抗生素覆盖，治疗各种可能的微生物感染[53]。方案包括万古霉素［30mg/（kg·d）］或利奈唑胺（600mg，静脉或口服，每 12 小时 1 次）加哌拉西林他唑巴（3.37g，静脉，每 6~8 小时 1 次）或碳青霉烯（1g，静脉，每 6~8 小时 1 次）或头孢曲松（2g，静脉，每 6 小时 1 次）甲硝唑（500mg，静脉或口服，每 6 小时 1 次）。对于已证实为 A 群链球菌感染的病例，建议使用青霉素（2~4MU，静脉，每 6~8 小时 1 次）和克林霉素［600~900mg/（kg·8h）］。坏死性软组织感染患者通常表现出全身毒性反应的体征和症状，无论如何治疗，据报道其死亡率为 6%~76%，近期的死亡率为 25%[47]。早期进入重症监护病房能加强监护和进行支持治疗[49, 50]。

表 19-2 坏死性筋膜炎的微生物学检查

坏死性筋膜炎的类型	微生物
Ⅰ 型（多种微生物或混合）	需氧和厌氧菌
Ⅱ 型	A 群溶血性链球菌（GAS）含或不含葡萄球菌
Ⅲ 型	革兰阴性微生物；克雷伯菌、产气单胞菌、弧菌

（三）妊娠期间感染加重

1. 尿路感染

孕 6~24 周，孕产妇患尿路感染的风险增加[54]。尿路感染分为无症状细菌性感染（ASB）、急性膀胱炎和肾盂肾炎。美国妇产科学院建议女性在第一次产检时筛查无症状细菌性感染，并在最后 3 个月重复进行尿液培养[55]。无症状细菌性感染被定义为每毫升尿液中的菌落个数 $>10^5$。如果仍未得到确诊，无症状细菌性感染可导致孕产妇发生急性膀胱炎和肾盂肾炎比例分别为 30% 和 50%[56, 57]。孕产妇在妊娠早期诊断为无症状细菌性感染时，肾盂肾炎的发病率会增加 20~30 倍[58]。急性膀胱炎和无症状膀胱炎的区别在于前者存在排尿困难、尿频、尿急。当泌尿生殖系统症状伴有发热、寒战、恶心、呕吐和腰痛等全身表现时，可诊断为肾盂肾炎。如果不及时治疗，孕产妇肾盂肾炎可导致严重的脓毒症[57, 58]。

在妊娠期女性中引起尿路感染的微生物种类通常与非妊娠期女性中观察到的微生物相似。大肠埃希菌最常见，占病例的 70%~90%[59]。奇异变形杆菌和肺炎克雷伯菌也是常见的病因。革兰阳性菌感染较少见，但在 7%~10% 妊娠合并尿路感染的病例中能分离出 B 群链球菌[60, 61]。

有感染症状的孕产妇中，在尿液取样后应开始经验性使用抗生素以覆盖更多常见的微生物。一旦获取尿培养的结果就可以缩小覆盖范围。治疗方案包括头孢菌素（头孢氨苄 250mg，口服，每天 2~4 次）、呋喃妥因（50~100mg，每天 4 次）及磷霉素（每袋 3g）[54]。应尽可能避免使用氟喹诺酮类和磺胺类，因为它们可能对胎儿造成伤害，并可能出现耐药的微生物。然而，必要时应优先治疗孕产妇的感染。此外，越来越多的证据表明这些抗生素对胎儿是安全的，必要时可根据致病菌对抗生素的敏感性选择使用[54, 62-64]。孕产妇合并无症状性菌尿症、急性膀胱炎或肾盂肾炎的抗生素治疗时间目前尚未明确[65]。考虑到妊娠期感染复发的持续风险（4%~5%），孕产妇口服抗生素的治疗时间会比普通人群更长（即 7~10 天）[54, 59]。

肾盂肾炎的孕产妇应严密管理并追踪；开始抗生素治疗后，患者应在 24~48h 内退热。那些临床表现恶化、持续发热并出现全身感染恶化迹象的患者，应入院行静脉抗生素治疗和液体治疗。症状无法改善或有复发感染的女性应进行肾显像（超声检查或静脉肾盂造影），以评估肾盂肾炎的情况或其他结构异常[66, 67]。

肾盂肾炎是妊娠期感染性休克的主要原因，其次是肾结石。然而，后者属于一种罕见现象[67, 68]。妊娠期肾结石的发病率为 1:200 到 1:1500[68-71]。孕产妇尿路脓毒症的死亡率很低。脓毒症的治疗包括充分的容量复苏、抗生素的使用，极少需要手术干预以控制感染源。大多数肾结石会自行排出，较少需要行输尿管镜检查或经皮肾造瘘引流术。对于持续疼痛、反复发热、肾功能恶化或感染性休克的病例，建议采用有创性治疗[70, 71]。

2. 单核细胞增生性李斯特菌

单核细胞增生性李斯特菌是一种兼性需氧革兰阳性杆菌，可在摄入数周至数月后引起食物源性疾病。孕产妇特别容易感染李斯特菌，占所有李斯特菌感染的 27%。通常情况下，她们只会感到轻微类似流感的症状，如头痛（可无）乏力、肠胃炎或腹泻，这些症状在妊娠期经常导致漏诊[72, 73]。如果不及时治疗，妊娠期间的李斯特菌感染可能会导致流产、脓毒性流产、死产、早产或危及生命的新生儿感染[72, 74]。孕产妇的状况可能很少会恶化为全脑膜脑炎、绒毛膜羊膜炎或潜在的脓毒症[75]。全身性疾病可能会伴随出现多发性脓肿和肉芽肿。李斯特菌与高死亡率相关；免疫功能减退者死亡率为 20%~50%，其次是孕产妇[72, 75]。

在李斯特菌暴发期间，对于孕产妇不明原因的发热应进行血培养以评估菌血症。出现腹泻的孕产妇（无论有无其他症状）也应取粪便进行李斯特菌培养。根据临床的判断决定是否采取治疗措施。然而，考虑到严重孕产妇疾病的诊断困难，另外菌血症可能导致孕产妇神经系统损伤和脓毒症，以及经胎盘传播的胎儿感染，其治疗的门槛应较低[76]。

理想情况下，妊娠期间李斯特菌病的治疗应有传染病学专家指导。对于轻症病例（如发热性胃肠炎），推荐的治疗是口服阿莫西林（500mg，每日3次）。病情严重累及中枢神经系统损害或心内膜炎的孕产妇加庆大霉素（目标峰值为3~5μg/ml和最低小于1μg/ml）协同治疗[77]。妊娠期伴有菌血症的李斯特菌病治疗上可静脉注射氨苄西林（2mg，每4小时1次），严重青霉素过敏者可静脉注射甲氧苄啶-复方磺胺甲噁唑［10~20mg/（kg·d）］。在极个别的情况下，孕产妇可能需要脱敏治疗。磺胺类通常不会致畸[63, 64]。然而，甲氧苄啶是一种叶酸拮抗药，在妊娠前3个月使用它与神经管和心血管缺陷有关[76]。也有人认为它会引起核黄疸，但尚未得到证实[78]。无法接受上述任何一种药物治疗的孕产妇，可使用美罗培南（2g，静脉，每8小时1次）和万古霉素，并需要密切监测治疗效果。妊娠期间李斯特菌病治疗的持续时间仍未被研究，应根据临床反应判断。大多数情况下，菌血症治疗2周即可，中枢神经系统感染治疗3~4周即可。

3. 弓形虫病

急性弓形虫感染是有细胞内原生动物刚地弓形虫引起的。人类可通过摄入未煮熟的肉类、接触含有卵母细胞的猫粪，以及通过垂直传播感染该病。患病率在世界范围内各不相同，热带气候或那些喜食未煮熟肉类的国家患病率较高[79, 80]。在患病率较低的地区不建议进行普遍筛查[81, 82]。

孕产妇在急性期感染时可能无症状、有类似流感样症状或局部淋巴结肿大[83]。免疫力低下的女性可出现严重的症状，包括脑炎、心肌炎、肺炎或肝炎。

妊娠期间急性弓形虫感染的诊断具挑战性，通常需要隔2周进行两次血清学测试，显示IgG抗体滴度升高4倍。因此，需要高度警惕。如果病史和临床表现高度怀疑弓形虫感染，危重病例可先行经验性治疗。如果怀疑是急性感染，应尽早给予螺旋霉素。治疗上可给予乙胺嘧啶、磺胺嘧啶，胎儿感染风险高的孕产妇需同时服用叶酸。乙胺嘧啶是致

畸的，在妊娠前3个月应避免使用[82]。

胎儿感染——孕产妇原发性感染对胎儿的危害最大，尽管有病例报道表示宫内传播是发生在慢性感染再发的免疫功能减退的孕产妇中[84]。发生感染后，胎盘成为弓形虫病的储存宿主，使宫内传播的风险从妊娠前3个月约6%增加到妊娠后3个月约72%[81]。羊水的PCR检测对胎儿感染的诊断具有高度灵敏度和特异度，应在孕18周后或孕产妇急性感染4周后进行。胎儿超声典型的表现包括颅内钙化、小头畸形、脑积水、肝脾大、腹水和严重的宫内发育迟缓等[85]。

（四）疟疾

疟疾是由疟原虫感染引起的。恶性疟原虫（*P.falciparum*）和间日疟原虫（*P.vivax*）是最常见的病原体，全球大多数死亡都是恶性疟原虫引起的[86]。疟疾是造成母婴发病和死亡的一个重要原因。据估计，每年有1万名孕产妇和20多万名新生儿死于与妊娠相关的疟疾。流行病学研究估计，在高流行地区，疟原虫感染的总患病率约为25%（1/4的女性）；基于诊断研究和敏感性，这一比例可能被低估。除撒哈拉以南的非洲地区疟疾流行率较低，估计为1.8%~17.4%。然而，孕产妇和胎儿的结局在此人群中更差；由于缺乏疾病暴露，获得免疫的机会就更少[87-89]。

疟疾感染后的体征表现为非特异性和多样性，取决于这几个因素，如孕产妇年龄、免疫力水平、孕次（单胎与多胎）、地方性及人种。一些女性特别是高流行地区是没有症状的，其他人可出现发热、寒战、恶心、呕吐、腹泻、腹痛、头痛、肌肉痛、黄疸及咳嗽[87]。

孕产妇群体，尤其是妊娠期前3个月时，更容易感染疟疾。随着皮质醇的增加细胞介导性免疫力降低[87, 90]，并促进胎盘的形成。在此期间，恶性疟原虫感染的红细胞滞留并与各个器官的血管内皮结合，可导致更严重的疾病，尤其是初产妇[87-90]。受寄生虫感染的红细胞多数滞留在胎盘绒毛间隙。

在高流行地区，很少女性出现发热。相反，随

着妊娠的进展，孕产妇对这种红细胞滞留产生的炎症反应会导致胎盘基底膜明显的损伤和瘢痕。这会干扰胎盘的血流和阻碍胎儿的营养供应。这种胎盘的损伤是流产、宫内发育迟缓、早产和低出生体重的主要机制[90]。

在疟疾流行地区出现发热或从流行地区返回的任何患者都应进行疟疾检测。寄生虫血症应通过外周涂片、吉姆萨染色或快速诊断进行评估[87]。外周涂片阴性并不能排除疟疾感染或寄生虫血症，因为患者可能是寄生虫计数低或外周涂片没有胎盘寄生虫的证据。胎盘感染可在出生后通过组织学检查进行诊断[87, 89, 90]。检测疟疾的金标准是聚合酶链反应（PCR），但在高流行地区的效用值得怀疑，另外其在亚微观结构感染中的临床意义尚待确定，因此不建议常规使用。快速诊断检测更常用于高发地区的疟疾诊断、治疗和预防[86, 88]。

伴有器官功能障碍的急性疟疾被认为是严重疟疾。严重疟疾可表现为低血糖、肺水肿、呼吸窘迫、脑水肿、癫痫和严重贫血[91, 92]。对严重疟疾的治疗是支持性的；然而，对妊娠患者有利的包括肠外抗疟治疗是影响其预后的关键[92]。可使用青蒿琥酯 2.4mg/kg 按 0h、12h、24h、48h 的给药间隔进行静脉或肌内注射。之后可以口服阿托伐酮 – 普罗胍（Atovaquone-Proguanil）、多西环素（如果是产后）、克林霉素或甲氟喹[91, 92]。如果没有青蒿琥酯，妊娠后期蒿甲醚肌内注射优于奎宁，因为奎宁有较高的低血糖风险[92]。

疟疾的治疗应注重液体管理。尽管目前没有专门针对孕产妇的文献，但一项对主要由严重疟疾引起的危重感染性儿童早期输液的研究显示，接受大量输液的儿童预后更差，可能是由于脑水肿的恶化。有关液体管理的更多细节，详见第 7 章。

（五）孕产妇感染的胎儿因素

孕产妇感染和脓毒症会增加早产的风险。已证实产前皮质类固醇疗法（ACS）能改善新生儿的结局，用药时机为孕 24～34 周和分娩后 7 天内[93]。治疗凶险性感染的妊娠患者时，可能对额外使用免疫抑制药物犹豫不决。凶险性感染期间和脓毒症使用皮质醇一直存在矛盾。多年来的研究显示对于其利弊一直存在矛盾[94, 95]。

在高收入国家，在孕 24～34 周时给予单剂量倍他米松或地塞米松治疗对孕产妇的安全性几乎没有争议。即使胎膜破裂时间过长或脓毒症，单剂量也不会增加感染[93, 96]。尽管倍他米松的半衰期比地塞米松长，但仍被认为是短期使用的弱免疫抑制药[93]。值得注意的是，氢化可的松不会通过胎盘，因此不会影响胎儿的肺成熟度[96]。然而，在低、中收入国家，对于某些环境中使用产前皮质类固醇疗法的益处存在一些争议，孕龄估算不可靠、缺乏围产期护理，孕产妇感染的风险可能更高[97, 98]。世界卫生组织（WHO）推荐产前使用皮质类固醇的先决条件包括准确的胎龄估算、无母体感染的证据，以及对母亲和婴儿有适当的围产期护理。此外，WHO建议不要给有绒毛膜羊膜炎记录的患者使用产前皮质类固醇疗法，但这个建议基于非常低质量的证据[99]。

对有早产风险的胎儿的另一个考虑是给母亲使用硫酸镁，孕 <32 孕周时硫酸镁可作为胎儿神经保护药。一种给药方案是 4g 负荷剂量静脉注射。肾功能不全时必须小心，因为镁通过肾脏排泄[100]。

结论

孕产妇脓毒症是孕产妇死亡的第三大原因。由于妊娠的生理变化和妊娠独特的病理改变，妊娠患者更容易感染。由于感染和脓毒症的体征和症状可能会被妊娠的生理变化所掩盖，因此妊娠患者诊断感染和脓毒症更加困难。临床医师应警惕需要高度怀疑的情况，并熟悉妊娠期每个阶段正常的生理表现和实验室数据的正常值。最后，多学科团队的合作是极为重要的。

第五篇　呼吸系统

The Respiratory System

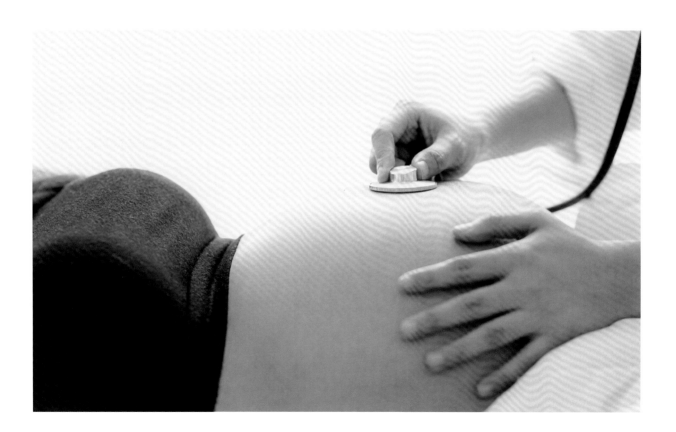

第 20 章 影响妊娠期管理的气道和呼吸系统的生理变化

Physiologic Changes in the Airway and the Respiratory System Affecting Management in Pregnancy

Alexander Izakson Yitzhak Cohen Ruth Landau 著
韩侨宇 译 梁汉生 校

要点

- 在整个妊娠过程中，呼吸系统发生了显著的解剖和生理的适应性改变，以满足母亲和成长中胎儿逐渐增加的代谢需求。
- 胸壁和膈肌发生机械性变化，以适应增大的子宫。
- 功能残气量（functional residual capacity，FRC）显著降低，总肺活量（total lung capacity，TLC）变化很小或无变化。
- 每分通气量（minute ventilation，V_E）增加导致 $PaCO_2$ 降低，HCO_3^- 部分代偿性降低，导致与之相关的慢性呼吸性碱中毒。
- 肺活量测定没有显著变化（尽管出现了一些相互矛盾的数据），弥散功能（diffusing capacity，DLco）也无显著变化。

妊娠与呼吸系统的解剖和生理显著性变化有关。这些变化会影响女性在呼吸功能受损时维持充足氧合的能力。它们还可能影响重症监护科医师和麻醉科医师在认为有必要进行气管插管时确保足够的通气和氧合的能力。

既往关于困难气道管理的，文献都强调了这些挑战，妊娠人群中气管插管失败的报道比非妊娠人群约高 8 倍[1]。据报道，困难插管导致心脏停搏、脑缺氧或吸入胃内容物，是 1982—1984 年英格兰和威尔士孕产妇死亡机密调查报告中与麻醉相关的孕产妇死亡的主要因素[2]。在美国进行的第一项全国性麻醉相关孕产妇死亡研究显示，52% 的死亡主要是由与气道管理问题相关的全身麻醉并发症造成的[3]。

数十年来，随着视频和光学喉镜、辅助气管插管设备和困难气道评估等更好的孕产妇气道管理方法的应用，气管插管的结局已经有了很大的改善[4]。尽管如此，由于病例的急迫性和高危妊娠包括高龄产妇、高血压疾病和肥胖的发生率逐步上升，在维持足够的呼吸平衡方面仍然存在巨大挑战。最近的一项研究，回顾了麻醉相关不良事件的趋势，结果表明全身麻醉下行剖宫产术对孕产妇仍然有很大的风险[5]。

了解妊娠期间发生的呼吸生理变化，是使临床医师能够区分正常妊娠期间发生的常见"生理性"呼吸困难和妊娠期间因急性心肺疾病或慢性疾病恶化而产生的危急情况的关键[6]。

本章将回顾气道和呼吸系统的解剖和生理变化及其对孕产妇氧合和气道管理的影响。第21章将介绍目前孕产妇气道管理的方法和评估。

一、妊娠期间上呼吸道解剖

整个妊娠期的许多解剖学变化都会影响妊娠和围产期女性的呼吸功能，进而也影响氧合。这些变化可能影响自主呼吸，并且在气管插管全身麻醉诱导期间也具有临床意义（表20-1）。

（一）鼻腔

虽然骨骼或关节的变化在妊娠期间似乎不会发生，但软组织的变化确实会发生[7]。肿胀和脆性增加，导致鼻咽和口咽组织的水肿，这是由毛细血管充血引起的。喉部、鼻腔和口咽黏膜的毛细血管充血开始于妊娠的前3个月，并在整个妊娠期逐渐加重。雌激素对鼻黏膜的影响可导致鼻炎，这是非常常见的，并可出现鼻衄[8-10]。经鼻腔呼吸通常变得困难，并可能发生鼻衄[11]。由于鼻衄的风险增加，应尽可能避免通过鼻咽路径进行气道管理。应该特别小心，并考虑是否确实需要气管插管。鼻腔阻塞可能导致妊娠期鼾症和睡眠呼吸障碍，这与高血压和子痫前期[12]，甚至是围产期的不良结局相关[13]。

（二）喉部

在整个妊娠期和产后，喉部的变化可能影响声音特征[14]。在妊娠早期和中期，孕产妇的声音是圆润的，声带振动良好。在妊娠晚期，声带疲劳更普遍，发声的最长时间缩短[15]。

（三）咽部

咽部水肿可能是由于妊娠期间液体潴留造成的，许多女性都会出现这种情况。然而咽部水肿应该要给予一定程度的关注，因为它被认为是子痫前期的症状之一[16-19]。

咽部水肿也可能在分娩时急性发生。分娩增加了气道周围的软组织体积，从而使咽部气道变窄。声反射法（acoustic reflection method，ARM）可以无创地纵向评估从口腔到气管隆嵴的上呼吸道的横截面积（cross-sectional area，CSA）。ARM已被用于评估妊娠期间的气道变化。在一项对50名孕产妇进行的纵向研究中，咽部容积从妊娠早期至晚期减少了10%，并在分娩后48h内恢复正常。喉和气管的解剖结构没有观察到平行的变化[20]。在另一项对阴道分娩的女性的研究中也观察到口腔（10%～15%）和咽部容积（10%）的减少（n=21）[21]。分娩的持续时间和分娩时的液体输注并不影响口腔和咽部容积。与产前评估相比，产后口腔和咽部容积明显减少。

尽管气管问题在妊娠期极不常见，但在患有韦氏肉芽肿病的女性中曾有妊娠期声门下狭窄加重的报道[22-24]，可能需要紧急手术干预。

二、围产期马兰帕蒂分级

马兰帕蒂分级通常用于预测气管内插管的难易程度。它对舌体相对于口腔的大小进行了评估[25]。在20世纪90年代，发现马兰帕蒂分级为3或4级与孕产妇困难插管有显著相关性。与分级较低的女性相比，其相对风险分别为7.6和11.3[26]。此后，又有许多研究证实，马兰帕蒂分级在妊娠期间[27, 28]和分娩过程中会增加[21, 28-33]。然而，很少有人评估马兰帕蒂分级在临床实践中的作用和预测价值，因为在妊娠和围产期需要气管插管的女性非常少。

表 20-1 妊娠期间气道解剖结构的变化

解剖变化	病因	影响	建议
鼻腔 水肿和血管充血	激素（雌激素）对鼻黏膜的作用	• 鼻炎 • 鼻腔呼吸困难 • 呼吸急促 • 鼻衄	• 避免用鼻咽通路进行气道管理，因为会增加鼻出血的风险
喉部 杓状会厌皱襞、杓状软骨和假声带水肿	激素（雌激素和孕激素在妊娠第三个3个月达到高峰）对喉黏膜的作用	• 用马兰蒂分级来预测气管插管困难程度仍是常用的方法，但已被证明其阳性预测值很低 • 延长分娩时间可能使马兰蒂分级恶化；分级的最大增加发生在第一和第二产程之间	• 即使马兰蒂分级令人放心，也要为困难气管插管做准备
咽部 水肿	激素（孕酮）作用	• 咽部横截面积可能减少（10%）	• 为困难气管插管做准备，并提供足够的定位（提升）和设备
气管 水肿	激素（孕酮）作用	• 声门下组织（肉芽肿）导致气管变窄 • 特发性声门下狭窄可能与韦氏肉芽肿病相关	• 应该备好较小型号的气管导管（6.0~8.0） • 应该备好声门上气道装置作为救援支持
胸廓 膈肌上移（4cm）；胸壁前后径和横径增加（2cm）	激素（松弛素）对韧带附着结构的作用 腹内压增加	• FRC降低导致氧储备减少，当出现呼吸暂停可迅速出现氧饱和度下降	• 充分的诱导前预充氧 • 如果认为有必要行气管插管，准备进行快速序贯诱导

FRC. 功能残气量

（一）正常分娩时的马兰帕蒂分级

使用传统的 Samsoon 改良马兰帕蒂分级（头部处于中立位，不发声或伸颈）来研究产程和分娩期间的气道变化。61 名女性在分娩时和分娩后通过直接拍照取平均数的方式进行评估，21 名女性通过声学反射仪软件对上呼吸道、口腔容积和咽部容积等组成成分进行评估[21]。23/61 名经阴道分娩的女性在分娩后出现了明显的变化（在第二产程中进行了 Valsalva 动作）。20 名女性（33%）的马兰帕蒂分级增加了 1 级，3 名女性（5%）增加不少于 2 级。在分娩结束时，8 名女性的马兰帕蒂分级为 4 级，30 名女性为 3 或 4 级。如前所述，产程的长短和分娩时输注的液体与气道改变的严重程度无关。

在另一项纵向研究中，87 名女性在 8 个月（$T=1$）、放置硬膜外导管分娩镇痛时（$T=2$）、分娩后 20min（$T=3$）和产后 48h（$T=4$）使用 Samson 改良马兰帕蒂评分进行评估[28]。10% 的女性最初（$T=1$），37% 的女性在放置硬膜外导管分娩镇痛后（$T=2$），52% 的女性在产后即刻（$T=3$），21% 的女性在产后 48h（$T=4$）马兰帕蒂分级为 4 级。没有一个评估因素（妊娠期体重增加、第一或第二产程的持续时间、产程中静脉输液量）可以预测上呼吸道变化的程度。与分娩前相比，分娩时马兰帕蒂分级为 3 或 4 级的女性增加了 3.5 倍，而且这种变化到产后 48h 尚未完全逆转。

在一项专门评估硬膜外分娩镇痛对上呼吸道变化影响的研究中（$n=190$ 名女性），发现硬膜外镇痛对马兰帕蒂分级没有影响。然而，直接影响结果显示 32% 的女性马兰帕蒂分级增加，10% 的女性分级下降，58% 的女性无变化[31]。

在行择期剖宫产（$n=90$）和阴道分娩（$n=86$）的女性中，研究了 Valsalva 动作在第二产程中的效果。于分娩前和产后 24h 对上呼吸道解剖参数进行了评估[32]。阴道分娩时孕产妇的努力与产后即刻进行的马兰帕蒂分级的变化有关。然而，在择期剖宫产过程中，静脉注射更多的液体与产后 6～24h 时马兰帕蒂分级的增加相关[33]。

（二）合并妊娠期高血压疾病的马兰帕蒂评分

有两项研究评估了妊娠期高血压疾病对气道解剖结构的影响[29, 31]。一项研究比较了 30 名正常血压女性和 30 名高血压女性在分娩过程中的马兰帕蒂分级。该研究显示，高血压女性在分娩早期的马兰帕蒂分级较高，而且在产程和分娩过程中马兰帕蒂分级增加的可能性也高出 2 倍[32]。这些发现在另一项研究中得到了证实，该研究评估了合并或不合并具有严重特征的子痫前期女性分娩时和分娩后的气道解剖结构[34]。在分娩前、分娩后 1h 和产后 24～48h，分别记录了马兰帕蒂分级和超声测量的舌头厚度、舌骨和声带水平的颈前软组织、甲颏距离和颈围。在分娩过程中，子痫前期和血压正常女性的马兰帕蒂分级都有所增加。在所有时间内，子痫前期患者与血压正常患者在舌骨水平的组织厚度上有显著性差异，但在任何时间内，甲颏距离或颈围都没有差异。无论是否存在高血压疾病，产程延长与马兰帕蒂分级增加有关[31]。这样的研究结果证实了这样一个假设：对于患有妊娠期高血压疾病的女性，应尽量避免全身麻醉。如果全身麻醉不可避免，那么应该最大限度地做好困难插管的准备。

（三）剖宫产马兰帕蒂分级和实际插管困难的相关性

如前所述，很少有研究能够将全麻下行剖宫产手术的女性术前床旁测试结果和实际的插管困难联系起来[35-38]。

有一项这样的研究，评估了 239 名女性的 5 个床旁预测因素：马兰帕蒂分级、胸颏距离、甲颏距离、张口度和寰枕关节活动度。Cormack-Lehane 分级根据直接喉镜检查观察到的结构视图进行分级[39]。在全麻下行紧急剖宫产前，5.8% 的女性（$n=14$）的 Cormack-Lehane 喉镜视图分级≥3 级［只看到会厌但无法看到声门（3 级）或既看不到声门也看不到会厌（4 级）］。年龄、身高、体重、BMI 和体重增加与困难插管无关。5 个预测因素联合在一起，预测困难插管的敏感性为 0.21，特异性为 0.92。Cormack-Lehane 分级≥3 级的阳性预测值为 0.15，阴性预测值为 0.95，表明 79% 的困难插管可能会被遗漏[35]。

另一项针对更大范围的在全麻下行剖宫产术的肥胖女性的研究（$n = 570$）也显示，颈围、胸颏距离和改良的马兰帕蒂分级对于预测困难插管的价值有限[36]。

身高与甲颏距离的比值是另一个在全麻剖宫产术前用于预测喉镜暴露困难和插管困难的方法[38]。相同作者在一系列接受全麻下剖宫产的女性（$n=757$）中研究了该方法。据报道，有 8.6% 的女性存在喉部暴露困难，这不仅与身高与甲颏距离的比值相关，而且与颈围，以及颈围与甲颏距离的比值相关[37]。

三、妊娠期间呼吸系统的解剖和生理变化

从妊娠早期末开始，妊娠子宫体积的增加在呼吸生理学方面变得非常重要。这时，它开始影响腹内压，腹内压随之增加[40]。同时，在松弛素的作用下，下位肋骨附着的韧带松弛[41]。由于这些变化导致胸壁的活动度增加，导致胸腔的几何形状发生变化。影响胸腔几何形状变化的还有妊娠中期和晚期子宫增大导致的腹腔内容物向上的压力增加（图20-1）[42]。

（一）胸壁构造

在整个妊娠期，胸壁的前后径和横径稳定地增加约 2cm。这导致下位肋骨的周长增加 5～7cm，使肋骨的位置接近水平位（图 20-1）[42]。肋下角增加了约 55%（从 70.7° 增加至约 107°）。虽然分娩后胸腔直径和周长恢复到妊娠前的数值，但即使到分娩后 24 周，肋骨角仍然增加 20%（图 20-1）[42]。

腹内压的增加使膈肌上移约 4cm。这一变化重新调整了膈肌的位置，使其在收缩时增加了胸腔内容积。与非妊娠状态相比，在吸气过程中膈肌位移增加了 2cm。这一变化增加了妊娠期间呼吸潮气量（图 20-1）。

（二）妊娠期间静态肺功能

尽管肋骨和膈肌构造发生了重大变化，但呼吸肌功能（以最大吸气和呼气压力为证）在妊娠期间保持不变[43]。由于膈肌的上移被胸部横径和前后径的增加所代偿，肺总量（total lung capacity，TLC）

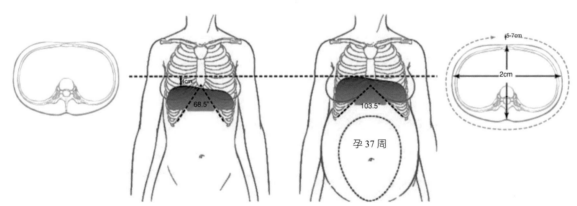

1. 肋骨的肋下角增大
2. 胸壁前后径和横径也增加，导致胸壁周长整体增加
3. 这些变化代偿了膈肌抬高的 4cm
→肺总量（TLC）变化极小或无变化

▲ 图20-1　妊娠期间胸壁的解剖学变化（由 Hegewald 等修正）

在妊娠期间基本保持不变或仅有很小的下降（−5%）（图 20-2）[44, 45]。

然而，在妊娠期间，肺容量确实发生了重大变化。功能残气量（functional residual capacity，FRC）明显减少（20%～30%），而潮气量（tidal volume，TV）明显增加（30%～50%）。从妊娠 12 周开始，直立位的 FRC 比妊娠前的数值减少了约 20%（400～600ml）（图 20-2）[45]。仰卧位时 FRC 进一步下降，这可能会加速氧饱和度下降。将仰卧的临产者置于 30° 头高位可使 FRC 增加 10%（约 200ml）[46]。这个简单的动作在某些情况下会明显改善产妇的氧储备。潮气量（tidal volume，TV）增加 30%～50%，其变化至少有 50% 发生在妊娠前三个月[44]。由于 TV 的增加，可能还有补吸气量（inspiratory reserve volume，IRV）的增加，深吸气量（inspiratory capacity，IC）在妊娠中期和妊娠晚期增加 5%～10%（图 20-2）。分娩后数月，肺容量恢复到妊娠前的数值。

妊娠期间，呼吸频率基本保持不变或略有增加。在通气过程中，胸腔直径和容积的增加（胸式呼吸）似乎比膈肌的下降和腹围的动态变化（腹式呼吸）起的作用更大。然而，不同的孕产妇观察到的变化差异很大，即使是同一个孕产妇，在妊娠晚期的不同时期也可能存在差异。

（三）妊娠期间动态呼吸参数

与妊娠期间发生的显著且无争议的肺容积改变相反，动态呼吸参数通常被认为在整个妊娠期总体上没有变化。然而，这个话题仍有争议。导致不同结果的可能原因包括样本量的差异（大多数研究是在小队列中进行的）、种族差异、在进行测量的同时使用药物、用于测量的肺功能测定器的类型及测量时的姿势（即站立、坐位或仰卧位）。如果肺功能确实存在变化，它们可能是相对较小的。

这个问题与妊娠对哮喘的影响特别相关。1/3 的女性在妊娠期间哮喘的症状有所改善，另有 1/3 的女性则保持不变。妊娠前有严重哮喘的女性妊娠期间症状最有可能恶化[47]。

（四）呼气峰值流速、用力呼气量和用力肺活量

许多纵向研究评估了妊娠和产后的呼气峰值（peak expiratory flow，PEF）流速、用力呼气量（forced expiratory volume，FEV）和第一秒 FEV（FEV_1），以及用力肺活量（forced vital capacity，FVC）。这些研究的结果是相互矛盾的。

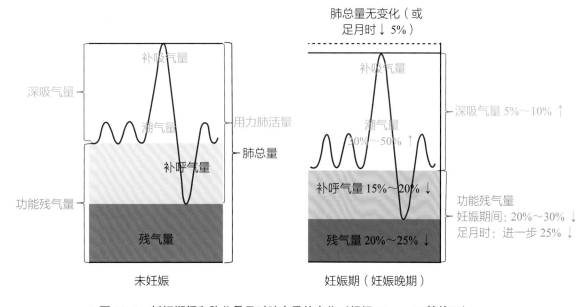

▲ 图 20-2　妊娠期间和胎儿足月时肺容量的变化（根据 Hegewald 等修正）

在一项研究中，在每个妊娠阶段和产后对既往无肺部疾病史的健康女性（$n=57$）进行评估，结果显示 PEF 流速未随妊娠期的推进而变化[48]。在另一项研究中，对健康女性（$n=38$）从妊娠前 3 个月到产后 6 周，每隔 4 周在不同体位（站立、坐位和仰卧位）下进行评估，结果显示，在整个妊娠期间，所有体位下的 PEF 都在逐渐下降，到产后 6 周仍没有恢复。仰卧位时下降最明显，产后 6 周 PEF 仅恢复到妊娠早期（妊娠 3 个月时测量）的 72%[49]。后一项研究的结果受到了质疑，因为测量结果没有按照年龄和身高（PEF 指数）进行标准化处理[50]。然而，另一项混合（双向）性队列研究（$n=120$）评价了在妊娠早期和妊娠晚期的肺功能，也报道了妊娠晚期 FVC 和 FEV_1 值明显下降，这在多胎孕产妇和吸烟女性中更为明显[51]。

有一些研究显示了不同的结果。在一项这样的研究中，健康女性在妊娠期间和产后 6 个月内接受了 4 次评估（$n=87$），结果显示 PEF 流速和 FVC 在第 23 周后逐渐增加，直到产后 6 个月，而 FEV 保持不变。初产妇和经产妇之间的差异也被发现，经产妇的 FVC 按年龄和身高预测总体上比初产妇高（增加 4.4%）。这些发现表明，妊娠期间发生的 FVC 的变化在分娩后仍会持续[52]。

从这些研究中得到的信息是，如果妊娠确实与 PEF 流速和 FVC 的增加有关，并一直持续到产后，那么对怀疑有肺功能损害的孕产妇的肺功能检查应谨慎解释："正常"的检查结果实际上可能并非那么好。此外，在存在 FVC 和 FEV_1 下降的妊娠中，对旨在明确呼吸功能是否恶化的检查的解释最好是根据被研究个体的个人差异而定。

（五）合并哮喘的女性肺功能测试

一项研究对合并（$n=20$）和不合并（$n=20$）哮喘的女性在整个妊娠期间（孕 8~20 周、孕 21~28 周和孕 29~40 周）进行纵向评估，发现两组患者的肺功能变化相似。在妊娠早期，两组患者之间没有观察到肺功能的显著性差异。两组患者的肺功能在妊娠中期也有所下降，随后在妊娠的最后数周有

所改善。然而，在合并哮喘的女性中发现了更明显的变化（FEV_1 和 FEV_6 下降，随后 FVC 下降）[53]。

（六）子痫前期的女性肺功能测试

一些研究表明，子痫前期会损害妊娠期和围产期女性的呼吸功能[54-57]。然而，由于缺乏妊娠早期的对照（没有研究在诊断子痫前期之前对这些女性的肺功能进行评估）及高剖宫产率，这一观察结果存在混杂，剖宫产术本身可能会导致明显的液体转移，增加气道和肺水肿的风险，从而改变肺功能结果。

在一项病例对照研究中，合并子痫前期的女性（$n=37$）和与其孕龄相匹配的对照组（$n=37$）在妊娠的最后 3 个月（孕 33~38 周）进行了一次评估，以确定每分通气量（V_E，L/min）是否随着子痫前期的发生而发生变化[56]。子痫前期组的 BMI 略高（分别为 31 ± 4 和 28 ± 5，$P=0.01$），子痫前期组 37 名女性中 21 名符合当时定义的重度子痫前期的标准（基于 2000 年的标准[58]）；注意这些标准后来有所改变[59]。与对照组相比，子痫前期女性的 V_E 较高，而 FVC 较低，其他参数相似。与对照组相比，子痫前期组的女性 6min 步行距离也明显缩短，这表明她们的运动耐量较差。

（七）多胎妊娠（双胞胎）女性肺功能测试

在一项横断面研究中，对 68 名双胎妊娠的女性（$n=17$ 为妊娠早期，$n=35$ 为妊娠中期，$n=16$ 为妊娠晚期）、140 名单胎妊娠的女性和 22 名非妊娠期女性进行了一次呼吸功能评估（孕 7~40 周）[60]。与非妊娠期女性相比，单胎或双胎妊娠女性在妊娠期各个阶段的平均 V_E 都有所增加，在妊娠晚期 FRC 和 ERV 有所下降。与单胎妊娠相比，双胎妊娠的健康女性的呼吸功能没有明显差异。

四、弥散功能

肺部的气体转移可以通过一氧化碳弥散量（diffusing capacity for carbon monoxide，DL_{CO}）来评

估。在一组健康女性中，使用单次呼吸法来确定整个妊娠期的 DL_{CO}[61]；DL_{CO} 在整个妊娠期没有持续下降。DL_{CO} 已被证明在妊娠期随着运动而增加，这表明妊娠并不损害运动时健康的肺毛细血管床被调用的能力[62]。然而，DL_{CO} 的整体测量只提供了一个气体交换是否正常的指示，它不能确定这种气体交换与血红蛋白浓度、肺毛细血管血容量或肺泡-毛细血管膜的变化有什么关系。为此，有人提议同时测量 DL_{CO} 和 DL_{NO}[63]。NO 与血红蛋白结合的速度比 CO 快，并且与肺毛细血管血容量或血红蛋白浓度无关。因此，妊娠期 DL_{CO} 和 DL_{NO} 的测量可以更好地预测有氧代谢能力、识别肺动脉高压，以及识别一般的肺血管疾病[64, 65]。

五、通气和换气

与非妊娠状态相比，妊娠期间静息时的分钟通气量（minute ventilation，V_E）明显增加[44, 54]。由于呼吸动力的增加，对 CO_2 的化学敏感性也会增加。在孕足月时，V_E 增加了 20%～50%，这与潮气量（TV）增加 30%～50% 和可能的呼吸频率的轻微增加相关[44]。由于吸气时间和呼吸周期的持续时间都没有改变，这提示吸气流量增加了。但关于无效腔通气量是否也会增加的问题，存在着争议。

妊娠期通气不足是由孕激素介导的，是对代谢率增加和 CO_2 产生增加的反应。因此，呼吸困难是大多数妊娠期女性在妊娠晚期时的一个常见主诉。它被认为是一种"生理性"症状，可能与对这种呼吸动力的增加相关[66-70]。

（一）氧气消耗和二氧化碳生成

妊娠期间，由于不断增长的胎儿、胎盘和子宫的代谢需求增加，耗氧量（oxygen consumption，VO_2）增加。妊娠期间母亲体重的增加也会增加静息时的耗氧量。与产后的 VO_2 相比，分娩时的静息 VO_2 要高 20%。运动时的 VO_2 增加的幅度较小，从妊娠早期末到产后只增加了 15%[71, 72]。

二氧化碳生成（carbon dioxide production，VCO_2）甚至比耗氧量增加的更多。妊娠期女性的 VCO_2 量比非妊娠期女性的 VCO_2 量高约 35%[71]。因为 V_E 的增加超过了 VO_2 和 VCO_2 的增加，所以在妊娠期间，肺泡和动脉的 O_2 分压（PAO_2 和 PaO_2）升高，而 CO_2 分压（$PACO_2$ 和 $PaCO_2$）下降。

（二）动脉血氧分压

紧急情况下的妊娠期女性进行预给氧的建议是在 60s 内进行 8 次深呼吸，这已被证明可以达到充分的去氮给氧效果，这可以通过呼气末氧浓度（$FetO_2$）来衡量[73]（见第 21 章）。然而，与非妊娠女性相比，即使认真地进行了预给氧，妊娠期间氧耗量的增加和功能残气量的下降导致妊娠期女性在呼吸暂停时更快地出现低氧血症。在预吸给后，与非妊娠期女性相比，妊娠期女性在仰卧位和 45° 头高位时发生低氧血症的时间更短（妊娠期女性分别为 156s 和 173s，非妊娠期女性为 243s 和 331s）[74, 75]。

妊娠期 V_E 增加和 FRC 降低对麻醉管理的另一个实际影响是肺泡水平的气体交换加快。这种快速的交换增加了吸入麻醉药的吸收率，导致对吸入麻醉药的深度反应变化更快。

（三）动脉血二氧化碳分压

从妊娠早期开始，过度通气会促使妊娠期间的 $PaCO_2$ 下降。一些研究报道为逐渐下降，而另一些研究则显示初始早期下降而随后保持稳定[76]。

在未经干预的分娩过程中，疼痛将导致显著的过度通气（V_E 和 TV 都增加），随着每次宫缩，$PaCO_2$ 进一步下降。这种现象在产后会得到缓解[77]。随着硬膜外分娩镇痛的实施，V_E 和 TV 都会下降到分娩前的数值，导致动脉血 PCO_2 显著增加，肺泡和动脉血氧张力都下降（见第 39 章）。使用硬膜外分娩镇痛的女性的平均动脉血 PO_2 与该年龄组的预测值相当[77]。

过度通气及其导致的呼吸性碱中毒伴随着肾脏的代偿，碳酸氢盐（HCO_3^-）排泄增加，在妊娠晚期达到最低值 18～22mEq/L[78]。因此，孕产妇的动脉血 pH 在分娩时保持在 7.42～7.46[79]。慢性碱中毒会增加孕产妇红细胞中 2,3- 二磷酸甘油酸（2,3-diphosphoglycerate，2,3-DPG）的含量[80, 81]，使氧合血红蛋白解离曲线右移。尽管存在呼吸性碱中毒，但这种转变使血红蛋白 - 氧亲和力（p50）在妊娠期间保持不变，从而有利于经胎盘向胎儿输送氧气[82]。

总之，动脉血气和酸碱参数在妊娠期有明显的变化：pH 增加，$PaCO_2$ 下降，PaO_2 升高，HCO_3^- 降低，母体 2,3-DPG 增加，而 p50 因碱中毒保持不变[83]。解释妊娠期女性的血气值应考虑到这些生理变化，特别是 $PaCO_2$ 和 HCO_3^- 的变化。妊娠期女性的 $PaCO_2$ 值为 40mmHg 时，看上去可代偿，实际上可能表明呼吸系统即将失代偿。

结论

妊娠引起的解剖学和生理学的变化引发了一系列的问题，可能损害孕产妇的自主呼吸、氧合和通气。这些可能导致女性在妊娠期间出现呼吸功能失代偿而产生破坏性结局。事实上，气道水肿和充血的增加及气道出血的更大倾向，再加上氧气需求的增加和肺容量的减少，损害了维持足够氧和通气的能力，并在紧急气管插管的情况下导致快速去氧合和低氧血症。

第21章　妊娠期及围产期气道管理

Airway Management during Pregnancy and the Peripartum Period

Wendy H. Teoh　著

肖昭扬　译　　王寿平　校

要点

- 威胁孕产妇气道安全的因素包括气道水肿、呼吸和代谢变化、体重增加和肥胖、乳房增大、胃食管病理改变及增高的反流误吸风险。
- 对于产科患者的每一个护理单元，充分的准备至关重要，同时，配备有合适而有充足设备的困难气道插管车是必不可少的。
- 预充氧可延长安全呼吸暂停时间，可通过监测呼气末氧浓度（≥90%）来评估，表示去氮给氧成功。
- CO_2 波形监测仍然是确认气管内导管在气管内的金标准；它应该在危重症监护病房的插管患者中常规使用。
- 可采用 CO_2 波形、直接喉镜、可视喉镜、纤维支气管镜等先进的设备确认气管导管在气管内。
- 清醒气管插管具有保持气道通畅和自主通气的优势；它可以通过纤维支气管镜、可视喉镜、第二代声门设备、气管切开术、环甲膜穿刺和逆行插管进行。

一、产科困难气道及气管插管失败的发生率

妊娠患者气管插管失败是一个紧急的情况，如果在困难气道管理期间发生严重的缺氧，由于胎儿的存在意味着可能会有不止一个生命受到损害。

产科患者气管插管失败率比普通人群高 8 倍。在过去的 40 年里，产科人群中全身麻醉（general anesthesia，GA）的比例稳定为 1/390，剖宫产率为 1/443[1]。在繁忙的三级产科中心，有全天候的专科医师覆盖，其全身麻醉剖宫产率较高，但是气管插管失败的发生率实际上可能较低（1/462）[2]。

2011 年，英国麻醉医师学会（Royal College of Anaesthetists）和困难气道协会（Difficult Airway Society，DAS）第四项国家审计项目（Fourth National Audit Project，NAP4）报告确定，全麻剖宫产因气管插管失败的孕产妇死亡率约 2.3/10 万（每 90～102 例气管插管失败中有 1 例死亡）[3]，而普通人群的全麻死亡率为 1/18 万。从这份报告中收集到的关键信息要点是，妊娠的生理变化、主动分娩、

偏远而独立的产房和剖宫产房间位置，往往增加了发生气道并发症时管理的复杂性，而胎儿的存在使管理进一步复杂化。

与20世纪80年代初相比，在孕产妇死亡的机密调查报告中经常出现大量困难的气管插管失败和（或）通气失败的案例，这增加了临床医师关于产科气道管理的担忧，令人鼓舞的是，多年来由于在产科更多地使用椎管内麻醉，以及有了更好的培训、人员配备、仪器和设备，这样的事件大大减少。然而，插管失败的可能性仍然存在。还令人担心的是，英国和美国麻醉培训的变化及全身麻醉剖宫产数量的减少，导致受训人员实践必要产科气道管理技能的机会减少[4,5]。

在2006—2008年母婴咨询中心（Center for Maternal and Child Enquiries，CMACE）报道中，7例麻醉相关死亡病例中有2例是由于通气失败导致的，因此建议，气管插管失败的有效管理是一项麻醉核心技能，应该定期进行教学和演练，强烈建议使用插管失败的模拟教学和演练[6]。事实上，最近的数据证实了这一点，2008—2010年使用英国产科监测系统收集的数据报道了气管插管失败的发生率是1/224[7]，2006—2013年美国一个学术中心收集的数据则报道了1/232的发生率[8]，695例全麻患者中只有3例插管失败，所有病例都成功地使用喉罩进行气道管理，并且没有插管失败直接导致的母体或胎儿的不良结局。气道辅助设备的进步、麻醉医师丰富的临床经验，以及产科气道管理失败的教学模拟演练是改善这些孕产妇结局的因素。产科麻醉医师协会（Obstetric Anaesthetists' Association，OAA）和DAS最新出版的关于产科气管插管困难和失败的管理指南，包括一种"安全的产科全身麻醉"的演算法，该演算法旨在作为一种教学工具来更新和规范孕产妇的全麻行为[9]。

二、孕产妇气道管理的挑战

妊娠期气道管理比非妊娠期更困难，主要有以下几个因素。

（一）孕产妇解剖和生理因素

1. 气道水肿

孕产妇血容量增加和雌激素水平升高会导致黏膜水肿、毛细血管充血和组织脆性增加。因此，气管插管、鼻导管置入、口胃管或鼻胃管与出血倾向的增加有关。即使在轻微的或极小的无端创伤后也会发生鼻出血和软腭血肿[10]。水肿会扭曲喉部的解剖结构，使开口变窄，需要使用更小直径的气管导管。此外，与妊娠相关的特殊并发症，如子痫前期、更频繁的呼吸道感染和分娩时催产素增加导致水潴留、过度输液、持续Valsalva动作的联合作用，以及产妇在第二阶段的用力可显著加重气道水肿。在分娩过程中产前评估的马兰帕蒂分级会变得更差，插管前应重新评估[11,12]，这些变化延长至分娩后48h[13]。高马兰帕蒂分级（3级或4级）被认为与插管困难相关，历史数据报道相对风险分别增加7.6和11.3[14]，但最近的研究发现孕产妇在全身麻醉下行剖宫产时术前床旁测试结果和实际插管困难并不相关（见第20章）。

2. 呼吸、代谢变化和去氮化

增大的妊娠子宫推动膈肌上移，导致补呼气量减少15%～30%，功能残气量（functional residual capacity，FRC）降低。正常潮气量呼吸时，早期气道关闭可发生在仰卧位、头低足高位和高体重指数（body mass index，BMI）的孕产妇。增加的氧耗量，分娩的疼痛和压力，加速了低氧血症的发生，需要在快速顺序诱导（rapid sequence induction，RSI）之前去氮化［使用密闭贴合的面罩给予最大的吸入氧浓度（FiO_2）］，以在去饱和度之前达到最长的呼吸暂停时间。最好的方法是抬高床头25°[15]。预充氧的标准技术是吸入100%氧气，持续3～5min的潮气量[16]；考虑产科全身麻醉的紧急性，通过测量呼气末氧浓度（$FetO_2$），60s以上的8次深呼吸已被证明可以提供足够的去氮化[17]。

3. 肥胖和体重增加

到2025年，全球女性肥胖率将超过21%[18]。美国疾病预防控制中心（CDC）报告称，2011—2012

年中有 34.9% 的美国成年人 BMI 超过 30[19]，预计到 2025 年，这一数字将达到 50%[20]。BMI 为 25～29.9 的女性在妊娠期间的平均体重增加为（15.3±6.8）kg[21]，这是由于脂肪沉积增加、血液和间质液量增加、子宫和胎儿的增大所致。肥胖患者插管困难的风险增加了 3 倍[22]。在单变量分析中，高BMI 是面罩通气困难或不可能和困难气管插管的危险因素[23]。肥胖导致 FRC 更大程度的减少、代谢需求更高、氧耗量增加，以及在呼吸暂停期间更快速的饱和度下降。使用计算模拟器，100% 氧气预充氧后进行模拟 RSI，BMI 为 50 的分娩孕产妇表现出最快的饱和度下降，定义为动脉氧饱和度（SaO_2）下降至 90% 以下（与非肥胖妊娠病例相比为 98s vs. 292s）[24]。病态肥胖的孕产妇发生产后出血的风险增加，头盆比例失调而导致急诊剖宫产和器械辅助分娩的比例更高。延迟生育和更多辅助生殖技术的使用导致产科人群年龄更大、肥胖比例更多[25]，从而使急诊剖宫产、硬膜外麻醉失败、胃内容物误吸和因气道并发症导致孕产妇死亡的风险增加[26, 27]。在合并子痫前期、高血压、妊娠糖尿病的年龄更大的孕产妇中，当经历延迟和失败的插管时，加剧了低氧血症、高碳酸血症和酸中毒的风险。

严重肥胖的孕产妇有更高的"不能插管，不能氧合"（"can't intubate, can't oxygenate"，CICO）的风险。当插管失败的情况下，环甲膜（cricothyroid membrane，CTM）是紧急氧合和行颈前入路（front-of-neck access，FONA）环甲膜切开术的最终抢救通道。然而，尝试 FONA 可能会失败，因为计算机断层扫描（CT）研究表明，在育龄女性中，CTM 不一定是一个浅表结构[28]。环甲膜实际上是一个深部结构，特别是在病态肥胖（BMI>45）患者中，可能很难触诊和识别[29]。临床医师通过手指触诊对环甲膜的识别较差，在肥胖妊娠患者中成功率只有 39%（11/28），相对比非肥胖妊娠患者的成功率为 71%（20/28）[30]。因此，上气道床旁即时超声（point-of-care ultrasonography，POCUS）检查[31]是目前能够提供环甲膜位置和深度的有用信息，以帮助肥胖患者建立 FONA 的最佳方式[32-34]，超声成为一个合适的选择并且优于 CT，因为它使孕产妇和胎儿都避免电离辐射（见第 35 章）。

4. 乳房增大

仰卧位孕产妇的乳房过大往往会阻碍喉镜的插入和操作来获得良好的声门视野。主张采用"头斜坡"体位（即外耳道与胸骨切迹水平对齐）[35]。这种半直立体位可以通过在肩、颈和枕部放置毯子、垫子或者其他市面上可买到的使其固定设备来实现，可以显著改善喉部结构暴露，在给肥胖孕产妇插管时优于"嗅物位"（图 21-1）[36]。用一个短柄喉镜[37]，找一个助手将乳房推向足侧，并且把喉镜柄从镜片上脱离下来，然后在重新连接之前将镜片插入口腔，这些都是使喉镜定位难度最小化的其他策略。

5. 胃食管的改变和误吸的风险

虽然在过去 30 年中，由于越来越多椎管内麻醉或镇痛技术在剖宫产中的应用，因胃内容物误吸入肺而致孕产妇死亡的比率已经下降到可以忽略不计的水平[6, 38-41]，但由于激素变化（胃泌素增加、胃动素减少和孕酮诱导的胃肠平滑肌松弛降低食管下括约肌张力），孕产妇仍有胃内容物反流和误吸的风险。妊娠患者与非孕妊娠患者误吸相对风险最好是通过单一研究人群的比较来估计。历史数据表明，剖宫产患者误吸风险较普通人群高出 3 倍，接

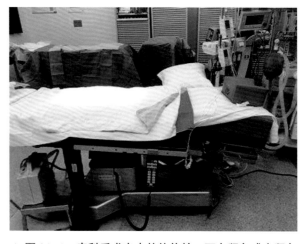

▲ 图 21-1 产科手术室中的体位枕，可在紧急或者紧急气管插管全身麻醉的情况下提供一个安全的斜坡位（此处表示手术床背面"下降"位置）

受麻醉的普通人群中误吸发生率为1∶2131，而孕产妇的误吸发生率为1∶661[42]。

分娩和椎管内阿片类使用历来被认为会导致胃排空延迟[43]，尽管最近对临产女性胃窦容积的超声定量研究表明在硬膜外麻醉下胃动力仍能保持[44, 45]，在妊娠晚期，右侧半卧位时胃窦横截面积为$9.6cm^2$时可判定为高胃容积，即≥1.5ml/kg，提示潜在的误吸风险增加[46, 47]。最近2016年《产科麻醉实践指南：美国麻醉医师协会产科麻醉工作组和产科麻醉与围产期学会最新报告》建议外科手术例如剖宫产和产后输卵管结扎术前及时给予非颗粒抗酸药、H_2受体拮抗药和（或）甲氧氯普胺以预防误吸[48]。

（二）环境和麻醉因素

分娩的紧迫性和时间的紧急性通常导致临床医师在危急情况下做出次优决策或犯某些固定错误。同样，在危重孕产妇需要气管插管时，由于情况紧急且有胎儿（可能分娩或尚未分娩）存在，需要对所有参与该流程的人员进行充分的培训，要求所有参与人员具备充足的专业知识并且场地和医疗人员做好充分的准备。麻醉学员和助理较少参与剖宫产全身麻醉，剖宫产全身麻醉的应用减少及ICU内危重孕产妇气管插管的数量下降，导致了临床经验缺乏所引起的培训问题。这些都是在特殊情况下能够成功进行紧急插管的关键培训因素。

三、健康的孕产妇安全的全身麻醉

OAA/DAS产科困难气道指南更新了安全产科全身麻醉的操作规范（流程1，图21-2）[9]。指南强调了术前计划和准备，包括气道评估、尽可能禁食、预防性使用抗酸药和适当的宫内胎儿复苏。如果提供全身麻醉的目的是分娩（剖宫产），在插管失败的情况下，应进行团队讨论，是否唤醒母亲或在没有气管插管的情况下继续进行麻醉。如OAA/DAS产科困难气道指南（表21-1和图21-3）中所述，该决定受很多因素的影响，包括孕产妇情况、

胎儿情况、麻醉科医师的经验，以及当时的临床情况。

第五次国家审计项目（the fifth National Audit Project of the RCoA，NAP5）[49]发现产科全身麻醉和非预期困难气道患者的术中知晓发生率更高。因此，建议常规准备诱导药物，并在遇到困难气道时给予。关于短效阿片类是否应该常规用于产科，而不是仅在特定情况下使用（如子痫前期或心脏病患者），目前还没有达成共识。

困难插管的处理方法

OAA/DAS产科指南提出了一种产科气管插管失败流程（流程2，图21-4）[9]。当首次气管插管尝试失败时，应在与团队沟通的同时进行面罩通气。第二次插管应由最有经验的麻醉科医师使用不同的喉镜进行，并去除环状软骨压力。建议只做两次尝试，第三次尝试很少进行（而且必须由其他最有经验的麻醉科医师进行），因为气道肿胀会迅速发展，将"可以通气，不能插管"的情况转变为CICO。三次喉镜插管失败后应启动困难气道操作流程，并尽早寻求帮助。在这里，氧合和通气应优先于插管，可以选择面罩或声门上通气装置（supraglottic airway，SGA）。如果在插管前发现面罩通气有困难且术者决定继续手术，则立即置入SGA是首选的气道抢救策略。如果在流程中的任意时间点发现无法进行氧合或通气，则宣布启动CICO方案（流程3，图21-5），需要手术建立气道[9]。氧合失败导致孕产妇心脏停搏，要求在骤停后的4～5min内进行剖宫产，以优化胸部按压对孕产妇复苏的有效性[50]。

四、危重症妊娠患者的气道管理

（一）ICU气道管理的危害

ICU患者的气道管理要求极高，气道相关死亡率和严重发病率明显高于在手术室中遇到的[3]。直接量化ICU气道问题的研究很少，但一项关于麻醉科住院医师实施的3423例非手术室紧急气管插管的

流程 1——安全实施产科全麻操作流程

术前准备
气道评估
禁食状态
预防性应用抗酸药
胎儿宫内复苏（如适用）

团队制订计划
WHO 手术安全核查表 / 全身麻醉核查表
确认上级帮助人员，必要时求助
准备应对插管困难 / 失败的设备
计划 / 讨论：唤醒或继续手术（表 21-1）

快速顺序诱导
检查气道设备，吸引装置，静脉通路
优化体位——头高 / 倾斜位 + 子宫左倾位
预充氧至 $F_{ET}O_2 \geqslant 0.9$，考虑鼻导管吸氧
按压环状软骨 [10N（1kg），增加至最大 30N（3kg）]
给予合适的诱导药 / 肌松药
考虑面罩通气（P_{max} 20cmH$_2$O）

第一次气管插管尝试
• 如果声门暴露不佳，请尝试：
• 降低 / 去除环状软骨压迫
• 喉外部推压
• 重新调整头 / 颈部体位
• 使用探条 / 管芯

面罩通气
与助手讨论

失败

第二次气管插管尝试
考虑
• 备选喉镜
• 去除环状软骨按压
第三次气管插管尝试仅由富有经验的麻醉医师进行

失败

成功

确认气管导管位置正确
继续麻醉及手术
制订术后拔管计划

遵循流程 2——产科患者气管插管失败的管理流程

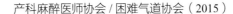

产科麻醉医师协会 / 困难气道协会（2015）

▲ 图 21-2　OAA/DAS 产科困难气道指南流程 1——安全产科全身麻醉（经许可转载）

报道中指出，其中 60% 发生在 ICU[51]。英国皇家麻醉医师学院的第四次国家审计项目（Fourth National Audit Project，NAP4）是一项全国范围的前瞻性、观察性、1 年期审计，整理了来自手术室、急诊科和 ICU 的数据。他们研究了气道相关死亡率、脑损伤、是否进行急诊手术、是否入住 ICU 或 ICU 住院时间是否延长等情况[3]。NAP4 中发现了 38 例与气道相关的死亡情况，其中 16 例在手术室（共计 290

万例手术麻醉）、4 例在急诊科（共计 2 万例急诊科气管插管）、18 例在 ICU（共计 5.8 万例 ICU 中高级呼吸支持）。分析发现 ICU 中患者的气道相关死亡率是手术室患者的 58 倍[3]。在 ICU 中与困难气道相关的死亡和脑损伤发生比例为 61%，而在手术室中该比例为 14%。这意味着 ICU 患者的气道相关死亡率为 1/2700，而手术室患者的气道相关死亡率为 1/180 000[52]。

ICU 患者生理功能受损，通气－灌注（ventilation-perfusion，VQ）扫描异常明显，功能残气量较低：预充氧效果较差、呼吸暂停耐受性差。患者经常禁食时间不足或胃排空延迟。插管通常是紧急进行的，几乎没有时间进行评估或准备。危重患者的气道评估存在很多问题，所以困难往往是意想不到的。因此，理想的气道干预必须是迅速且顺利的，因为危重患者根本不能耐受不良的气道管理，特别是包含两条生命的孕产妇存在恶化的子痫病情需要插管，或临产妇存在严重的呼吸系统疾病[53]、肺炎、低氧性呼吸衰竭、血流动力学不稳定、意识障碍、血管性水肿、路德维希咽峡炎、急性会厌炎、败血症或多器官衰竭。

充分预充氧，正确使用可视喉镜，并进行包含 RSI 在内的一系列措施是关键的管理策略。然而，ICU 中气道管理的风险只有在插入气管导管后才开始（增加出现）。我们需要建立包括二氧化碳描计图在内的插管患者护理集束化措施以排除食管内插管，同时需持续警惕部分移位的导管并将其放置在气道中，尤其是对于肥胖、躁动的患者和在患者转至影像学检查期间。成功的气道管理需要培训和整个团队共同参与的精心制订的气道计划，以及团队成员均可熟练使用的设备。困难拔管、更换气管导管技术、气管切开术的实施和护理是 ICU 气道管理的独特技术（超出本章内容），熟练掌握气管切开术，处理出血、梗阻、气管部分移位是 ICU 的核心技能。

（二）设备和准备情况

对于每个产科病区来说，库存充足的便携式困难气道抢救车是至关重要的。全院的气道抢救车应标准化，包括手术室、急诊室和 ICU。购买设备时应考虑到经验最少的潜在用户。设备列表建议如表 21-1[54, 55]。

药物

ICU 患者常出现低血容量、脓毒症和（或）血流动力学衰竭。ICU 中气管插管的所有严重并发症中有 1/3 是和血流动力学相关的[56]，这影响了辅助

表 21-1　困难气道抢救车推荐设备和药物	
基本气道设备	• 面罩 • 口咽通气道 • 2 个性能良好的喉镜手柄 • 3 号、4 号喉镜片 • 6.5～7.0mm 气管插管及管芯 • 10ml 注射器 • 多种型号的气管插管 • 弹性引导管芯 • 声门上通气装置（SGA） • 吸引器
二次插管设备	• 其他直接喉镜（McCoy 喉镜、Miller 喉镜） • 视频喉镜 • 光棒或插管导管 • 纤维支气管镜 • 外科手术建立气道所需设备
插管使用药	• 异丙酚、咪达唑仑、依托咪酯、氯胺酮 • 琥珀酰胆碱 • 罗库溴铵，舒更葡糖

气管插管药物的选择。依托咪酯或氯胺酮是休克患者最常用的诱导药，但使用依托咪酯会对血流动力学产生抑制作用而受到质疑。据称依托咪酯中的 11β- 羟化酶可引起相对肾上腺功能不全，可增加死亡率，一些权威机构要求停止使用[57, 58]。氯胺酮是针对 ICU 患者的一种良好的诱导药。它具有分离麻醉作用，并在维持气道反射完整的情况下保留自主呼吸。关于氯胺酮的主要问题是它会升高颅内压，但它对动脉血压的正性作用也会导致脑灌注压增加，因此只要保证患者有充分的通气，氯胺酮在创伤和头部损伤患者中的使用就会越来越普遍[59-61]。丙泊酚仍然是麻醉医师用于气管插管的常用诱导药，但在 ICU 患者中使用丙泊酚可能会加剧低血压的发生程度。尽管如此，正如苏格兰 ICU 医师所证明的那样，使用特定药的经验可以获得良好的结局［超过 4 个月时间，统计了包含 794 名气管插管患者在内的一项全国性研究，其中 70% 的插管发生在 ICU，18% 的插管在急诊室（ED）］[62]。首次

表 1 继续手术				
需要考虑的因素	唤醒 ←			→ 继续手术
诱导前	孕产妇情况	• 无明显异常	• 急性轻度异常	• 出血，对复苏有反应	• 需手术纠正的低血容量 • 严重的心脏或呼吸损害，心搏骤停
	胎儿情况	• 无明显异常	• 宫内复苏后纠正损害，7.15<pH<7.2	• 尽管进行宫内复苏，胎儿心率仍持续异常，pH<7.15	• 持续心动过缓 • 胎儿出血 • 可疑子宫破裂
	麻醉医师	• 实习医师	• 低年资住院医师	• 高年资住院医师	• 主治医师 / 主任医师
	肥胖	• 超病态肥胖	• 病态肥胖	• 肥胖	• 正常
	手术因素	• 复杂的手术或预计大出血风险	• 子宫多发瘢痕 • 预计会有一些手术困难	• 子宫单发瘢痕	• 没有风险因素
	误吸风险	• 近期进食	• 没有近期进食 • 产程中 • 给予阿片类 • 没有给予抗酸药	• 没有近期进食 • 分娩中 • 没有给予阿片类 • 给予抗酸药	• 禁食 • 不在分娩中 • 给予抗酸药
	备选的麻醉方式 • 区域麻醉 • 清醒下控制气道	• 不在预期内的困难	• 预计到的困难	• 相对禁忌	• 绝对禁忌或已经失败 • 手术开始
气管插管失败后	气道设备 / 通气	• 困难面罩通气 • 颈前气道通路	• 良好的面罩通气	• 第一代声门上通气设备	• 第二代声门上通气设备
	气道风险	• 喉水肿 • 喘鸣	• 出血 • 创伤	• 分泌物	• 没有明显异常

该标准用于判断插管失败后是否唤醒患者或继续进行麻醉手术；对于每一个患者而言，有些因素可能提示唤醒患者，而另一些因素提示继续进行麻醉手术；最终决定将取决于麻醉医师的临床判断

© 产科麻醉医师协会 / 困难气道协会（2015）

▲ 图 21-3 插管失败后是否继续进行麻醉手术或唤醒患者的决策因素（经许可转载）

插管成功率为 91%，没有患者需要超过 3 次以上的气管插管尝试，3/4 的气管插管操作是由接受过超过 24 个月的正规麻醉技能培训的医师完成的，并由初级培训生进行常规监督。一般情况下，ICU 患者镇静药的用量可减少 30%～50%。使用神经肌肉阻滞药（neuromuscular blocking agent，NMBA）可以进一步降低诱导剂量[63]。琥珀胆碱是 ICU 中使用的传统 NMBA，2015 年的一篇 Cochrane 综述中发现，罗库溴铵 1.2mg/kg 和琥珀胆碱 1mg/kg 的插

管条件存在不确定性。然而，由于琥珀胆碱的作用时间较短，因此在临床使用中具有优越性[64]。需要提醒的是，当对血流动力学不稳定的 ICU 患者插管时，罗库溴铵的起效速度取决于心输出量[65]。琥珀胆碱和罗库溴铵的变态反应发生率相似[66]。如果在 RSI 过程中给予罗库溴铵诱导剂量后无法进行气管插管，必须立即使用舒更葡糖钠（Sugammadex，16mg/kg），以便在 10min 内有效逆转 RSI 剂量[67]。与罗库溴铵相比，琥珀胆碱引起的肌束震颤增加氧

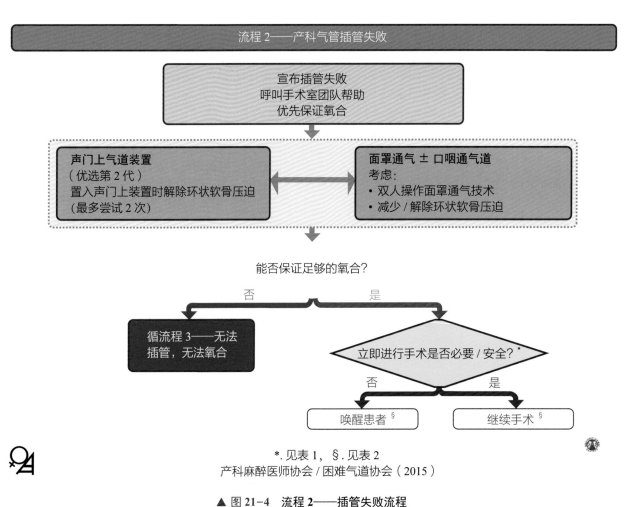

流程 2——产科气管插管失败

宣布插管失败
呼叫手术室团队帮助
优先保证氧合

声门上气道装置
（优选第 2 代）
置入声门上装置时解除环状软骨压迫
（最多尝试 2 次）

面罩通气 ± 口咽通气道
考虑：
• 双人操作面罩通气技术
• 减少 / 解除环状软骨压迫

能否保证足够的氧合？

否　　　是

循流程 3——无法
插管，无法氧合

立即进行手术是否必要 / 安全？*

否　　　是

唤醒患者§　　　继续手术§

*. 见表 1， §. 见表 2
产科麻醉医师协会 / 困难气道协会（2015）

▲ 图 21-4　流程 2——插管失败流程

耗量，使氧饱和度下降提前至 116s。长期制动的患者会引起神经肌肉接头外的乙酰胆碱受体敏感性增加，如果这类患者给予琥珀胆碱会引起高钾血症，这是一个危险的问题。关于使患者处于最高风险的制动时间，目前尚无明确的指导，许多临床医师以 10～14 天作为界值[69, 70]。

（三）气道评估

通过评估孕产妇的困难气道特征，可以预估设备需求，如果 A 计划失败，备用的 B 和 C 计划也可能会失败。如果计划进行不需要全身麻醉的剖宫产手术，预防气道问题的最佳方法是尽早放置硬膜外导管（尤其是在病态肥胖或子痫前期的孕产妇中）[48]。Cormack 和 Lehane 通过直接喉镜观察到的喉部结构的四种分级[71]与马兰帕蒂分级[72]显著相关。已知较高的马兰帕蒂分级（3 级和 4 级）、短颈、门牙突出或下颌后缩会增加妊娠期插管困难的相对风险[14]。评估困难气道的其他多变量工具有 Wilson 风险总和指数[73]和 elGanzouri 指数[74]。后者的 7 项标准包括张口度、甲颌距离、颈部活动度、下颌前突度、体重、马兰帕蒂分级和困难插管史，其中困难插管史是困难插管的独立预测因素（见第 20 章）。然而，急诊 ICU 插管常常存在诸多问题（包括缺氧导致的不合作，子痫，呼吸道分泌物、出血，呕吐误吸，以及颈围的使用妨碍了颈椎活动度的评估），干扰了我们的评估。

De Jong 开发了 MACOCHA 评分，这是唯一一种针对 ICU 患者的评估工具，用于评估困难插管的危险因素[75]，它包括 7 个项目（与患者相关的因素，如马兰帕蒂 3 或 4 级、阻塞性睡眠呼吸暂停综合

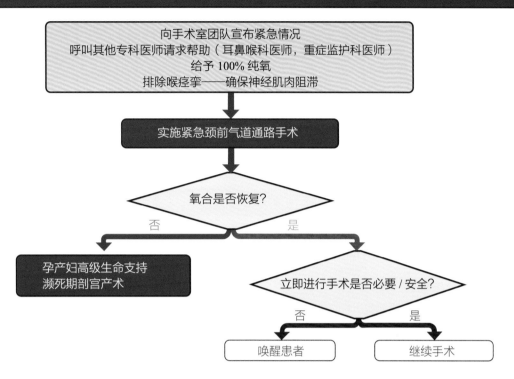

产科麻醉医师协会 / 困难气道协会（2015）

▲ 图 21-5 流程 3——无法插管，无法氧合（CICO）情况

征、颈椎活动度降低、张口受限<3cm；或病理相关因素，如昏迷、严重低氧血症<80%；或与操作者相关的因素，如非麻醉医师进行操作）将其编码为 0～12 个等级，其中 0= 简单，12= 非常困难。评分≥3 分是表示困难插管的临界值，具有较高的判别值[76]。MACOCHA 预测评分的独特之处是它专门对操作者的经验进行评分，即至少 24 个月的麻醉技能培训，并包括两个 ICU 特有的标准（即低氧血症和干预前昏迷），这很重要，因为低氧允许的准备时间更短，并可能增加操作者的心理压力；昏迷使评估更加困难，并与更严重的误吸有关。如果病史提示上呼吸道梗阻，灵活的鼻内镜是一个有价值的工具[77]，目前已有关于面罩通气困难和声门上气道通气的预测因素的描述，但在 ICU 中尚未得到验证[78-81]。

（四）快速顺序诱导插管

1. 技术

RSI 的定义各不相同，但一定包括预充氧和诱导剂量的静脉催眠药，然后是快速起效的神经肌肉阻滞药。ICU 患者很少禁食，并且常合并功能性肠梗阻，在给予镇静药进行气管插管时的反流和误吸风险很高。所有重症监护医师都应该学会实施 RSI，并将其作为危重患者的标准气管插管模式[81, 82]。RSI 技术是减少 ICU 气管插管并发症的集束化管理方案的重要组成部分，其中描述并提出了 10 个组成部分[82]。

（1）插管前。

① 2 名操作人员在场。

② 给予液体负荷（在无心源性肺水肿的情况下）。

③ 做好长期镇静的准备。

④ 采用无创正压通气进行预充氧。

(2) 气管插管时。

① 快速顺序诱导。

② 环状软骨压迫。

(3) 气管插管后。

① 立即通过二氧化碳描计图确定插管位置。

② 必要时可使用血管升压药。

③ 早期给予镇静。

④ 首选"保护性通气"。（根据理想体重设置潮气量 6～8ml/kg，PEEP<5cmH_2O，呼吸频率 10～20 次 / 分）。

根据最初的工作安排[82]，作者制订了一套 ICU RSI 气管插管的措施。其中包括核查清单，列出负责该任务的人员，此为一种适合连续团队合作和模拟训练的方法（表 21-2）[83]。

表 21-2　ICU 快速顺序诱导插管集束化措施

1	**气管插管前：气道评估小组**	负责人
1.1	主管护师（执行核查表）：小组协调员	N1
1.2	第一操作者（医师）	O1
1.3	第二操作者（负责初始用药的高级医师）	O2
1.4	环状软骨操作者（护理人员；同时通过监护仪监测生命体征）	N2
1.5	气管插管协助者（第二护理人员）	N3
1.6	手法保持轴线稳定的操作者（根据需要增加额外团队成员）	M1
2	**气管插管前准备**	
	核查开始（由 N1 主导，全队在场）	N1/O2
	大声朗读确保传达到整个团队	
2.1	确认静脉通路是否可靠；是否需要动脉穿刺	O1/O2
2.2	通过呼吸末 CO_2（$EtCO_2$）监测仪检查二氧化碳描计图；确定在插管前完成自检	N1/O1
2.3	如患者未全面监测，则完成其全部监测	N2/N3
2.4	患者头抬高或头高足低倾斜 20～25°（除非有禁忌证）	N2/N3
2.5	检查图表 / 床头标识 / 交接沟通：困难气道史、过敏史	O1/ 团队
2.6	评估气道	O1/O2
2.7	置入胃管	N2/N3
2.8	通过鼻导管吸氧	N2/N3
2.9	开始 NIPPV 预充氧（FiO_2=1.0；PEEP=5～8cmH_2O；PS 至 V_T 6～8ml/kg；面罩密闭良好）	N1/N2/N3
2.10	输注 500ml 液体扩容（除非患者存在禁忌证）；优化强心药	O1/O2
2.11	确认湿化呼吸回路或用于手动面罩通气的加压给氧气囊可用	N1
2.12	负压吸引可用	N1
2.13	确定困难气道插管车是否在床旁。如车内未配备纤维支气管镜，是否可以立即使用	N1/O1
2.14	准备插管药物：镇静催眠药、肌松药、阿托品、单次团注的升压药 / 强心药	O2/O1

（续表）

2.15	准备持续镇静药	N2/N3
2.16	确认可立即使用舒更葡糖 16mg/kg（如果患者适用）	N1/ 团队
2.17	决策：如果插管失败，是否唤醒患者	O2
3	**口头确认**	
	小组协调员提问	
3.1	2 号操作者陈述插管计划	O2
3.2	是否有人对插管计划有顾虑或异议？并说明	团队
3.3	患者是否已预充氧 3min	O1
3.4	确保 EtCO$_2$ 准确读取	O1
3.5	EtO$_2$ > 0.9	O2
3.6	诱导之前能否对患者状态进行进一步优化	O2
	小组协调员完成核查清单	N1
4	**尝试气管插管**	
4.1	优化头颈部体位：如果可以，置面部与天花板平行的嗅探体位	O1/O2
4.2	静脉注射诱导药：氯胺酮 2mg/kg，罗库溴铵 1.2mg/kg（如用琥珀胆碱则需确定无禁忌证）	O2
4.3	环状软骨压迫	N2
4.4	取下面罩后，保证鼻导管吸氧 15L/min	N3
4.5	手动通气	O1
4.6	气管插管	O1
4.7	通过 EtCO$_2$ 波形确定气管插管位置	O1/O2
4.8	双肺听诊	O1/O2
4.9	套囊压力 20～25cmH$_2$O	N2
5	**插管后管理**	
5.1	应用血管活性药物使 MAP < 70mmHg	O1/O2
5.2	启动镇静	N2
5.3	启动有创通气：V$_T$ 6～8ml/kg 理想体重；PEEP 5cmH$_2$O；RR 10～20 次 / 分；FiO$_2$ 1.0；平台压 < 30cmH$_2$O（酌情而定）	N2
5.4	如患者稳定则行肺复张（CPAP 30～40cmH$_2$O 持续 30～40s）	O2
5.5	行胸部影像检查并在医疗记录中标注气管插管细节	O1/O2
5.6	图上标记气管插管深度	N2
5.7	动脉血气分析	N2
5.8	根据 PaO$_2$ 调整 FiO$_2$，根据 PaCO$_2$ 调整 V$_E$ 分钟通气量	N2
5.9	整理完成气管插管审核文件	N1/O2

EtCO$_2$. 呼气末二氧化碳；EtO$_2$. 呼吸末氧浓度；NIPPV. 无创正压通气；PEEP. 呼气末正压；PS. 压力支持；RR. 呼吸频率；V$_E$. 每分通气量；V$_T$. 潮气量

2. 环状软骨压迫

在经典 RSI 并且使用环状软骨压迫时，诱导至气管插管期间通常不进行面罩通气；然而环状软骨压迫时，也可以进行适当面罩通气。患者因肺部疾病、高代谢需求、贫血、呼吸动力不足，以及无气道保护性反射来防止反流误吸，所导致低氧血症的风险较大。对于这样的患者，轻度适当的面罩通气通常是延长氧饱和度降低时间的必要措施[84]。关于环状软骨压迫在防止反流方面的有效性仍有争议[85]。环状软骨压迫相关的并发症包括气道阻塞对手动通气、喉部暴露视野、气管插管、放置声门上装置和食管下括约肌松弛的影响[86]。如果应用环状软骨压迫，理想情况下应该由有经验的人员实施，并在影响面罩通气、声门上装置放置、喉镜检查或气管插管时解除环状软骨的压力。

3. 神经肌肉阻滞药的使用

对 ICU 困难插管的研究通常表明神经肌肉阻滞药（NMBA）的使用率较低。然而最近来自英国、美国和加拿大的关于未预料到的困难气道管理指南明确指出，如果气道管理或气管插管困难，在不使用 NMBA 来消除喉反射、增加肺顺应性、优化面罩通气的情况下，不应进一步尝试[87-89]。2017 年一篇 Cochrane 综述了强化了"使用 NMBA 改善气管插管条件"这一观点[90]。

（五）优化插管前氧合

危重患者由于肺内分流、混合静脉血氧饱和度低（心排血量低、贫血和高代谢状态）和呼吸暂停或低通气等因素的共同作用，极易导致外周毛细血管血氧饱和度（peripheral capillary oxygen saturation，SpO_2）的大幅下降[91]。因为使用普通吸氧面罩时 FiO_2 最高只能达到 70%，因此不建议使用普通吸氧面罩进行预吸氧。必须使用合适的麻醉紧贴型全脸面罩进行预充氧。面罩周围出现漏气，表现为 $EtCO_2$ 曲线消失，是预吸氧失败的最常见原因。此时可以调整面罩型号并且采用双手扣面罩的方式来最大限度地减少漏气。如果仍然存在漏气现象，可以以 15L/min 的流量经鼻咽通气道给氧来提

高面罩预吸氧的效果[92]，或者吸入高流量的加湿氧气（最高可达 60L/min）以延长呼吸暂停的安全期限[93]。如果预吸氧 4min 后 SpO_2 仍然很低，则可诊断为肺内分流[94]。肺内分流达到 30% 时，患者很难通过简单的预吸氧提高 SpO_2[95]。此时建议在预吸氧过程中采用呼气末正压通气（PEEP 为 5~10cmH$_2$O）来扩张肺泡，但压力不应超过食管括约肌压力（20~25cmH$_2$O）以免发生胃胀气[82]。CT 研究表明，预充氧时 10cmH$_2$O 的 PEEP 可使肺不张发生率从 10% 减少到 2%[96]。仰卧位时背侧肺易塌陷，因此患者应采用半卧位或头高足低 20° 来进行预充氧[97]。在危重孕产妇中左移子宫可以防止腹主动脉及下腔静脉压迫，促进静脉回流，保持心输出量，并维持子宫胎盘血流。

（六）可视喉镜检查

可视喉镜检查正日益成为 ICU 的标准治疗方法，因为它可以提供清晰的喉部视野[98, 99]。由于可视喉镜的摄像头放置在喉镜片远端 1/3 处，因此通常不需要对齐三个口咽喉轴线即可实现声门的可视化[100]。可视喉镜扩大了操作者的视野，将视野从传统的 15° 增宽到 80° 视角，这使得插管者能够更全面地评估插管条件，这对于产科中经常遇到的仅见会厌前端或喉镜暴露 III～IV 级的困难气道提供了更理想的选择[101]。一项 Meta 研究分析了九项在 ICU 使用可视喉镜的研究，结果显示可视喉镜的使用降低了插管困难的风险、减少了 Cormack-Lehane 分级 3 级和 4 级及插入食管的发生率，首次插管的成功率明显提高[102]。其他不常见的优势包括减少插管过程中颈椎的推动[103] 及辅助清醒插管[104]，且可视喉镜还可以在直视下吸引气道中的呕吐物、血液和分泌物，并允许 ICU 小组成员观看插管过程和相互交流以方便调整错误的环状软骨压迫方法；成员们可以更加直观地通过优化的方式即向后向上向右施压（backward-upright-right-pressure，BURP）来提供更有效的帮助，而不需要在紧张的插管过程中仅依靠插管人员的口头指示行动。然而最近的循证医学回顾中发现，没有证据表明使用可视喉镜可

以减少插管的次数，或者减少缺氧及呼吸系统并发症的发生，甚至可能延长插管时间[105]。可视喉镜分通道式和非通道式，既有传统的 Macintosh 形状的喉镜片，也有需要预先将气管导管做成 J 形曲棍球棍形状的喉镜片[106, 107]。因为每种可视喉镜设备都存在差异，不仅 ICU 的轮转学员无法全部熟练使用，甚至高年资医师也有可能对某种可视喉镜未进行过培训。广泛推广可视喉镜可能会导致直接喉镜插管技能的衰退；应对这种情况的解决办法是对使用带有传统 Macintosh 形状喉镜片的可视喉镜进行培训，该设备既可以作为直接喉镜使用，又可以在无法直视的情况下通过使用视频组件作为可视喉镜使用。总之，ICU 应配备可视喉镜，并且所有人员均应熟练使用。按照美国麻醉医师协会（American Society of Anesthesiologists，ASA）困难气道管理特别工作组 2013 年的指南[87]，如果怀疑有困难插管，应从一开始就使用可视喉镜，并且配备一个公共屏幕使所有团队人员均可见到图像。可视喉镜是直接喉镜的补充（不是替代），因为在某些可视喉镜插管失败的情况下，仍然可以用直接喉镜来挽救[108]。

（七）气管导管位置确认

插管后，初步确认正确的气管导管（endotracheal tube，ETT）位置，包括临床评估即女性通常插入深度为 21cm，以及胸部 X 线观察 ETT 尖端应在锁骨头之间隆突上方约 5cm 处。二氧化碳描记图仍然是证实气管导管在气管内的金标准，应常规用于 ICU 中的插管患者[82]。胸部 X 线片不应作为常规检查，只有在有指征的情况下才可进行。因为拍摄胸片的过程中有可能使气管导管脱出，并且每日拍片并不能减少并发症的发生。插管患者在 ICU 住院期间，胸廓起伏、胸壁听诊、气管导管内冷凝和血氧饱和度等临床体征是不完全可靠的，需要在高级技术证实的情况下使用[89]。高级技术包括二氧化碳描记图、直接喉镜或可视喉镜检查以确认气管导管位于声带之间、使用纤维支气管镜检查等。金标准仍然是连续波形二氧化碳描记图。在一项 ICU 患者中的 NAP4 研究[3] 显示，未及时发现的食管插管患者

中，75%～100% 的患者没有使用二氧化碳描记图（EtCO$_2$），而这些患者最后大多死亡，缺乏二氧化碳分压监测占所有 ICU 死亡原因的 77%，包括气管导管移位。在某些情况下，即使使用波形二氧化碳描记图，若未正确识别描记图也会导致患者死亡[3]。

（八）清醒气管插管

清醒气管插管在保持呼吸道通畅和自主呼吸方面具有优势，清醒插管可以通过纤维支气管镜、可视喉镜、经 SGA 插管、气管切开、环甲膜切开和逆行插管来完成[109]。对于需要立即插管的危重症孕产妇和那些可能因缺氧、肺水肿和颅内压升高而无法合作的孕产妇而言，清醒插管可能难以实施。同时没有经验的医护人员以及患者明确拒绝等情况是清醒插管的禁忌证。需行清醒经鼻插管的妊娠患者，由于鼻腔血管丰富，护理人员应注意鼻出血的风险。一般建议避免使用可卡因收缩鼻腔血管，因为其可能会干扰胎盘血流，并且其血管收缩的全身效应对诱发子痫前期有潜在的风险。

（九）插管失败

包括手术室、急诊室和重症监护病房在内的整个医院的气道车都应该标准化。购买设备时应考虑到经验不足的医护人员，ICU 内应保证有能够立即使用的纤维支气管镜。如果初步插管计划失败，麻醉医师就必须把问题的关键聚焦在危重症孕产妇的氧合上面，因为严重的缺氧会同时对孕产妇和胎儿的健康造成影响。紧急困难气道时，孕产妇可能会发生误吸，并出现 CICO 的情况。这时意识到插管失败是非常关键的，因此麻醉团队要及时意识到这一危机阶段，并将工作的重心放在如何最佳地开放气道。这种情况下麻醉医师的非技术因素就显得尤为重要了。当发生困难气道时，麻醉医师经常会陷入病态的思维过程，过度聚焦于气管插管的任务本身，而忽视了对患者的给氧，并失去了对形势的正确判断。由于他们过度聚焦于反复气管插管而忽视了情况的紧迫性，使得他们不能及时理性地遵循处理困难气道的标准流程。

当尝试插管失败时，应使用鼻腔高流量给氧，并辅助面罩或 SGA 进行通气[87]。对于临床经验不足的 ICU 住院医师来说，应该首选 SGA 对患者进行通气给氧而不是面罩，因为这样可以解放双手，同时减少劳累。尝试 SGA 置入的次数最好不要超过三次，以避免对患者造成医源性的气道损伤、出血及水肿[88]。临床上推荐使用第二代 SGA 装置（带胃肠减压引流口），因为它们的安全性更高[110]，它们拥有更高的口咽密封压力，从而允许 PEEP 和正压通气[111]；同时改进的食管密封性能大大降低了胃内容物反流的可能性；通过第二代 SGA 的胃肠减压引流口置入口胃管可以排空胃并吸引出胃内容物，从而降低了误吸的风险[112, 113]。自 LMA ProSeal（第二代 SGA 的原型）问世以来，市场上陆续出现了其他的产品如：LMA Supreme、I-gel、LMA Protector、AES Guardian CPV、LaryngoSeal、Tbtaltrack VLM、Ambu AuraGain 和 air-Q Blocker[114]。在大多数情况下，如插管失败后，SGA 可以提供有效的补救通气及给氧[115]。如果通过 SGA 给氧成功，麻醉医师可以让患者苏醒并嘱其自主呼吸（但是这种可能性在 ICU 的患者当中比较小），这种情况下应该通过 SGA 引导进行气管插管，或者直接进行有创通气。

所谓的插管型喉罩（ILMA；LMA North America，San Diego，CA）也叫作 LMA Fastrach，其实是一种专门用于辅助插管的 SGA 装置[116, 117]。然而，当插管失败时，麻醉医师通常不会选择 ILMA，或者新一代的引导气管插管的设备，例如 LMA Protector、AMBU AuraGain、I-gel 和 TotalTrack VLM，而是会首选自己最熟悉的 SGA 装置来进行抢救。鉴于困难气道抢救车的多样性、实用性不足或者是操作者缺乏经验等原因，当 ICU 的患者发生插管失败时，移除正在为患者充分供氧的 SGA 装置并替换成 ILMA 是一个艰难的抉择，而且通常麻醉医师不会这么做。大多数麻醉医师会选择临床工作中常用的设备进行插管，而不是换成另一个他们不太熟悉的设备。

在紧急气管插管失败时，有一种实用且操作简便的技术称为经纤支镜引导插管[118]，或称为"纤

支镜辅助下的经喉罩插管"技术可被应用于困难气道[119]。即将 Aintree 插管导管（Aintree intubation catheter，AIC；Cook Medical，Bloomington，IN）安装在一个软镜上，在可视状态下沿着预先置入的 SGA 进入气管（这个过程应尽量减少创伤），然后移除软镜和 SGA，只保留气管内的 AIC，之后将气管导管经 AIC 引导到位并固定。这种方法已在 128 名患者身上实践成功且成功率高达 93%，这些患者中大部分的喉镜分级为 Cormack-Lehane 3 级或 4 级，还有些是面罩通气困难的患者[119]。如果临床上患者无法插管并出现严重缺氧时，就可以通过 AIC 进行给氧，但前提是要有气体逸出的途径，但也存在气压伤的风险[120]。

（十）紧急有创气道通路

我们应该注意到，大部分 CICO 情况都不是凭空出现的。由于气道危象的自然演变首先是困难、创伤、肿胀、出血或误吸而后进展为完全梗阻（大部分都是医源性损伤），因此需要立即做出实施紧急有创气道通路的决定，并直接影响患者的预后。可以通过以下三种技术建立紧急气道通路，即外科手术切开、小口径套管针穿刺，以及通过导丝或者套管针置入大口径套管（通常为 24mm）[121]。小口径的套管针是一种失败率较高的临时气道，容易发生打折和移位。而简单的外科手术切开技术成功率高，并且可以在气管中置入套管，从而可以继续呼吸机治疗。所有应对紧急气道的工作者必须掌握外科手术切开技术，并将此技术视为默认技术[121, 122]。

结论

妊娠期解剖和生理的改变使产科患者的气道管理特别危险。有心肺或血流动力学受损的危重孕产妇，胎儿可能立即娩出，抑或不能立即娩出，这使其在生理上进一步受损。她们有显著的通气血流比例（V/Q）失调及更低的 FRC：预充氧效果差，对呼吸暂停耐受性差。由于妊娠患者常不禁食、胃排空延迟，可能需要在没有评估和准备的情况下行紧

急气管插管。2018 年发布了危重症成人气管插管指南，提供了被普遍接受的指导和全面管理的策略[122]。充分的预充氧、使用视频喉镜、插管核查清单（包括改良的 RSI）及插管后连续波形二氧化碳描记图是关键的。

成功的气道管理需要制订一个成熟的、整个团队都知晓的气道管理计划，并使用团队成员都熟悉的设备。第一次尝试插管总是最好的时机。在 RSI 时，应注意充分地去氮给氧、患者的体位（头部抬高）、子宫移向左侧、技术支持、使用神经肌肉阻滞药，以及当声门暴露受限时按压环状软骨。在最佳的喉镜暴露下三次插管失败应紧急启动失败插管流程，需谨记氧合和通气优先于插管。推荐使用带胃管入口的 SGA 作为首选的气道抢救措施。CICO 的出现需要早期通过环甲膜切开术或外科手术切开进行抢救。单一的气道设备并不能改善结局，重点是充分的训练、监督和气道管理的经验，良好的评估和备份计划，以及通过 RSI、使用插管核查清单和制订操作标准来减少操作过程中的困难。使用医师熟练掌握的气道设备，当气道管理失败时，应立即提供适当的抢救设备和采用最恰当的抢救技术。这些策略应不断地训练和模拟练习，通过优化人为因素、加强团队合作来改善危重症孕产妇的管理。

第22章 重症孕产妇肺部超声技术及诊断简介

Introduction to Lung Ultrasound Techniques and Diagnosis in the Seriously Ill Pregnant Woman

Arvind Kalyan Sundaram　Robert Strony　Laurent Zieleskiewicz　Mary Jane Reed　著

龙尚乾 译　　刘先保 校

要点

- 肺部超声是一种检查急性呼吸系统病变简单而强有力的工具。
- 肺部超声的工作原理是声阻抗，即对声波传播的阻力。
- 微凸型探头是肺部超声的首选探头，也可采用线型、相控型和凸阵探头。
- 使用超声探头进行肺部检查是将肺组织分成数段，并使用标准化点来识别肺部病变。
- 用于诊断不同肺部病变的特征性表现和伪影共有 11 种。
- 心源性和非心源性肺水肿、肺炎、气胸和肺栓塞是妊娠期呼吸衰竭的肺部常见原因。
- BLUE 是肺部超声中常使用的方案之一，可以识别 97% 以上导致呼吸衰竭的肺部病变。

---

20 世纪 80 年代，Daniel A. Lichtenstein 在法国重症监护病房首次应用肺部超声（lung ultrasound，LUS）。在重症监护病房及急诊室，超声检查已成为特定急性肺部病变的重要诊断工具。最近的一项研究表明，肺部超声检查的方式在孕产妇和非产科患者中类似，因此，肺部超声是妊娠期一种有用且安全的诊断工具 [1]。

一、妊娠期间呼吸系统生理变化

妊娠涉及解剖、生理和生化变化，这些变化因胎儿的发育而产生。心肺系统的病理生理改变常常是医疗工作者最关注的问题。整个妊娠期，上呼吸道、胸壁、呼吸肌和肺容量都会发生变化。妊娠期间孕酮水平升高会导致气道黏膜表面静脉充血，这种变化会导致鼻塞和罕见的鼻衄。孕酮刺激大脑呼吸中枢和增加肺泡 $PaCO_2$ 变化时通气反应曲线的斜率，这是导致妊娠期呼吸困难的原因 [2]。妊娠还会通过增加每次呼吸的潮气量，而不会加快呼吸频率，从而使每分通气量增加 45%。孕产妇表现为慢性代谢性碱中毒，通过肾脏排出碳酸氢盐来补偿 [3]。在妊娠晚期，除了孕酮外，孕产妇每分通气量增加是由胎儿循环通过胎盘增加 CO_2 排出而驱动[4]。随着每分通气量的增加，母体氧耗量增加高达 20%。妊娠还与总肺活量下降 5%、功能残气量（functional residual capacity，FRC）下降 20%、残气量（residual volume，RV）下降有关，这是由于妊娠子宫增大使膈肌抬高，从而使胸腔前后横径比值增加。功能残气量的降低和氧耗量的增加使孕产妇在气管插管期间容易出现脉搏血氧饱和度急剧下降[5]。

二、肺部超声在妊娠中的作用

只有不到 2% 的孕产妇在围产期入住重症监护病房。在这些女性中，急性呼吸衰竭的发生率为 0.1%～0.3%[6]。妊娠期呼吸衰竭的常见原因有心源性和非心源性肺水肿、肺炎、哮喘急性发作、肺栓塞和罕见的急性呼吸窘迫综合征[7]。虽然从影像学研究观点来看，妊娠期辐射暴露是安全的（见第 35 章），但妊娠期选择影像学检查与孕产妇焦虑程度和医疗工作者观点有关[8]。在超过 90% 的病例中，肺部超声已被证实在诊断急性呼吸衰竭病因是一种非常有用的工具[9]。尽管肺部超声在诊断急性呼吸衰竭中起着重要作用，但其在孕产妇中的作用尚不明确。最近几项小样本量的研究表明，在孕产妇中使用肺部超声是有效的[1, 10]。经过短期培训肺部超声操作即可被临床医师掌握，所使用的超声技术与产科领域使用的超声技术也类似[11]。框 22-1 中描述了肺部超声优缺点。

三、肺部超声应用概念和技术

（一）超声影像学的工作原理

自超声波成像应用以来，人们普遍认为空气是超声波的敌人，因为它会消散和反射超声波。肺是一个充满气体的器官，被胸膜、肋骨和软组织包绕。肺部超声成像依赖于一种称为声阻抗（acoustic impedance，AI）的现象。声阻抗是超声波通过组织时的阻力的衡量标准。声阻抗取决于组织的密度和声波的速度。随着组织密度增加，声阻抗也相应增

加。软组织结构和充满空气的肺泡对穿透性的超声波有显著的声阻抗差异，从而在产生多个伪影的同时，阻止了器官真实图像的重建。当空气组织界面被液体和细胞材料取代时，两种介质之间的声阻抗会变小，超声波会更快地传输回探头。肺部超声利用这些伪影为检查者提供诊断信息。胸膜线是一条高回声线，出现在肋骨之间深处，伴随着呼吸往复运动，是肺部超声一个很重要的观察结构。使用这些伪影诊断肺部疾病的原理与妇科超声用于卵巢肿块分类的原理相似[11, 12]。

（二）肺部超声基本原则

根据 Lichtenstein 的观点，危重症患者的肺部超声主要取决于 7 个原则[13]。

- 有实施肺部超声所需的简单超声仪器。
- 胸腔是气体和液体被重力分离或病理混合而产生伪影的部位。

框 22-1　LUS 检查的优点和缺点

优点

- LUS 提供包括胸膜在内的肺组织实时的二维可视化图像
- 超声（ultrasound，US）设备便携，能够床旁快速检查，从而降低了患者转运风险
- 与胸部 X 线或 CT 相比，肺部超声没有辐射暴露。
- 与包括 CT 在内的其他影像设备相比，超声设备在小医院很容易获得
- 与其他影像设备相比，超声更便宜，仅需单人操作，成本低
- 与 CT 相比，肺部超声在诊断某些急性肺部病变的准确率为 90%～100%
- 肺部超声可重复检查，允许多次重复随访，具有一致性

缺点

- 皮下组织中的空气严重阻碍了超声对组织的渗透，限制了可视化和图像成像
- LUS 不能穿透深层肺组织，因此不能用于肺深层疾病的检查或诊断
- 胸壁上的多余组织（如脂肪、乳腺组织）会限制肺野可视化

- 肺是容量最大的器官，标准化点可用于定位肺的代表区域。
- 所有的诊断性征象都来自胸膜线。
- 伪影在肺部超声中具有临床相关性。
- 肺是一个活动的器官，因此胸膜线的征象是动态的。
- 几乎所有危及生命的急性肺部疾病都与胸膜有关。

（三）肺部超声探头类型

危重症监护中应根据使用需要选择不同频率的超声探头。三个基本的超声探头，分别是相控阵、线阵和凸阵探头[14]。尽管凸阵探头被认为是识别气胸的首选探头，但这三种探头中的任何一种用于肺部超声都是合适的。线阵探头频率高，为5~13MHz，因此可以更好地显示胸膜线等浅层结构。深度超过6cm，其穿透性较差，因此深层结构和伪影可能无法很好地显影。凸阵探头频率为1~8MHz，能够穿透更深的组织，可视化深度为30cm。凸阵探头缺点包括对浅层结构和后外侧壁肺泡胸膜综合征（posterolateral alveolar pleural syndrome，PLAPS）显影差。例如，肥胖仰卧位的患者难以到达这个特定解剖位置。相控阵探头频率为2~8MHz，与凸阵探头相比，探头覆盖面积更小，能够显示肋骨之间的结构[15]（图22-1）。

（四）肺部超声定位

肺部超声检查可在坐位、仰卧位或半卧位进行。然而，重症孕产妇和非产科患者通常采取仰卧位。探头通常是标记点指向头侧的长轴扫描（很少是横向扫描）。因此，头侧结构在屏幕左侧显示，尾端结构在右侧显示。使用超声检查胸部需要将胸部分成多个部分。划分胸部区域方法很多；不同方法是基于目前敏锐度、疾病严重程度和患者情况。最常用的方法是将一侧肺分成3个区6部分。这种急诊床旁肺部超声（bedside LUS in emergency，BLUE）方案，已被证实具有良好的诊断准确性。在诊断肺水肿时，一些医师建议将胸部分为前胸和

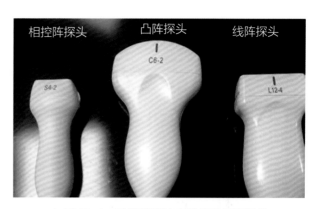

▲ 图 22-1 肺部超声检查常用的超声探头

侧胸四个部分[14, 16-18]。危重患者急性情况下，可以单独检查胸部的前面两部分，以排除是因心源性肺水肿导致的呼吸衰竭[9]。

（五）肺部超声检查方法

肺部超声扫描预先划分区域以发现肺部病变。一个完整的肺部超声检查包括将整个胸部分成12个区域。每侧胸部由腋前线和腋后线分为3个区，即前区（1区）、侧区（2区）和后区（3区），每个区域又分为上半部和下半部，形成六个检查区域。对于仰卧位危重患者，后区检查最好的方法是通过交叉手臂横跨胸部合并采用轻微侧卧位（图22-2）[16]。

BLUE方案是采用肺部超声寻找急性呼吸衰竭病因的另一种方法。在本方案中，临床医师的双手部分重叠放置在胸部上，临床医师的左手小指应接触锁骨下缘，较长手指尖端接触胸部中线。右手放在左手之上，双手拇指重叠。上蓝点（UBP）为左手中指和无名指底部关节处，下蓝点（LBP）对应于右手掌中心，右手下缘对应膈肌线，膈肌点位于膈线和腋中线相交处；后外侧壁肺泡胸膜综合征点（PLAPS点）为下蓝点垂直向后与同侧腋后线相交点（图22-3）[19]。

四、肺部超声使用的体征和伪影选择列表

1. 蝙蝠征（图 22-4）

在长轴扫描中，相邻肋骨显影为两条相隔约

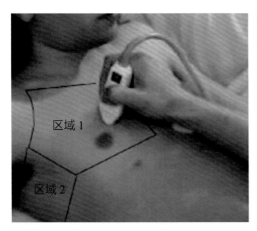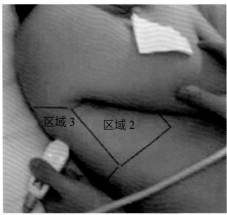

▲ 图 22-2　肺部超声的检查区域

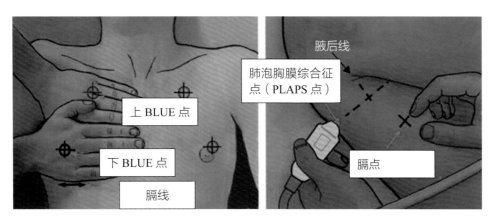

▲ 图 22-3　**BLUE 方案的 5 个参考点**

2cm 高回声线。穿过这些肋骨表面的虚拟线形成肋骨线。中间往下约 0.5cm 是另一条高回声水平线，称为胸膜线，代表肺表面。这种由肋骨和胸膜构成的征象让人想起蝙蝠，所以称为"蝙蝠征"（图 22-4）这是肺部超声用于识别肺表面基本征象。

2. A 线

一种与胸膜线平行的高回声伪影。当肺中气体阻挡超声束并返回接收器时，就形成了伪影。A 线（图 22-5）是正常的伪影，可以重复出现，胸膜线与 A 线的距离等于皮肤与胸模线的距离。

3. B 线

肺间质综合征中出现的异常液 – 气伪影。B 线（图 22-6）是由胸膜线产生的长而直的高回声伪影。它们取代了 A 线，随着胸膜的滑动而滑动。肋骨纵轴平面视图中可以看到三条或以上的 B 线，称为肺火箭征。

4. 沙滩征

沙滩征（图 22-7）相当于正常肺部的胸膜滑动。在 M 型超声下，当探头放置于肺窗上方时，静态的胸膜外结构出现与探头表面的平行的平行线，由于胸膜滑动，胸膜线以下结构出现斑点样区域，平行线和斑点样区域共同形成沙滩征。

5. 平流层征

M 型超声下，平流层征的出现（图 22-8）表明没有胸膜滑动，特点是只存在水平线（它取代了沙滩征中看到的水平线和斑点样区域）。

6. 肺点

肺点是气胸的特征性征象。随着呼吸运动，在实时超声下所见胸膜滑动征或存在与消失交替出现

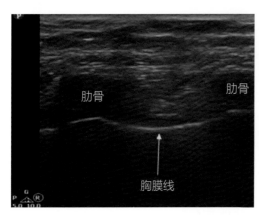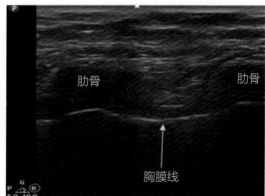

▲ 图 22-4　蝙蝠征

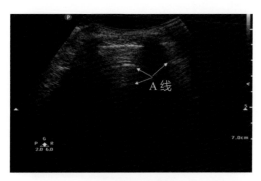

▲ 图 22-5　A 线

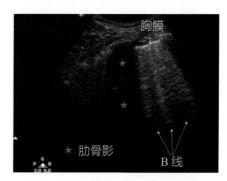

▲ 图 22-6　B 线

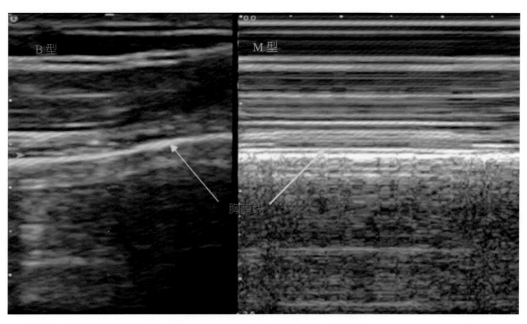

▲ 图 22-7　B 型和 M 型超声所示沙滩征

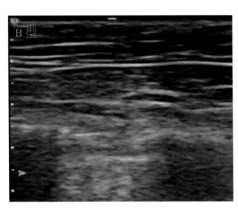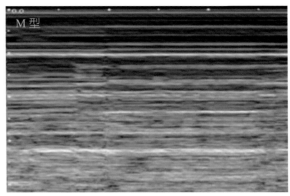

▲ 图 22-8　平流层征

的点，即气胸的分界点。

7. 肺搏动征

在 2D 或 M 型模式下，胸膜线随着心脏搏动振动的正常征象。

8. 四边形征

用于诊断胸腔积液的静态征象之一。由壁层胸膜线、上下肋骨声影、脏层胸膜线（四个边界）围绕而成。

9. 正弦波征

正弦波征是一种鉴别胸腔积液的动态征象。M型超声下，由于呼吸周期中胸膜间距的变化所观察到的表现。

10. 组织样征

组织样征是一种急性大叶性实变的征象。肺表现为一种有回声的类似肝脏小梁的组织样结构。

11. 碎片征

碎片征（图 22-9）是一种局部实变的征象。碎片状的分界线把实变肺与充气肺区分开来。

五、妊娠期间危重呼吸系统疾病

妊娠期间发生气胸是非常罕见的，包括原发性（自发的）或继发性（由于潜在的肺部疾病）气胸。自发性气胸可发生在妊娠的任何时期，由于围产期呼吸需求的增加而最常引起肺尖部肺泡破裂。呼吸急促、反复的 Valsalva 动作、气管插管和正压通气可能会进一步增加妊娠期气胸风险。自发性气胸的

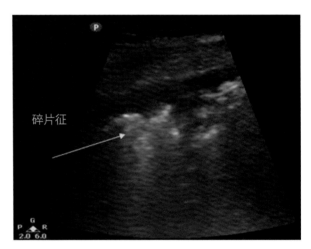

▲ 图 22-9　碎片征

危险因素包括滥用可卡因、哮喘、妊娠剧吐、气胸病史和肺部感染。孕产妇气胸的复发率特别高，可达 44%。孕产妇气胸的体征和症状与普通人群没有区别，包括胸膜炎性胸痛和呼吸困难，而体征包括心动过速、呼吸急促、同侧呼吸音减弱或消失及发绀。气胸会导致孕产妇呼吸窘迫的同时，也会减少胎儿的氧供[20, 21]。

胸部 X 线片是气胸的初步诊断方法。然而，胸部正位 X 线片对气胸的检出率仅为 31%～37%，孕产妇还暴露于潜在有害辐射[22, 23]。胸部 CT 被认为是诊断气胸的金标准，与胸部 CT 相比，肺部超声检测气胸的灵敏度和特异度分别为 91% 和 98%，与CT 和 X 线比较，肺部超声还具有无辐射暴露的优点[24]。框 22-2 列出了肺部超声出现这些征象提示诊断为气胸。

框 22-2　超声检查提示妊娠患者气胸的征象

- 胸膜滑动征消失
- B 线消失
- 肺搏动征消失
- 肺点的出现
- M 型超声：沙滩征消失和平流层征的出现

孕产妇气胸的处理方法与非产科人群类似，可选择包括观察、单次抽气、置入胸腔闭式引流管和胸腔镜手术（少数情况下）[25]。

肺泡 - 间质综合征是一个概括性术语，包括多种异质性疾病，其特征是弥漫性间质和肺泡受累，肺泡毛细血管交换能力受损。"间质综合征"一词常用于肺部超声和急诊领域，包括心源性和非心源性肺水肿，其特征是液体积聚在肺间质和（或）肺泡内。肺泡综合征包括肺泡实变，其可能由多种疾病导致，包括肺炎、肺栓塞、肺挫伤和肺不张[26]。

肺水肿，当发生在妊娠期，是一种非常罕见但可能危及生命的疾病。预计发病率为 0.08%～1.3%。肺水肿是孕产妇呼吸衰竭相对常见的原因[27, 28]。

肺水肿可发生在产前、产时和产后，但最常见于产前和产后即刻。孕产妇和非产科患者肺水肿的发生机制相似。它继发于毛细血管和肺间质之间的胶体渗透压和静水压失衡，或由于毛细血管通透性增加。间质性水肿被定义为肺间质中液体积聚，无特异性临床表现，逐渐发展成肺泡性肺水肿[29]。当肺静脉压分别高于 25mmHg 和 30mmHg 时，会发生间质性肺水肿和肺泡性肺水肿[30]。

框 22-3 列出了诊断肺水肿 / 肺间质水肿肺部超声的表现，肺间质综合征定义为超声检查发现两肋骨之间可以看到有两条以上的 B 线。出现三条或四条的 B 线称为火箭征，与 Kerley 线（胸膜下小叶间隔）相关。五条或更多的 B 线形成一种被称为磨玻璃样火箭征的特征，因为它与磨玻璃样病变相关[31]。

与胸部 X 线片比，对于非妊娠期女性肺水肿，肺部超声的灵敏度和特异度分别为 98% 和 88%，而预计胸部 X 线片的灵敏度和特异度分别为

框 22-3　诊断孕产妇肺水肿（即 B 线）LUS 征象持续存在

总是存在
- 彗尾征
- 从胸膜线发出
- 与胸膜滑动一致的移动并几乎持续存在

几乎总是存在
- 具有明确的特征
- 长且传播不衰减
- 无 A 线

50%～68% 和 76%～83%[10]。几项研究表明，肺部超声比其他影像学检查更早地发现肺内液体。最近在患有重度子痫前期的孕产妇中进行的一项小型前瞻性肺部超声的研究表明，在已知重度子痫前期无症状孕产妇中，B 线的存在有助于在动脉氧合严重恶化前识别肺水肿。因此，肺部超声可用于指导静脉输液，并避免对重度子痫前期的孕产妇过度补液[32]。

妊娠期肺炎。社区获得性肺炎（communityacquired pneumonia，CAP）是最常见的致命性非产科感染并发症，需要住院治疗[33]。孕产妇和非产科患者的社区获得性肺炎发病率相似，每 1000 次分娩中发生率为 0.2%～8.5%[34]。妊娠合并肺炎更容易发生肺水肿，胎儿发育迟缓、Apgar 评分降低的风险增加。由于食管括约肌张力较低和胃排空较慢，吸入性肺炎在孕产妇中更为常见，尤其发生在围产期气道操作时[35]。

胸部 CT 扫描被认为是诊断肺炎的金标准，但通常由于担忧孕产妇放射暴露及危重患者转运过程中的风险，胸部 CT 不太可能用作首选的检查方式。根据欧洲的一项前瞻性观察性研究，相对于胸部 X 线，肺部超声在诊断肺炎灵敏度和特异度分别为 94% 和 98%，而多项研究的 Meta 分析显示，肺部超声在诊断肺炎方面总灵敏度和总特异度分别为 84%～90% 和 88%～93%[36, 37]。

可将超声探头置于 PLAPS 点，诊断肺泡实变（包括肺炎），检出率达 90%。这不同于其他呼吸系统疾病（如胸腔积液、气胸和间质性水肿），在这

些疾病中需要在胸部多位置放置探头进行诊断。框22-4列出了肺炎中常见的肺部超声表现。

框 22-4　肺炎中常见 LUS 征象

- 组织样征象：回声呈组织样伴规则小梁
- 碎片征：胸膜下不规则、碎片样的结构
- 支气管充气征：存在高回声混浊影
- 未见胸膜滑动征

六、肺部超声检查常用方案

（一）急诊床旁肺部超声（BLUE）方案

BLUE 方案已被证实是专为临床具有挑战性的情况下，快速诊断急性呼吸衰竭而设计的。对于训练有素的医师，整个检查可以在 3min 内完成，而新手可能需要更长时间。BLUE 方案在孕产妇的使用方式与用于非产科人群相同。该方案整合了血管和肺部超声结果，以诊断肺炎、肺水肿、肺栓塞、慢性阻塞性肺疾病（COPD）恶化或哮喘及气胸。以上构成了 97% 急性呼吸系统症状患者的诊断。肺部超声诊断这些疾病的准确率为 90.5%[38]。

BLUE 方案（图 22-10）包括多个模式（profile），包括扫查前胸壁 3 个非正式模式 [9, 13, 31]。

(1) A 模式：存在胸膜滑动征和 A 线，这表明肺动脉楔压（PAOP）<18mmHg[39]。

(2) A-DVT 模式：存在 A 线，同时使用静脉超声扫查深静脉血栓阳性。该表现与急性肺栓塞（PE）相关，灵敏度和特异度分别为 81% 和 99%。

(3) A-V PLAPS 模式：存在 A 线，没有深静脉血栓形成的证据，但在肺泡、胸膜或在 PLAPS 点肺泡胸膜交界处识别出不清晰的结构图像。该表现对肺炎诊断的灵敏度为 42%，特异度为 96%。

(4) Nude 模式：A 线无深静脉血栓（DVT）或 PLAPS。该表现与 COPD 或哮喘相关，灵敏度和特异度分别为 89% 和 97%。

(5) A′ 模式：排除仰卧位患者前胸壁区域的 A 线，A 线伴随胸膜滑动征消失。A′ 模式提示气胸。

如果同时观察到肺点即可确诊气胸，灵敏度和特异度分别为 88% 和 100%。

(6) B 模式：前胸部四个 BLUE 点呈现胸膜滑动征和肺火箭征。B 模式检测肺水肿的灵敏度和特异度分别为 97% 和 95%。

(7) B′ 模式：无胸膜滑动征，前壁肺火箭征出现。提示肺炎，灵敏度低为 11%，但特异度高，为 100%

(8) A/B 模式：一侧肺以 B 模式为主，另一侧肺以 A 模式为主。提示肺炎。

(9) C 模式：有或无胸膜滑动征合并前壁肺实变征象。该表现提示肺炎，灵敏度和特异度分别为 21.5% 和 99%。

（二）FALLS 方案

LUS 指导的液体管理（fluid administration limited by LUS，FALLS）方案，是指使用肺部超声识别循环衰竭病因（图 22-11）。它采用顺序的方法排除以 Weil-Shubin 分类的休克主要原因，即低血容量、心源性、梗阻性和分布性休克。FALLS 方案还没有针对孕产妇的专门研究。该方案从评估梗阻性休克开始，通过观察心包间隙排除任何积液/填塞，随后观察右心室容积以排除肺栓塞，然后寻找是否存在气胸。如果排除梗阻性休克，应寻找是否存在 B 模式，因为它可能提示心源性休克（在一般的情况下）。B 模式缺失提示心源性休克不太可能发生。随后，对可能低血容量或分布性休克患者进行液体治疗，并密切超声随访以寻找肺部伪影。低血容量性休克通常在发展成间质综合征之前被纠正。如果 A 线消失和 B 线出现，表明患者已进行了充分的液体复苏，并且可能存在分布性休克[40]。

结论

肺部超声已被公认为危重监护环境中一种有用的诊断和评估工具。最近的研究表明，孕产妇和非产科人群获得的超声成像没有差异，这使得肺部超声成为评估和管理急性呼吸困难患者的一个有用的床边工具。

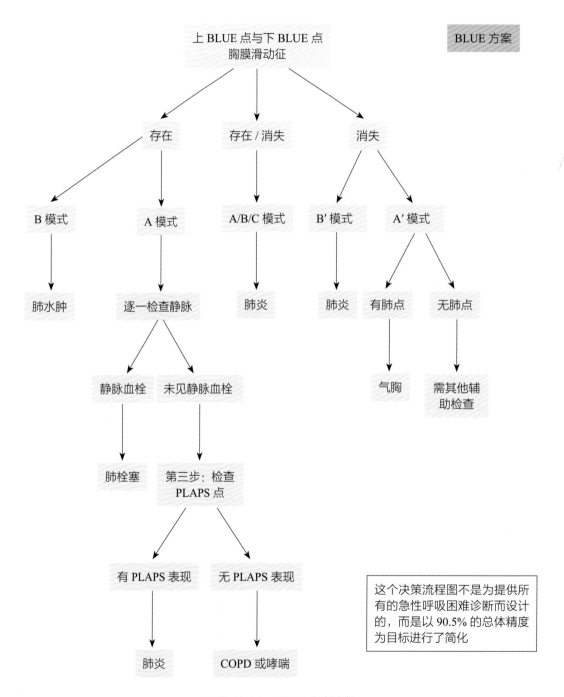

BLUE 方案

上 BLUE 点与下 BLUE 点
胸膜滑动征

存在

存在 / 消失

消失

B 模式

A 模式

A/B/C 模式

B′ 模式

A′ 模式

肺水肿

逐一检查静脉

肺炎

肺炎

有肺点

无肺点

静脉血栓

未见静脉血栓

气胸

需其他辅
助检查

肺栓塞

第三步：检查
PLAPS 点

有 PLAPS 表现

无 PLAPS 表现

肺炎

COPD 或哮喘

这个决策流程图不是为提供所
有的急性呼吸困难诊断而设计
的，而是以 90.5% 的总体精度
为目标进行了简化

▲ 图 22-10　BLUE 方案流程

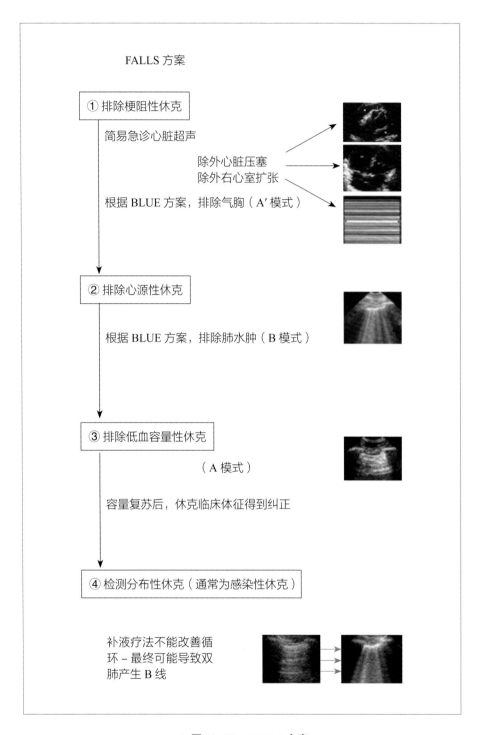

▲ 图 22-11 FALLS 方案

Lichtenstein D. Lung Ultrasound for the Diagnosis and Management of an Acute Circulatory Failure. In Lung Ultrasonography in the Critically Ill. heidelberg, Berlin, New York: Springer-Verlag. 2016:225-259.

第 23 章 通气管理
Management of Ventilation

Julien Viau-Lapointe   Stephen Earl Lapinsky   著
任雪艳 译   王寿平 校

要点

- 孕产妇发生呼吸衰竭的概率大约是 1/500。
- 导致呼吸衰竭的妊娠特有疾病包括子痫前期和羊水栓塞。
- 呼吸衰竭也可能由妊娠状态下易患或加重的情况引起（如反流误吸、静脉血栓栓塞、心脏瓣膜病变）。
- 与妊娠无关的情况（如哮喘、细菌性肺炎）也可能导致妊娠期间呼吸衰竭，与非妊娠人群相似。
- 妊娠期呼吸管理要点是适应孕产妇呼吸生理的改变，在气管插管期间的危重症专科治疗，以及在放射检查和药物治疗方面，权衡母体利益与胎儿风险的需要。
- 无创通气方式可能对需要短期呼吸机支持的情况有用。
- 关于妊娠期长期有创机械通气管理的资料有限。
- 低氧血症可能对胎儿有害，但确切的低氧下限值尚不清楚。
- 应避免低碳酸血症，而孕妇（和胎儿）可耐受一定程度的高碳酸血症。
- 若预判分娩对母亲和胎儿均有利（或至少无害），可以考虑行之。

孕产妇发生呼吸衰竭的概率大约是 1/500[1]，而产后更常见。妊娠会增加某些疾病的患病风险或严重程度，包括哮喘、误吸、血栓栓塞和病毒性肺炎。此外，一些妊娠特异性疾病可能导致呼吸衰竭，如子痫前期、羊水栓塞和围产期心肌病。

妊娠期间呼吸衰竭的管理受到孕产妇呼吸生理学改变（见第 20 章）和气管插管危重症治疗（见第 21 章）的影响。胎儿的存在会影响这些患者的检查和治疗。关于妊娠期长期机械通气管理的数据

有限，特别是关于氧合和二氧化碳目标的数据。为了改善孕产妇的呼吸功能，可以考虑分娩胎儿，但前提是预期对胎儿也有益的情况下。

一、孕产妇急性呼吸衰竭的病因分析

妊娠期间和围产期呼吸衰竭可能由妊娠特发性、妊娠加重或促发的肺或心脏疾病，或与妊娠无关的疾病引起（表 23-1）。

表 23-1 妊娠期呼吸衰竭的原因

与妊娠无关	妊娠加重	妊娠特有
• 细菌性肺炎 • 限制性肺病 • 阻塞性肺病 • 囊性纤维化	• 既往心脏病导致的肺水肿 • ARDS • 吸入性肺炎 • 病毒性肺炎 • 肺栓塞	• 子痫前期 • 羊水栓塞 • 围产期心肌病引起的肺水肿

（一）心源性肺水肿

妊娠期肺水肿可能由子痫前期、心脏疾病或其他妊娠特异性和非特异性疾病引起。

约 2.9% 的子痫前期患者合并肺水肿[2]。子痫前期的血流动力学表现包括左心室后负荷增加、前负荷正常或降低、心排血量正常或降低，以及收缩和舒张功能也可能受损[3]。子痫前期相关的肺水肿通常由于循环血量的增加而在产后即刻出现。这通常与围产期补液和子宫收缩的血液回流有关。低胶体渗透压和异常血管通透性也可能是原因之一。镜像综合征是一种罕见的呼吸衰竭的原因，与胎儿水肿有关[4]，其病理生理学尚不清楚，但孕产妇出现水肿和肺水肿"镜像"胎儿综合征，这可和子痫前期继发的肺水肿相似。

随着血容量和心排血量需求的增加，既往患有心脏病的女性在妊娠期间和产后有心功能失代偿的风险。患有发绀型心脏病、二尖瓣和主动脉瓣狭窄或左心室收缩功能障碍的女性风险最高[5]。肺水肿可能发生在妊娠期间或产后阶段，与分娩相关的血管内容量变化有关。例如，妊娠期间，心排血量和心率的升高会增加狭窄的二尖瓣的跨瓣压差[6]，妊娠期全身血管阻力（systemic vascular resistance，SVR）的降低实际上减轻了二尖瓣和主动脉瓣反流的不良影响。然而，低 SVR 可能会加重艾森门格综合征和未纠正的法洛四联症的影响。这些与妊娠相关的 SVR 和心排血量变化可能增加分流分数，导致低氧血症并诱发肺水肿。妊娠期特有的心脏疾病也可能诱发肺水肿，如围产期心肌病，每 1000～4000

例孕产妇中有 1 例出现这种疾病[7]，孕产妇可能表现为急性左心室衰竭，从而导致充血性心力衰竭。此类疾病也与肺和全身血栓栓塞风险增加相关[8]。

（二）急性呼吸窘迫综合征

急性呼吸窘迫综合征（acute respiratory distress syndrome，ARDS）是肺内外疾病导致的以肺毛细血管渗漏和肺泡表面活性物质丢失为基础的弥漫性肺部炎症过程[9]，临床表现为低氧血症，胸部影像学表现为双肺渗出性病变。与非妊娠患者相比，妊娠患者，因为其循环血容量增加，血清白蛋白水平降低，急性炎症反应成分上调等因素似乎更易患 ARDS[10, 11]。ARDS 是由多种病因引起的临床综合征。这些病因可能与妊娠无关（如败血症），可能是妊娠期易患的（如吸入性肺炎），也可能是妊娠期特有的（如羊水栓塞）。ARDS 在妊娠期间相对罕见（2012 年为 59.6/10 万活产），但在特定情况下，如最近的 H1N1 流感疫情，其发病率可能会上升[12]。相比之下，随着管理的改进和较轻病例的早期诊断，ARDS 相关的孕产妇死亡率正在下降[12]。ARDS 孕产妇的新生儿结局尚未经过充分的研究，但观察证据表明胎儿死亡、早产和围产期窒息的发生率较高[13]。

肺炎是妊娠期间 ARDS 的最常见原因，包括误吸相关的化学性肺炎[12]。妊娠期间易发生误吸的因素包括腹内压增加、食管下端括约肌张力降低及使用仰卧位分娩[14]。大多数误吸发生在产房。如前文提到的，孕妇也容易发生病毒性肺炎相关的呼吸道并发症，尤其是流感和水痘病毒[15]。

输血相关性急性肺损伤（transfusion-related acute lung injury，TRALI）是临床输液治疗相关的并发症，无论妊娠与否[16]。表现为在输注含有血浆的血液制品期间或6h内出现的突发呼吸困难。临床表现与其他原因引起的ARDS相似，鉴别诊断包括输血相关循环超负荷（transfusion-associated circulatory fluid overload，TACO）。

羊水栓塞是一种罕见但极具致命性的疾病，发生率约为7.7/10万妊娠，死亡率高达86%，占所有孕产妇死亡的14%[17, 18]。这种疾病通常与子宫操作或分娩有关。以突发性循环、呼吸衰竭为特征。病理生理学包括创伤性子宫血管开放，羊水内容物导致急性肺动脉高压和双心室功能障碍。经抢救存活的患者可能继发弥散性血管内凝血和ARDS。

妊娠期间与ARDS其他疾病包括子痫前期、脓毒症（尤其是肾盂肾炎或产褥期感染引起）和滋养细胞栓塞。

（三）其他疾病

1.肺部感染

妊娠期间免疫系统的变化，使母体对父系来源的胎儿抗原产生耐受，从而增加了母体对某些感染的易感性[15]。主要变化包括细胞介导免疫的下调和体液免疫反应正常或上调[19]（见第15章）。

妊娠人群中社区获得性肺炎的发病率并不高于一般人群，但却是母胎发病和死亡的重要原因[20]。肺炎并发症（包括呼吸衰竭）的发病率在妊娠期增加。此外，肺炎可能对妊娠产生不利影响，例如，早产、小于胎龄儿、胎儿或新生儿死亡[20, 21]。其微生物谱与非妊娠患者相似。医师或患者由于对辐射暴露的担忧不愿意接受胸部X线片检查，可能延误诊断。治疗采用了与非妊娠患者相似的抗菌方案，但如果可能，应避免使用某些药物，如四环素和喹诺酮类[21]。

妊娠期流感性肺炎的发病率明显升高；在流感流行期间，孕产妇死亡率高于普通人群[22]。2009年甲型（H1N1）流感大流行期间，妊娠期女性入住ICU的风险是同龄非妊娠期女性的7倍，其死亡率为

8%～11%[23]。水痘肺炎可能与妊娠期间发病率和死亡率增加有关，尽管并非所有研究都证实了这一点[24]。虽然真菌感染球孢子菌病并不常见，但它更可能在孕产妇中传播，导致严重疾病和呼吸衰竭[25]。

2.哮喘

哮喘在普通人群的罹患率高达10%，因此也是妊娠期常见疾病[26]。妊娠对哮喘的影响尚未明确，但约1/3的哮喘患者在妊娠期间病情会恶化[27]。引产和分娩可能会增加哮喘患者的风险，部分原因与常用药物有关。用于引产和治疗产后出血的催产素风险很小，但卡前列素、甲麦角新碱和麦角新碱可能引起支气管痉挛。许多麻醉药（芬太尼除外）可释放组胺，加重支气管痉挛。妊娠期哮喘持续状态是一种罕见的危及生命的情况，其治疗方法与非妊娠患者相似[28]。慢性阻塞性肺疾病（chronic obstructive pulmonary disease，COPD）在孕产妇中仍然相对少见，尽管孕产妇年龄不断增加，其管理与非妊娠患者相似。

3.肺血栓栓塞性疾病

妊娠期间血栓栓塞的发生率约为非妊娠对照组的5倍。它是孕产妇死亡的主要原因，约占美国妊娠相关死亡的10%[29, 30]。血栓栓塞的发生率在产后达到高峰，尤其是剖宫产术后。可通过多普勒超声检查确定来源，特别是深静脉血栓。使用肺部通气—灌注（ventilation-perfusion，V/Q）扫描或计算机断层扫描（CT）肺动脉造影进行诊断，这两种方法均可在妊娠期安全实施[31]。由于孕产妇较年轻且没有其他合并症，V/Q扫描通常能获得满意的结果。而CT肺血管造影使孕产妇的乳腺组织暴露于大剂量的辐射下，存在乳腺癌风险增加的顾虑[32]。这两项检查都存在胎儿低辐射暴露。

4.限制性肺病

大多数间质性肺病（interstitial lung disease，ILD）发生在超育龄的女性人群中，因此在妊娠期间相对少见。而育龄期易患的疾病包括淋巴管平滑肌瘤病和系统性红斑狼疮，这两种疾病都可能因妊娠而恶化[33, 34]。这些疾病的不良生理影响是低氧血症。妊娠期心排血量增加，肺泡毛细血管交换时间

缩短，从而加重肺弥散障碍。妊娠期间氧耗量增加进一步加剧了这种情况。

胸壁异常导致限制性疾病（如脊柱后凸畸形或神经肌肉无力）的女性有不同的生理问题——可能无法满足妊娠期间增加的通气需求。这些患者氧合往往正常，但却有发展为 Ⅱ 型呼吸衰竭的风险[35]。

5.囊性纤维化

肺囊性纤维化（cystic fibrosis，CF）患者的中位生存期延长，妊娠在这一患者群体中越来越常见[36]。由于肺的显著病变，呼吸衰竭是一个令人担忧的问题。预后不良的因素包括 FEV_1<60% 预计值和肺动脉高压。尽管 CF 患者机械通气的风险和死亡率增加，但总体风险较低[36]。

二、通气目标

见表 23-2。

（一）氧供

几乎没有数据可以确定妊娠期间通气支持的最佳氧浓度和二氧化碳目标。尽管有建议孕产妇氧分压应 PaO_2>70mmHg（或血氧饱和度>95%）[13]，但没有足够证据支持。必须认识到，孕产妇血氧饱和度只是影响胎儿氧供的因素之一，子宫血流量和胎盘灌注同样会影响氧的输送（可能受到儿茶酚胺、碱中毒或胸内压升高导致静脉回流减少的影响）[37]。不少研究试图以各种方式解决孕产妇氧供问题。利用动物数据建立的数学模型表明，将母体动脉血氧饱和度从 96% 降至 85% 将使胎儿脐静脉血氧饱和度从 70% 降至 55%[38]。一项短期临床研究，使孕产妇吸入 10% 的氧气来产生控制性低氧血症（血氧饱和度<85%），胎儿监测结果表明对胎儿无不良影响[39]。虽然终极目标是优化孕产妇氧合，但轻度孕产妇低氧血症的危害尚未明确，来自非妊娠人群的新数据表明，高氧可能是有害的[40, 41]。增加 FiO_2 对改善由分流（肺内或心内）或明显的 V/Q 失调引起的低氧血症效果欠佳，旨在提高混合静脉血氧饱和

度（即提高心排血量）的策略在这种情况下可能更为有益。

（二）动脉血二氧化碳分压

由于孕酮产生的呼吸驱动力增加，妊娠中期到妊娠晚期的 $PaCO_2$ 水平降低至 28～32mmHg。然而这个水平能否作为通气目标尚存疑虑，同时需明确允许性高碳酸血症是否有害。过度的低碳酸血症和碱中毒可能导致胎盘灌注减少而对胎儿造成伤害[42]。允许性高碳酸血症已成为非妊娠患者在压力限制性通气期间公认的做法，但高碳酸血症对胎儿的影响尚未得到充分论证。理论上可能存在包括降低了胎儿 CO_2 排泄梯度和胎儿呼吸性酸中毒等问题。虽然这种胎儿酸中毒可通过右移氧合血红蛋白解离曲线而影响氧合，但它对胎儿的不良影响可能与继发于缺氧的乳酸酸中毒不同。一项针对剖宫产患者的小型观察性临床研究比较了轻度低 CO_2 水平（平均 23mmHg）和轻度高 CO_2 血症（平均 39.3mmHg）[43]，结果显示孕产妇低 CO_2 水平组的 Apgar 评分较低，新生儿呼吸延迟。在另一项研究中，在使用或不使用 CO_2 吸收剂的情况下，局部麻醉与全身麻醉均可改变分娩期间的 CO_2 水平[44]，与其他两组（CO_2 水平分别为 26.4 和 30.1mmHg）相比，高碳酸血症的女性（平均 CO_2 水平为 57.6mmHg）分娩的婴儿 Apgar 评分在统计学上更高。有关妊娠期间哮喘持续状态的病例报告和文献描述了严重的孕产妇高碳酸血症（$PaCO_2$>100mmHg）持续超过 24h，但孕产妇和新生儿预后良好[28]。这些研究表明，胎儿也许能耐受短暂性高碳酸血症，而避免明显的低碳酸血症可能是有益的。

三、通气管理

（一）无创通气管理

无创通气（noninvasive ventilation，NIV）越来越多地用于非妊娠患者的短期通气支持，以避免与气管插管和镇静相关的潜在并发症。妊娠期 NIV 的使用可能由于担心因妊娠期胃食管括约肌张力降

表 23-2　妊娠期/非妊娠期患者机械通气策略

参　数	非妊娠期患者	妊娠期患者
潮气量	6ml/kg，IBW	6ml/kg，IBW
平台压力限制	<30cmH_2O	可接受更高（35cmH_2O 或基于肺动脉压力值估计）
血氧饱和度目标	>88%～92%（避免高氧）	通常>94%（不清楚是否有必要避免高氧）
$PaCO_2$ 限值	允许性高碳酸血症（有时高达 100mmHg）	避免低碳酸血症和碱中毒（妊娠期正常值 28～32mmHg）；高碳酸血症的数据有限，但中等水平（50mmHg）可能是安全的
患者体位	半直立（45°）	左侧卧位保持血流动力学稳定；抬高头部，预防反流误吸
俯卧位	关于 ARDS 获益的良好数据	技术上困难（如 COVID-19），可能是有益的

IBW. 理想体重（基于身高）；FiO_2. 吸入氧浓度

低、胃内压升高和胃排空延迟导致的误吸风险而受到限制[14]。然而，这种通气方式在某些情况下显然是有益的，并在产科呼吸并发症治疗中发挥迅速扭转病情的作用[45]。确定孕产妇是否适合开始 NIV，也应权衡避免有创通气的风险和潜在益处。当误吸风险特别高时，可首选高流量鼻导管吸氧，因为这种方法不需要加压密封气道。

大量关于孕产妇的研究显示，在神经肌肉疾病背景下，NIV 可导致慢性呼吸衰竭[46]。关于危急情况下启动 NIV 的数据很少。它已用于因肺水肿、ARDS 和肺炎引起的低氧性呼吸衰竭。当 NIV 成功时，大多数病例仅需要<12h 的通气支持[45]。一项队列研究中，纳入 186 例因 H1N1 感染需要机械通气的孕产妇；有 83 例（占 45%）采用了 NIV，其中 38 例（NIV 组的 46%）最终避免了有创通气[47]。NIV 失败与更严重的呼吸衰竭、感染性休克、神经症状和更高的死亡率相关。NIV 通常使用面罩通气，但头盔罩的使用也有描述[48]。

对于危重症孕产妇患者，只有在患者保持清醒并有良好的自主呼吸和气道保护能力，以及预期可能仅需要短期机械通气时，才考虑使用 NIV。

（二）有创通气管理

在主要的机械通气研究中，孕产妇基本被排除在外或未作为亚组报道。因此，数据和建议主要基于观察性研究、生理学概念和专家意见（表 23-2）。呼吸系统的生理变化随着妊娠时间的延长而增加，因此机械通气主要与妊娠晚期有关。就正压通气的呼吸力学而言，妊娠的主要生理效应是增大的子宫导致胸壁顺应性降低。

目前尚无数据可用以指导妊娠期间呼吸机模式的选择。一项比较澳大利亚 2009 年流感大流行期间妊娠与非妊娠患者的通气情况的病例对照研究显示，两者通气模式和通气设置无差异[49]。小型病例系列研究显示，在患有肺损伤的孕产妇中使用气道压力释放通气（APRV）模式有潜在益处，因为这种模式可提供非损伤性通气，但仍可优化肺容量[50, 51]。无论在妊娠还是非妊娠患者，机械通气仍是需要进一步研究的领域。

小潮气量机械通气（5～6ml/kg 理想体重）被认为是 ARDS 患者[52, 53]和非 ARDS 患者[54]的最佳通气方式。虽然潮气量增加，但整个妊娠期肺容量都保持稳定[55]。基于身高的理想体重仍然适用于孕产妇。对于重度肺部疾病患者，必须权衡小潮气量机械通气的既定益处与允许性高碳酸血症的潜在风险（见"通气目标"）。

妊娠时腹腔容积增加将导致功能残气量（functional residual capacity，FRC）降低，这使孕产妇易患肺不张和肺泡塌陷[55]。机械通气开始时应用肺复张手法和较高的呼气末正压（positive end-expiratory pressure，PEEP）以防止肺泡塌陷，这种操作可能是有益的 [56]。必须加强血流动力学监测，以发现继发性心排血量降低，因为这可能会导致低血压，从而对胎儿造成潜在危害。

由于胸壁顺应性降低，对于设定的潮气量，孕产妇的气道压力会升高。妊娠期间气道压力的增加难以预计，可能取决于增加的腹部容积。平台压（吸气末屏气）通常作为评估肺容量的替代监测指标。防止肺泡过度扩张是 ARDS 低潮气量通气管理的一部分 [52, 53]。平台压受肺容量、总的 PEEP 及肺和胸壁顺应性的影响。由胸壁顺应性降低引起的气道压力增加是无害的，因为它不会产生作用于肺泡的跨肺压，也不会产生肺应变 [57, 58]。不幸的是，气道压力的常规监测不能够区分肺和胸壁对总体顺应性的影响，分离这两种成分以便单独监测跨肺压的一种方法是使用食管压力球囊导管 [58]。食管压力可用来代替胸膜压，以确定胸壁对气道压的作用，并计算跨肺压（图 23-1）。该方法也可用在 ARDS 中设置 PEEP[59]。尽管其确切意义仍存在争议，但它可能在指导孕产妇机械通气方面发挥作用。应将跨肺呼气末峰压设置为 >0cmH$_2$O，并使吸气峰压最小化，但目前尚无数据确定安全的跨肺峰压、平台压或跨肺压力的上限。

对于患有难治性低氧血症的孕产妇，病例报告和小型病案系列研究描述了神经肌肉阻滞药（neuromuscular blocker，NMB）、肺复张手法、高频振荡通气（high-frequency oscillation ventilation，HFOV）、吸入一氧化氮(iNO)和俯卧位的使用 [60-63]。

治疗 ARDS 患者中的难治性低氧血症时，NMB 常用于降低通气时的人机不同步。对观察性数据进行的 Meta 分析表明，接受 NMB 治疗的 ARDS 患者死亡率增加，因此这种做法被认为是有争议的。随后的 Meta 分析 [64] 和随机试验表明，48h 输注特定 NMB 能有效降低早期 ARDS（氧合指数 <150）患者的死亡率 [65]。由于妊娠期使用 NMB 的安全性问题，RCT 将孕产妇排除在试验之外。尽管在妊娠期间，微小剂量的 NMB 似乎是安全的，但 48h 持续输注可能有一定风险 [66]（见下文"影像和药物

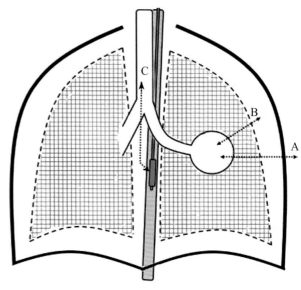

▲ 图 23-1 肺动脉压的解释

肺泡压力（A）表示肺泡和大气之间的压力差；经肺压力差（B）是通过肺泡和胸膜压力差测得的肺泡扩张压力；跨肺压可通过气道压力和食管球囊压力（C）之间的差异来估计

治疗"）。

在一项具有里程碑意义的研究中，俯卧位已被证实能有效降低 ARDS（氧合指数 <150）患者的死亡率 [67]，然而孕产妇被排除在本研究之外，目前尚不清楚她们是否会同样受益。虽然俯卧位可能会对子宫和孕产妇血管产生压力效应，但一项前瞻性研究表明俯卧位可完全缓解子宫对孕产妇大血管的压迫 [68]。少数已发表的病例报道和会议摘要描述了在妊娠期成功使用俯卧位 [60, 69]。

有报道提及 HFOV 和 iNO 均可作为妊娠期间的急救疗法 [70, 71]，由于近期试验的阴性结果，这两种策略不常用于重症 ARDS 的治疗 [72-74]。尽管 HFOV 在妊娠患者中的作用尚不清楚，但将其作为重症 ARDS 的抢救干预措施仍然是有益的 [75]。

在 2009 年 H1N1 流感大流行期间，大量孕产妇使用静脉 - 静脉体外生命支持（veno-venous extracorporeal life support，VV ECLS）治疗 ARDS，预后良好 [76]。因此，越来越多的证据表明该技术的有效性，患者甚至在 ECLS 后康复并分娩健康的婴儿 [77]（见第 14 章，关于在妊娠期间和产后阶段使用 ECMO 的内容）。

四、其他方面的管理

（一）分娩

患有呼吸衰竭的妊娠患者行紧急分娩可能对改善母亲的呼吸状况和胎儿均有益[78]。然而，并不是所有研究都证实这对母亲有益[79-81]。作者回顾性分析了 10 名因呼吸衰竭行机械通气治疗的女性分娩时对呼吸的影响[81]，只有 6 名患者表现出氧合（氧合指数增加 50%）或肺顺应性（增加 50%）方面的改善[81]。最近的一项关于妊娠合并呼吸衰竭的一系列病案研究，记录了 71 名需要机械通气的孕产妇在气管插管后 48h 内行剖宫产术对孕产妇的影响。其中产科因素（如子痫前期）导致的 ARDS 患者，分娩有助于改善氧合和缩短通气时间，而非产科因素导致 ARDS 患者未观察到上述改变[82]。因此，合并急性呼吸衰竭的孕产妇分娩的潜在适应证仅限于胎儿窘迫、有分娩指征的产科疾病（如重度子痫前期）和对胎儿的不利甚至禁止继续妊娠的严重肺疾病。如果胎儿由于孕产妇严重低氧血症而有潜在风险，并且处于预期肺功能较理想的胎龄，则分娩可能对胎儿有利。这一决策需要多学科团队包括重症监护、母婴医学和新生儿医学科的共同协作。

分娩方式应由产科医师根据规范的产科原则确定。从理论上讲，经阴道分娩可能会增加氧耗量，而手术分娩可避免这种情况。虽然剖宫产可以快速分娩，但骤然增加的生理应激可能会导致更高的死亡率[83]。当需要机械通气的孕产妇胎龄达到存活孕周时，ICU 应做好紧急分娩和新生儿复苏的准备。包括所需设备和药物的准备，以及产科和新生儿科的随时就位。

（二）影像学

胸部影像学检查在妊娠期间并不少见，但它对机械通气患者的管理却至关重要，常用的有胸 X 线摄片和胸部计算机断层扫描（chest computed tomography，CT）检查。射线暴露相关的胎儿致畸风险在妊娠早期时被认为是最大的，并与射线总剂量相关（>50mGy）[84]。癌变（儿童癌症）是由于随机 DNA 突变引起的，这种突变可以在任何辐射剂量下发生，不存在安全阈值。然而，胎儿期低剂量暴露的风险很小，当胎儿暴露剂量为 50mGy 时，儿童致命性癌症的风险增加约一倍[84]。如果有疑问，应与放射科医师讨论妊娠期影像学检查的获益和风险，以寻求更安全的影像学方法。

妊娠期间单次胸部摄片的胎儿辐射暴露最小（表 23-3），可通过使用腹部屏蔽和准直 X 线束进一步减少。使用腹部屏蔽对胎儿的辐射量为仅0.01mGy[84]。对于接受机械通气的患者，常规胸部 X 线片检查是不必要的[85]，但对有临床指征需要胸部 X 线片检查的患者不应限制。胸部 CT 检查时胎儿辐射暴露较高，达 0.66mGy[84]，但用于妊娠期仍被认为是安全的，且无论是否使用造影剂[31, 86]。

床旁心脏和肺超声是 ICU 中新兴的成像模式，建议用于呼吸衰竭的评估[87]。超声检查对胎儿通常是一种安全方式，但超声热效应可能有害且无经验的人员不应对子宫进行成像扫描[88]（更多详细内容见第 22 章的肺部超声）。

（三）药物治疗

理想的通气通常需要使用镇痛、镇静和神经肌肉阻滞（NMB）药。持续镇痛和镇静对母胎的安全

表 23-3 不同胸部成像模式下母胎辐射暴露的预估量

	胎儿预估剂量（mGy）	孕产妇全身有效剂量（mSv）	孕产妇乳房预估剂量（mGy）
胸部 X 线片	0.002	0.1	–
CT	0.32～0.74	1～2.5	10～60
V/Q 扫描	0.03～0.66	4～18	0.98～1.07

性尚不清楚（见第38章，妊娠期间用药）。如果使用上述药，应告知产科团队和新生儿团队分娩后新生儿呼吸抑制和产后戒断的潜在风险。

给机械通气的患者使用阿片类，以降低气管插管应激反应及缓解其他疼痛性疾病。短期使用吗啡和（或）芬太尼未有胎儿致畸的报道[89]。

在ICU中，苯二氮䓬类常被用于抗焦虑和遗忘。

一些研究发现，在妊娠早期使用这些药与重大先天畸形有关，但这种关联也存在争议[90,91]。在妊娠晚期或临近分娩时使用苯二氮䓬类，可导致新生儿戒断综合征或婴儿松弛综合征[92]。

没有人类临床数据表明异丙酚具有致畸性[89]。病例报告描述了其在机械通气期间的使用，除低血压和相关子宫胎盘灌注减少外，无明显损害。一份病例报告，描述了2名接受长时间神经外科手术的孕产妇持续输注异丙酚后出现酸中毒，这不是异丙酚输注综合征的典型表现[93]。

右美托咪定是一种相对较新的镇静药，是α₂受体激动药，已用于剖宫产术中静脉或鞘内给药。病例报告中描述了其在ICU机械通气孕产妇中的使用[94]。右美托咪定能够通过胎盘[95]，还可诱发子宫收缩，但对新生儿的影响尚不清楚[89]。

妊娠期间的最佳镇痛和镇静方案尚不清楚，但合理的做法是避免在妊娠早期使用苯二氮䓬类及在妊娠任何时期使用右美托咪定，直至明确其对母婴的安全性。2017年，美国食品药品管理局发布了一份警告，指出孕产妇在妊娠晚期反复或长期使用全身麻醉药或镇静药可能会影响儿童大脑的发育[96]。这一观点存在争议，因为它主要基于动物研究，而人类研究数据稀少且不确定。尽管如此，目前ICU的治疗标准是尽量减少镇静药，这种做法对孕产妇更有意义。对人类后代的长期认知和发育影响需要进一步研究。

在ICU中，NMB用于气管插管和预防人机不同步及ARDS的治疗。去极化NMB（如琥珀酰胆碱）由于其作用时间短，不适用于除气管插管以外的其他情况。非去极化NMB穿过胎盘的剂量各异。阿曲库铵、维库溴铵、罗库溴铵和泮库溴铵的胎儿—

母体药物浓度比为0.07～0.26[66]。妊娠期和围产期发生的显著生理变化改变了大多数神经肌肉阻滞药的药动学和药效学[89,97]。除了偶尔有病例报告外，没有更多关于孕产妇使用顺式阿曲库铵的资料[98]。

妊娠期使用NMB的大多数资料都是在行剖宫产术或妊娠中期和晚期的其他手术中获得的[66]。在妊娠早期，对NMB输注或暴露的影响知之甚少。一份病例报告描述了长时间（10天）给药导致胎儿麻痹并因此导致新生儿关节挛缩[99]。另一份病例报告则描述了妊娠晚期持续输注泮库溴铵10h，母婴结局良好[100]。因此，应避免反复或长时间输注NMB，或时间尽可能短的谨慎使用。

妊娠期间使用NMB的其他特殊注意事项包括为预防子痫前期的癫痫发作而诱发的高镁血症，可能延长神经肌肉阻滞[101]。在患有假性胆碱酯酶缺乏症的母亲中，她们和受累婴儿都可能出现长时间的神经肌肉阻滞[89]。

五、妊娠期间机械通气的转归

目前对机械通气后的孕产妇和新生儿结局研究较少。它们取决于多种因素，包括孕产妇是否有共病、机械通气适应证（即病例纳入标准）、通气持续时间，以及衰竭器官的数量和严重程度。

一项使用管理数据的研究发现，因ARDS而接受机械通气的孕产妇死亡率为9%[12]。死亡率随着机械通气持续时间的增加而增加，从6.9%（<96h）增加至14.0%（>96h）。而妊娠期间给予机械通气后精神和心理方面的结局完全无据可查。

对新生儿结局的研究也很少。在不同的研究中[47,79,82,102]，孕产妇呼吸衰竭和机械通气治疗后的新生儿死亡率为0%～24.4%。其他潜在的重要的新生儿结局，如进入新生儿重症监护室和并发症很少有描述。只有一项研究提供了一些关于孕产妇在ICU中接受机械通气治疗后新生儿远期结局的数据[82]。这项回顾性研究共纳入了71例因呼吸衰竭行机械通气的妊娠超过25周的女性，其住院死亡率为5.6%。新生儿存活率为100%，但20%的新生儿需要机械通气，20%在6个月时表现出神经功能的损伤[82]。

第六篇 神经肌肉系统

The Neuromuscular System

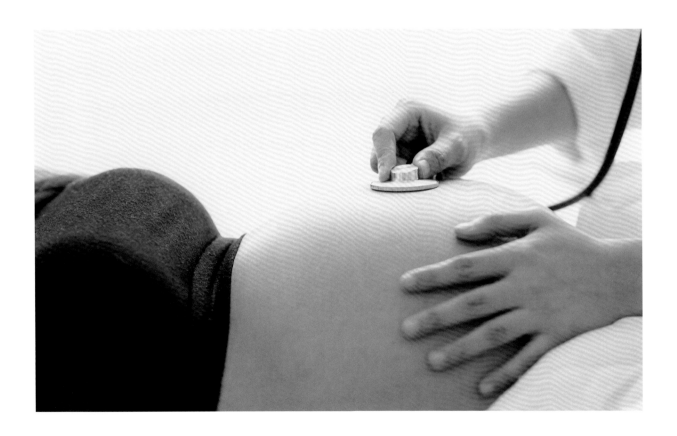

第 24 章　危重症孕产妇的脑功能监测
Brain Function Monitoring of Critically Ill Pregnant Patients

Evgeni Brotfain　Alexander Zlotnik　Moti Klein　著
陈　娟　译　　黄焕森　校

要点

- 妊娠期间，人类大脑会经历独特的解剖学改变。
- 妊娠期间，脑血流量可增加 22%。
- 近期的研究证实，尤其在创伤性脑损伤中，雌激素和孕酮具有神经保护作用。
- 患有典型产科疾病和常见神经损伤的妊娠患者可能需要入 ICU 进行神经监测。
- 临床检查是 ICU 患者神经监测的基础。
- 有创性颅内压（ICP）监测的主要目是维持 ICP<20mmHg。
- O3 局部血氧测定是一种应用于 ICU 的新型无创性脑组织氧合评估方法。
- 与 CT 相比，MRI 具有无电离辐射的优势。
- 超声是一种较为准确的、无创的、用来评估瞳孔大小和视神经直径的工具。
- 务必进行反复的脑电图监测，以鉴别癫痫或排除妊娠患者的非惊厥状态。

一、妊娠期间大脑功能的生理性改变

妊娠期间，中枢神经系统（central nervous system，CNS）会发生显著变化[1]。例如，Oatridgea 等[2] 通过磁共振成像（magnetic resonance imaging，MRI）证实，妊娠期间大脑体积缩小、垂体增大[3]、硬膜外腔间隙变窄[2, 3]，但脑室大小未发现明显变化。传统的观点认为，硬膜外腔间隙变窄是由于妊娠增大的子宫压迫腹主动脉和下腔静脉从而导致硬膜外腔静脉丛扩张充血所致[2, 3]。然而，最近的研究显示硬膜外腔容积最早在孕 8~12 周即减小[4, 5]，而此时较小的妊娠子宫不会引起机械性阻塞，这表明可能存在其他因素造成这一改变，其中包括妊娠期代偿性呼吸性碱中毒、妊娠期血浆和脑脊液蛋白水平降低及循环妊娠期激素的影响[4, 5]。值得一提的是，在整个妊娠期，颅内压（intracranial pressure，ICP）的波动始终处于生理范围内[5]。

脑血流量

与非妊娠期相比，妊娠期间脑血流量（cerebral blood flow，CBF）急剧增加，于妊娠晚期增加至 22%[5]。而 Nevo 等[6] 的研究表明，妊娠期间脑血管阻力（cerebrovascular resistance，CVR）的变化却恰恰相反，这可能与雌激素诱导的脑内血管扩张有关[6,7]。根据短暂充血反应试验和经颅多普勒[9]评估结果可知，在正常妊娠期间，大脑存在自动调节功能，即在血压正常的成年人中，当脑灌注压（cerebral perfusion pressure，CCP）维持在60~160mmHg时，CBF维持在50ml/（100g·min）左右[8]，而当高于上限或低于下限时，CBF与CCP呈线性关系。值得注意的是，蛛网膜下腔软膜动脉是CVR的重要组成部分[10,11]，而在妊娠期间，其结构和功能的改变微乎其微[5]。

二、雌激素和孕激素的神经保护作用

在过去30年中，众多研究表明雌、孕激素是神经活性激素，其在神经保护方面发挥了重要的作用[12]。流行病学研究发现众多不相关的神经和精神疾病存在性别差异，而这种差异可能由雌激素和孕激素引起[13]。创伤性脑损伤（traumatic brain injury，TBI）后给予雌激素处理的动物实验研究表明，雌激素可减少脑水肿、血脑屏障的破坏，提高神经元存活率[14-16]。临床研究发现，女性较男性发生TBI后的死亡率更低，功能预后更好，这表明雌激素可能具有神经保护作用[17,18]。此外，动物实验也表明TBI后，脑水肿减轻程度与血浆孕酮浓度密切相关[19]。以此为基础，随后涌现了众多的随机临床试验，以评估孕酮对TBI患者的影响[17-19]。

三、ICU 的脑功能监测

众所周知，脑血管意外是各种外科手术公认的并发症[20]。尽管如此，脑功能监测不像心血管血流动力学监测那样频繁使用，而且可能未得到充分利用。

临床检查仍是重症监护病房（ICU）患者神经监测的基础[20]。ICU中的孕产妇也不例外，并且需要结合镇静药的影响从而综合评估患者的意识水平。《ICU成人患者疼痛、躁动和谵妄处理临床实践指南》中建议，对言语命令和有害刺激的视觉和运动反应进行每日临床评估[21]，昏迷深度可采用格拉斯哥昏迷评分（glasgow coma scale，GCS）进行评估[22]。

许多无创或有创技术均可用来监测脑功能。无创脑监测技术包括多通道连续脑电图（electroencephalogram，EEG）、脑电双频谱指数（bispectral index，BIS）监测仪、O3®局部血氧仪、体感诱发电位监测（somatosensory evoked potential，SSEP），以及一系列影像学技术，例如，经颅多普勒（transcranial Doppler，TCD）、计算机断层扫描（CT）、磁共振成像（MRI）和脑血管造影[20]。最常用的有创神经监测技术是颅内压（ICP）和颈内静脉血氧饱和度（jugular venous bulb oxygen saturation，SjO$_2$）监测系统。

有创监测技术在缺乏神经外科技术的医疗中心通常难以实施，因此在大部分ICU中，影像学检查仍然是脑部监测的主要手段。CT是初步评估创伤性脑损伤或怀疑急性出血时的首选影像学方法，它有助于确定是否存在需要手术干预的肿块，并有助于识别颅内高压的早期迹象。MRI具有出色的空间分辨率，对TBI患者尤为有用，它可以识别未被CT发现或CT特征不佳的病理异常（如创伤性轴突损伤、脑脂肪栓塞），除此之外，它还具有无电离辐射的优势[23,24]。然而，虽然CT和MRI可反映重要的结构信息，但两者均无法直接评估损伤的严重程度。若有指征，CT和MRI均可在妊娠期间应用（见下文）。

颅内压是ICU中最常监测的有创神经学参数，通常通过脑室造口引流管或脑室内导管测量。颅内压监测对于严重急性脑综合征患者（例如蛛网膜下腔出血），以及GCS评分低于8分和（或）头颅CT异常（如血肿、挫伤、肿胀、脑疝或基底池受压）的TBI患者，意义重大[25]，其主要目的是控制颅内压<20mmHg。颅内压升高合并自身调节丧失（常见于蛛网膜下腔出血或创伤性脑损伤），可导致脑灌注压和脑血流量严重降低，进而导致继发性脑

缺血[25]。脑灌注压等于平均动脉压减去颅内压，因此维持低颅内压尤为重要。

头颅 CT、直接血管造影或正电子发射断层扫描（positron emission tomography，PET）等可准确测量 CBF，但这些检查不仅昂贵和耗时，而且需要运送患者到成像室和（或）使用造影剂，同时还有辐射的风险。值得注意的是，经颅多普勒（TCD）仅需使用超声探头测量脑动脉中的血流速度，即可间接测得 CBF[26]，因此 TCD 可作为妊娠期的首选检查方法。

众所周知，脑氧合的监测方法有若干种，其中最常用的是直接颈内静脉血氧饱和度（SjO_2）、脑组织氧饱和度（$PbtO_2$）和无创脑代谢血氧饱和度[22, 25, 26]。SjO_2 通过放置在颈静脉球中的导管进行测量，该导管可从颅内循环排出的血液进行取样[25, 26]。当机体脑血流量不足和脑缺血时，氧摄取率增加，继而引起 SjO_2 降低。SjO_2 正常值为 50%～75%[25, 26]，其值过低或过高均提示预后不良[27, 28]。$PbtO_2$ 直接监测系统（如 Integra Licox 氧气监测系统）与标准 ICP/CPP 探头监测仪相结合，通过单孔插入到 CT 提示正常脑组织的区域（通常是最大损伤侧的额叶），是 ICU 中最常用来评估脑组织氧合的工具[29]。此外，该探头还可用于连续测量反映脑损伤的代谢物水平（如乳酸、丙酮酸盐和谷氨酸盐），并估算丙酮酸与乳酸的比值及脑实质内葡萄糖的水平[29]。O3® 局部血氧测定法是评估脑组织氧合的另一种无创技术[30]，其通过近红外光谱（NIRS）连续评估组织氧合[30]。

SSEP 是电刺激诱发的脑电图反应，以正中神经或胫神经电刺激诱发最常见，皮质反应是预示预后的关键变量[31-33]。当脑损伤或大量镇静药限制了临床检查，从而不能提供有效的急性脑损伤的信息时，多通道连续头皮 SSEP 监测在 ICU 发挥着至关重要的作用[34]。与脑电图相比，SSEP 受药物或低体温的影响较小[31-34]，因此可用于长时间镇静甚至低体温患者，而且在妊娠期间同样可以使用。

四、危重症妊娠患者的脑功能监测

有以下两类 ICU 妊娠患者可能需要神经功能监测：一是患有典型的产科疾病（如子痫、子痫前期、颅内出血、良性颅内高压症），二是在普通 ICU 患者中也可能出现的神经系统损伤（如严重的 TBI）。后者通常还需在 ICU 长时间镇静，这使得神经监测变得更复杂[35, 36]。

大多数孕产妇（50%～80%）因产科疾病，尤其是出血性或高血压疾病而转入 ICU[35-37]，而在合并有神经系统疾病的患者中，大多数需要加强神经功能监测[38]。

临床神经系统检查是 ICU 妊娠患者神经监测的主要手段，包括定期评估 GCS 和瞳孔大小，以及每日评估是否存在局灶性神经功能缺损[35-39]。

超声测量瞳孔大小比视觉评估更准确，特别是在无法进行视觉评估时尤其有利（如严重眶周水肿的患者）[35-39]。此外，通过无创超声测量的视神经鞘直径值与有创技术测量的颅内压值具有良好相关性[40]，视神经直径＞6mm 与颅内压升高密切相关[40]。

用于评估孕产妇病情的影像学检查不应因为顾虑胎儿的射线暴露而被推迟，比如头颅 CT（见妊娠期创伤管理指南[41]）。选择任何影像学检查都应首先考虑孕产妇的健康状况，若需特定的影像学检查来确定孕产妇的最佳治疗方案，则胎儿的健康状况不应妨碍其使用，但在影像学检查期间应采取最佳的防护措施保护胎儿，并充分告知母亲和家属可能存在的风险。

研究证实 CT 与胎儿辐射暴露增加有关，暴露程度取决于母体扫描部位、孕周、辐射剂量，以及成像设备的类型。尽管理论上存在辐射暴露的潜在风险，但研究表明，在对母亲头部进行 CT 检查时，胎儿吸收的辐射剂量可忽略不计[42]。孕 10 周后暴露在辐射中往往会引起胎儿生长受限或影响中枢神经系统，而不是致畸变化[39, 40, 43-45]。

迄今为止，MRI 尚未被证实对人类胎儿有任何已知的不良反应[23, 24, 39]，但 MRI 检查时使用的钆造影剂可能透过胎盘屏障[23, 24, 39]。动物实验研究表明，钆造影剂可能会对胎儿产生潜在的毒性影响，包括生长迟缓和先天性畸形，但研究所用的剂量是 MRI 常规剂量的 2～7 倍[39]。

五、妊娠期间特定病理状态下的脑监测

见表 24-1。

（一）子痫前期 / 子痫

研究表明子痫前期与血管内皮功能障碍和血管壁通透性增加有关，严重者可致脑水肿[2, 46]。另有学者提出，子痫前期患者的内皮功能障碍亦可导致孕产妇脑血流量增加，但尚缺乏明确证据[6, 46]。众多研究证实，子痫前期与脑灌注压升高、血小板减少有关[6, 46]；子痫与脑血流自动调节功能障碍进而引起脑过度灌注有关；脑灌注压升高、脑过度灌注和血小板减少均可增加子痫前期或子痫患者颅内出血的风险[11]。若妊娠晚期或产后出现神经系统疾病表现或癫痫发作，应及时行头颅 CT 或 MRI，排除水肿、出血或其他脑部损伤后，结合典型的影像学表现可诊断为子痫[11]。子痫前期的患者若服用镇静药后仍反复发作或苏醒延迟则可能还需进行脑电图评估以排除癫痫或非惊厥状态[22, 26]。

（二）颅内出血

妊娠期颅内出血的发生率为（3.8～18.1）/10 万次分娩[47, 48]，它主要有两个原因，即脑血管疾病和动静脉畸形[47]。诊断颅内或蛛网膜下腔出血可通过 CT 和腰椎穿刺来验证（依次进行）[48, 49]。若有动静脉畸形，可能还需进行脑血管造影[48, 49]。

《ICU 成人患者疼痛、躁动和谵妄处理临床实践指南》指出，神经系统日常评估和持续 ICP 监测是颅内出血孕产妇神经监测的基础[21]；放置脑室引流管有助于 ICP 监测和脑室内血液引流[48, 49]；每日

TCD 有助于排除血管痉挛的进展[49, 50]。

（三）颅内肿瘤

一般来说，颅内肿瘤常出现颅内压增高的症状，但颅内压增高的症状（即头痛、恶心、呕吐）与正常妊娠早期，以及子痫和子痫前期的症状相似，这种相似性可能会延误诊断，进而影响孕产妇的健康。因此，无法辨别时应行神经影像学检查来鉴别诊断。不应因为顾虑胎儿辐射暴露的风险而推迟检查，以免延误诊治而导致孕产妇（及胎儿）病情恶化。MRI 因其不涉及电离辐射的优点，成为妊娠早期首选的影像学检查方法[51, 52]。

临床观察发现妊娠期颅内肿瘤的诊断率高于同龄的非妊娠人群[51]，但尚缺乏统计学依据。妊娠期最常见的颅内肿瘤是垂体瘤、脑膜瘤、胶质瘤和乳腺癌脑转移瘤[51, 52]。

（四）妊娠期间的其他脑部疾病

良性或特发性颅内高压是一种病因不明的罕见疾病，最常见于育龄期肥胖女性。妊娠和外源性雌激素均可促进或加重特发性颅内高压[52]。在妊娠和非妊娠期女性中，特发性颅内高压的体征和症状及视力预后是相似的[53]，其诊断和监测的基础是神经系统和眼科的日常评估[52, 53]。若病情进一步发展，进行多次腰椎穿刺或 48h 持续脑脊液引流可能会改善视力。

结论

总之，ICU 中的孕产妇应常规进行神经功能监测。在许多神经系统疾病中，尽早发现并诊治至关重要，延误诊治可能最终影响孕产妇和胎儿结局。因此，无论孕产妇转入 ICU 的原因是典型的产科疾病还是妊娠附带的神经损伤，胎儿的存在不应成为妨碍临床医师实施必要诊疗的原因。

表 24-1 妊娠期间特定病理状态的脑监测

设 备	子痫前期/子痫	颅内出血	颅内肿瘤	特发性颅内高压	创伤性颅脑损伤
多通道连续脑电图(EEG)/SSEP监测	极少使用，可用于排除镇静和非惊厥状态的患者	同前	同前	不使用，(日常神经科和眼科评估优先)	使用，注意用于排除深度镇静和非惊厥状态的患者
有创ICP监测(包括PbtO₂，脑葡萄糖、丙酮酸、谷氨酸等)	不使用	经常使用 某些ICP监测设备还可允许脑脊液持续流出	极少使用 严重的脑水肿、脑积水、二次颅内出血可使用	不使用	使用 见严重脑损伤基金会指南
无创性脑O3局部血氧测定	可能使用，但数据尚不足	经常使用	可能使用，继发性并发症(严重脑水肿、脑积水、颅内出血)除外	不使用	使用 关于有创和无创两种方式的比较资料尚不足
经颅多普勒(TCD)	经常使用	经常使用	经常使用	可选择使用	经常使用
脑电双频谱指数监测(BIS)	经常使用 尤其适用于深度镇静和(或)偏瘫的患者	经常使用 尤其适用于深度镇静和(或)偏瘫的患者	经常使用 尤其适用于深度镇静和(或)偏瘫的患者	不使用 无用	经常使用 尤其适用于深度镇静和(或)偏瘫的患者
头颅CT	经常使用 用于与其他疾病的鉴别诊断	经常使用 用于与其他疾病的鉴别诊断和随访	经常使用 用于与其他疾病的鉴别诊断和随访	可选择使用	经常使用 用于与其他疾病的鉴别诊断和随访
头颅MRI	仅用于CT不可用时	极少使用	使用 在发现小的幕下肿瘤和继发性并发症方面，可能比CT更有优势	不使用	极少使用 可能存在伴行的脊髓损伤
血管造影术	不使用	使用，尤其在怀疑有动脉瘤破裂时	极少使用	不使用	极少使用 在大多数颅内及颅外动脉损伤情况下，可提供最佳分辨率

第 25 章　孕产妇脑卒中

Maternal Stroke

Eliza Cushman Miller　Lisa Leffert　著

王　昀　译　　胡祖荣　校

要点

- 脑卒中是一种罕见的妊娠期并发症，但却是孕产妇发病和死亡的主要原因，尤其是在高危人群如患子痫前期的女性中。
- 脑卒中是指由多种原因引起的急性脑血管疾病，包括动脉缺血性脑卒中、静脉血栓引起的脑静脉栓塞，以及非创伤性脑内和蛛网膜下腔出血，它们的病理生理和治疗方法差异很大。
- 大多数妊娠相关的脑卒中发生在产后，通常发生于出院后。
- 在妊娠或产后女性中发生任何新发神经功能损害时都应立即启动针对脑卒中的应急医疗机制，通常包括由神经科医师亲自或远程医疗进行评估会诊，以及在 20~30min 内进行紧急颅脑影像学检查。
- 妊娠相关的脑卒中管理需要神经科医师、重症医学科医师、产科医师和麻醉科医师多学科协作。
- 对妊娠期发生的急性缺血性脑卒中，在对相关风险和益处进行仔细充分的跨学科考量后，可给予阿替普酶溶栓治疗，并且对经筛选条件允许的大动脉栓塞患者予以外科机械取栓治疗。
- 妊娠期和产后发生的脑内或蛛网膜下腔出血需要重症监护管理，不论在神经科重症监护病房或普通重症监护室，都需要神经内科和神经外科医师密切的监测观察和评估。
- 发生脑卒中后的分娩方式应由产科医师根据患者生产条件个体化决定。之前发生的脑卒中并不一定会妨碍顺产。
- 产科医师应在出院前告知高危患者可能出现的脑卒中预警信号和症状。BE-FAST 口诀或记忆法（平衡、眼睛、面部、肢体、语言、呼叫紧急医疗服务的时间）可以帮助记忆识别脑卒中症状。

　　尽管妊娠相关的脑卒中罕见，发生率约 34/10 万次分娩[1]，但它是导致孕产妇死亡的重要因素[2]，某些亚人群（如患子痫前期的女性）风险也是极高[3, 4]。本章概述了围产期脑卒中的流行病学、卒中症状、急性卒中管理和远期并发症。

一、定义、流行病学和危险因素

　　"脑卒中"是指一组具有广泛表现、病因、治疗方法的异质性疾病，是器质性脑损伤后导致多种神经功能缺失的脑血管疾病。脑卒中可分为两大类，即缺血性脑卒中和出血性脑卒中。前者是由病灶处脑或脊髓血供中断缺血造成，后者是由脑实质或蛛网膜下腔出血造成[5]。两种类型的脑卒中均具有广泛且不同的病理生理机制（表 25-1 和表 25-2）。

（一）流行病学

妊娠相关脑卒中的发病率似乎在逐年上升[6, 7]。尽管妊娠对脑卒中风险的影响在相对年轻的女性中最为显著，但由于她们不太可能有其他脑卒中的风险因素[8-10]，所以高龄产妇患脑卒中的绝对风险高于年轻孕妇[10, 11]。脑卒中是除了心血管疾病和子痫前期外导致孕产妇死亡的主要原因之一[12]。尽管许多年轻女性能从妊娠相关脑卒中后恢复良好，但在一些高危人群中其死亡率可高达 13%[13]。大多数妊娠相关脑卒中发生在产后，通常发生在女性分娩出院回家后[11]。脑卒中风险在产后 2 周最高，但增加的风险可延长至产后 12 周[14]。

（二）危险因素

妊娠相关脑卒中患者可能存在如高龄、高血压、高脂血症、糖尿病、心脏病（包括心房颤动）和吸烟等传统血管危险因素，但也可能存在许多妊娠相关特异机制，如子痫前期相关的血管病变、羊水栓塞或围产期心肌病等[15, 16]。

1. 妊娠期高血压疾病

高达 40%～70% 的孕产妇子痫前期相关死亡是由脑卒中引发的，其中大多数是出血性脑卒中[12, 17]。患有妊娠期高血压疾病的女性发生妊娠相关脑卒中的风险是无妊娠高血压女性的 5～6 倍[7, 18]。子痫前期与"可逆性脑血管收缩综合征（reversible cerebral vasoconstriction syndrome，RCVS）"密切相关，通常伴有随后发生的"可逆性后部白质脑病综

表 25-1　缺血性脑卒中机制和危险因素

机　制	风险因素
心源性脑栓塞	• 心房颤动（可能是阵发性 / 隐匿性） • 卵圆孔未闭（"反常"栓塞） • 羊水栓塞 • 心内膜炎 • 风湿性心脏病 • 先天性心脏病 • 瓣膜性心脏病 • 充血性心力衰竭 • 心肌病（包括产后心肌病） • 心脏肿瘤（黏液瘤、弹性纤维瘤） • 心脏治疗 / 手术
大动脉粥样硬化（主动脉弓、颅外颈动脉、颅内大动脉）；可能引起动脉间栓塞或症状性狭窄 / 血栓形成	• 高脂血症 • 外周动脉疾病 • 糖尿病
脑小血管病	• 高血压 • 高脂血症 • 糖尿病 • 小动脉血管病变
隐源性（特发性）	• 青年 • 缺乏其他危险因素

（续表）

机　制	风险因素
颈动脉夹层（颈动脉或椎动脉）	• 肌纤维发育不良 • 马方综合征 • 结缔组织病（Ehlers-Danlos Ⅳ 型） • 创伤（整脊、机动车事故）
动脉炎 / 血管炎	• 风湿病 / 自身免疫性疾病 • 感染（疱疹病毒、梅毒、HIV）
血管痉挛（可逆性脑血管收缩综合征）	• 吸毒（可卡因、甲基苯丙胺、大麻、合成大麻素） • 5- 羟色胺能或拟交感神经药（抗抑郁药、止吐药、抗精神病药、血管升压药、兴奋剂） • 产后 • 偏头痛 • 女性
静脉梗死（脑静脉窦血栓形成）	• 镰状细胞病 • 原发性高凝状态 • 结缔组织病 • 产后 • 口服避孕药的使用 • 激素替代疗法 • 恶性肿瘤
烟雾综合征 / 烟雾病	• 镰状细胞病 • 唐氏综合征 • 神经纤维瘤病 Ⅰ 型 • 特发性烟雾病（区域变异）
导致脑卒中的遗传性疾病	• CADASIL • CARASIL • Susac 综合征 • MELAS • 镰状细胞病 • RCVL

HIV. 人类免疫缺陷病毒；CADASIL. 伴皮质下梗死和白质脑病的常染色体显性遗传性脑动脉病；CARASIL. 伴皮下梗死和白质脑病的常染色体隐性遗传性脑动脉病；MELAS. 线粒体脑肌病伴高乳酸酸血症和脑卒中样发作；RCVL. 视网膜血管病伴脑白质营养不良

合 征（posterior reversible encephalopathy syndrome，PRES）"，两者均可导致出血性和缺血性脑卒中 [19-21]。当并存传统的血管危险因素时会进一步增加子痫前期女性的脑卒中风险，某些感染因素也会增加脑卒中风险 [13, 19]。

2. 血液系统疾病

患有血液系统疾病的女性在妊娠期间和产后阶段发生血栓性和出血性脑卒中的风险较高 [22-24]。镰状细胞病是子痫前期 [25] 和脑卒中 [7] 的危险因素。尽管存在一定争议，患有抗磷脂综合征的女性通常

表 25-2 出血性脑卒中的机制和危险因素	
机 制	危险因素
脑内（脑实质内）出血	• 高血压 • 凝血病 • 抗血栓药 • 脑淀粉样血管病（老年人） • 子痫前期 / 子痫 • 动静脉畸形 • 硬脑膜动静脉瘘 • 海绵状血管瘤 • 脑肿瘤或转移瘤 • 脑脓肿 • 烟雾病 / 烟雾综合征
动脉瘤性蛛网膜下腔出血（aSAH）	• 女性 • 日本血统 • 吸烟 • 嗜酒 • 吸食可卡因 • aSAH 直系亲属 • 常染色体多囊肾病 • 埃勒斯 - 当洛斯综合征Ⅳ型 • 心内膜炎（霉菌性动脉瘤）
非动脉瘤性蛛网膜下腔出血	• 可逆性脑血管收缩综合征 • 脓毒性栓子 • 皮质静脉血栓形成 • 脑周静脉出血
自发性脑室内出血	• 高血压 • 凝血病
脑静脉窦血栓形成伴出血	• 镰状细胞病 • 产后状态 • 原发性高凝状态 • 服用口服避孕药 • 激素替代疗法 • 恶性肿瘤
动脉缺血性脑卒中源性的出血转化	• 未控制的高血压 • 抗凝药用使用 • 栓塞性梗死

需要妊娠期间抗凝治疗以降低脑卒中风险[26, 27]。患有风湿性疾病（如红斑狼疮和结缔组织疾病）的女性在妊娠期间发生脑卒中的风险也相应增加[28]。未找到确切原因的任何妊娠期间脑卒中患者，都需要评估是否存在潜在的致血栓形成的高凝性疾病、凝血功能异常或风湿病。

3. 心脏病（包括先天性心脏病、心肌病和瓣膜病）

患有先天性和后天性心脏病的女性一生发生血栓栓塞事件（包括脑卒中）的风险更高。造成这种情况的相关原因比较复杂，发生缺血性脑卒中通常与心脏病相关，而出血性脑卒中通常与高血压和潜在的血管病变相关，并且缺血性心脏病常伴有高血压。不管什么原因，这些孕产妇都需要多学科参与的产科诊疗护理[29]。而妊娠和产后期间应继续对心脏瓣膜进行长期抗凝治疗[30, 31]。尽管华法林比低分子肝素或普通肝素对预防孕产妇脑卒中的保护效果明显更好，但如果在孕 12 周之前给予华法林，则有胚胎并发症发生的风险。当华法林剂量 < 5mg/kg 时，其致胚胎相关并发症的风险与使用低分子量肝素相似[32]。尽管孕产妇未被这些试验纳入，但目前仍无充分证据支持大多数充血性心力衰竭患者能从使用抗凝药预防脑卒中的治疗中获益[33]。25% 的人群存在卵圆孔未闭，它与隐源性脑卒中相关，尤其当与潜在的高凝状态（包括妊娠）并存时[34, 35]。患有心脏病的孕产妇的围产期管理见第 10 章。

4. 偏头痛

有研究显示偏头痛使妊娠相关脑卒中发病概率增加约 15 倍，并且同时增加了缺血性脑卒中和出血性脑卒中的风险[36]。相关机制包括偏头痛与肥胖、吸烟和高脂血症等血管危险因素相关[36]、卵圆孔未闭的患者偏头痛发病率高[37]，以及偏头痛的促炎反应导致血管内皮功能障碍[38]。因此应仔细询问孕产妇的偏头痛相关病史，尤其当存在高危特征（如有过偏头痛先兆症状或神经系统症状，如麻木、偏瘫或失语）的病史，以确定其风险状况。偏头痛通常会在妊娠期间得到改善，且由于激素的变化一般会在产后复发[39]。因此，当妊娠期间或产后早期出现头痛时，必须认真鉴别头痛的特征和发生背景，如子痫前期相关的头痛就可能被误认为是偏头痛。突然发作的严重"闪电样"头痛、仰卧位时头痛加重，或任何与新发的神经功能障碍相关的头痛，包括视觉症状，都应由神经科医师紧急评估鉴别。

5. 血管畸形和脑动脉瘤

关于脑动脉瘤和动静脉畸形（arteriovenous malformation，AVM）破裂的风险是否会在妊娠期间和产褥期更高这一问题仍存在争议[26, 40-46]。如妊娠期间确实出现了破裂，通常发生在妊娠中期和晚期[47, 48]。对无症状、未破裂的AVM进行干预时应高度谨慎，因为干预的风险可能超过出血的风险[49]。同样，动脉瘤的破裂风险取决于多种因素，如动脉瘤的大小、动脉瘤生长速度和形态。应根据具体情况与血管神经科医师和（或）神经外科医师协商做出决定[50]。对患有未破裂的脑动脉瘤和动静脉畸形的AVM孕产妇应组织包括神经病学专家、产科医师和麻醉医师等进行跨学科会诊。在许多情况下患者可以通过阴道分娩，除非孕产妇状况或产科考虑另有顾虑，否则不会增加破裂风险[51]。椎管内分娩镇痛和椎管内麻醉已成功用于未切除、部分或完全切除的AVM或脑动脉瘤孕产妇的阴道分娩和剖宫产手术[52, 53]。

二、脑卒中的解剖学定位、体征和症状

脑卒中的症状取决于病变部位，这使得患者和医师难以识别预警信号。尽管如此，已形成了特定的常见模式："前循环"脑卒中综合征是由颈内动脉或其分支闭塞引起的，通常会影响语言、注意力和运动和（或）感觉功能。"后循环"脑卒中是起源于椎基底动脉系统的动脉梗死引起的，影响视力、平衡、感觉和颅神经功能。

出血性脑卒中也可能出现局部症状或全身脑功能障碍的迹象，如严重的头痛、恶心或呕吐、视物模糊、意识模糊和意识水平下降。脑静脉窦血栓形成（cerebral venous sinus thrombosis，CVST）症状可能比较隐匿，在数日内头痛逐渐恶化，进展为以颅内压升高（increased intracranial pressure，ICP）为主要体征或症状，如视物模糊或复视、颈部僵硬、恶心和呕吐及视盘水肿。

许多女性最初可能会忽略这些脑卒中预警症状，尤其是在产后的最初几天或几周，因照顾新生儿存在一定的压力而被忽略。产科医师应在出院前告知高危患者可能出现的脑卒中预警信号和症状。BE-FAST口诀或记忆法（即平衡、眼睛、面部、肢体、语言、呼叫紧急医疗服务的时间）可以帮助记忆识别脑卒中症状[54]。高危女性（如子痫前期的女性）应在产后最初几周监测高血压和新发的神经系统相关症状。

三、急性脑卒中的管理

缺血性和出血性脑卒中管理的详细指南远超出了本章的阐述范围，但在此也列出了一些指导原则。

（一）急性缺血性脑卒中

急性缺血性脑卒中的诊疗始于及时识别症状，通常是"脑卒中生存链"中最薄弱的环节。任何突然发作的神经功能损害症状都应触发快速脑卒中诊疗方案的启动，通常称为"脑卒中密码"，包括神经科医师（亲自或远程）会诊、紧急计算机断层扫描（CT）或磁共振成像（MRI），理想情况下应在患者到达医院或发现症状后20min内进行（如果急性脑卒中发生于院内）[55]。孕25周后，CT检查辐射对胎儿的影响可忽略不计。而若在此之前，可以与患者及其家人讨论风险，但其风险通常被孕产妇得到快速诊断和及时治疗的益处所抵消。尽管理论上存在新生儿甲状腺功能减退的风险，妊娠期是可给予碘化造影剂的，然而同样必须先权衡好胎儿风险与孕产妇灾难性脑卒中中的风险。不使用钆造影剂的MRI检查通常被认为对妊娠期是相对安全的[56]，但因耗时更长可能会导致延误诊疗。

美国心脏协会（American Heart Association，AHA）和美国脑卒中协会（American Stroke Association，ASA）建议只有当妊娠期或产后阿替普酶溶栓治疗和取栓术的预期收益远大于出血的风险时才应

考虑使用[55]。在没有出血的情况下，如果症状出现在 4.5h 内，则所有患者（无论是否妊娠）都应考虑使用重组纤溶酶原激活酶（阿替普酶）进行纤溶治疗[57-59]。推荐剂量为 0.9mg/kg，最大剂量 90mg，其中 10% 的剂量在 1min 内给药，余量应在 60min 内输注。在动物研究中，无证据表明脑卒中治疗剂量的阿替普酶具有致畸性[59]。除非高度怀疑凝血功能障碍或急性心血管疾病如主动脉夹层，否则不应等待常规实验室检查结果（除了血清葡萄糖水平）、心电图或其他影像检查（基本影像学检查之外的）来排除脑出血，从而延误溶栓治疗。接受抗血小板治疗的女性可能会接受阿替普酶预防治疗，但治疗剂量的阿替普酶是禁止用于抗凝治疗的。接受阿替普酶治疗后，如果怀疑有大血管栓塞，应进行脑血管成像（通常采取 CT 血管造影）。如果 CT 血管造影支持大血管阻塞，则应考虑进行外科机械取栓[60-64]。有关纤溶治疗和取栓的决定应与神经科医师协商，并与产科医师合作，甚至如果可行应与患者本人协商。如果现场没有合适的专家，应使用远程医疗协议向神经科医师咨询紧急情况[55]。

阿替普酶的并发症包括头痛、血管性水肿和出血（包括全身性出血、脑梗死出血性转化或潜在的胎盘出血）。使用阿替普酶期间出现任何神经功能恶化都应立即停止输注并立即进行无造影剂的头部 CT 以评估出血情况。如发现颅内出血，应进行凝血检查和纤维蛋白原水平，用冷沉淀逆转阿替普酶（10U，10～30min 内输注）。其他治疗选择包括氨甲环酸 1000mg，10min 内输注；或氨基己酸（Amino Caproic Acid，Amicar）4～5g，1h 内输注[55]。氨甲环酸已被安全用于妊娠患者[65]，但氨基己酸被认为是妊娠期 C 类药，只有在益处大于风险的情况下才使用。

最近 14 天内有过大手术（如剖宫产）通常是使用纤溶治疗的警告类别；在某些情况下，阿替普酶的好处可能超过出血风险，应与产科医师协商后决定是否使用它。同样，近期硬脑膜穿刺也不是纤溶药的绝对禁忌证，应根据具体情况进行考

虑[55, 59]。与接受此类治疗的非妊娠期女性相比，接受阿替普酶或机械取栓再灌注治疗的急性妊娠相关缺血性脑卒中女性的母体功能结局相似[15, 66-78]。胎儿结局数据很少，一些早期胎儿丢失可能与潜在的疾病过程本身有关。缺血性脑卒中后分娩方式的选择应基于产科指征[79]。

（二）脑出血

多达一半的妊娠相关脑卒中是出血性脑卒中，其中许多发生在产后[16, 80]。虽然与非妊娠出血性脑卒中女性相比，这些女性的预后通常更好[16]，但死亡率仍保持在 10% 左右。在一项研究中，脑出血（intracerebral hemorrhage，ICH）占妊娠期高血压疾病女性的孕产妇死亡率的 70%[12]。ICH 的早期危及生命的并发症包括血肿扩大、脑积水、颅内压升高和脑疝。预防再出血的策略包括血压管理[81, 82]、抗凝药拮抗和病因控制。即使考虑到可能出现妊娠的血栓前状态，再出血的临床危害也超过了血栓形成的风险，也说明逆转是合理的。在最初的 CT 确定出血后，应在 6h 内（或更早，如果神经系统检查恶化）复查 CT，以评估血肿是否扩大。应进行 CT 或常规血管造影确定血管病变是否可接受血管内或神经外科干预[83]。

由于脑室引流系统阻塞导致的脑积水可迅速发展。严重脑积水的处理可能需要放置脑室外引流以缓解 ICP 升高。高 ICP 的迹象包括严重的头痛、反射亢进、恶心、呕吐、视物模糊或复视，以及意识水平下降。颅内压升高的处理包括抬高床头、合理地使用镇痛和抗焦虑药（如丙泊酚）以减少疼痛和躁动、高渗治疗［如甘露醇（1g/kg）和维持正常体温，包括在必要时使用冷却装置］。可以在妊娠期间给予甘露醇而不会对胎儿产生有害影响[84, 85]。高渗盐水（23.4% NaCl 单次注射 30ml）可用于即将发生脑疝的危及生命的情况，但有关胎儿结局的数据尚未知。不建议使用皮质类固醇治疗细胞毒性水肿，皮质类固醇可能会加重缺血性脑卒中引起的脑水肿[86] 或可逆性后部白质脑病综合征[87] 患者的预后，这也是子痫患者脑出血的常见原因（见可逆

性后部白质脑病综合征）。如果可行，中心静脉导管应放置在锁骨下静脉或股静脉中，而不是颈内静脉中，并且头部应保持在正中，有助于防止脑静脉充血。

应积极控制 ICH 女性的癫痫发作。任何出血性脑卒中后昏迷的女性应进行至少 24h 的脑电图检测，因为超过一半的癫痫发作可能是亚临床的[88]。短暂使用过度通气（目标二氧化碳分压 25～35mmHg）可用作紧急手术前的临时措施，但由于血管收缩导致脑和胎盘缺血的风险，不应持续超过 30min[89]。一些女性可能需要紧急去骨瓣减压术和血肿清除术。

（三）蛛网膜下腔出血

蛛网膜下腔出血（subarachnoid hemorrhage，SAH）或出血进入脑实质和蛛网膜之间的空间，可能是由于动脉瘤破裂或其他因素导致的（表 25-2）。据报道 SAH 在极少数情况下是产科患者硬脊膜穿刺相关的并发症[90]。传统上，SAH 的前兆是突然发作的"霹雳样"头痛，患者经常将其描述为"一生中最严重的头痛"。SAH 的初始处理与脑出血相似，即血压管理、抗凝药拮抗和病因治疗。应立即进行 CT 血管造影术或常规血管造影术，以评估是否存在夹闭或栓塞后的"罪魁祸首"责任动脉瘤，且这两种方法都已成功地应用于孕产妇[47]。SAH 可能并发脑积水、脑水肿、ICP 升高和血管痉挛引起的迟发性脑缺血[91]。尼莫地平作为 SAH 术后方案的一部分通常用于神经保护，在妊娠期间是安全的[92]。如果有条件，SAH 应在亚专科神经重症监护病房进行管理。

（四）脑静脉窦血栓形成

当大的血凝块随着血流流入硬脑膜静脉窦中，就会发生脑静脉窦血栓形成（CVST）。随着血栓的形成，可能会出现静脉充血、脑水肿、ICP 升高、梗死和出血。由于这种情况发展缓慢，只有当头痛变得无法忍受或发生大量出血时，患者才可能就医。

妊娠或产后状态是女性 CVST 的常见原因，可能是由于相关的高凝状态、静脉淤滞和内皮损伤[93, 94]。也有罕见的与 CVST 相关的硬膜外置入过程中意外硬膜刺穿报告[95, 96]。剖宫产、子痫前期和感染都会增加产褥期 CVST 的风险[97]。

CVST 的推荐治疗是抗凝治疗。在 CVST 合并 ICH 的情况下，仍然可给予抗凝治疗，且有少量证据表明孕产妇和产后女性的出血风险不会增加[93, 94]。

（五）可逆性脑血管收缩综合征和可逆性后部白质脑病综合征

可逆性脑血管收缩综合征（RCVS，又称产后血管病或产后 Call-Fleming 综合征[98]）是一种脑血管张力短暂失调的疾病，其发病机制尚不清楚，但常见于交感神经过度活跃的情况[99]。在非妊娠人群中，它通常与血管活性物质（包括拟交感药）、致幻性药（包括大麻）和血清素能药（包括抗抑郁药）的使用有关[99, 100]。这些症状被认为是由大脑动脉短暂的血管收缩和（或）血管扩张引起的，通常包括反复发作的头痛或突然发作的头痛（在 1min 内达到峰值强度）。RCVS 的严重程度从轻度到重度[101]，可导致缺血性或出血性脑卒中，或两者兼而有之（图 25-1）[100-106]。该疾病与子痫前期和可逆性后部白质脑病综合征（PRES）具有相同的特征，已成为妊娠相关脑卒中的一个主要病因[20, 21, 107-114]。对于妊娠相关的 RCVS，尚无既定的治疗方法。报道的治疗包括静脉注射镁、钙通道阻滞药（如维拉帕米或尼莫地平），或在难治性病例中，介入治疗（如动脉内钙通道阻滞药或球囊血管成形术）[105, 115-121]。类固醇通常无效，且可能有害[122]。应避免使用拟交感神经药和 5- 羟色胺能药（表 25-3）。经颅多普勒可用于监测血管痉挛的发生，在风险最高的时期可在住院部或门诊定期复查[123, 124]。

PRES 有时称为可逆性后部白质脑病综合征或高血压脑病，是皮质下和皮质脑水肿的综合征，通常主要累及顶叶和枕叶，因此与视觉症状高度相关。虽然 PRES 不仅限于产科患者，但它经常与

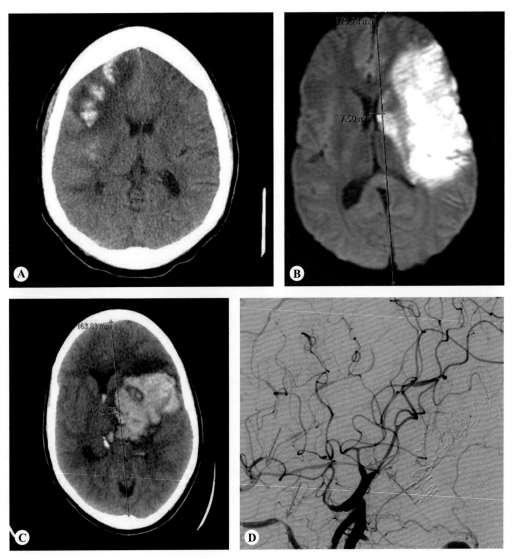

▲ 图 25-1　妊娠相关脑卒中

A. 33 岁女性，产后 4 周，左大脑中动脉急性栓塞性梗死的弥散加权磁共振图像，注意因肿胀引起的中线移位；B. 未增强计算机断层扫描，显示患有镰状细胞病和子痫前期的年轻女性产后第 1 天右额叶梗死伴出血性病灶；C. 未增强计算机断层扫描，显示无并发症的产妇在产后第 4 天脑出血；D. 脑血管造影显示图 C 中的患者弥漫性血管痉挛（红箭），由可逆性脑血管收缩综合征（产后血管病）引起，血管痉挛随后消退，但患者的神经系统仍严重受损

RCVS 或子痫前期相关，通常在产后期。高达 97% 的子痫患者 [125] 和某一研究中高达 20% 有神经系统症状的子痫前期患者 [126] 在磁共振成像上显示了 PRES 图像。尽管它的名称如此，PRES 并不总是可逆的，也不总是后部的，并且可能导致破坏性并发症，包括癫痫持续状态、缺血性、出血性脑卒中和需要去骨瓣减压术的恶性脑水肿 [127, 128]。子痫前期相关的 PRES 应通过积极的血压控制、静脉注射镁、控制癫痫发作和立即分娩（如果发生在产前）进行

表 25-3　可逆性脑血管收缩综合征应避免的药物
• 选择性 5- 羟色胺再摄取抑制药
• 去甲肾上腺素
• 去氧肾上腺素
• 曲坦类
• 单胺氧化酶抑制药
• 麦角衍生物（溴隐亭、甲基麦角新碱）
• 鼻减充血剂（去氧肾上腺素或麻黄碱）
• 钙调神经磷酸酶抑制药

治疗。在治疗子痫相关的 PRES 方面，甘露醇并未显示优于镁 [84]。类固醇可能会加剧 PRES，不应用于治疗 PRES 相关的脑水肿 [87]。

（六）急性脑卒中后的血压管理

急性脑损伤（包括脑卒中）会导致脑自动调节功能受损，因此血压管理至关重要。急性脑卒中后的血压目标取决于脑卒中的亚型和机制。缺血性脑卒中后，通常采用"允许性高血压"策略，目的是最大限度地向缺血性半暗带进行侧支血管灌注，但这种方法并没有明显优势 [129]。对于子痫前期的女性，急性缺血性脑卒中后可控制血压，但应监测患者神经功能缺损的恶化情况，并应避免低血压。优选的抗高血压药包括尼卡地平和拉贝洛尔，这两种药物在妊娠和哺乳期间都是安全的。一些缺血性脑卒中患者，尤其是大动脉闭塞的患者，可能会出现"压力依赖性检查"：在较低的血压下神经功能恶化，随后在较高的压力下恢复。这可以通过在将患者置于头低足高卧位之前和之后测试神经功能，在床边进行临床测试。如果可能，任何压力依赖性脑卒中患者都应在神经重症监护病房进行治疗。如果没有，应该在重症监护病房进行监测，每小时进行一次神经系统检查，有创血压监测，并在选定的情况下使用升压器来维持血压目标。使用重组人组织型纤溶酶原激活剂后，血压应保持在 180/105mmHg 以下，以降低出血转化的风险 [129]。ICH 和 SAH 后血压目标通常较低，目的是避免血肿扩大或灾难性再出血 [81, 82, 130]。患有 PRES/RCVS 的女性可能需要较低的目标（收缩压＜140mmHg），但这种方法的效果尚不清楚。脑卒中后的血压管理必须与分娩前胎盘灌注的需要相发平衡。

早期脑卒中后风险和治疗

常见的脑卒中后并发症包括泌尿道感染、吸入性肺炎、血栓栓塞事件、压疮、谵妄和抑郁症。由于许多脑卒中是可以通过严谨的护理程序来预防的，AHA/ASA 建议所有脑卒中患者都要到专门的脑卒中病房接受早期脑卒中后治疗（表 25-4）。

（七）产前脑卒中后分娩

妊娠期间脑卒中患者的分娩风险取决于脑卒中的机制、时间和严重程度。对于与血管病变（如 AVM）相关的 ICH 或 SAH 患者，只要原发病灶已得到治疗，患者没有并发阻塞性脑积水或 ICP 升高的体征或症状，也没有剖宫产的产科指征，阴道分娩似乎是安全的 [52, 131]。由产科医师、神经内、外科医师、产科麻醉医师和重症监护科医师组成多学科团队，共同制订分娩计划，包括评估孕产妇在第二产程中自主用力生产是否安全可行，如果不可行，则应评估患者是否适合在椎管内麻醉下轻微屏气，并借助产钳或真空吸引器分娩。缺血性脑卒中后不久分娩的女性也是如此 [132]，不建议常规剖宫产，除非孕产妇的情况不适合阴道分娩或有剖宫产的产科指征 [133]。

这些孕产妇的围产期麻醉管理遵循与其他颅内病变患者相同的原则，包括多学科护理。在全身麻醉或硬脊膜穿刺的情况下，对 ICP 升高或可能导致神经功能恶化的其他特征的考虑对于决策至关重要。如果没有抗凝药或抗血小板药 [134]、意识水平低下或其他神经系统问题 [135] 的禁忌证，这些女性通常适合进行椎管内镇痛或麻醉。

如果需要全身麻醉，同样的基本原则适用于任何颅内病变患者，无论是否妊娠。如果担心 ICP 升高，则考虑添加辅助药物（如瑞芬太尼 0.5～1.0μg/kg）以减弱对喉镜检查的反应。有明显脑卒中后运动无力（如偏瘫）的患者对肌松药的反应可能发生改变，如去极化肌松药可能导致高钾血症，而非去极化肌松药的使用可能伴随长时间阻滞 [136]。在这些情况下，大剂量瑞芬太尼（如 4μg/kg）可以替代琥珀胆碱，并与诱导剂配对以实现快速序列诱导 [137]。颅内压调节技术的成功使用已有报道，如轻度过度通气（将孕产妇动脉血二氧化碳分压保持在 25～30mmHg）[138] 及在 ICP 增加的孕产妇中适当的使用呋塞米和甘露醇 [139, 140]。

患有脑卒中的患者在低血压、手术或麻醉药或其他代谢应激的情况下可能表现出既往神经功能缺

表 25-4 AHA/ASA 对早期脑卒中后治疗的建议 [a]	
建议	说明
脑卒中入院	如果可能的话，患者应进专门的脑卒中康复病房
吞咽困难筛查	患者在进食、饮水或接受口服药前应进行吞咽困难筛查，以识别有较高误吸事件风险的患者
预防吸入性肺炎	可包括由言语语言专家进行的仪器评估（即吞咽的纤维内镜评估、视频透视、纤维内镜评估）；消毒口腔护理，如氯己定拭子或漱口水；患者因吞咽困难无法满足营养需求时早期肠内喂养
氧疗	建议吸氧以维持血氧饱和度＞94%，仅限缺氧患者
导尿管	避免留置导管
深静脉血栓形成	间歇气压加压装置推荐用于所有不能活动的脑卒中患者的预防；弹性加压丝袜不推荐；常规使用皮下肝素预防的益处尚不确定
活动	物理和职业治疗评估和治疗
疾病管理	及时治疗尿路感染、充血性心力衰竭或急性肾损伤，避免高热和高血糖
营养支持	识别营养不良或需要补充营养的危险患者
抑郁症筛查和治疗	推荐结构化筛查，尽管最佳的方法和时机尚不清楚；抑郁症患者应治疗，除非存在禁忌证

a. Powers WJ, Rabinstein AA, Ackerson T, et al. 2018 guidelines for the early management of patients with acute ischemic stroke: A guideline for healthcare professionals from the American Heart Association/American Stroke Association.

陷的复发[141-143]。必须记录有脑卒中病史患者的基线神经系统检查，并在分娩期间或分娩后发生急性神经系统变化时激活新的"脑卒中密码"。

四、妊娠相关脑卒中远期影响

患有妊娠相关脑卒中的女性及其家人将对自己的预后和未来的健康状况有很多疑问。让一个多学科协作的团队来回答这些问题，可以减轻这种意外事件带来的焦虑。

（一）脑卒中后康复

尽管与老年患者相比，年轻患者卒中后的功能预后更好[144]，但他们在脑卒中后的生活质量和操控能力通常会严重下降[145, 146]。许多患者患有使人衰弱的脑卒中后疲劳[147]，这可能会影响年轻女性的工作和照顾家人的能力。由于抑郁症是脑卒中[148]和分娩后的常见症状，因此应在随访时对这些女性进行抑郁症筛查。一些证据表明，通常被认为对母

乳喂养安全的选择性 5- 羟色胺再摄取抑制药可能有助于脑卒中后运动恢复[149]。然而，有 RCVS 病史的患者应避免使用 5- 羟色胺能药。认知行为疗法对脑卒中后抑郁症也有效[150]。莫达非尼可能有助于严重的脑卒中后疲劳[151]。然而，这种药物在妊娠或哺乳期间的安全性尚不清楚。睡眠研究可以帮助诊断隐匿性阻塞性睡眠呼吸暂停，这是一种常见的脑卒中后并发症，可导致疲劳和夜间高血压[152]。年轻脑卒中幸存者及其家人的支持可能有助于减轻孤立感和抑郁感。如果可能，应鼓励社会参与和重返工作岗位，因为两者似乎都可以改善脑卒中后的生活质量结果[153]。

（二）远期预后

几乎没有证据可以告知未来妊娠中复发性脑卒中的风险。一项研究发现，与未妊娠状态相比，产后脑卒中复发的相对风险约是其 10 倍，5 年后孕产期脑卒中的绝对复发率为 1.8%[154]。根据一项更新的综述，未来妊娠中 CVST 复发的合并发生率约为

8/1000 次妊娠（95% CI 3～22），既往有 CVST 的女性可能受益于低分子肝素的血栓预防[155, 156]。AHA或 ASA 不建议既往脑卒中患者再次妊娠，并建议根据低风险或高风险状况分别进行抗血小板或抗凝治疗[26, 79]。

任何患有妊娠相关脑卒中的女性都应转诊至专门研究脑卒中和脑血管疾病的神经科医师，或在急性康复期完成后进行随访。而患有妊娠期高血压疾病的女性在以后的生活中患心脑血管疾病的风险更高[157-167]。并且肥胖、高血压、缺乏身体活动、吸烟、不良饮食或药物滥用等可变的风险因素都可能产生干预，故在恢复期间与女性合作处理这些风险因素可能会获得可观的长期利益。

鸣谢 作者感谢 Joshua Z.Willey（哥伦比亚大学医学中心神经科脑卒中和脑血管疾病专科）对本章的批判性审查提供的帮助，以及 Heloise Dubois（麻省总医院）对该项目的宝贵帮助。

第26章 神经系统危象
Neurological Crises

Chiara Robba　Valeria Spennati　Sharon Einav　Federico Bilotta　著

黄世伟　译　　许学兵　校

要点

- 妊娠期癫痫应始终考虑子痫可能，除非或直到可以排除诊断。
- 子痫通常表现为癫痫而不伴有子痫前期的其他症状。
- 患有癫痫的女性可能会出于对胎儿风险的担心而调整或停止抗癫痫治疗。
- 停用抗癫痫药与癫痫发作、重症孕产妇和胎儿发病率甚至死亡率相关，应予以劝阻。
- 导致孕产妇肌无力的最常见原因是颅内病变和脑卒中（在其他章节讨论）、镁过量及重症肌无力危象。
- 重症肌无力在妊娠期可能改善、恶化或保持不变，与患者妊娠前状态无关。

一、癫痫

既往诊断为癫痫的孕产妇在妊娠期间常会有癫痫发作。患有癫痫的孕产妇有 1.8% 的概率发生癫痫持续状态[1]。孕产妇可能因为担心抗癫痫药（antiepileptic drug，AED）的致畸性而不愿意服用。所有的抗癫痫药都能够通过胎盘。第 38 章将讨论惊厥药物治疗相关的风险。尽管有潜在的胎儿风险，也应在整个妊娠期继续 AED 治疗。患者宣教是确保药物依从性的关键。任何 AED 剂量的改变都应在医师指导下进行[2]。癫痫患者的意外猝死通常与未控制的癫痫发作有关[3]。

1. 癫痫发作对胎儿的影响

孕产妇癫痫发作与低体重出生儿和早产儿风险增加有关[4]。较早的病例报告及 1 篇 1998 年的病例报告指出孕产妇全面强直 - 阵挛性发作后会出现胎儿心率减慢，但这些报告没有赋予此发现的临床意义[5, 6]。孕产妇惊厥发作可能导致胎盘血流再分布和发作后低通气及低氧血症。然而，后来的研究也强调，即使确实发生了短暂性胎儿缺氧，但缺氧的临床影响仍不清楚[7, 8]。非惊厥性癫痫被认为风险较小，但一份病例报告记录到在复杂的部分性发作期间出现显著的胎儿心动过缓[7]。也报道过孕产妇癫痫发作对胎儿其他的罕见风险，包括 3 例先天性畸形[9]、1 例胎儿颅内出血[10]及 2 例后续的胎儿死亡[9, 10]。

2. 鉴别诊断

孕产妇癫痫发作的鉴别诊断包括代谢性疾病

（如低钠血症、低血糖）、颅内病变（如占位性病变、静脉窦血栓形成、可逆性后部白质脑病综合征、可逆性脑血管收缩综合征），以及心脏疾病（如心律失常、晕厥、艾迪森病危象）[3]。

3. 治疗

任何原因引起的急性惊厥的一线治疗都是处理气道梗阻和避免误吸。图 26-1 展示了孕产妇惊厥的诊断和治疗流程。左侧卧位易于实施，而且有利于分泌物的清除及患者血流动力学的稳定。考虑到孕产妇气道管理遇到困难的可能性增加，气道控制最好获得专业人士的协助（见第 21 章）。一旦出现惊厥，应立即开始短效抗惊厥药治疗。基于孕产妇气道和呼吸及胎儿的致畸性方面安全性的考量，苯二氮䓬类（优选咪达唑仑，因为它的半衰期相对较短）是首选药。如果需要进行彻底的神经系统检查，可以考虑使用异丙酚（1mg/kg），但必须权衡使用这种超短效药的潜在收益与孕产妇发生误吸和气道失控的风险。

加利福尼亚州孕产妇优质护理协会（California Maternal Quality Care Collaborative，CMQCC）发布了一份关于子痫管理的安全建议[11]。

以下为控制癫痫发作的药物使用方法。

(1) 咪达唑仑：1～2mg，静脉注射，可 5～10min 重复给药 1 次。

(2) 劳拉西泮：4mg，静脉注射，可 2～5min 重复给药 1 次。

(3) 地西泮：5～10mg，静脉注射，可 15～30min 重复给药 1 次。

(4) 苯妥英钠：负荷剂量 1000mg，静脉缓慢注射，给药时间应超过 20min。

(5) 丙戊酸钠：目前的建议是，丙戊酸钠不应该被用于育龄期女性，更不应用于孕产妇，除非其他治疗无效或无法耐受[12]。

育龄期女性癫痫发作时应始终考虑子痫的可能。如果考虑子痫，镁剂治疗应该同时开始（见第 16 章）。

一旦抽搐得到控制，应对生命体征、心率、血压和血氧饱和度进行评估。当血氧饱和度<92%

时，可给予鼻导管吸氧（2～3L/min）。动脉血气分析可用于评估因抽搐引起（或引起抽搐）的代谢紊乱的严重程度。乳酸水平升高和（或）有任何子痫迹象的孕产妇都应在适当的神经系统检查后转入高级别监测的环境，因为这些女性病情继续恶化或反复惊厥的风险较高[13]。

辅助性生酮饮食也被视为控制孕产妇癫痫发作的一种策略，尽管目前文献中关于这一主题的案例研究还很少[14]。妊娠期间进行生酮饮食的小鼠模型表明，这样的饮食可能会导致胚胎器官生长的改变（如心脏体积的增加及脑和脊髓体积的减少）[15]。然而，生酮饮食对发育中的人类胎儿的潜在影响目前尚不清楚[16]。

二、孕产妇无力

导致孕产妇无力的最常见原因是有颅内病变（见第 36 章）、脑卒中（见第 25 章）、镁过量和重症肌无力危象。镁过量的特征是面部潮红、嗜睡、多汗、乏力、呼吸抑制和虚弱，镁治疗应立即停止，诊断可通过第 16 章讨论的实验室检查确诊。

应咨询神经科医师来协助诊断和处理这些病例。

重症肌无力危象

重症肌无力（myasthenia gravis，MG）是一种自身免疫性疾病，其中抗体破坏神经和肌肉接头处的烟碱乙酰胆碱受体，从而破坏神经冲动传递，损害肌肉收缩功能。这种疾病的典型表现为随意肌（如眼周、肢体或口咽）的阵发性无力和快速疲劳。普通人群中 MG 的患病率约为 1/5000，而女性的发病率是男性的 2 倍[17]。任何年龄都可能出现症状，但 30 岁左右是发病高峰期[18]。

1. 检查和诊断

除非在妊娠前已知存在 MG，否则孕产妇过度无力的临床表现应促使将其及时转介进行诊断检查。这包括电生理检查和血液采样以进行乙酰胆碱受体（acetylcholine receptor，AChR）结合抗体

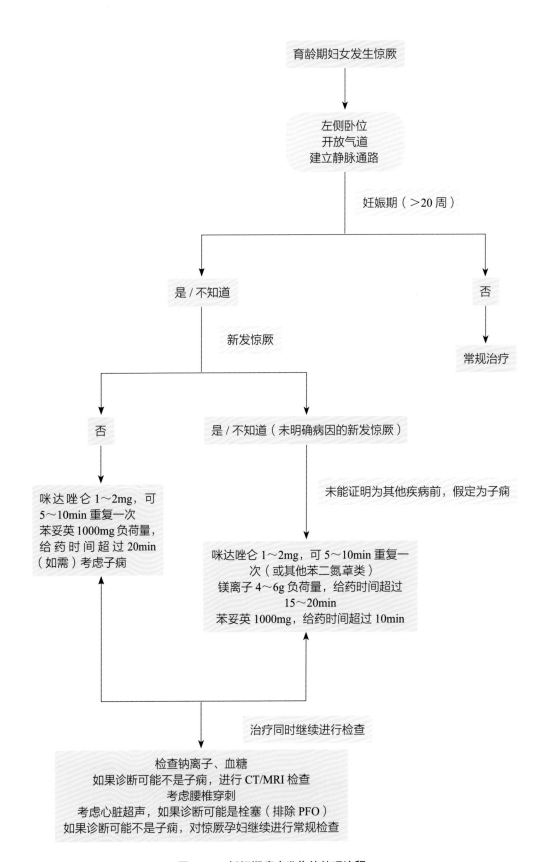

▲ 图 26-1　妊娠期癫痫发作的处理流程

及抗肌肉特异性激酶（anti-muscle-specific kinase，MuSK）水平的检测。检测神经肌肉传导缺陷的电生理测试包括重复性神经刺激检查和更敏感的单纤维肌电图（single-fiber electromyography，SF-EMG）。这两种检查方法在妊娠期间都是安全的。症状性无力、神经肌肉传导异常的电生理学证据或血清 AChR 或 MuSK 水平升高都可以证实诊断。

重症肌无力可由感染、甲状腺功能改变、某些药物、情绪或身体上的压力及月经引起或加重[19]。在孕产妇病例中，症状恶化最常发生在妊娠早期或产后[20]。在育龄期女性中，胸腺瘤是导致 MG 的一种罕见原因，特别是在 AChR 抗体检测为阴性时候[21, 22]。是否进行胸腺影像学检查取决于明确诊断的重要性和阳性发现的可能性（抗体阴性的女性获得阳性发现的可能性低）。在大多数情况下，影像学检查可能推迟至分娩后，因为胸腺切除术不太可能在妊娠期间使临床获益。然而，如果认为有必要，可以实施无造影剂的胸部 CT 成像，因为这种检查对胎儿的风险较小。虽然胸部 MRI 没有辐射，但 MRI 对前纵隔的成像不如 CT。

2. 妊娠期间 MG 患者的随访

妊娠对 MG 病程的影响是不可预测的[20, 23]。妊娠初期无力的严重程度并不能预测疾病的缓解或恶化，一些女性可能会有所改善，而另一些可能会恶化或保持相同的状况。约 1/3 的 MG 患者可能在妊娠期间发病或恶化[20]，由于可能发生呼吸危象，因此必须密切监测孕产妇状况。产后疾病恶化在首次分娩后更加普遍[24]。虽然产后阶段 MG 的治疗不那么复杂，但需要高度怀疑，因为疲劳等症状可能源于家庭中出现新的挑战，而不是疾病恶化。

3. 呼吸衰竭

呼吸肌极度无力及由于子宫迅速增大引起的膈肌活动受限，常引发呼吸衰竭，表现为严重低通气。床旁肺活量测试（包括用力肺活量、最大吸气和呼气压）可以帮助识别无明显呼吸窘迫的患者哪些即将会发生呼吸衰竭。然而，由于所有这些测试的预测值都是基于对非妊娠人群的研究，因此考虑对孕产妇进行后续的检测是合理的。

4. 妊娠期间 MG 危象的治疗

整个妊娠期和围产期对 MG 患者的治疗需要多学科协作[25]。MG 危象期间，治疗原则与非妊娠期患者相似，包括支持性通气同时控制感染、血浆置换、静脉注射丙种球蛋白（intravenous gamma globulin，IVIg）和免疫调节治疗。

机械通气的适应证包括呼吸窘迫的临床症状、治疗后进行性高碳酸血症性呼吸性酸中毒和分泌物清除不足（如分泌物堵塞气道导致的急性低氧血症反复发作）。气管插管最好是有准备而非紧急进行，以最大限度地控制危急情形和减少并发症。在一般人群中，连续测量结果显示用力肺活量<15～20ml/kg 或平均吸气压在 0～30cmH$_2$O 被认为是可能的插管指征，但这些测量指标可能对孕产妇不适合。对孕产妇而言，连续测量结果恶化可能是更好判断是否需要气管插管的方法。如有必要气管插管，最好在短效肌松药辅助下完成。气管插管后，任何形式的自适应支持通气可能更有利于保留残余肌肉力量，而不是实施没有自主呼吸的完全镇静。

在妊娠期间，治疗重症肌无力加重理想的方法是使用类固醇（泼尼松 60～80mg，每日 1 次，口服，或静脉注射等效药物）。除非临产，最好避免静脉注射胆碱酯酶抑制药，因为这些药可能会引发子宫收缩。类固醇比血浆置换创伤小，也可能比 IVIg 对胎儿更有益。此外，与其他免疫调节药相比，类固醇起效相对较快（数小时 vs. 数天），且效果可以持续到整个治疗期间，而血浆置换和 IVIg 的作用则更短暂[26]。然而，对类固醇治疗反应不明显的孕产妇应考虑替代治疗方案。环孢素对孕产妇被认为是相对安全的[27, 28]。尽管考虑胎儿，硫唑嘌呤仍可用作孕产妇肌无力危象期间的二线治疗。然而，应用这种药存在争议；在欧洲，它是妊娠期 MG 的非甾体类免疫抑制药之一[26]。一项回顾性病例研究表明，患有炎症性肠病的孕产妇，尽管使用了硫唑嘌呤[29]，也并没有胎儿先天性畸形的报告。据推测，虽然硫唑嘌呤的确可以通过胎盘，但胎儿肝脏缺乏将此药转化为其活性代谢物的酶，因此胎儿这种酶的缺乏似乎是保护性的[30]。然而，也有关于胎儿造血功能受损的报道，以及由这种治疗引起的并发症[31]。在美国，硫唑嘌呤被认为是妊娠期高危药。霉酚酸酯和甲氨蝶呤会显著增加致畸风险，因此不应在妊娠期使用，除非母亲处于生命危险之中，并且没有其他的替代治疗方法[25]。

如上所述，血浆置换和IVIg都是暂时性治疗措施。在一般MG人群中，IVIg的疗效与血浆置换相似[32]。一项描述妊娠期使用IVIg的病例系列研究展示出一些前景[33]。因此，在这两种选择中，IVIg治疗模式被认为是更可取的。血浆置换治疗妊娠期其他免疫疾病时，所取得的成功程度各不相同[34–37]，但对于MG患者没有这种治疗模式的数据，而且显然血浆置换是一种侵入性更强的方式。因此，血浆置换不应作为妊娠期肌无力治疗的首选。总之，关于使用这些措施的决定应平衡潜在的孕产妇收益与孕产妇和胎儿并发症的可能性。

对于患有MG和子痫前期的女性，使用硫酸镁应特别谨慎，因为如前面所介绍，它可能加剧神经肌肉无力[38]。如果确实发生子痫，盐酸巴比妥类或苯妥英通常可提供足够的治疗（见第6章）。

5. 分娩

与横纹肌不同，子宫平滑肌不受乙酰胆碱受体抗体的影响。因为宫缩未受影响，所以鼓励MG女性经阴道自然分娩。然而，在第二产程，当横纹肌受累时，可能会出现早发型疲劳和极度虚弱，需要辅助分娩。如果需要麻醉，椎管内麻醉要优于全身麻醉（因为其对全身影响较小），并已被安全地用于MG女性的分娩[39, 40]。无论母亲MG的严重程度如何，所有新生儿都必须接受新生儿专科团队的治疗，因为他们出生时也可能出现短暂的肌无力[23]。

结论

孕产妇的神经危象可能与原有疾病（如癫痫或重症肌无力）和产科疾病（主要是子痫）相关。临床医师在治疗危重孕产妇时可能遇到的两种最常见的神经危象是癫痫和重症肌无力。本章讨论了在这些临床状况下应该考虑的鉴别诊断和治疗建议。

第七篇　孕产妇心脏停搏

Maternal Cardiac Arrest

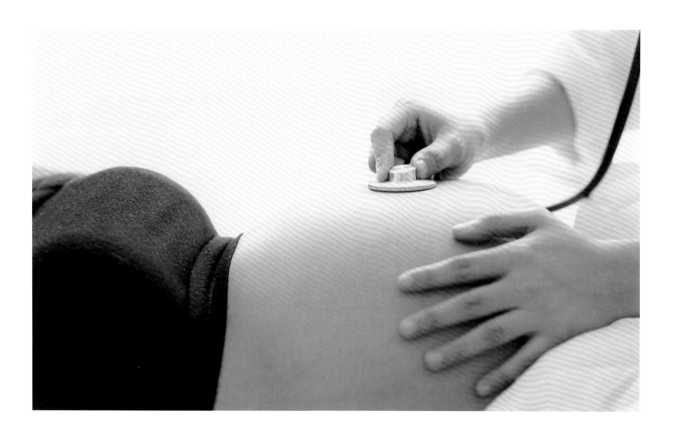

第 27 章　孕产妇心肺复苏
Maternal Resuscitation

Laura Peltola　Felicity Plaat　著

陈裕中　译　　任雪艳　校

要点
- 孕产妇心脏停搏是罕见事件。
- 孕产妇心脏停搏救治不及时可导致严重的不良结局。
- 妊娠期增大的子宫会阻碍复苏。
- 孕产妇心肺复苏应采用标准成人胸部按压姿势，并尽量减少中断。
- 尽早气道保护，积极纠正缺氧。
- 尽早识别困难气道。
- 在不影响心肺复苏的前提下，推荐左推子宫来缓解下腔静脉压迫直至自主循环恢复。
- 如果心律可电击除颤，参照普通成人标准尽早除颤。
- 使用普通成人标准的复苏药物及剂量。
- 围死亡期剖宫产术应尽早、就地进行。

　　妊娠期心脏停搏很罕见，但在一些国家，其发病率可能会增高[1]。近期文献表明，发达国家的发病率较低，英国为 1/16 000 次分娩[1]，美国为 1/12 000 次分娩[2]。而贫困地区的发病率则明显升高。

　　十多年前，人们普遍认为妊娠期心脏停搏难以抢救，甚至认为没有必要进行复苏[3]。来自世界各地的研究表明，一线医护人员缺乏关于孕产妇复苏的相关知识[4]。以至于有人得出这样的结论："在目前的医疗环境下，孕产妇即使在训练有素的医师面前发生心脏停搏，也难以提高她的生存率"[5]。时至今日，情况似乎有所改善：与未妊娠的育龄女性

相比，孕产妇在医院发生心脏停搏后抢救的存活率更高[6, 7]，达 54%～65%[1-3, 8]。存活下来的女性中，大多数患者的神经系统结局良好，其中 78.4% 的母亲和 52.3% 的新生儿的大脑功能评分为 1～2[8]（表 27-1）。在对英国 2012—2014 年发生的孕产妇死亡数据分析表明，有 42% 的病例，如果采取更合理的抢救措施，可能可以避免死亡的结局[9]。

　　2014 年，美国产科麻醉和围产医学学会（Society of Obstetrics Anesthesia and Perinatology，SOAP）发布了第一份独立的妊娠期心脏停搏治疗指南[10]，紧随其后的是 2015 年美国心脏协会

表 27-1 脑功能表现分级量表

CPC1	脑功能完好 （正常生活）	患者清醒，警觉，有正常生活和工作能力，可有轻微神经或心理缺陷
CPC2	中度脑功能残疾 （残疾但可独立活动）	患者清醒，可在特定环境中部分时间工作或独立完成日常活动
CPC3	严重脑功能残疾 （有意识但残疾和不能独立活动）	患者清醒，但需依赖他人日常帮助，保留有限的认知力；范围从自由活动状态到严重痴呆或瘫痪
CPC4	昏迷或植物状态（无意识）	无知觉，没有认知；对环境无意识
CPC5	脑死亡	呼吸暂停、反射消失

（American Heart Association，AHA）关于孕产妇复苏的专家共识[11]。这些指南都是基于小型病例系列、模拟研究、专家意见或非妊娠人群心脏停搏的总结数据[12, 13]。本章主要讨论妊娠期非创伤性心脏停搏管理。

一、妊娠期生理性变化

妊娠期生理和解剖的变化，导致孕产妇复苏的成功率较低。最显著的变化是妊娠增大的子宫对心排血量和心脏按压功效的影响。膈肌上抬致胸外按压时需要施加更大的力才能产生足够的射血分数，增大的子宫使下腔静脉受压致静脉回流受阻，进而影响心排血量。约从孕12周开始，仰卧时，子宫会导致下腔静脉受压，并在一定程度上导致主动脉—腔静脉受压（aorto caval compression，ACC）。足月时，90%的健康孕产妇仰卧位时，下腔静脉完全受压闭塞，显著影响每搏量（stroke volume，SV）和心排血量（cardiac output，CO）[14, 15]。在心肺复苏期间，与非妊娠患者相比，ACC可使心排血量减少约90%[16]。

妊娠期间误吸的风险也会增加，因此，需要早期气道保护。由于孕产妇功能残气量降低、耗氧量和肺内分流的增加等因素共同作用，孕产妇发生心脏停搏时可较早出现缺氧和酸中毒，同时氧解离曲线右移，因此需要更高的氧分压才能达到理想的氧饱和度[11, 16, 17]。综上所述，复苏时需尽早考虑插管。

然而，孕产妇通常存在困难气道，因插管失败而导致复苏不成功的案例很常见。因此，气管插管最好由有经验的抢救人员执行（见下文）。

二、复苏

所有接触孕产妇的医护人员都应接受心脏停搏诊断和启动基本生命支持（basic life support，BLS）的培训。可通过以下链接了解美国心脏协会制订的孕产妇心脏停搏院内BLS流程（美国心脏协会版权所有）http://circ.ahajournals.org/content/circulationaha/132/18/1747/F2.large.jpg[11]。

三、胸外按压和除颤

相关影像学研究已经明确妊娠期间孕产妇的心脏不会发生移位，所以孕产妇胸外按压的位置与普通成人一致，均在胸骨中点[11, 18, 19]。表27-2列出了有效胸外按压的标准。每2分钟更换一次复苏人员，因为即使是最专业的医护人员，按压质量也会随时间延长而迅速下降[20, 21]。

震颤性心律（即室性心动过速、心室颤动）在产科人群中很少见[2]。一旦发生应立即除颤，因为成功复律的机会会随着时间的推移而降低[14]。除颤不应顾虑对胎儿的影响而被推迟[11, 12]，因为传递到胎儿的能量很少。

在院内抢救时，应在心脏停搏后3min内进行

表 27-2　有效心脏按压的标准 [10, 19, 21]

- 按压频率：100～120 次 / 分
- 按压深度：5～6cm
- 按压与呼吸的比例：30 : 2
- 每次按压后，应使胸廓完全回弹
- 按压中断＜5s
- 定期更换心肺复苏人员，理想情况下每 2 分钟更换一次
- 在除颤器准备和充电期间应持续按压
- 无证据表明常规使用机械胸外按压装置

除颤 [10, 11, 21]。电极放置在前胸侧位置，分别位于右锁骨下方和左腋中线乳头水平 V_6 位置 [11, 19]。也可以使用双腋垫 [19]（如需了解英国复苏委员会成人高级生命支持流程请参阅随附的幻灯片）。除颤能量选择应与普通成人一致，因为妊娠期间孕产妇的胸阻抗并没有变化 [12]。

关于除颤时是否需要移除胎心监测仪存在争议。理论上，触电风险最大的是胎心监测仪的电极 [17]。一些权威机构建议在除颤之前将其移除，以避免触电的风险。然而，美国心脏协会则认为胎心检测仪是安全、绝缘的 [11]。临床上最实际的方法是在需要除颤的时候，暂时移除胎心监测仪 [10]，在孕产妇复苏过程中无需进行胎心监测。

四、气道、氧合和通气

应重视困难气道的预判。事实上，插管困难导致的缺氧可能是导致心脏停搏的原因 [11]。应由有经验的医护人员进行最多两次插管的尝试 [22, 23]，若尝试两次后仍未成功插管或在场没有具备插管经验的医护人员，则应插入声门上气道装置（supraglottic airway device，SGA）进行通气以维持氧合，同样最多尝试 2 次 [23]。作为最后的手段，应尝试经颈前路行环甲膜切开术 [24]（图 27-1）。

压迫环状软骨仍然存在争议，且不一定能防止误吸 [17]。欧洲复苏指南 [20] 指出，在心脏停搏中，不常规推荐压迫环状软骨。美国心脏协会和美

国产科麻醉和围产期协会一致认为，没有证据证明在心肺复苏期间压迫环状软骨可以防止误吸的发生 [10, 11, 21]，而英国复苏委员会的流程也没有提及压迫环状软骨。如果难以维持氧合或插管困难，应尽早解除压迫环状软骨 [10, 11, 20, 23]。

妊娠期增大的子宫及乳房致使膈肌和胸壁运动受限，从而影响通气，可能会使潮气量有所下降 [14, 17]。研究证明过度通气会加重低心排血量状态下的循环抑制，应尽量避免 [25]。呼吸性碱中毒也会引起子宫血管收缩，进而导致胎儿缺氧和酸中毒 [11, 26]。

五、循环

应尽可能在膈肌水平以上开放两条大口径（≥16G）静脉通路 [13, 16, 19]。骨内注射是一种替代通路 [17]。对于重度子痫前期（preeclampsia，PET）和子痫患者，应谨慎进行液体复苏，液体过量会增加肺水肿的风险 [16]。出血引起的低血容量性休克应尽早给予红细胞和血制品。

六、缓解主动脉 - 腔静脉受压

在整个复苏期间和自主循环恢复（return of spontaneous circulation，ROSC）前需避免 ACC [11]。手控子宫移位（manual uterine displacement，MUD）是 CPR 期间缓解 ACC 的推荐方法 [10, 11, 19]。在坚实的平面上左倾 15° 仰卧位也是减轻 ACC 的推荐方法（如手术台、卡迪夫楔形物或某人的膝盖）[16]。然而，一项关于健康女性行剖宫产术的随机对照试验表明，与左倾产床相比，手控推移子宫时低血压的发生率和血管升压药的需求量均较低 [27]。此外，临床上很难实现手术床左倾 15°，而且似乎在过度倾斜时也会发生 ACC [11, 17]。倾斜手术床还会降低心肺复苏时胸外按压的效果 [28]。最后，气道管理、除颤和围死亡期剖宫产（perimortem caesarean delivery，PMCD）都需要患者仰卧位进行 [12, 17]。

手控推移子宫可以从患者的任一侧进行 [10]。若

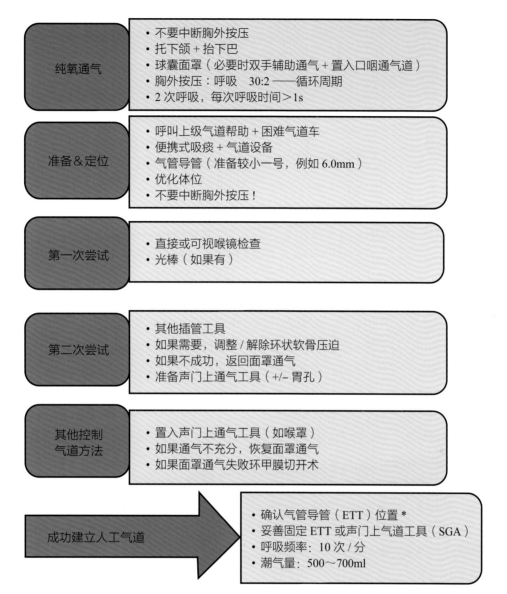

纯氧通气
- 不要中断胸外按压
- 托下颌 + 抬下巴
- 球囊面罩（必要时双手辅助通气 + 置入口咽通气道）
- 胸外按压∶呼吸 30∶2 ——循环周期
- 2 次呼吸，每次呼吸时间＞1s

准备＆定位
- 呼叫上级气道帮助 + 困难气道车
- 便携式吸痰 + 气道设备
- 气管导管（准备较小一号，例如 6.0mm）
- 优化体位
- 不要中断胸外按压！

第一次尝试
- 直接或可视喉镜检查
- 光棒（如果有）

第二次尝试
- 其他插管工具
- 如果需要，调整 / 解除环状软骨压迫
- 如果不成功，返回面罩通气
- 准备声门上通气工具（+/– 胃孔）

其他控制气道方法
- 置入声门上通气工具（如喉罩）
- 如果通气不充分，恢复面罩通气
- 如果面罩通气失败环甲膜切开术

成功建立人工气道
- 确认气管导管（ETT）位置 *
- 妥善固定 ETT 或声门上气道工具（SGA）
- 呼吸频率∶10 次 / 分
- 潮气量∶500～700ml

▲ 图 27–1　产科麻醉和围产医学学会（SOAP）关于妊娠期心脏停搏的气道管理流程（经许可转载 [10]）

操作者在左侧，先把子宫抬起然后再推到左侧，解除对腔静脉的压迫；若操作者在右侧，应将子宫先往头侧推然后再推向左侧 [11]，目的是在子宫右上侧施加向左压力，从而将子宫从中线横向左移约 3.8cm（1.5 英寸）[27]。

七、监测

强烈建议使用二氧化碳描记图。二氧化碳描记图可提供包括气道是否通畅、潮气量是否合适、心肺复苏效果等信息，并可提示 ROSC 等状况 [11, 17, 19]。

临床上"胸廓起伏"不代表有效通气。当呼气末二氧化碳（end tidal carbon dioxide，$EtCO_2$）维持 1.3kPa（＞10mmHg）以上时，自主循环恢复的概率提高 [11]。若无二氧化碳描记图，心肺复苏也应及时进行 [10]。

超声有助于确认妊娠和诊断心脏停搏的潜在的可逆性因素 [12]。

八、药物

尽管药效学在妊娠期有所改变，但没有足够证据证明需要改变药物的推荐剂量，故应与成人推荐剂量一致[29]。所有证据都表明胎儿结局与孕产妇自主循环的恢复密切相关，因此不应顾虑药物对胎儿的潜在影响而拒绝用药[11]。

九、可逆性病因

在产科人群中，心脏停搏除了考虑常见的病因外，还应考虑妊娠期的特殊性（如需了解 4H 和 4T 请参阅随附的幻灯片，经英国复苏委员会许可转载。）

出血是妊娠期心脏停搏的常见原因。足月时子宫的血流量约为 700ml/min，若发生产后出血可迅速发展至危及生命的低血容量性休克[30]。宫缩乏力是产后出血的最常见原因，尽早使用促进子宫收缩的药是复苏策略的关键。缩宫素具有血管扩张和负性肌力作用，应谨慎使用[10, 11]。产科的治疗细节不在本章的讨论范围之内。然而，产后出血早期采取子宫切除术可能会挽救生命，同时应尽早补充血制品和凝血物质，包括氨甲环酸。

缺氧是孕产妇心脏停搏的另一常见原因。发生缺氧的原因包括气道梗阻、脑血管意外事件、麻醉并发症、肺栓塞、肺炎、肺水肿、空气栓塞和流感[11]。继发于阿片类引起的呼吸抑制进而导致心脏停搏的患者，复苏预后不良，且 73% 最终会死亡或遗留永久性脑损伤[31]。

妊娠期缺血性心脏病越来越常见[9, 12]，每 10 万名产妇 0.7 例心肌梗死（myocardial infarction，MI）的发生率可能被低估了。孕产妇围产期心肌梗死的死亡率是同龄非妊娠期女性的 2 倍[33]。心肌梗死[32]临床表现可能不典型，多伴有上腹痛和呕吐[13]，此类病例可能被误诊为胃食管反流。经皮冠状动脉介入治疗（percutaneous coronary intervention，PCI）是 ST 段抬高心肌梗死（ST Elevation MI，STEMI）的一线治疗方法，当没有条件进行 PCI 时应考虑溶栓治疗[13]。

如果怀疑心脏停搏的原因是血栓栓塞，溶栓应作为复苏的一部分。相关文献证明妊娠期使用溶栓药是安全的[34, 35]。大多数已发表的关于妊娠期溶栓的研究都是针对链激酶，但尿激酶和纤溶酶原激活剂也被证明在妊娠期使用是安全的，尚未有关于替奈普酶的研究[34]。

关于羊水栓塞（amniotic fluid embolism，AFE），尽管发生羊水栓塞的产妇有 1/4 会出现心脏停搏，但存活率超过 50%[2]。治疗以对症支持治疗为主[12, 36]。据报道，体外生命支持已成功用于 AFE 及其他原因导致心脏停搏的孕产妇的救治[37, 38]（见第 14 章）。

最近的一项研究发现，孕产妇心脏停搏病例中，24% 的是由麻醉因素所致[1]。其中大部分（63%）是全脊麻所致，75% 是由于过度肥胖，而与其他原因导致的心脏停搏相比，上述两类患者均没有死亡，可能是因为患者处于麻醉持续监测中，可迅速实施抢救复苏。然而，其他证据表明全身麻醉相关并发症可导致 7% 的孕产妇心脏停搏，例如误吸[2]。

硫酸镁、局部麻醉药（local anesthetic，LA）、阿片类，以及过敏和输血反应是产科人群心脏停搏的其他原因。英国最近的数据显示，尚未有证据证明 20% 的脂肪乳可用于妊娠期局部麻醉药中毒，但其用于严重呕吐似乎是安全的[10, 39, 40]。镁中毒在肾功能不全的情况下更为常见[11]，高镁血症应静脉注射 10% 氯化钙治疗。

十、围死亡期剖宫产术

围死亡期剖宫产术（PMCD）或"复苏期子宫切开术"[41]是指心肺复苏开始后进行的剖宫产[17]。

妊娠子宫可能会阻碍孕产妇的复苏，因此尽快解除妊娠状态可能增加母亲和胎儿的生存概率[3, 11, 13]。解除 ACC 可能会减少母亲的氧耗量，同时改善母亲的胸廓顺应性[14, 16, 17]。在一项回顾性病例研究中，66% 的女性在 PMCD 后立即恢复自主循环[3]，不应为了提高胎儿存活率而延迟 PMCD[42]。尽管超声是一种比触诊更准确的估计胎龄的工具，但不能因为超声设备或专业超声科医师无法立即到场而延误手术[13]。如上所述，新生儿存活率与孕产妇存活率直接相关[1]。

有限的证据表明，如果孕产妇的子宫底平或高于脐部，即使解除 ACC 和给予有效的心脏按压，若在 4min 内仍未 ROSC，则应立即进行 PMCD[17, 19, 42, 43]。实际上，一旦确认心脏停搏，就应考虑 PMCD[11]。尽管心脏停搏 4min 内就开始出现不可逆的缺氧性脑损伤[11, 16]，但有证据表明，即使在心脏停搏 5min 后开始 PMCD 也可能对母婴有益。在心脏停搏到分娩的时间间隔中，幸存者组和死亡者组有显著差异［分别为（10.0±7.2）min 和（22.6±13.3）min，P<0.001］[8]。推荐的 5min 时间窗似乎很难实现，这可能会导致临床上直接放弃 PMCD[8, 44, 45]。此外，一项回顾性研究发现，只有 7% 的 PMCD 在推荐的时间窗内进行的[8]。然而，最新的英国数据显示，61% 的 PMCD 在孕产妇心脏停搏后不到 5min 内实施[1]。没有证据表明 PMCD 会对母亲或胎儿造成危害[3, 8, 11]。因此建议无论心脏停搏后多长时间，只要对孕产妇进行有效复苏，都应进行 PMCD。

与转移到手术室相比，孕产妇就地进行 PMCD 时存活率更高（分别为 72% 和 36%）[1]，这种差异可能归因于孕产妇转移期间提供的心肺复苏质量[45, 46]。

手术过程中继续使用 MUD 同时继续心肺复苏[10, 16, 46, 47]。进行 PMCD 所需的器械很少，所以该器械应放在任何可能出现孕产妇心脏停搏的区域的抢救车上[14]。为了尽快手术，在行 PMCD 之前不需要放置导尿管[48]，也不要求无菌[11]，手术切口由术者决定。竖切口可以更好地暴露腹部和骨盆，但术者若更熟悉下腹部横切口的方法则采用横切口[16]。在 ROSC 之前不需要麻醉。在进行 PMCD 时，应考虑产科大出血（major obstetric hemorrhage, MOH）的应急方案，以防在 ROSC 时出现大出血，尤其是怀疑 AFE 时[42]。腹部开放时，可尝试直接心脏按压[14, 16, 17]。

如果达到 ROSC 且孕产妇生命体征稳定，可将患者转移至手术室以完成手术并进一步止血，同时考虑使用抗生素和缩宫素。详见图 27-2。

十一、阴道分娩

如果宫颈完全扩张，胎头在合适的位置，很可能在 5min 内完成分娩，可以进行辅助阴道分娩，同时分娩过程中不应中断心肺复苏[11, 17]。

十二、停止复苏的时机

目前的指南指出，若患者仍存在可电击复律的心律失常时应继续进行心肺复苏。若所有措施和实现 ROSC 的尝试都用尽，仍没法恢复循环，才考虑停止复苏[17]。停止复苏的决定应由高级产科医师、麻醉医师和心肺复苏小组共同协商决定[16]。

十三、结局

在复苏过程中，应与患者家属充分沟通病情。尽管目前的研究建议复苏时应有家属在场，但在孕产妇中尚没有关于这方面的研究。鉴于可能需要进行紧急手术，这一观点并不适用于这一特殊人群。复苏后，应由有资历的医护人员跟家属交代抢救经过[16]。关于孕产妇心脏停搏或 PMCD 幸存者的文献很少，但母亲和胎儿可能都需要长时间的重症监护。

十四、人为因素和团队合作

每次复苏，都应有一名主要负责人，系统委派任务、定期重新评估进度，以及使用评估表和辅助工具[10]。闭环通信在紧急情况下最为有效。因此，应直接向指定的团队成员下达指令，并将其表现口头报告给团队负责人。

模拟研究和临床回顾性研究表明，产科复苏期间的急救处理通常是不理想的[9, 49]，强烈建议进行多学科模拟演练，以提高团队复苏能力[10, 47, 50]。

所有产科医护人员都应完成每年高级生命支持和孕产妇心脏停搏管理方面的规范培训[16]。有证据表明，在英国[1, 14, 16] 和欧洲其他国家[44]，完成

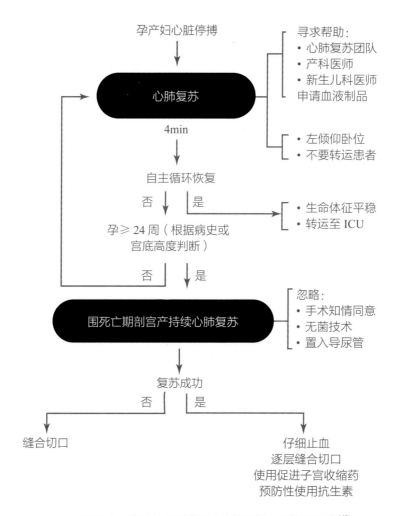

▲ 图 27-2　围死亡期剖宫产术决策流程，经许可转载[48]

产科复苏中的产科急症和创伤的管理（Managing Obstetric Emergencies and Trauma，MOET）培训课程，能在孕产妇心脏停搏期间更好的执行 PMCD。

结论

产科心脏停搏的处理应优先考虑母体。孕产妇的复苏成功可以最大限度地提高胎儿的生存机会。

尽早开始有效的心肺复苏术，尽量减少中断胸外按压，早期识别心室颤动并除颤。同时需尽快纠正缺氧，并对是否存在困难气道做出预判。在整个复苏过程中应保持子宫左倾。早期 PMCD 能提高 ROSC 成功率与孕产妇存活率[3, 10, 11]。早期多学科资深专家参与复苏抢救至关重要，包括但不限于产科医师、麻醉医师、新生儿科医师、重症监护医师和心血管内科医师[10, 16]。

第28章 孕产妇心脏停搏后的重症监护管理

Intensive Care Management of the Pregnant Patient after Cardiac Arrest

Markus B. Skrifvars 著

刘 焕 译 陈向东 校

要点

- 心脏停搏在妊娠患者中并不常见。因此,有妊娠期心脏停搏后救治经验的重症监护科医师就少之又少。
- 妊娠期心脏停搏后患者应根据妊娠状态、心脏停搏后救治的一般原则和导致心脏停搏的疾病选择合适的重症监护治疗方案。
- 心脏原因通常导致心室颤动或室性心动过速,可能是由心肌梗死、心肌病或心肌炎引起的。
- 非心脏原因,如与出血相关的低血容量、缺氧、血栓栓塞、羊水栓塞和空气栓塞及颅内出血,是无脉性电活动或无收缩等不可电击复律心律的心脏停搏的可能原因。
- 患者恢复自主循环后即刻按照 ABCD 的方法进行评估。
- 所有患者在心脏停搏后都应确保气道安全,除非患者意识清醒且生命体征稳定。气管插管可能很困难,应谨慎操作。
- 应避免低氧、高氧、低碳酸血症和高碳酸血症。应采用肺保护性策略进行机械通气。
- 如果患者在心肺复苏期间使用了肾上腺素,自主循环恢复后血压可能会一过性升高,但之后患者可能需要静脉输液和(或)血管升压药。血压目标为 65~70mmHg。
- 将患者体温目标控制在 33~36℃。对于出血或严重休克的患者,36℃ 可能更佳。
- 对于神经功能改善的患者,可使用异丙酚、瑞芬太尼等短效镇静药,以促进早期拔管。
- 避免高血糖和低血糖,必要时使用胰岛素。如果患者在 48~72h 内不能苏醒,则采用多种方法来判断预后和指导后期治疗。包括全面的神经系统检查、脑电图、脑部 CT、体感诱发电位和生物标志物。
- 心脏停搏后的恢复需要时间,患者可能需要继续康复治疗及其家属的支持。

一、概述和流行病学

鉴于妊娠期发生心脏停搏的罕见性，大多数重症医学医师在孕产妇心脏停搏后治疗方面的实践经验有限。2017 年发表的英国妊娠期心脏停搏研究（cardiac arrest in pregnancy study，CAPS）证实，1 年内发生 66 例孕产妇死亡，相当于每 10 万孕产妇中有 2.78 例死亡[1]。这些死亡大多发生在医院内，许多与麻醉操作有关。在芬兰进行的为期 12 个月的两大紧急医疗系统和所有的芬兰重症监护病房（FINNRESUSCI）研究发现，存活到重症监护病房（ICU）的 548 名发生心脏停搏的患者中，没有孕产妇[2, 3]。但是在美国，至少部分与阿片类危象相关的严重的心血管事件（如心脏停搏）在妊娠期间不断增加[4]。这一趋势可能导致未来需要 ICU 救治的心脏停搏妊娠患者数量增加。

所有关于复苏后治疗的随机对照试验均排除了妊娠患者[5-8]。因此，本章对妊娠患者心脏停搏后管理的讨论是基于对现有治疗干预措施在妊娠状态下的适用性、益处和可能的危害的解释，以及公认的妊娠患者危重症管理原则。

二、心脏停搏后综合征的病理生理学

心脏停搏后转入 ICU 的非妊娠患者大多死于脑损伤，较少由心脏损伤引起[9, 10]。脑损伤的主要原因是整体缺氧，引发一系列事件，导致不同程度的缺氧缺血性脑损伤（hypoxic-ischaemic brain injury，HIBI）或缺氧缺血性脑病（hypoxic-ischaemic encephalopathy，HIE）[11, 12]。心脏停搏后发生的损伤通常被描述为"二次打击模型"。主要损伤发生在心脏停搏期间，并且高度依赖于无血流量时间（患者处于心脏停搏且未接受任何基础生命支持的时期）和低血流量时间（胸外按压期间，有部分血液循环）[13]。HIBI 的发展似乎主要与无血流量持续时间有关，强调了立即进行基础生命支持的重要性。停搏前低氧和低血压的程度似乎也很重要[14]。与缺氧（憋气、悬吊）相关的心脏停搏患者似乎会发展成一种严重类型的 HIBI 且预后较差[15]。关于心脏停搏后在 ICU 治疗的妊娠患者的死亡原因，数据有限，关于这个话题的数据不太可能很快出炉。因此，我们有理由认为这些发现可能也与妊娠人群有关。

如果自主循环恢复（return of spontaneous circulation，ROSC），则在随后的 24~48h 内发生二次打击[16]。二次打击神经损伤背后的病理生理机制复杂，包括再灌注损伤、自动调节紊乱、局部脑缺氧和脑组织水肿[11, 17]。发热是一种常见的表现，多项研究表明，心脏停搏后发热会造成损害。在第一个 24h 内，脑血流量减少，出现缺氧[18, 19]。在严重的病例中，可能发展成灾难性的脑水肿，导致脑死亡。患者也可能出现类似在脓毒症中观察到的全身炎症反应，伴随炎症标志物和细胞因子水平升高[20, 21]。这种炎症反应倾向于出现在有颅外器官衰竭的患者中[22, 23]。心肌功能障碍通常发生在 ROSC 后 24h 内，随后趋于缓解，这可能是器官功能衰竭的重要原因[24]。对于炎症反应不断进展的病例，仍以支持治疗为主[22]。已尝试将高容量血液滤过作为降低炎性细胞因子水平的方法，但结果不明确[25]。

三、与 ICU 医师相关的妊娠阶段和生理学变化

妊娠阶段会影响心脏停搏后提供的 ICU 监护类型[26]。在妊娠早期（孕≤20 周），孕产妇的复苏后治疗应遵循一般人群的复苏后管理原则[12]。此时，妊娠最大的生理变化尚未发生且胎儿无法存活。因此，我们的策略应该尽可能使孕产妇获益最大化，进而有最大化胎儿获益的可能性。孕 20 周后，妊娠期的生理变化变得更加明显，因此，在制订治疗计划时应更多地考虑这些问题。

四、自主循环恢复后的即刻处理

在 ROSC 后即刻，应根据 ABCD 分型方法对该患者进行检查。

1. 气道（A）

有证据表明，大多数接受院内复苏的女性在心脏停搏期间都接受了气管内插管[27]。然而，近年来，心肺复苏（cardiopulmonary resuscitation，CPR）期间气管插管的重要性受到了挑战[27]。因此，未来可能会有更多患者接受 CPR 时仅使用气囊阀面罩通气或气道装置。ROSC 后，除外经历过非常短暂的心脏停搏后完全清醒的患者，必须确保气道安全。孕产妇反流的风险也增加，因此使用气管内导管（ETT）保护气道更加重要。由于孕产妇的气管插管比一般人更困难，这应该以可控的方式进行。理想情况下，应使用气道检查表（表 28-1）[28]。最好通过目测胸廓起伏、气管导管内有雾、连续二氧化碳描记图和听诊评估呼吸音（即在吸气过程中没有提示食管插管的胃部声音，接着是吸气时空气进入肺部的听觉信号）来确认气管导管的正确位置[29]。最初应将导管固定在 21～23cm 的深度。然后通过胸片或直接纤维支气管镜检查确定正确的置入深度（见第 21 章）。

2. 呼吸（B）

大多数妊娠或产后女性在心脏停搏后可能需要呼吸机支持。然而没有直接证据支持这一假设，机械通气可能比未知且可能是动态参数的手动通气的损伤更小。因此，最好在 ROSC 后早期开始机械通气。妊娠期每分通气量增加 50%[30]。初始通气设置应考虑到这一变化。根据经验，呼吸目标应该是

表 28-1　手术室外气道安全管理

目　标	处　理
预吸氧	氧流量＞15L，确保气囊阀面罩的储气袋充盈
静脉通道	理想情况是有 2 条静脉通道输液
患者监测	1. 末梢氧饱和度 2. 心电图 3. 首选监测有创血压，或每 2 分钟测量 1 次无创血压 4. 显示在屏幕上的连接到气囊阀面罩的二氧化碳描记图（在预吸氧时开始使用，确保它的功能） 5. 过程中指派一名人员追踪记录生命体征
药物	1. 麻醉药 2. 准备输注去甲肾上腺素并连接到静脉通路 3. 用 5ml 的注射器准备好血管升压药（稀释的去甲肾上腺素或稀释的肾上腺素）
气道设备	1. 准备两种规格的气管导管和一个 10ml 的注射器用于气囊充气 2. 喉镜准备就绪并已检查 3. 涂抹有润滑剂的管芯或探条 4. 用于固定气管导管的胶带 5. 吸痰器准备就绪并已检查 6. 为困难插管做好准备。准备一个可视喉镜和一个声门上气道
为患者做准备	1. 优化患者体位，使用"嗅物位" 2. 优化插管人员的操作条件 3. 明确分配给以下每个角色的人员 （1）按压环状软骨（如果需要） （2）将喉移至最佳位置 （3）靠近患者口腔的一侧，以方便插管 4. 当患者出现循环衰竭，需要心肺复苏时，做出决策

14～16次/分，潮气量为400～500ml（6～8ml/kg理想体重），呼气末正压（PEEP）设为6cmH$_2$O。

在CPR过程中，所有患者接受100%的氧气，没有准确的方法来监测的氧是否充足。ROSC后，应使用脉搏血氧仪（监测末梢血氧饱和度）和动脉血气采样监测氧合。应滴定吸入氧浓度（fraction of inspired oxygen，FiO$_2$），使氧饱和度达到94%～98%[29]。如果患者仍在接受气囊阀面罩通气，则可通过调节新鲜氧流量来调节FiO$_2$[31]。所达到FiO$_2$取决于分通气量；当氧流量为4L/min时，FiO$_2$约为50%[31]。大多数孕产妇不需要100%氧气长时间通气。然而，如果停搏是继发于缺氧（如窒息、急性哮喘、肺栓塞或误吸），可能需要持续使用高FiO$_2$治疗以维持适当的氧饱和度。如果停搏的原因是心源性的，并且立即启动了CPR，则可能需要更少的氧气。在这种情况下，长期使用100%氧气会导致极度高氧[32]。

调整通气，使PaCO$_2$达到32～34mmHg，这是妊娠期的正常水平[30]。过度换气（PaCO$_2$<32mmHg）在非妊娠患者心脏停搏期间和之后都是有害的[33, 34]。对于孕产妇，过度换气也可能导致血管收缩，从而导致子宫血流量减少，这可能导致胎儿窘迫[35]。通过二氧化碳描记图监测的呼气末二氧化碳水平可为该女性病情稳定后设置通气提供一些指导。然而，在心脏停搏后的最初几小时内，由于组织灌注不足（包括肺），动脉-肺泡差可能很大。因此，需要在通气开始的数小时内频繁进行动脉血气采样分析设置合适的分钟通气量[36]。这也将有助于调整FiO$_2$。

3. 循环（C）

ROSC后20min内再次停搏的风险较高。应努力确保充分监测患者生命体征。这应该包括连续心电图（ECG）、血压和二氧化碳描记图。呼气末CO$_2$的突然下降提示即将再次发生停搏；这可以通过没有可触及的脉搏和心电图上缺失有规律的心率来证实。治疗人员应做好识别并迅速处理再次停搏的准备。如果该女性有一个可电击的初始心律和序列的耐电击的心室颤动或心动过速（VF/VT），这些心律失常可能复发。在这种情况下，必须在附近放置除颤器。如果该女性从不可电击复律的心律［如无脉性电活动（pulseless electrical activity，PEA）或无收缩］复苏，则反复PEA或严重低血压的可能性较大。只有同时连续监测血压和心电图才能发现这些问题。首选高级监控环境和有创血压测量，这些将有助于对可能的孕产妇再停搏做出反应。

复苏过程中接受的肾上腺素有时会大大升高体循环血压。肾上腺素的半衰期约为5min，因此治疗医师应警惕ROSC后短时间内（5～10min）发生低血压[12]。在导致心脏停搏的原因为血容量不足（如出血）的女性中，发生这种情况的可能性更高。

4. 失能（D）

ROSC后应进行简短的神经系统检查。如果该女性使用了肾上腺素或阿托品，她的瞳孔可能会扩大。如果患者焦躁不安或躁狂，应给予镇静药或阿片类药物。一般情况下，不应在ROSC后短时间内拔管。增加的自主呼吸做功可能会增加停搏后的细胞能量消耗，其次患者气道保护能力下降，反流误吸风险增高。由于胎儿的健康取决于孕产妇的健康，因此必须首先根据孕产妇的情况调整镇静。镇静选择的其他考虑因素包括妊娠阶段和妊娠管理计划。如果计划立即分娩，产科麻醉医师和新生儿科医师应参与该决策过程。例如，如果计划剖宫产，尽量减少镇静，以减少新生儿呼吸抑制的可能性。参见下面关于镇静内容的讨论。

五、ICU治疗保障和准备

ROSC后昏迷的患者通常需要至少48～72h的重症监护。院外非妊娠患者心脏停搏的观察数据提示，从停搏现场转移到专门的心脏停搏救治中心可能比转移到最近的医院能获得更好的结局[37-39]。妊娠期和围产期女性在医院外心脏停搏且自主循环恢复后，应转送到有重症监护和产科专科医院。心脏停搏的细节和ROSC后患者的临床状况应由急救医疗服务中心（院外心脏停搏）或复苏团队（院内心脏停搏）确定，并认真记录。这些细节对于重症监护后期的决策至关重要（表28-1）。一个理想的方案应该是能够应用于所有重症监护病房心脏停搏患者的管理[40]。这对孕产妇来说尤其如此，因为治疗是提供给孕产妇和胎儿两名患者，而不是一名。

六、确定停搏的原因

关于心脏停搏管理的重要信息将提供关于停搏原因的线索，应该从实施心肺复苏者那里搜集，包括急救医疗服务提供者或院内心脏停搏团队成员（表28-2）急性心肌梗死是非妊娠患者心脏停搏的最常见原因，但在妊娠患者中较少见[41]。在孕产妇中，原有心脏病、心肌病或心肌炎加重导致的心力衰竭更常见[42]，并可能导致原发性心律失常。然而，也有妊娠期心肌梗死的报道[43]。心室颤动也可能与某些电解质紊乱和中毒有关[44]。

对可电击复律中复苏的患者应首先进行诊断性

12导联心电图检查。在使用肾上腺素的长时间CPR的情况下，ROSC后即刻可见心肌缺血改变。因此，应根据ROSC后20min的心电图结果做出决策[42]。

如果观察到持续ST段抬高，无论妊娠与否都应立即进行进一步检查[43, 45]。即使在一般人群中，心脏停搏后早期测定心肌酶水平的价值仍不明确[46]。超声心动图（echocardiogram，ECHO）可显示局部室壁运动异常、瓣膜异常（如主动脉瓣狭窄、二尖瓣反流），心肌病或严重心力衰竭。可能需要计算机断层扫描来排除其他原因（如主动脉或冠状动脉夹层）。如果有指征，即使正在妊娠，也可使用碘造影剂。迄今为止，还没有明确的致畸作用归因于妊娠期间暴露于新一代低渗透压造影剂[47]。

冠状动脉疾病作为心脏停搏的原因通常被忽视，即使在非妊娠人群中也是如此[48]。虽然孕产妇较年轻，但主动脉夹层、冠状动脉夹层和临床显著的动脉粥样硬化性冠状动脉疾病均在妊娠期间被描

表28-2　心脏停搏前和停搏期间的相关因素，应从急救医疗服务（院外心脏停搏）或复苏团队（院内心脏停搏）确定，并认真记录；这些细节对于重症监护后期的决策至关重要	
相关因素	**关联和如何避免错误**
在停搏前的相关症状	可以提供关于停搏的病因的见解 头痛可能提示颅内病变；呼吸困难可能提示心力衰竭或肺栓塞；胸痛可能提示心肌梗死或动脉夹层
停搏前的临床特征	妊娠晚期惊厥最常见的是子痫前期，其他可能的原因是颅内病变，如蛛网膜下腔出血、其他形式的脑出血或静脉窦血栓形成；在这种情况下，心脏停搏可能与颅内压突然升高或呼吸抑制引起的严重缺氧有关
停搏有见证者吗？	未注意到的停搏在医院内外的预后都很差
患者是否得到旁观者发起的生命支持？	胸外按压对生存至关重要，但可能没有及时实施；即使是院内心脏停搏也可能无法被识别或做出恰当反应；产科工作人员很少遇到
初始节律	可能提示心脏停搏最有可能的原因，也是生存率的重要预测因素；报告的初始心律最好与院前/事件心电图的实时打印结果进行验证
停搏持续的时间	停搏的实际时间可能很难确定；因此，通常的做法是将呼叫发送到调度中心或心脏停搏团队的时间作为"时间零点"
自主循环恢复后的临床表现	持续性高血压（尽管停搏期间使用了肾上腺素）提示有子痫或颅内病变 持续低血压提示出血 持续低氧提示肺栓塞或大量误吸

述过[49]。即使在发达国家，心肌梗死导致的孕产妇死亡率为5%~37%[47, 50, 51]。因此，无论是否妊娠，母亲都应该接受适当的检查和治疗。在持续ST段抬高（以及在一些非ST段抬高心肌梗死的病例中）的情况下，可能需要进行早期冠状动脉造影[52]。有报道称，在孕产妇进行冠状动脉造影时，冠状动脉破裂，同时应尽量减少胎儿暴露于电离辐射，因此，这种导管检查只应由有经验的有创心脏病专家实施。在这种情况下，必须始终与家庭一起在个人基础上权衡风险—效益比，作者的理解是母亲的利益优于胎儿的利益。

蛛网膜下腔出血（subarachnoid hemorrhage, SAH）在极少数情况下也可引起心室颤动。如果ECG和ECHO结果正常，则应进行脑部计算机断层扫描成像。SAH相关的心脏停搏通常描述为在停搏前存在头痛。然而，无停搏前头痛亦不能排除SAH[53]。

对于初始非灌注心律为PEA的孕产妇，助记

符BEAUCHOPS（出血、栓塞、麻醉并发症、宫缩乏力、心脏病、子痫引起的高血压、其他病因和脓毒症）总结了应考虑的病因（表28-3）[54]。努力识别和治疗这些病因，以及在一般人群中观察到的PEA的病因，即使在复苏期间也是如此[55]。如果在ROSC前未完成检查，则应在ROSC后通过进一步检查确定可能的病因，并据此进行针对性治疗（表28-2）。初始检查应包括12导联心电图，含乳酸、血红蛋白和电解质的动脉血气分析，以及胸片。应考虑对大脑、胸部、腹部和盆腔进行计算机断层扫描。如果怀疑肺栓塞或动脉夹层，以及某些疑似冠心病的病例，必须进行CT血管造影。当有怀疑药物滥用或违规行为，且没有发现其他明显的停搏病因时，应进行药物和毒理学检查。

有关心脏停搏的情况对于预测也很重要（表28-2）[56]，因此必须在医院病历中准确记录。如果心脏停搏发生在医院分娩期间（阴道分娩或剖宫

	表28-3　根据助记符"BEAUCHOPS"确定停搏的原因并调整ICU的调查和管理		
停搏原因	诊断注意事项	ROSC后即刻的管理优先事项	第一个24～48h的管理重点
出血	血红蛋白水平、凝血功能、创伤重点超声评估（FAST）、全身计算机断层扫描、体温、动脉血气和电解质等	鉴别活动性出血 鉴别和控制出血点，纠正凝血功能，输血，保暖，纠正酸碱和电解质紊乱贯穿于外科介入干预	识别可能的再出血；调节凝血功能和预防静脉血栓栓塞
栓塞	超声心动图 计算机断层扫描冠状动脉造影 双下肢超声检查	溶栓/外科取栓术和（或）体外膜氧合	使用普通肝素注射液或低分子肝素抗凝
麻醉并发症	确定可能的诱因并记录事件的相关临床细节	稳定	稳定
宫缩乏力	产科会诊，阴道超声，临床检查	立刻手术	稳定
子痫引起的高血压	病史，尿蛋白筛查，脑电图，肾功能和肝功能检查	脑部计算机断层扫描以排除并发症，处理惊厥和稳定血压	确定相关器官衰竭（肝、肾），输注镁，控制血压
其他原因	临床病史提示用药过量，药物筛选；外伤时进行CT扫描（头部、颈部、胸部、腹部、盆腔）	如果存在相关的拮抗药（如纳洛酮），动脉血气分析（寻找提示中毒的证据），阴离子间隙计算识别创伤患者的活动性出血	• 稳定 • 某些中毒的肾替代治疗 • 按照标准管理策略进行创伤治疗
脓毒症	血液、痰和尿培养，特定病例的脑脊液，胸片，定向计算机断层扫描	抗生素	使用抗生素并遏制源头

产），需要注意出血、子痫、羊水及空气栓塞。母体羊水栓塞是一个巨大的突发事件，最常发生在胎盘娩出后即刻[57]。

七、机械通气

转入 ICU 的大多数心脏停搏患者仍需通气 24～72h[58]。正压机械通气的目标是提供稳定的氧合和通气，同时保护肺免受继发性损伤[59]。

1. 氧合目标

适当的 PEEP，必要时增加 FiO_2 来避免孕产妇低氧血症（$PaO_2 \leqslant 75mmHg$）[32]。母体动脉血氧为 75～100mmHg 以满足胎儿氧合[60, 61]。回顾性研究表明，ROSC 后第一天内的极度高氧（$PaO_2 > 300mmHg$）与较高的死亡率和较差的神经系统预后相关[62, 63]。高氧血症最常见于无意中长时间吸入100% 氧气[32]。目前尚不清楚以中度高氧为目标对心脏停搏患者是有保护作用还是有害[58]。因此，在获得更多的数据之前，心脏停搏后应避免高氧。

2. 通气的目标

在妊娠晚期（孕>28 周），正常 $PaCO_2$ 范围为30～32mmHg，较非妊娠患者低[26]。这是多因素的，但部分与孕酮诱导的过度换气有关，并且在妊娠早期开始。在心脏停搏患者中，关于最佳 $PaCO_2$ 目标的证据相互矛盾。人们普遍认为应避免过度换气，因为它会导致颅内动脉血管收缩[58, 64, 65]。如上所述，在孕产妇中，过度换气也可能引起子宫动脉血管收缩，从而减少流向胎儿的血流量[26]。轻度高碳酸血症已被证明可增加脑氧合[66, 67]。因此，目前对非妊娠患者 ROSC 后的研究主要集中在针对轻度高碳酸血症的选择。然而，在孕产妇中，即使是轻度的高碳酸血症也可能引起酸中毒，对胎儿有害，目前不推荐于妊娠患者[54, 60]。尚无关于二氧化碳范围的确凿证据，因此正常通气可能是最安全的。

3. 肺保护

建议对 ARDS 患者进行肺保护性通气，避免潮气量过大。一项研究表明，潮气量（tidal volume，TV）超过 8ml/kg 理想体重时，死亡率增加[68]。因

此，通常应使用 5～6ml/kg 理想体重的 TV，并调整频率以达到所需的 $PaCO_2$。鉴于代谢增加，这在妊娠患者中可能比在一般人群中更具挑战性。肺保护性通气的适应证和方法在第 23 章进行了更详细的讨论。

八、目标体温管理

建议非妊娠心脏停搏患者的体温目标为 33～36℃，持续至少 24h[12]。最近的证据也支持将目标体温管理（targeted temperature management，TTM）用于非电击复苏和院内心脏停搏复苏的患者[69]。然而，迄今为止，所有的临床试验都集中在假设心脏原因导致心脏停搏的患者，并排除了孕产妇。目前几乎没有关于 TTM 对非心源性停搏（例如肺栓塞、缺氧、出血）患者是否有效的数据，但脑损伤的最终机制可能相似（随着时间的推移，低灌注混合低氧血症）。此外，有证据表明，TTM 可能主要对可电击初始心律复苏后的患者有益[70]。

1. 妊娠和围产期患者的目标体温管理

在 ROSC 后的妊娠和围产期患者中接受 TTM 的两个主要问题是孕产妇出血的风险和胎儿损害的可能性，特别是当目标温度为 33℃时。尽管如此，近年来仍有病例报告描述 TTM 成功治疗妊娠患者，提示 TTM 具有可行性，且无副作用[71]。低温可引起心脏传导功能改变，可观察到 Q-T 间期、QRS 和 PR 延长。这种心率的降低通常只发生在较低温度范围内 TTM 中[72]。1 例报道孕产妇在 33℃出现心动过缓并伴有胎儿窘迫的征象[73]。因此，TTM 时必须密切监测和控制孕产妇心率、持续监测胎儿心率。在考虑可能的好处和风险的同时，应根据具体情况决定目标温度（33℃或 36℃）。

全身温度低于 32℃ 也可能影响凝血级联和血小板功能[74]。这个问题值得关注，特别是在围产期，无论何种分娩方式，孕产妇出血的风险都增加。理论上，随着全身体温降低，出血风险增加。在 ROSC 后的非妊娠患者中，33℃和 36℃治疗的结果似乎没有重大差异。因此，对于 ROSC 后有出血

风险的女性，应将体温控制在 36℃。这时的文献中只描述了两个产后心脏停搏的女性恢复自主循环后接受 TTM 治疗；其中 1 例表现出凝血障碍[75]。然而，该病例特征提示本身可能伴有凝血功能障碍的羊水栓塞。心脏停搏后的 TTM 通常不会增加出血风险[5, 6]。因此，如果该治疗可能改善孕产妇结局，则应提供该治疗。但应重视治疗人群的选择，进行监测，以预防出血并发症。

在停搏期间[76]或 ROSC 后，院前用冷液体诱导低体温无益[77, 78]。在 ICU 内应开始 TTM，并应持续至少 24h（表 28-3）。与 24h 相比，48h 治疗并未取得更好的结果[5]。在 TTM 治疗期结束时，应将患者缓慢复温至 36.5～37℃。发热常见，可用对乙酰氨基酚治疗。任何反跳性高热均可进行有创或无创治疗[5]。尤其对于有缺血缺氧性脑损伤体征的昏迷患者，应防止体温超过 38.5℃。

九、镇静

在 ROSC 后的第一个 24h 内，大多数情况下应保持深度镇静，最好避免唤醒患者进行神经功能评估[79]。大多数患者是脑病，缺乏积极的神经系统反应并不影响治疗决策。唤醒试验可能引起高血压和心律失常，并增加颅内压。但以下情况例外：非常短暂的心脏停搏患者，酒精中毒或药物过量的病例，或当检查结果可能改变即刻临床治疗时需要频繁进行临床神经系统评估（如当脑 CT 扫描出现局部病灶时）。24h 以后，应使用镇静量表滴定镇静[80, 81]。

对于 ROSC 后进行 TTM 的患者，传统的治疗方法是持续输注镇静药咪达唑仑和芬太尼[8]。目前首选短效药，如丙泊酚和瑞芬太尼，因为它们已被证明可以缩短这一人群的拔管时间[82]。丙泊酚比咪达唑仑更容易引起低血压[83, 84]。因此，尽管文献认为这种药与谵妄和较差的结局相关，但一些人仍倾向于将咪达唑仑用于血流动力学不稳定的患者[79]。右美托咪定是心脏停搏后孕产妇的另一种选择。右美托咪定引起的高血压和心动过速较咪达唑仑少，

可用于子痫患者控制高血压[85, 86]。然而，在接受 TTM（33℃）的非妊娠患者中，右美托咪定的使用与心动过缓相关[87]。也有人提出在复温期间使用右美托咪定镇静，因为在这一治疗阶段可能会发生寒战，但仍缺乏支持这一做法的确凿证据[88]。全身温度低于正常时，许多镇静药（如丙泊酚、咪达唑仑、吗啡）的代谢时间延长，因此可能需要根据目标温度和治疗阶段调整剂量[83]。

十、血压管理

心脏停搏后的最佳血压尚未明确。研究表明，脑自动调节障碍和脑血流量减少是心脏停搏后患者预后不良的主要原因[84]。尤其是慢性高血压患者，自动调节曲线右移，患者可以从更高的血压中获益[89]。子痫患者似乎也有自动调节障碍[90]。尽管如此，最近的证据并不支持自主循环恢复后将平均动脉压目标定为高于 65～70mmHg[91-93]。血压 <60mmHg 的明显低血压似乎是有害的[94]，并且应该在最初的 48h 内避免。血压合适的表现包括尿量充足和乳酸下降[12]。这一规律的一个例外是活动性出血的女性，有一些证据支持仔细监测下低血压复苏，直到出血得到控制[94, 95]。

根据停搏的可能原因，低血压一般应采用静脉补液和（或）血管升压药治疗。低血容量性休克（即停搏的原因是出血或任何其他原因导致的血容量丢失）应继续使用液体或血液制品复苏。心源性休克（如心肌梗死、心律失常、心肌炎）应使用血管升压药治疗。分布性休克（脓毒症、变态反应）可能需要两者同时治疗。在梗阻性休克（如肺栓塞、气胸、心脏压塞）时，患者对液体或血管升压药的治疗反应较差。在这种情况下，必须迅速逆转停搏的原因以维持循环，这可能包括溶栓或置入胸腔引流管。

指导心脏停搏后血管升压药选择的证据有限。然而，血管麻痹常见于 ROSC 后，尤其是已进入心脏停搏代谢阶段（即长时间复苏）的患者。去甲肾上腺素是一个很好的治疗选择，但也可能需要输入

大量液体。去甲肾上腺素可增加平均动脉压，但不会导致心动过速[91, 92]。根据心源性休克患者的数据，首选去甲肾上腺素治疗，而非肾上腺素治疗，因为肾上腺素可能导致严重的心动过速和反复休克[96]。妊娠期的药物治疗见第 38 章。治疗反应的最佳判断指标是乳酸清除率和尿量（0.5～1ml/kg）[93, 97, 98]。应注意再发心肌缺血的可能性，并进行连续超声心动图成像以评估心脏和瓣膜功能以及左心室充盈压。坊间证据支持在与羊水栓塞相关的心脏停搏后接受治疗的患者中短期吸入一氧化氮和静脉使用米力农[56]。

十一、液体及血糖管理

根据非妊娠患者推断，除非患者明确存在高钠血症，否则在最初的 24～48h 内应尽量避免输注低渗性液体，并且除非患者明确存在低血糖，否则应尽量避免输注含葡萄糖的液体[99-102]。除这两种特殊情况外，心脏停搏后的液体选择可参考证据有限（见第 7 章液体管理），如果存在关于脑水肿的明确证据，相对合理的做法是将血钠浓度设定在 140～145mmol/L[17]。高渗性溶液或甘露醇也可用于严重脑水肿的病例中，尽管缺少明确证据证实此方法有益[17]。

高血糖常见于心脏停搏后入院的患者，并与预后较差相关[103]。适度宽松的血糖正常限值（即血糖<10mmol/L）是最佳目标[104, 105]。严格控制血糖正常范围会增加医源性低血糖的可能，却不会增加获益[7, 105]。

十二、癫痫

理想情况下，心脏停搏后的患者应进行连续脑电图（EEG）监测，以便及早识别癫痫活动。当无法进行这种监测时，间歇性脑电图也是一种选择。癫痫发作（更常见的是肌阵挛）经常发生在 ROSC 后的非妊娠患者中，且通常与 HIBI 有关[106]。在妊娠期或围产期的女性中，也要谨记子痫前期和子痫的可能[26]。区分这两种情况可能是困难的。然而，HIBI 通常发生在长时间的 CPR 后，且往往在 ROSC 后 24h 后出现。与 HIBI 相关的癫痫发作与无血流量和低血流量时间密切相关[106]。

没有证据支持 ROSC 后预防性治疗癫痫发作[12, 107, 108]。癫痫发作与不良预后相关，但有些患者只要出现癫痫活动就可以接受治疗。苯妥英钠对于治疗与 HIBI 相关的肌阵挛或更严重的癫痫活动并不是特别有效[109]。考虑到会导致出生缺陷，妊娠期禁用丙戊酸钠，因此左乙拉西坦可能是 ROSC 后癫痫发作的孕产妇的首选药[110, 111]。左乙拉西坦经由肾脏排出，具有线性药动学和低蛋白结合特征，这些都提高了其对母亲和胎儿的安全性。与子痫相关的惊厥也应给予镁剂治疗，并严格控制血压（见第 16 章）。

十三、普通重症监护管理

如果胎龄>20 周，且胎儿位置正常，则孕产妇处于仰卧位时会同时伴有主动脉下腔静脉受压的风险。主动脉下腔静脉受压致静脉回流减少，导致低血压，甚至休克或心脏停搏。因此，ROSC 后，应将孕产妇置于左侧倾斜位。由于下腔静脉可能受到压迫，中心静脉通路应置于膈肌上方[26, 54]。妊娠期间血栓形成的风险增加。然而，有报道称心脏停搏后会出现凝血功能障碍并与预后不良相关[112]。这些凝血功能障碍是否需要纠正，以及这种纠正在多大程度上是可能的和（或）可能改变结果尚不清楚[113]。因此，明智的做法是定期检测凝血功能，以平衡对深静脉血栓进行预防的风险和根据个人情况纠正凝血功能异常的需要。

在心脏停搏期间和之后都有可能发生误吸，特别是在长时间的无创面罩辅助通气时。尽管非住院患者的胃内容物可能是无菌的，但使用抗生素治疗仍是合理的。一般来说，在心脏停搏后接受 TTM 的患者中，预防性使用抗生素已被证明可以降低呼吸机相关性肺炎的发生率[114]。抗生素的选择应取决于心脏停搏的原因（如出血与肺炎），以及当地的做法和细菌耐药模式。如果停搏的原因不是感染性的，第二代头孢菌素（如头孢呋辛）已被证明足以治疗无意识的创伤性脑损伤患者[115]。尽管支持这种做法的证据有限，但如果孕产妇仍然存在低氧血症，并且怀疑有误吸，则可考虑进行纤维支气管镜检查和肺灌洗，以清除残留的胃内容物和（或）痰[116]。

ICU通常会预防性治疗胃溃疡，尽管缺乏支持这种做法的确凿证据[117]。妊娠期和围产期女性反流风险也增加，质子泵抑制药可以缓解反流症状。血流动力学不稳定的昏迷患者发生消化道出血的风险更高。心肌梗死和（或）经皮冠状动脉介入治疗后的患者通常接受抗血小板和抗凝药治疗，进一步增加了消化道出血的风险。

十四、体外膜氧合和机械辅助装置

体外膜氧合（ECMO）在心脏停搏管理中的作用尚不清楚，尤其是在妊娠患者中[118]。一家中心报道了在妊娠患者中使用ECMO的良好结果，但只有一半的女性在CPR期间或之后立即使用ECMO（见第14章）。对于自主循环恢复后出现严重休克或缺氧的患者，应考虑在ECMO中心（即所谓的ECMO守护）进行治疗[56]。在非妊娠患者中，有一些证据支持使用主动脉内球囊反搏（intra-aortic balloon pump，IABP）[119-121]，但没有关于其在妊娠患者中使用的数据。此外，在妊娠晚期，使用IABP时，让患者置于侧卧位可能有困难。如果手术有可能促进而不是使孕产妇的治疗进一步复杂化，也可以考虑行剖宫产术。

十五、预后

ROSC后的患者通常保持镇静24～36h，之后在患者情况允许的情况下停止镇静。在严重缺氧、严重弥散性血管内凝血障碍伴持续出血或诊断为脑水肿或其他颅内病变时，可能需要持续镇静[12, 79]。镇静终止后患者仍持续昏迷或不完全清醒则提示缺

氧缺血性脑病（HIE）。增加HIE风险的因素是缺乏旁观者启动的生命支持和自主循环恢复的长时间延迟[29]。ROSC延迟5min内一般不会发生HIE。

如果患者不能被唤醒，应咨询神经科医师，并应用多模式预测方法[122]。根据检测结果，可以向家属提出进一步诊疗建议，或在某些情况下，停止治疗。所有昏迷的患者都应进行彻底的临床检查。重要特征包括脑干反射（如瞳孔大小和反应性、呕吐反射）和皮质反应的存在或缺失。应该再次进行脑电图检查，因为此时它可能会证明更严重的HIE。脑计算机断层扫描可以排除颅内病变（如HIE时严重脑水肿、出血）。在某些情况下，脑磁共振成像可能提供关于HIE的严重程度和脑干区域存在病变的额外信息，这些病变在计算机断层扫描中看得不太清楚。血液中特定的脑生物标志物水平也可用于心脏停搏后的预测。在非妊娠患者中，神经元特异性烯醇化酶（neuron-specific enolase，NSE）应用最广泛，并已得到验证[123-125]；ROSC后24～48h内的NSE升高及48h后NSE升高提示重度HIE[125]。在妊娠37周时，健康孕产妇的NSE水平正常。然而，由于脑外来源（如黄体），NSE水平在妊娠早期（长达10周）出现生理性升高。子痫前期的女性在整个妊娠期和一年后NSE水平持续升高，而在健康女性中，NSE水平随着妊娠期趋于下降至正常水平[126, 127]。此外，溶血可引起NSE水平升高[128, 129]。因此，NSE不应用于妊娠早期、子痫前期、患有弥散性血管内凝血、羊水栓塞或因出血大量输血的妊娠期或产后女性的预后判断。

十六、康复治疗

心脏停搏后的恢复需要时间[130, 131]。关于长期生存率的数据差异很大，但妊娠期患者存活到出院的概率一般高于非妊娠期患者[132, 133]。除了躯体恢复外，心脏停搏后的心理症状甚至创伤后应激障碍也并不少见[134-137]。患者可能会感到内疚、困惑和抑郁。失去孩子或不得不在重病后照顾孩子可能会让事情变得更加困难。因此，非常需要定期

复查和心理咨询。

结论

对心脏停搏后的孕产妇的治疗具有挑战性。幸运的是，妊娠期间和围产期的母亲心脏停搏是罕见的。然而，这种罕见性使得临床医师和工作人员很难获得与这种情况相关的临床经验。充分的准备、教育、模拟训练和坚持高标准的重症监护，这些准备有可能在需要时促进高效的工作。

第 29 章　重症监护病房脑死亡孕产妇：伦理、生理学与管理

The Brain-Dead Mother in Intensive Care Unit: Ethics, Physiology and Management

Paul McConnell　Rosaleen Baruah　著

易晓桐　译　　吴涯雯　校

要点

- 脑死亡的诊断标准因国家而异。
- 孕产妇脑死亡是一种罕见的事件。
- 管理脑死亡孕产妇的法律和伦理原则将根据医院的管辖范围而有所不同。
- 必须使用执业医师所在国家公认的指南来确认脑死亡。
- 某些情况下继续为已确认的脑死亡孕产妇提供生命支持可能是合适的，例如为了达成她生前器官捐献的意愿。
- 关于是否继续妊娠的伦理观点尚无定论，这取决于孕产妇所在国家的文化和宗教习俗，必须根据具体情况进行审查。
- 脑死亡会对孕产妇和胎儿造成广泛和严重的生理紊乱。
- 对妊娠期脑死亡患者应采取全面和系统的护理措施，这要求多专业协作。
- 支持脑死亡孕产妇的家人并且确保医护人员获得足够的心理支持是至关重要的。
- 随着重症监护水平和医疗设备技术的发展，有可能从技术上延长脑死亡孕产妇的妊娠期。

一、定义死亡的概念和争论

死亡不再像以前定义的那样简单。传统上，死亡的诊断是基于心肺标准［如心脏停止跳动 / 无脉搏和（或）呼吸停止］。最近的研究对这一定义提出了重大质疑，因为有证据表明在死后数天内仍有新陈代谢甚至基因活化[1]。在哲学意义上，死亡被认为是不可逆转的人格丧失[2]。然而，这一定义忽略了量化和证明实现这一标准的复杂性和实用性。

脑死亡的概念于 1959 年被首次提出[3]。尽管各国的标准有所不同，但目前世界许多地方都认

可这一概念[4]。在某些认可脑死亡的国家，认为在诊断脑死亡后继续提供器官支持是不合适的。但是，又认可提供暂时的器官支持以便摘除器官进行器官移植[5]。由此产生了脑死亡产妇继续被给予器官支持以促进活胎分娩的观点[6]。虽然理论上可行，但这可能更具有挑战性，因为大量病例研究表明，尽管有器官支持，大多数脑死亡患者仍将不可避免地进展为心脏停搏[7]。事实上，脑死亡基于的设想是脑干功能不可逆转的丧失从而迅速导致躯体循环呼吸停止。在临时器官支持下，这种恶化可能会延迟，但仍然存在不可逆的脑功能停止和意识丧失[8]。已发表的关于脑死亡幸存者的报道，很多都没有遵循准确的检验标准或误解了脑死亡的概念[9]。美国神经病学会[10]和澳大利亚新西兰重症监护协会[11]报告称，任何符合脑死亡标准的人都不会恢复认知。

二、孕产妇脑死亡流行病学

妊娠期间因神经系统导致的死亡极为罕见，其发生率约为 1/10 万次妊娠（英国 2012—2014 年的数据）[12]。孕产妇脑干死亡的最常见原因是蛛网膜下腔出血和外伤[12]。然而，脑膜脑炎[13, 14]、颅内肿瘤病变[2]和脑静脉窦血栓形成[15]都与此相关。

符合脑死亡标准的孕产妇死亡病例更为罕见。一项在 6 年期间对 252 名脑死亡患者的病例研究中，仅发现了 5 名孕产妇[16]。最罕见的是严重的孕产妇神经损伤病例，是否为这类患者提供器官支持以继续妊娠是一个争议点。在大多数情况下，严重的神经损伤会导致胎儿死亡[15]。尽管为孕产妇提供生命支持对胎龄没有要求，但 2008 年的一项爱尔兰综述发现，如果孕产妇损伤发生在妊娠 15 周之前，在已发表的文献中没有胎儿存活的案例[17]。对 1982—2010 年的文献[18]进行回顾，仅报道了 30 例脑死亡孕产妇。孕在这些案例中，孕产妇脑干死亡的平均孕龄为 22 周，分娩的平均孕龄为 29.5 周，这表明当时这种情况出现时，为了提高胎儿的存活率，常常继续给予孕产妇生命支持。在继续妊娠的

案例中，有 12 例新生儿存活[18]。已记录的孕产妇生命支持的最长持续时间为 107 天，在孕 32 周时分娩活婴[19]。

三、脑死亡检查

任何诊断脑死亡的行为都必须遵循执业医师所在国家的指导方针，无论是否妊娠。作为一项规则，所有接受脑死亡概念的国家都要求满足以下标准[20]。

① 有明确的病因，导致不可逆转的意识能力丧失，以及由于严重的结构性脑损伤导致不可逆的呼吸能力丧失。

② 排除潜在的可逆性疾病（药物、环境、代谢、内分泌或心血管），这些疾病可能与脑死亡相似或混淆临床检查。

③ 临床检查显示不可逆的昏迷、呼吸暂停和脑干反射缺失。

临床检查的时机通常由临床医师自行决定，前提是他们检查的时间要确保在病情不可逆的时间段。在某些国家（如英国、澳大利亚）[20]，在做出脑死亡诊断之前，需要一名以上的执业医师在不同时间进行测试。

大多数司法管辖区允许临床诊断脑干死亡。然而，有些需要确切的科学调查[21]。多项检验已被用作辅助测试或确认脑死亡。一些检查显示生物电活动丧失（如脑电图、诱发电位），而其他检查显示脑循环停止［如四血管动脉内导管血管造影、对比计算机断层扫描血管造影（CCTA）、磁共振血管造影（MRA）、单光子发射计算机断层扫描（SPECT）、正电子发射断层扫描（PET）和经颅多普勒］[20, 22]。

除了全面的临床检查外，辅助检查的使用是有争议的。然而，当无法完成全面的临床检验时，这些检查可能会提供重要信息（如广泛的面部损伤影响充分的临床评估，高位脊髓损伤影响其他导致呼吸暂停的原因的排查）[23]。对于潜在的脑死亡孕产妇，如果继续妊娠，还必须权衡这些检查与胎儿暴露于电离辐射之间的利弊。

四、伦理和法律的考量

孕产妇脑死亡所带来的难题引发了很多争议。正如在"厄兰格婴儿"[24]案例,一些人承认胎儿的生命权,而另一些人认为延长生命支持是医学实验,剥夺了孕产妇有尊严地死去的权利,这两种人之间存在着巨大的分歧。这个问题的核心是谁是治疗对象——孕产妇还是未出生的孩子。也就是说,在这种情况下,孕产妇的地位是什么,胎儿有什么权利(如果有的话)?这些伦理问题反过来又必须以实际情况为框架,即我们是否相信我们的治疗是有益的。

脑死亡孕产妇的权利在很大程度上取决于我们对她们的定位。Finnerty 等[25]认为在这种情况下,可以将其孕产妇归为三种不同的状态,即绝症患者、自愿器官捐献者和一个尸体孵化器。如果孕产妇被定位为前两者之一,那么应该以她脑死亡前的愿望和"最大利益"为准。然而,将脑死亡患者视为"绝症患者"并未意识到她实际上已经死亡。不把她当作一个死者对待,将进一步模糊精神死亡和躯体死亡之间的界限,可能给家庭带来更大的痛苦[26]。如果将孕产妇视为"尸体孵化器",那么胎儿权利是最重要的。然而,在这种情况下,国际妇产科联合会(FIGO)研究人类生殖和女性健康的伦理问题委员会明确指出,"胎儿抢救并不能免除医护人员尊重患者权利的责任"[27]。

管辖权使胎儿权利问题再次复杂化。瑞典、德国、法国和奥地利等国家不赋予胎儿任何权利,胎儿和孕产妇都被视为一个整体。这可能与爱尔兰共和国形成鲜明对比,在爱尔兰,胎儿享有作为一个完整的人的权利,这种观念下,如果有确切成功分娩的可能性,就不存在是否继续妊娠的问题了[17]。

鉴于问题的复杂性和多样性,处理这个问题最简单的办法是遵循四个"原则",尽管也有人对这种方法持批评意见[28]。

1. 有利原则

有利原则是指利用好任何可能改善这种极端情况的措施不惜一切代价挽救生命。然而,这种简单的观点并没有考虑到上述"生命"可能并不总是有意义的,还必须考虑胎儿的损伤和存活率,以及治疗的持续时间。如果成功分娩的机会被认为微乎其微,即使是赋予胎儿完整权利的国家也不应强制要求继续妊娠[17]。

2. 不伤害原则

在尊重有利原则的同时,也要将伤害降到最低。就这个孕产妇的案例来说,人们最初认为死者不会再受到伤害。然而,我们对死者的行为,在她的亲属看来将使死者的记忆受到伤害,这种行为可能迫使亲属经历持续的苦痛并受到伤害。从伦理上看,如果医务人员的行为与患者生前的意愿和决定相矛盾,也会形成伤害。这种伤害可能是由于提供器官支持和滥用自由权益造成的,特别是如果对该患者没有明显好处的情况下。

相比之下,胎儿伤害的概念更容易量化。首先是必须考虑到导致脑死亡本身的创伤性事件对胎儿引起的持续性伤害,其次是长期的母体器官支持造成的影响。胎龄是另一重要因素,如果孕产妇脑死亡发生在妊娠早期,则必须考虑成功妊娠的可能性,而不是仅仅减缓胎儿的死亡进程。任何治疗或有创性监测(如有致畸风险的药物、羊膜腔穿刺术)也必须谨慎考虑。

除外孕产妇和胎儿,相关医护人员的伤害也需要量化。从事这种认为是徒劳的工作(照看脑死亡的患者),会使 ICU 医护人员情绪衰竭的发生率增加,从而导致精神崩溃[29]。

3. 自主原则

自主原则要求考虑孕产妇的意愿。对于一位孕产妇来说,是极少提前做出全面和细致的决定的[30]。因此,对患者的最优措施需从她最亲近的家属了解她对继续器官支持和继续妊娠的看法,这些最优措施必须符合她作为一个整体的意愿,正如前面提到的其他原则,甚至包括更广泛的精神、社会和心理信仰层面等。单从孕产妇在脑死亡之前没有主动堕胎来假设她自愿继续妊娠是不合理的。不堕胎可能因为她期待以后跟孩子一起生活,而不仅仅是希望孩子独自活着。

4. 公平原则

到目前为止，很少讨论患者脑死亡后继续生命支持所耗费的护理成本，在患者预后不佳的情况下，可能需要提供长达数周至数月的高标准危重症护理。尽管为了器官捐献的生命支持和帮助胎儿分娩和存活的生命支持之间存在相似之处，但从资源分配的角度来看，这两种情况截然不同。器官捐献是一短期（通常少于24h）重症监护，随后的手术可能使数个个体受益。而为了胎儿分娩的生命支持则会长时间占用重症监护病床，且证据基础有限。虽然这不是它的禁忌证，但必须仔细斟酌胎龄和孕产妇生理的稳定性，因为这是成功的关键，特别是在公共资源有限的地方。长期照顾脑死亡孕产妇患者的医护人员的心理健康也需要重视。在患者预后不佳的情况下，必须为他们提供心理支持和医疗保健，以免不良情绪影响他们的健康和照顾其他患者的能力[29]。

五、脑死亡的生理变化和器官支持

一旦决定对脑死亡孕产妇进行生命支持以保护胎儿，一切治疗应以优化胎儿结局为导向。在大多数脑死亡的病例中，经常出现孕产妇血流动力学不稳定、呼吸停止、垂体功能减退、体温不稳定和能量消耗减少。然而，生命支持的目标不仅仅是挽救短期（通常少于24h）停止灌注的幸存器官，而是在数周或更长时间内为胎儿提供支持。脑死亡后，除了呼吸暂停外，负责维持和调节稳态的大脑中枢被破坏也会导致严重的生理紊乱。只有少数脑死亡患者在没有重症监护干预的情况下能保持血流动力学稳定[31]。可以把经过妥善护理的脑死亡患者形象地理解为是潜在的器官供体[31]。

生命支持成功用于脑死亡孕产妇的证据有限。因此，在孕产妇脑死亡后，任何延长胎儿生命的决定都必须经过仔细权衡，而不是简单的"生命高于一切"。一些脑死亡患者的常规疗法可能会产生未知（甚至可能有害）的影响。因此，必须额外关注治疗对胎儿健康的影响，任何治疗方法都必须深思

熟虑[32]。鉴于缺乏该领域的研究和经验，这种病例的临床治疗目前被认为是一种实验性治疗[32]。

1. 心血管系统的变化和管理

脑死亡最初伴随着大量交感神经的兴奋，这会导致严重的高血压，约有1/3的病例与心动过缓有关（库欣反射）。在交感神经递质储备耗尽后，通常会出现持续的低血压期，这种情况下则需要用血管升压药进行血压维持。肾上腺功能不全（发生在85%的脑死亡患者中）、脑血管舒缩中枢的直接损害及全身性炎症反应会明显抑制后负荷的交感兴奋。继发性疾病如尿崩症引起的过度利尿导致的血容量不足、脑性盐耗损综合征或高血糖（见下文）及酸中毒和体温过低导致的心肌收缩力下降等都会进一步加剧心血管抑制[33]。

对于妊娠期脑死亡患者，关键在于维持子宫/胎盘血流[34]。由于子宫循环缺乏自动调节，维持血流动力学对于维持胎盘灌注及胎儿存活至关重要。妊娠子宫压迫下腔静脉可能会减少心输出量（见第9章），所以首先要考虑脑死亡孕产妇的护理体位，尽可能保持左侧卧位。

通过联合使用静脉输液、强心药和血管升压药来维持终末器官（尤其是胎盘）的灌注。血容量不足应使用晶体液和胶体液纠正。然而，需要注意的是妊娠期相对低白蛋白血症和低渗透压[35]可能使孕产妇更易发生肺水肿。血管升压药和正性肌力药的选择十分困难。目前倾向于血管升压素与肾上腺素联合使用并结合有创血压和胎儿心输出量监测，以尽量减少其他血管升压素的需求[36]。需要注意的是，在非妊娠患者中血管升压素会引起子宫血管收缩[37]。多巴胺和多巴酚丁胺的联合使用也有过成功的案例[6, 14, 38]。如果出现对血管升压药治疗不敏感，则必须考虑使用类固醇治疗肾上腺功能不全。综述中提到的平均动脉压为80~110mmHg[18, 38]。

2. 呼吸系统变化和管理

由于患者呼吸暂停，必须进行有创通气。呼吸参数设定应按照常规的重症监护循证医学，避免潮气量和气道压过大（见第23章）。然而，为了优化胎儿结局，还需考虑额外的因素。比如避

免严重的呼吸性酸中毒，因为动物研究表明这种情况会导致子宫低灌注[32]。$PaCO_2$最好维持在30～35mmHg[39]。正常妊娠会产生轻度至中度呼吸性碱中毒，胎儿酸中毒可能是由于孕产妇$PaCO_2$升高所致[34]。尽管胎儿血红蛋白对氧的亲和力较高，还是应该尽量避免缺氧并且维持氧饱和度在90%以上[18, 32]。在满足氧饱和度需求的前提下，尽量降低氧浓度，因为长时间高FiO_2通气可能会诱发或加剧肺损伤[40]。虽然有报道过孕产妇长时间机械通气后成功分娩及新生儿存活的案例，但这些对胎儿的影响尚不清楚[27]。

3. 内分泌系统变化和管理

下丘脑—垂体轴功能衰竭最常见于脑死亡且会导致全垂体功能减退，超过70%的脑死亡病例表现为尿崩症[34]。随之而来的病理性利尿可能导致严重的低血容量，影响循环稳定，需采用低渗液体输注联合去氨加压素（DDAVP）以控制多尿症和高钠血症[18, 32]。

肾上腺皮质功能减退也会导致低血压[6, 18, 32]。故在宣布脑死亡后，应测定血液中的皮质醇水平，以确定是否需要类固醇替代治疗[32]。但长期使用类固醇对发育中的胎儿的影响也是人们顾虑的问题。因此，尽量使用难以通过胎盘的药物，如泼尼松龙或甲泼尼龙[18, 41]。

应激相关的外周胰岛素抵抗、妊娠和类固醇药都可能引起高血糖症[18, 32]。高血糖时应使用胰岛素治疗以恢复正常血糖。

甲状腺功能障碍的发生不如尿崩症常见，因为腺垂体的血供维持优于神经垂体[36]。宣布脑死亡后也同样需进行甲状腺功能检查，以确定是否需要甲状腺激素替代治疗。不建议在脑死亡中进行常规甲状腺激素替代治疗[36, 42]。然而，在某些病例中会经验性给予三碘甲状腺原氨酸治疗[39]。

4. 体温调节

脑死亡导致大多数患者出现低体温[5]。而下丘脑损伤和脓毒症则可能诱发高热。这两种状态都不利于胎儿发育，可能导致严重的生长受限甚至死亡[18, 27, 43]。体温过高可以通过物理降温和对乙酰氨基酚治疗[32, 34]。而温水和电热毯则可以用于治疗和预防体温过低[6]。基于生物反馈的体温调节系统可以提供更精准的治疗。

5. 营养

脑死亡后，静息能量消耗将减少25%[44]，使用间接量热法可能有助于确定适当的热量目标[32]。妊娠早期每日蛋白质摄入量与正常成人相当，约为0.8g/(kg·d)，随着孕周的进展呈比例增加[18, 32, 45]。考虑到脑死亡和妊娠对能量需求的双重影响，能量供给应根据蛋白质代谢的血清指标进行滴定并维持正氮平衡[18, 32, 34]。妊娠期间的营养需求见第32章。

营养支持方式尽可能采用肠内营养[32, 46]。然而妊娠或脑死亡导致的反流与胃动力不足可能会影响肠内营养的实施[18]。如果无法通过肠内营养，那就只能采用全肠外营养（TPN）的方式[6]。需要注意的是，TPN可能会增加孕产妇脓毒症的风险[27]。

6. 凝血系统

妊娠本身是一种高凝状态。此外，长时间卧床（考虑到治疗的持续时间）、脑损伤的神经内分泌应激反应和细胞因子释放都使妊娠期脑死亡患者发生深静脉血栓形成和肺动脉栓塞的风险升高。此类患者均应使用低分子肝素进行预防性治疗。同时，应监测凝血功能和血小板计数，从而判断在脑死亡中是否发生DIC或其他继发性凝血病。随着分娩时间的临近，需平衡好血栓栓塞并发症的风险与出血的风险[47]（见第5章和第8章）。

7. 感染

文献中提及的脑死亡孕产妇均出现了感染性并发症[32]。这可能是由于治疗时间延长，加上全身应激和妊娠状态本身继发的免疫功能障碍。最常见的感染源是血管内导管、尿管和通气时导致的复发性肺炎[46]。感染的反复治疗会产生耐药性，胎儿健康（即畸形风险）也限制了抗生素的选择。

青霉素、头孢菌素和红霉素在妊娠期都是安全的，在敏感性允许的情况下应优先使用[48]。在动物研究中，氟喹诺酮类会引起胎儿关节病，而四环素类则会干扰胎儿骨骼的生长。磺胺类和甲氧苄啶可能会导致神经管缺陷，尤其是在妊娠早期[46]。庆大霉素对胎儿具有肾毒性和耳毒性，使用时需注意剂量。

　　长时间或者反复使用抗生素可能导致真菌感染。抗真菌药具有较高的胎儿毒性。常用的抗真菌药是两性霉素 B，因为尽管它可以穿过胎盘[49]，但目前没有致畸的报道。

　　8.胎儿监测、宫缩抑制药的使用和分娩时机

　　妊娠期心脏停搏时，如果胎龄＞24 周，则胎儿具有存活的可能性，此时应该进行常规胎儿监测，包括每日胎心率、每周评估生长情况和肺成熟度[18]。

　　有病例报道宫缩抑制药已成功用于延长未成熟胎儿的胎龄。镁剂和吲哚美辛也被联合用于抑制子宫收缩和延长妊娠[50]。虽然 β_2 受体拮抗药和钙通道阻滞药可以用于普通早产，但可能会加剧脑死亡妊娠患者心血管系统的波动[34]。

　　分娩时机取决于胎儿成熟度和母胎系统稳定性之间的平衡。在理想的情况下，应根据胎肺成熟度来决定是否分娩。孕 32 周后无需再延长妊娠期，而应进行剖宫产[18]。分娩前应用糖皮质激素促（并确认）胎肺成熟。可能导致早产的情况包括：持续的母体血流动力学不稳定、对宫缩抑制药产生耐药性的早产和宫内发育迟缓[32]。

六、未来与展望

　　体外膜氧合已成功用于流感或其他疾病导致器官衰竭的妊娠患者，并成功分娩出活婴[51]。然而，到目前为止，在为了协助重症孕产妇胎儿分娩的生命支持中，它还未被常规应用。

　　最近，已成功研发出人造子宫并在动物实验中成功娩出移植胎儿。人类人造子宫的研发也在进行中，未来可能不需要延长脑死亡孕产妇的生命支持，也可以使得胎儿发育成熟[52]。

结论

　　值得庆幸的是，孕产妇脑死亡是一种罕见的事件。在脑死亡妊娠患者的护理过程中会出现许多伦理和情感问题。医疗团队和家庭成员之间的良好沟通不仅对于解释病情至关重要，而且对于获知患者继续妊娠的意愿也是必不可少的。继续提供生命支持的决定应以当地法律为依据。然而，也需要平衡成功的机会、可能造成的伤害，以及母亲和胎儿的最大利益这几大关键点。这是一个复杂的过程，并且在很大程度上仍然是一种实验性疗法。孕产妇受伤时的胎龄会影响成功的可能性，如果受伤发生在妊娠早期，则应谨慎考虑是否进行生命支持以维持妊娠。少数病例通过生命支持延长孕周并成功分娩出可存活的新生儿。许多用于器官捐献者的生命支持技术已被改良，以期最大限度地降低对胎儿的风险。器官支持的主要目标是维持胎儿－胎盘的灌注。

第八篇　肾脏系统

The Renal System

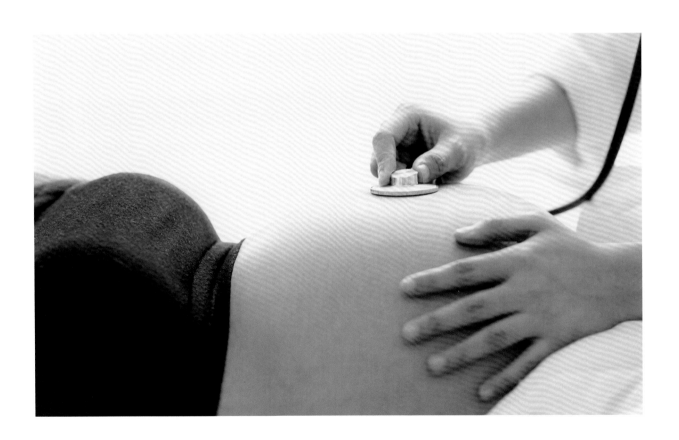

第 30 章　正常妊娠期间肾脏生理学
Renal Physiology during Normal Pregnancy

Rachel Savine　Lui G. Forni　著

黎贤泰　译　　张双全　校

要点

- 妊娠期间肾脏解剖结构发生显著变化，肾体积增加高达 30%。
- 血流动力学的变化，包括对血管升压药的反应，与心血管系统和肾脏适应性改变有关。
- 肾小管功能、肾溶质处理和酸碱平衡也受妊娠的影响。
- 传统的肾功能测定方法在妊娠期间可能是不准确的。
- 在定义肾损害时，需要结合孕产妇肾脏适应性进行评估。目前，定义急性肾损伤（AKI），尤其依赖于血清肌酐（SCr）和尿量的急性变化。
- 肾小球滤过率（GFR）在妊娠早期上升，同时全身血管阻力（SVR）逐渐下降 35%~40%，直到妊娠中期，心输出量开始上升。
- 由于所有的肌酐清除率公式都低估了妊娠的真实 GFR 值，因此对于孕产妇而言，最好避免采用基于肌酐的方程式进行评估。
- 尿酸水平主要取决于肾脏处理能力，尿酸清除率下降可见于循环容量枯竭，这是子痫前期的标志。
- 酸碱平衡的改变主要是由于孕产妇分钟通气量增加而引起的相对呼吸性碱中毒造成，通过增加排泄碳酸氢盐来代偿。
- 虽然在正常妊娠中，也可观察到相对性低钠血症，但与非妊娠个体一样，当孕产妇出现血清钠浓度低于正常值时，都应考虑这些改变是否存在病理因素。

早在孕 6 周时，肾脏会发生显著变化，肾功能各个方面皆受影响，如从解剖结构学到肾小球滤过能力、血流动力学的一系列变化。这些变化会引起肾小管功能改变，如肾溶质处理及水重吸收能力。在定义肾损伤方面，需要结合母体肾脏适应性进行综合评估。目前，急性肾损伤（AKI）的定义特别依赖于血清肌酐（SCr）和尿量的急剧变化。

1. 解剖改变

妊娠期间，肾脏出现解剖上的适应性改变，这些变化可持续至分娩后 6 个月[1]。通过测量肾两极间的长度能够发现，妊娠期间肾极间长度增加 1~1.5cm。然而，该平面值低估了对肾体积的影响，其可能增加 30%[2-4]。肾单位总数是保持不变的，因此，最初肾体积增加被认为是某程度上的肾积水，这在妊娠中几乎是普遍存在的。然而最近的证据表明，肾血管和肾间质容量的增加才是肾体积增加的主要原因[5, 6]。

随着磁共振成像技术在孕妇腹部影像学中的应用越来越广泛，对于这一（现象 / 领域 / 问题）的理解也得到了提升[3]。尽管超声检查仍然是孕产妇首选的成像技术，但这种影像工具依赖于操作者的技术水平，并且可能受到体态的限制。特别是在泌尿道造影时，观察到的肾积水程度可有不同，肾盂肾盏扩张时尿液可多达 200～300ml。随之而来的尿路瘀滞也增加了孕产妇罹患肾盂肾炎的风险。关于肾积水的机制有几种观点，主流的观点是机械压迫。肾积水多见于右肾（>80%），因为右输尿管更容易受到外部压迫。这种患病率，为机械压迫机制的观点提供了一定依据[7]。

2. 肾脏血流动力学

妊娠期间血流动力学变化最开始是通过增加每搏量和右心室前负荷，使静息心排血量增加，同时伴随着循环容量的扩大和全身血管阻力的降低，综合效应是血压的降低（见第 9 章）。因此，观察到肾小球滤过率（GFR）的增加并不奇怪。妊娠早期，全身血管阻力（SVR）逐渐下降 35%～40%，到妊娠中期心输出量开始上升。尽管肾素 - 醛固酮系统已被激活[8, 9]，SVR 仍降低的部分原因可能因为

对血管紧张素 II 相对不敏感。妊娠晚期的特征是心排血量达高峰，这源于孕产妇心率较基础值上升约 25%[10]（见第 9 章）。妊娠早期红细胞数量的增加少于血容量的增加，这导致了妊娠稀释性贫血或生理性贫血，其在孕 30～34 周时最为明显，因为此时血浆容量与红细胞容积的比例达到峰值[11]。

一、肾小球滤过率的变化

在妊娠 1 个月后可检测到 GFR 增加，孕 12 周肾血流量增加 80%（图 30-1）。至妊娠中期，因血流动力学变化、血管阻力降低和血浆容量增加等因素，GFR 高于基础值约 50%。血管阻力降低反映出血管对内源性血管升压素的敏感性下降，这是因为血管受体表达发生改变及一氧化氮的生成增加，这些变化已在妊娠动物模型中明确[12, 13]。此外，激素的作用也明显影响肾血管的张力，如在这些变化中起主要作用的松弛素，它属于胰岛素家族的肽激素，通常在黄体中产生。在妊娠期间，松弛素由受到人绒毛膜促性腺激素（hCG）影响的胎盘和蜕膜分泌。这种激素使肾循环中的内皮素和一氧化氮生成增加，导致肾入球微动脉和出球微动脉阻力降低，全身血管扩张，随后肾血流量和 GFR[14] 增加。在妊娠的后期，GFR 与肾血流量同步缓慢下降[15]。

GFR 可以用以下公式表示

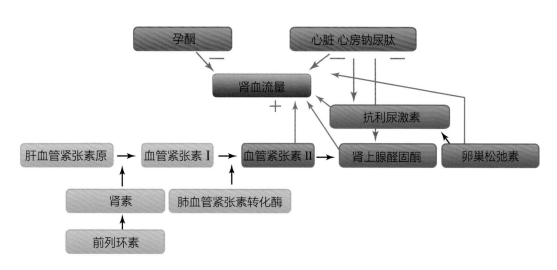

▲ 图 30-1　激素对肾血流量的影响

$$GFR=Kf\times(\Delta P-\pi GC)$$

其中，ΔP 是有效滤过压（毛细血管压差），πGC 是平均肾小球毛细血管内胶体渗透压（对抗 GFR 的压力），Kf 是滤过表面积和液体渗透性的乘积，即滤过系数[16]。考虑到妊娠后期期间肾血流量下降，可以预期 GFR 也会随着下降。然而，GFR 在这一阶段却维持稳定，这是因为肾小球滤过屏障的液体渗透性增加及毛细血管胶体渗透压下降，从而导致滤过分数升高。如上所述，毛细血管胶体渗透压是对抗 GFR 的压力。动物模型表明，在入球和出球微动脉发生等比例变化的情况下，肾小球产生的压力保持不变，超滤由肾血流量（RPF）的增加所驱动。然而，在人体中，这种机制可能并非完全由 RPF 驱动。例如，患有潜在肾病的女性，妊娠可能导致肾功能恶化。虽然进行了一些小型研究，但孕妇 GFR 的决定因素尚未能完全明确[17-19]。

二、妊娠期肾小球滤过率的计算

孕产妇最好避免使用基于肌酐的常用估算公式，因为所有 GFR 公式都低估了妊娠期的真实GFR[20-24]。例如，肾病患者饮食改良（MDRD）公式最常用于计算妊娠期 GFR，但它不针对体表面积进行个体化调整。所以，MDRD 还是低估了肾功能正常或者肾功能受损患者的 GFR[22]。

菊粉清除率是测定 GFR 的金标准，但很难常规应用到临床中。因此，最好的估算办法仍然是 24h 尿液收集，但收集过程中容易出错，应通过测量尿肌酐排泄量来评估收集的准确性，10～15mg/kg 肌酐对应完整的收集量[25]。鉴于在整个妊娠期间，骨骼肌生成的肌酐是保持不变的，所以 GFR 的增加会使血清肌酐降低。血清尿素也有类似的变化，因为它也能在肾小球中自由过滤。

三、肾小管功能

妊娠期肾功能的生理变化不仅继发于肾血流动力学的变化，也受肾小管功能变化的影响。在监测并存肾脏疾病或是妊娠特异性肾脏疾病（包括子痫前期）时，尿蛋白都是至关重要的指标，因为这反映了肾脏对蛋白质的处理能力。当 24h 蛋白质排泄量超过 300mg（这是非妊娠正常个体的 2 倍）及白蛋白排泄量超过 20mg 时，被认为是异常[26]。

这种"蛋白质泄漏"的机制尚不清楚。可能与 GFR 增加所造成的一定程度的超滤作用有关，还与肾小球电荷选择性改变有关。这可能会影响近端小管重吸收功能，表现为尿中肾小管酶和其他低分子量蛋白质的排泄增加，而不是基于分子重量或分子大小的非选择性蛋白质丢失[27]。此外，循环抗血管生成因子，在子痫前期会导致肾小球内皮功能障碍和蛋白尿，这种因子即使在正常妊娠中也会增加，从而导致妊娠晚期蛋白尿[28]。

正常情况下，尿葡萄糖排泄量极少。葡萄糖在肾小球中自由过滤，通过钠耦合主动转运，在近端小管几乎完全重吸收，而在收集小管中吸收程度较低。只有当血糖浓度超过肾小管最大吸收能力或阈值浓度约 10mmol/L 时，才能观察到糖尿。由于近端小管对葡萄糖重吸收能力有极限，妊娠状态下 GFR 和肾小管流量的增加可能导致生理性糖尿。由于这些生理变化，在妊娠期间，糖尿本身并不表明肾小管功能障碍。类似地，也有证据表明尿中氨基酸和某些水溶性维生素的排出量也增加[29]。

考虑尿酸水平在子痫前期[30]诊断中的重要性，需要了解肾脏对尿酸的处理。妊娠期间，血清尿酸下降 25%～35%，妊娠 24 周时最低。循环中尿酸的清除主要通过肾脏排泄，大部分被肾小球滤过。尿酸被肾近端小管重吸收和分泌，只有 7%～12% 的尿酸经过滤后排泄[31]。因此，在妊娠期间，尿酸水平取决于肾脏的处理能力。GFR 增加和近端小管重吸收减少，两者无论是单独还是联合作用，都会增加尿酸的清除，在这一过程中可能还要其他影响因素。尿酸清除率降低可见于容量不足，这是子痫前期的标志。

四、酸碱及电解质平衡

妊娠期酸碱平衡的改变，主要是由于孕产妇每分通气量增加而引起相对呼吸性碱中毒，可通过增加碳酸氢盐排泄来代偿。这一过程的最终结果是造成潜在的酸碱缓冲能力下降，这些变化在解释妊娠期间实验室检测值和动脉血气分析时具有重要意义。孕产妇肾血流动力学和肾溶质处理能力的变化，同样也会影响实验室检测结果。例如，血清钠于比非妊娠时水平低 4~5mmol/L，并导致血浆渗透压降低至约 270mOsmol/kg[32]。这种低钠血症受激素介导，并与 hCG 水平密切相关，hCG 可通过释放松弛素重置 ADH 阈值。虽然在正常妊娠中可观察到相对性低钠血症，但与非妊娠个体类似，任何出现血清钠浓度低于正常值的孕产妇都应评估是否存在病理因素。

结论

肾脏生理在妊娠期间发生了显著变化，其中一些变化可能会持续到产后，例如，在产后 2 周，能够观察到肾脏超滤水平高于产前水平的 20%，这些变化往往在产后 28 天内消失[33, 34]。值得注意的是，在妊娠状态下的这些可预见的变化，在非妊娠状态下可能提示存在病理过程。加上肌酐清除率的传统估算值不准确，这些都是围产期管理中的潜在隐患，特别是在怀疑孕产妇肾功能不全的情况下。

第31章 妊娠期间和围产期肾衰竭及肾脏替代治疗

Renal Failure and Renal Replacement Therapy during Pregnancy and the Peripartum Period

Emma Roche-Kelly　Marlies Ostermann　著

李晓燕 译　　王寿平 校

要点

- 妊娠期间和围产期阶段肾衰竭包括急性肾损伤（AKI）、慢性肾病和终末期肾病（ESRD）。其发生率在世界范围内各不相同。

- 急性肾损伤可能由以下原因引起：妊娠特有的疾病（如子痫前期、HELLP 和妊娠期急性脂肪肝）、妊娠并存疾病（如大手术）或原有的肾脏疾病出现恶化。

- AKI 的管理包括迅速复苏血流动力学、纠正低血容量、避免进一步的肾毒性损伤，以及病因治疗。

- 对于患有子痫前期、HELLP 或妊娠期急性脂肪肝的女性，在确定其分娩指征时，需要多学科的参与。

- 患有进行性 AKI 或 AKI 严重并发症的女性可能需要进行肾脏替代治疗；这对于终末期肾衰竭的患者同样至关重要。

- 在病危期，持续的肾脏替代治疗是首选方式。时间和剂量应以维持血尿素氮＜16mmol/L 的总体目标为导向。

- 大多数妊娠期间患 AKI 的女性肾功能可恢复；一些患者需要长期的肾脏替代治疗和适当的肾脏病随访护理。

- 接受肾移植的女性在整个妊娠期间需要多学科的参与，包括肾病科和产科随访。

对于产科医师、肾脏科医师、麻醉科医师和重症医学科医师来说，管理患有肾脏疾病的危重孕产妇是一项挑战。尽管肾脏疾病的类型和严重程度可能会有所不同，如原有的慢性肾脏疾病（CKD）、终末期肾脏疾病（ESRD）和妊娠相关的急性肾损伤（AKI），但在管理上有其相通之处。由于必须兼顾孕产妇和胎儿安全，这类患者的管理通常比较复杂。

一、急性肾损伤

（一）定义

妊娠相关 AKI 是指在妊娠、分娩或产后 6 周内发生的 AKI。AKI 的发病率和病因在不同地区差异很大。

迄今为止，关于妊娠期间 AKI 的定义尚未形成共识。在一般人群中，AKI 的定义采用改善全球肾脏病预后组织（KDIGO）分类的标准，即血清肌酐升高、尿量下降或两者兼有；但这些标准不适用于孕产妇[1]。事实上，由于妊娠期间血清肌酐的生理性下降，看似"正常"的肌酐结果（即 0.7～0.9mg/dl）可能比基线显著升高，从而导致早期 AKI 的漏诊。不同的标准和肌酐临界值已被用于定义妊娠期 AKI[2-9]（表 31-1）。

有多种公式可用于估算肾小球滤过率（eGFR），从而评估肾功能，但前提是肾功能相对稳定。因此，它们在患者肾病急性期作用甚微，因为肾功能可能会迅速改变，包括患有 AKI 的孕产妇。

AKI 生物标志物的作用

未来，妊娠期 AKI 的诊断可能还包括新的生物标志物。例如，血清中性粒细胞明胶酶相关载脂蛋白（NGAL）和蛋白尿水平都随着内皮功能障碍的恶化而增加。在高血压孕产妇中，已证实 NGAL 升高与蛋白尿和血清肌酐升高相关（相关系数 0.4）[10]。然而，大多数具有诊断潜力的生物标志物的临界值，直到现在才在普通成年人群中得以阐明，这些值在孕产妇中是否会有所不同仍不清楚。此外，在大多数生物标志物研究中，孕产妇均被排除在外。因此需要更多的研究来评估新的生物标志物在这一人群中的作用。

（二）流行病学

妊娠期 AKI 共识标准的缺乏，加上人口统计学和人群护理标准的巨大差异，使得妊娠相关 AKI 的发生率难以估算。在一项为期 15 年共 190 万名孕产妇的研究中，每 10 000 名孕产妇中就有 1 例患有严重的 AKI 并需要透析[4]。危险因素包括孕前高血压、糖尿病、CKD 和系统性红斑狼疮（SLE）。患有严重妊娠并发症（例如子痫前期、血栓性微血管病、心力衰竭、肾盂肾炎、败血症、胎盘早剥和产

表 31-1　用于诊断妊娠期急性肾损伤（AKI）的标准

妊娠期 AKI 诊断标准	参考文献
血清肌酐＞1.1mg/dl（97μmol/L）或血清肌酐加倍	American College of Obstetrics and Gynecology（ACOG），2013[2]
血清肌酐＞0.8mg/dl（70μmol/L）	Liu Y，et al. 2017[3]
根据国际疾病分类第 9 版定义的产科急性肾衰竭，分娩后急性肾衰竭（代码 669.3）、急性肾衰竭（代码 584）和未特指肾衰竭（代码 586）的临床修改代码	Mehrabadi，et al. 2016[4]
血清肌酐从基线增加 1.5 倍和（或）尿量减少至＜400ml 且≥6h	Gopalakrishnan N，et al. 2015[5]
风险 - 损伤 - 衰竭 - 失代偿 - 终末期肾病（RIFLE）分类	Kamal EM，et al. 2014[6]
改良的急性肾损伤网络（AKIN）标准：妊娠期间或产后 30 天内血清肌酐升高≥0.3mg/dl（≥26.4μmol/L）	Gurrieri C，et al. 2012[7]
需要透析	Prakash J，et al. 2016[8]

后出血）的患者需要透析的可能性几乎高出4倍。1995—1998年，一项回顾性研究表明，10%的重度子痫前期孕产妇需要短期透析，但没有人需要长期透析或肾移植[11]。既往有肾脏疾病的女性接受透析的风险更高。

国际肾脏病学会组织的一项针对所有AKI原因的多国横断面患病率研究显示，妊娠相关AKI占所有AKI病例的1%[12]。在这项研究中，与其他地理区域相比，低收入国家的样本中报道妊娠相关AKI的频率更高。该研究发现脱水和低血压是所有收入群体的危险因素。然而，在低收入国家，复杂妊娠是导致年轻女性AKI的最重要因素之一。此外，有人指出，低收入国家透析的机会很少，同一国家的不同地区甚至同一城市的不同地区都存在差异[12]。

（三）AKI的病因

传统意义上，AKI的病因分为肾前性、肾性和肾后性。虽然这种分类建议仍然适用，但对于危重孕产妇，建议使用不同的分类方法。妊娠期AKI可能由以下原因引起：①妊娠特有的疾病；②与妊娠同时发生但与妊娠没有直接关系的急性疾病；③原有肾脏疾病出现恶化。后者包括原发性肾病的"发作"以及肾移植受者肾功能的急性恶化（表31-2）。某些类型的AKI更常见于妊娠的特定阶段，但

在病危时AKI可能随时发生（图31-1）。

1. AKI的常见妊娠特异性原因

在孕产妇中，AKI通常是一种异质性且多因素的综合征，但某些病因较为常见，因此早期识别很重要。

(1) 妊娠期高血压疾病：子痫前期、HELLP（溶血、肝酶升高、血小板减少）综合征和妊娠期急性脂肪肝（ALFP）是妊娠20周后一系列以新发高血压、蛋白尿和AKI为特征的妊娠特异性疾病（表31-2）。这些疾病的临床特征可能重叠，导致难以鉴别[13]。

HELLP综合征是妊娠相关AKI的主要原因[14]。它通常发生在妊娠晚期，但也可能发生在妊娠中期或产后。HELLP的临床特征各不相同。最常见的症状是上腹/右上腹疼痛、恶心、呕吐和头痛。然而，HELLP综合征也可能表现为其并发症，如弥散性血管内凝血、胎盘早剥、AKI（7%～36%）、肺水肿、肝包膜血肿和视网膜剥离[15]。严重的HELLP综合征可能表现为类似于血栓性血小板减少性紫癜（TTP）、溶血性尿毒症综合征（HUS）或SLE和抗磷脂综合征（APS）等自身免疫性疾病[14]。区分这些疾病很重要，因为它们的治疗各不相同。分娩是子痫前期相关AKI的首选治疗方法，而免疫抑制和血浆置换则是自身免疫性疾病的治疗方式（见第5章和第16章）。

表31-2 危重女性妊娠期间或围产期AKI的原因			
类 型	举 例	导致AKI的潜在病理生理学	典型发病时间
妊娠特有疾病	• 子痫前期 • 出血 • 输尿管梗阻 • 羊水栓塞	• 高血压/血管收缩 • 容量不足 • 梗阻 • 心血管衰竭	妊娠晚期或产后
与妊娠同时发生的疾病	肾小球肾炎脓毒症 大手术	• 新发原发性肾病 • 全身炎症/内皮功能障碍/血流动力学不稳定	任何阶段
既往肾脏疾病	CKD 狼疮性肾炎肾移植	• 基础疾病恶化/发作 • 急性排斥反应	任何阶段

AKI.急性肾损伤；CKD.慢性肾病

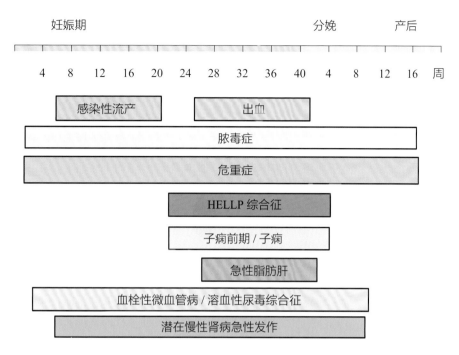

▲ 图 31-1　危重症孕产妇急性肾损伤的主要原因及典型发病时间

子痫前期是一种妊娠特异性疾病，通常在妊娠 32 周后出现新的高血压和蛋白尿，既往存在慢性肾病的孕产妇可能更早出现上述症状。子痫前期最常见的妊娠期并发症包括 DIC（10%～20%）、HELLP 综合征（20%）、肺水肿（2%～5%）、AKI（1%～5%）和胎盘早剥（1%～2%）[15]。子痫前期的特征性肾脏损害是肾小球内皮细胞肿胀和脱落，内皮孔缺失和毛细血管闭塞[15]。子痫前期还与血流动力学异常有关，如肾血流减少、肾小球滤过率降低 30%～40%、肾血管收缩和急性肾小管损伤。因此，子痫前期孕产妇的肾脏非常容易发生缺血性损伤，尤其是那些合并肾脏疾病的人。这类患者还可能出现肾皮质坏死。在子痫前期的基础上合并其他导致血容量不足的妊娠相关并发症将导致 AKI 的风险明显升高。

妊娠期急性脂肪肝（AFLP）的特征是妊娠晚期快速进展的肝衰竭。其临床症状可能类似子痫前期，但也可能与子痫前期同时发生[6]。ALFP 中出现的肾功能不全通常是多因素的，包括血管内容量减少、并存的子痫前期和肝衰竭。有关这些情况的更多详细信息见第 5、16 和 33 章。

(2) 血容量不足：子宫血流量从妊娠前 50ml/min 增加到足月时约 1000ml/min。因此，妊娠期快速大量的出血极易导致血容量不足、肾灌注不足和 AKI。常见原因包括人工流产或自然流产、异位妊娠、前置胎盘、胎盘早剥和产时或产后出血（见第 6 章）。在严重的低血压和低灌注病例中，可发生不可逆性的皮质坏死。

严重或未经治疗的妊娠剧吐病例也可导致临床上显著的血容量减少和 AKI。

(3) 感染：任何原因引起的脓毒症都可能导致 AKI。诱发因素包括血流动力学不稳定、内皮功能障碍、肾微循环改变、肾小管细胞损伤和微血栓形成[16]。妊娠期脓毒症最常见的来源包括肾盂肾炎、绒毛膜羊膜炎和肺炎（见第 18 章和第 19 章）。特别是无症状菌尿、输尿管扩张和膀胱壁松弛都会增加肾盂肾炎的风险。

感染性流产在堕胎合法化的国家并不常见，但它是导致全世界孕产妇死亡率和发病率增加的重要原因，包括 AKI 的发生。一项对拉丁美洲 14 个国家 246 个地区的调查显示，感染性流产、溶血性尿毒症综合征、社区获得性腹泻和钩端螺旋体病是

AKI 最常见的病因 [17]。印度最近的一份报道显示，产后脓毒症导致 1/4 的孕产妇发生 AKI[18]。

严重脓毒症的临床表现可能类似 HELLP 综合征。当设想的 HELLP 综合征在分娩后炎症标志物没有改善时，应怀疑脓毒症，积极寻求病因并治疗 [6]。

(4) 梗阻：肾积水和输尿管积水在妊娠期被认为生理性的（高达 80%），考虑与妊娠子宫在骨盆边缘直接压迫输尿管有关 [19]。羊水过多、多胎妊娠或合并较大的子宫肌瘤时，这种压迫可能会更明显。由此引起的尿液淤滞可能滋生细菌，从而导致发生肾盂肾炎的风险增加。病理性尿路梗阻可能继发于肾结石病或输尿管狭窄。甚至还报道过非常罕见的妊娠期自发性肾破裂。据估计，医源性膀胱或输尿管损伤在分娩中发生率不到 1%，通常与急诊剖宫产相关，因此在急诊手术后新发的 AKI 应考虑这种因素 [20]。

(5) 心血管衰竭：任何类型的严重心血管恶化都可能导致 AKI，如仅发生在妊娠期的羊水栓塞（AFE）导致的心血管衰竭（见第 8 章）。羊水栓塞是一种非常罕见但死亡率极高的妊娠并发症，常引起心功能不全、弥散性血管内凝血和血容量不足，因此 AFE 幸存者并发 AKI 的概率很高 [21]。

AFE 常表现为暴发性呼吸衰竭、缺氧、低血压和心源性休克，并常伴有弥散性血管内凝血和多器官衰竭 [22]。AFE 的确切原因尚不清楚，早期病例报道在孕产妇肺血管系统中发现胎儿来源的鳞状细胞和黏蛋白 [23]。

2. 非妊娠特有的其他 AKI 病因

(1) 血栓性血小板减少性紫癜 / 溶血性尿毒症综合征：这些多系统疾病具有 AKI、血小板减少症、溶血性贫血和血栓性微血管病等临床特征，类似的临床表现在子痫前期、HELLP 综合征和 ALFP 中也可见到。HUS 与 TTP 的相对发病率非常低，妊娠期 HUS 的发病率为 1 : 25 000 次妊娠，TTP 更是低于 1 : 100 000 次妊娠 [24, 25]。它们不具妊娠特异性，可能出现在妊娠期任何阶段，包括产后。然而，它们通常表现出相似的临床特征，导致诊疗难度增加

（表 31–3）。极少数情况下，可能需要进行肾活检以明确诊断并协助优化治疗，但肾活检需权衡利弊，即协助诊治的益处与肾周出血或肾损伤的风险，尤其是在危重期和妊娠期（见下文，诊断检查）。在决定是否进行妊娠期肾活检时，需要多学科协助，包括血液科医师、肾脏科医师、产科医师、放射科医师和 ICU 医师等。

(2) 原发性肾脏疾病，包括自身免疫性疾病和血管炎：在妊娠中期和妊娠晚期，区分急性肾小球肾炎和子痫前期相对困难，因为两者的临床表现可能相似，而且妊娠期间自身抗体和补体水平可能不真实 [26, 27]。对于非重症患者，可能需要进行肾活检以区分急性肾小球肾炎和子痫前期。如上所述，鉴于肾周出血和潜在肾损伤的风险，是否进行肾活检应由患者及所有相关临床科室共同评估并决定。在非妊娠危重症患者中，有学者建议经颈静脉肾活检可能比经皮或开放性技术更安全，但这一技术在孕产妇中的应用信息很少 [28]。

(3) 药物肾毒性：妊娠期间 AKI 的另一个常见原因是药物肾毒性。药物可能通过多种机制发挥其肾毒性作用，包括直接肾小管损伤（即氨基糖苷类）、对肾小球血流动力学的影响（如 ACEI）、改变微循环 [如非甾体抗炎药（NSAID）]、肾小管梗阻（如茚地那韦、阿昔洛韦或甲氨蝶呤）和异质反应（如抗生素引起的间质性肾炎）。一般来说，应始终避免使用具有潜在肾毒性的药物，除非使用肾毒性药的益处大于风险。因此，无论妊娠与否，个体化的治疗方案始终是必要的。

（四）诊断检查

为明确 AKI 的病因，建议对所有患者进行基线检查。部分患者可能需要根据临床表现和潜在鉴别诊断进行额外检查，以进一步确认或排除 AKI 的具体原因 [27]（表 31–4）。

值得注意的是，SLE 活性的补体水平和血清学标志物（即抗 ds-DNA）可能会受到妊娠的影响，其原因暂不明确 [28]。

如果 AKI 发生在孕 24 周之前，且怀疑存在可

表 31-3　妊娠期间不同高血压疾病的特点

特　点	子痫前期或 HELLP	妊娠期急性脂肪肝	血栓性血小板减少性紫癜	溶血性尿毒症综合征
妊娠特有疾病	是	是	否	否
典型发作	通常在妊娠晚期	通常在妊娠晚期	中位数在 23 周	经常在产后
独特的临床表现	高血压和蛋白尿；AKI 可能	恶心，呕吐，不适；AKI 可能	神经系统症状；AKI 可能	AKI 和溶血
发热	否	否	是	否
紫癜	否	否	是	否
溶血	轻微	轻微	严重	严重
血小板计数	可变（正常到低）	可变（正常到低）	低	可变（正常到低）
凝血	可变	异常	正常	正常
低血糖	否	是	否	否
经典组织学结果	肾小球内皮细胞肿胀和脱离，以及相关的毛细血管闭塞；急性肾小管损伤	急性肾小管损伤	血栓性微血管病伴内皮细胞肿胀、毛细血管壁增厚、肾小球内纤维蛋白血栓、微血管血栓形成和急性肾小管损伤	
急性肾损伤的治疗（AKI）	分娩	分娩	血浆置换	血浆置换

治疗的原发性肾病时，可以考虑进行肾活检，肾活检常见的并发症有出血，包括从无症状肉眼血尿到需要介入栓塞治疗甚至肾切除手术等。一项系统评价指出，在孕 22 周内进行肾活检不增加任何额外风险。然而，妊娠后期的肾活检与需要输血或介入手术的出血并发症相关，甚至可能导致更严重的产科结果[29]（如早产）。

超声引导或经颈静脉肾活检的指征应由肾病科和产科团队讨论并达成一致。

（五）治疗

1. 一般措施

AKI 的关键治疗策略在妊娠 / 产后女性和非妊娠患者中是相似的。这些措施包括优化血流动力学状态、纠正低血容量和预防进一步的肾毒性损伤，以及对导致 AKI 的基础疾病的处理。AKI 没有特定

的药物疗法。对于进行性 AKI 和 AKI 并发症的患者，应考虑肾脏替代治疗（RRT）。

一般来说，优先保障孕产妇安全的同时，尽可能避免胎儿损伤。胎儿健康和新生儿结局跟孕产妇状况密切相关。子宫和胎盘的有效灌注对于防止胎儿受损至关重要；因此，应及时纠正血容量不足和低血压，目标是平均动脉血压＞65mmHg。应根据当前的建议进行液体复苏（见第 7 章）。对于患有 AKI 的孕产妇，目前没有具体的建议，也没有评估肾脏液体状态的具体措施[30]。

2. AKI 特定原因的治疗

(1) 妊娠高血压疾病的控制：对于子痫前期、HELLP 和妊娠期急性脂肪肝的唯一有效治疗是胎儿和胎盘娩出（见第 16 章和第 33 章）。然而，某些没有终末器官受累（神经系统症状、肝或肾功能不全或血小板减少）的子痫前期患者可以通过控制血

表 31-4　妊娠危重症患者急性肾损伤的诊断检查

检查项目	急性肾损伤的潜在原因
全血细胞计数	• 出血 • 溶血性尿毒症综合征 • 血栓性血小板减少性紫癜 HELLP 综合征 • 脓毒症
凝血状况	• 弥散性血管内凝血 • 抗磷脂综合征 • 脓毒症
肝酶	• 脓毒症 • 妊娠期急性脂肪肝 • HELLP 综合征
氨	• 妊娠期急性脂肪肝
血清葡萄糖	• 妊娠期急性脂肪肝
血清尿酸	• 子痫前期 / 子痫
乳酸脱氢酶（LDH） • 结合珠蛋白 • 网织红细胞 • 碎片细胞	• HELLP 综合征 • 子痫前期 / 子痫 • 血栓性血小板减少性紫癜 • 溶血性尿毒症综合征
自身抗体筛选，包括 • ANA 滴度 • 抗 ds-DNA 滴度 • 补体 C3 和 C4	• 原发性肾小球肾炎 • 系统性红斑狼疮 • 血管炎
C 反应蛋白（CRP）	• 脓毒症
抗磷脂抗体，包括 • 抗心磷脂抗体 • 狼疮抗凝物	• 抗磷脂综合征
ADAMTS-13 活性	• 血栓性血小板减少性紫癜
脓毒症筛查，包括 • 血培养 • 中段尿培养 • 痰培养 • 伤口拭子	• 脓毒症
尿分析	• 败血症 • 原发性肾小球疾病 • 子痫前期 / 子痫 • HELLP 综合征
肾脏超声	• 梗阻 • 预先存在的慢性肾病
肾活检	• 原发性肾小球疾病 • 血管炎 • 间质性肾炎 • 肾移植排斥

ADAMTS-13. 一种分解素和金属蛋白酶，具有 1 型血小板反应蛋白基序，成员 13；HELLP. 溶血、肝酶升高、血小板减少；ANA. 抗核抗体；抗 -dsDNA. 抗双链 DNA

压和静脉注射镁剂进行药物治疗。美国国家高血压教育项目（NHBPEP）建议妊娠期间的目标血压是收缩压≤140mmHg 和舒张压≤90mmHg[31]。

子痫前期高血压的紧急处理，可静脉使用肼屈嗪、拉贝洛尔或口服硝苯地平。甲基多巴和拉贝洛尔也是合适的一线药，但不应使用血管紧张素转换酶抑制药。

在肾功能不全的情况下镁离子水平可能因肾脏排泄减少而升高，所以应监测镁离子水平以避免其毒性。

(2) 解除梗阻：解除子宫对输尿管压迫的最终方法是分娩，但应根据胎龄考虑分娩的时机。经膀胱镜[32] 或输尿管镜[33] 行逆行输尿管支架置入术和经皮肾造口术是缓解或避免输尿管梗阻的替代方法。

(3) 羊水栓塞的处理：快速复苏、心肺支持和纠正凝血功能障碍是治疗的主要手段[34]。

3. 肾脏替代治疗
严重的 AKI 可能出现危及生命的并发症，有时需要 RRT 进行超滤和代谢物清除。

(1)RRT 的时间：在患有 AKI 的非妊娠危重患者中，对于 RRT 启动和停止的最佳时机及最佳方案尚未形成共识[12]。对于 AKI 的孕产妇来说也同样如此，不同的是急性腹膜透析很少作为一种选择。是否实施 RRT 取决于孕产妇的情况，而不考虑胎儿指征。RRT 的绝对适应证包括引起心电图改变的孕产妇高钾血症、血清 pH≤7.20 的顽固性代谢性酸中毒、尿毒症或其并发症（如心包炎或脑病）和包括肺水肿在内的顽固性液体超负荷。以上症状一旦出现即代表情况紧急，应尽快将孕产妇转移到可以提供 RRT 的机构。

在没有紧急适应证的 AKI 患者中，启动或停止 RRT 的最佳时间尚不清楚[35, 36]。在非妊娠患者中，普遍认为 RRT 的实施不仅需要考虑肾功能程度及 AKI 分期，还应根据临床情况进行个体化治疗[36]。代谢紊乱和积水的严重程度、病情趋势，以及对其他器官的影响是决定是否开始或停止 RRT 时需要考虑的关键因素（图 31-2）。

在慢性透析患者中，建议在妊娠期间保持血尿

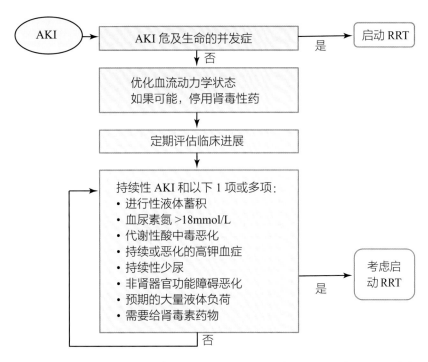

▲ 图 31-2　妊娠相关急性肾损伤（AKI）肾替代治疗（RRT）时机的指导流程

素氮（BUN）浓度<16~18mmol/L，并尽量减少容量波动，以保证胎盘灌注[37]。虽然没有经过专门测试，但将这些临界值应用于重症监护并在 BUN>18mmol/L 之前对危重妊娠患者启动紧急 RRT 是合理的。

（2）RRT 的方式：对于患有 AKI 的危重孕产妇，可以单独或联合使用间歇性 RRT 或连续性 RRT（CRRT）技术，但不能使用急性腹膜透析。尽管不同方式 RRT 的特征存在差异，但所有体外模式都能够有效地纠正代谢紊乱及体液超负荷（表 31-5）。

有关危重非妊娠成人合并 AKI 的多项 Meta 分析中，并未有确切的证据证明哪种方式能提高患者短期存活率[35-37]。RRT 模式的最终选择取决于患者血流动力学的稳定性、液体超负荷的严重程度，以及对容量变化和代谢波动的耐受能力。

妊娠期间进行 RRT 可引起血流动力学波动，可能导致羊水量变化、胎儿心动过速或短暂的子宫收缩[38]。因此，如果孕产妇血流动力学不稳定（例如败血症），CRRT 通常是首选方式，因为它可以更温和地超滤液体并防止代谢波动。"持续低效透析"（SLED）、"延长每日透析"（EDD）和"延长间歇性

肾脏替代治疗"（PIRRT）等混合疗法结合了 CRRT 的血流动力学稳定性与间歇技术的优点（驱动、减少抗凝药需求），但尚未在孕产妇中进行专门研究。

血液透析（使用扩散）和血液滤过（使用转运）都可采用间歇或连续的方式。它们在去除小分子量溶质方面同样有效（包括尿素和肌酐）。但没有数据表明哪一种在妊娠相关 AKI 中更有效。

（3）RRT 剂量：迄今为止，还没有关于妊娠期 RRT 推荐剂量的数据。但是，选择的剂量应确保 BUN 水平始终<16mmol/L，并且使代谢波动最小化。就胎儿而言，更频繁和更长时间的透析可能有助于改善妊娠结局[39]。

（4）抗凝：无论选择何种 RRT 方法，都必须防止流过回路过滤器的血液发生凝结。目前的选择包括使用肝素或依前列醇进行全身抗凝，将肝素添加到回路中，或使用柠檬酸盐进行局部抗凝。回路内的压力上升提示过滤器即将发生血液凝结。

对于维持妊娠患者 RRT 回路通畅的首选方法，没有具体的建议。然而，对于出血风险增加的患者，应考虑使用柠檬酸盐进行局部抗凝，或完全避

表 31-5　妊娠期急性肾损伤不同肾脏替代治疗方式的特点

参　数	间歇性 RRT	混合 RRT，SLED/EDD/PIRRT	连续性 RRT
持续时间（h）	4～6	6～16	24
频率	每日 / 隔日	每日 / 隔日	每日
溶质转运方式	扩散	扩散或转运或者两者兼有	扩散或转运或者两者兼有
血流量（ml/min）	200～350	100～300	100～250
透析液流量（ml/min）	300～800	200～300	0～50
尿素清除率（ml/min）	150～180	90～140	20～45
抗凝需求	通常但并非绝对必要	通常但并非绝对必要	是
渗透性代谢物的波动	++	+	较少；如果治疗中断，可能会出现波动
容量变化	++	+	较少；如果治疗中断，可能会出现变化
对急性脑损伤者 ICP 的影响	升高	可能升高	通常没有变化
经肾代谢药血清浓度的影响	较大波动	轻度波动	较少波动
营养物质流失到透析液 / 滤液中	是	是	是

ICP. 颅内压；RRT. 肾脏替代治疗；SLED. 缓慢延长透析；EDD. 延长每日透析；PIRRT. 延长间歇性肾脏替代治疗

免使用任何抗凝药。在过滤器之前将柠檬酸盐注入回路中，通过螯合钙使过滤器的血液中的钙离子浓度＜0.35mmol/L，从而在多个层面上抑制凝血级联反应。在过滤器后把钙置换出来，以纠正回输血液中的钙缺乏。因此，体外回路中完全抗凝，而回输管路则没有抗凝[40]。

4. AKI 围术期管理

在对妊娠 AKI 患者进行术前手术和麻醉评估时，需要特别注意电解质、代谢和血流动力学状态。任何危及生命的 AKI 并发症都应在手术前进行纠正，包括对高钾血症和液体超负荷的治疗，以及必要时的 RRT。如果不能延迟手术，则应在术中继续进行治疗和 RRT 管理。

关于 AKI 孕产妇的术中管理并无特殊的策略，按照常规管理如避免液体超负荷、不使用与高钾血症相关的任何麻醉药及维持平均动脉血压≥65mmHg。术后应尽快重新开始 RRT，但需考虑术后出血与抗凝之间的风险与获益。

（六）长期预后

大多数与妊娠相关的 AKI 在明确并处理了病因之后都能被治愈。妊娠期间 AKI 是否会增加长期 CKD 的风险尚无定论。Gul 等的病例对照研究显示 AKI 与孕产妇的肾脏结局没有显著相关性[40]。加拿大一项为期 15 年的回顾性研究显示，妊娠期间接受 RRT 治疗的 AKI 患者，有 3.9% 在分娩后 4 个月仍然需要透析[9]。在另一项研究中，2.4% 的妊娠期间 AKI 患者进展为需要长期透析的终末期肾病[3]。

由于样本量小、随访时间有限且缺乏对照组，妊娠相关 AKI 对长期肾功能的影响尚不清楚。因此，肾功能不全恢复的患者应由肾病小组定期随访。

（七）终末期肾病

据报道，慢性透析患者的妊娠率每年为 0.3%～1.5%，但呈上升趋势[41]。需要透析的 ESRD 女性患严重高血压（18%～70%）和子痫前期（5%～67%）的风险增加，此外妊娠期产科和胎儿并发症的风险增加[41, 42]。

当这些患者因医疗问题入住 ICU 时，将不可避免地需要持续的 RRT[42]。RRT 的方式和时机应根据血流动力学和代谢紊乱的程度来确定，CRRT 可能作为首选。

（八）肾移植患者

肾移植患者在整个妊娠期，尤其是在重症监护病房期间，都需要肾脏科医师和产科医师的多学科管理。移植肾的管理原则与正常女性相同，包括避免使用肾毒性药、有针对性地控制血压及必要时进行充分的液体复苏。

所有常见原因均可导致肾移植患者在妊娠期间发生 AKI，但它的鉴别诊断范围更广，包括特定问题，如单侧肾梗阻、血管血栓形成、排斥反应、钙调神经磷酸酶毒性和钙调神经磷酸酶诱导的血栓性微血管病。脓毒症 AKI 也很常见，但也同样难以鉴别。

免疫抑制和排斥

在危重疾病中，免疫抑制和移植排斥风险必须与孕产妇脓毒症风险相平衡。移植后有许多不同的免疫抑制药组合，具体取决于患者个体的排斥反应、移植后的时间进程、既往免疫抑制药的不良反应和当地政策。移植排斥的风险应与危及生命的并发症的风险相平衡。在大多数严重脓毒症病例中，减少或停用免疫抑制药可能获益更大。相反，长期使用的类固醇应该增加剂量以补偿潜在的肾上腺功能不全。

对于免疫抑制药剂量的调整，甚至是停用或重新启用，都建议与急救医疗团队和肾移植团队进行讨论并共同做出决定，这些决定通常取决于患者的病情、现有的急慢性并发症，以及患者对免疫抑制治疗的整体耐受能力。

第九篇 内分泌和代谢系统

The Endocrine and Metabolic Systems

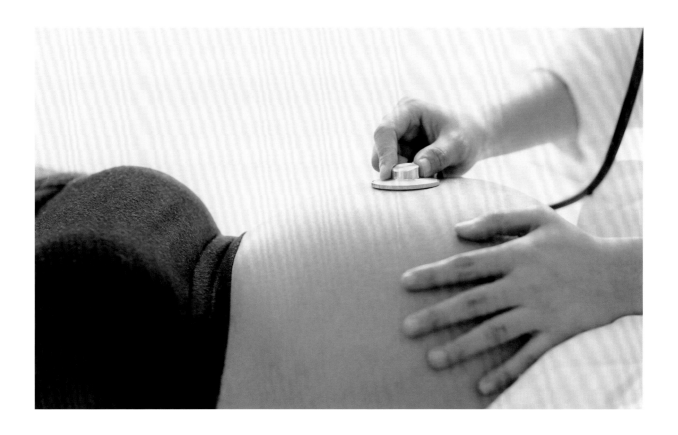

第32章 妊娠期间危重症的营养

Nutrition in Critical Illness during Pregnancy

Itai Bendavid　Pierre Singer　**著**
李玉芳　**译**　陈　佳　李映桃　**校**

要点

- 有关妊娠和产后患者危重症期间的营养治疗极具争议，最主要的原因是缺乏相关研究证据。
- 间接测热法是评估病情复杂患者能量需求的金标准，应在条件允许时使用。
- 当无法使用间接测热法时，可使用准确性较低的估算公式。
- 一般来说，25kcal/（kg·d）的能量能满足大多数患者，包括肥胖或营养不良的患者。
- 医嘱中必须包含脂质，因为它们是母亲和胎儿正常生长发育必不可少的。然而，不同种类脂质的选择仍然存在很大争议。
- 免疫调节饮食对大多数危重症患者疗效有限。蛋白质的最低摄入标准为1.3g/（kg·d）。
- 必须确保微量元素和维生素的常规剂量。
- 首选口服，如果不能耐受，可选择使用胃管。
- 在胃不耐受的情况下，可尝试促进胃动力。如果这些方法都不行，可以使用肠管或肠外补充营养。
- 如果不能通过这些途径进行营养治疗，则可以选择肠外营养治疗。

应激时的代谢反应是一个复杂的过程，涉及激素、细胞因子、前列腺素、神经介质和各种细胞组织，包括免疫细胞、脂肪组织和胃肠道。代谢反应可以非常轻微，也可以非常严重，其严重程度取决于损伤的类型和程度，以及宿主因素（如患者的一般健康状况）。妊娠合并危重症时，由于受到妊娠生理变化的影响，这种代谢反应会变得更加复杂，因此营养的优先性可能会有所改变。但在这类患者中有关这方面的研究极少，因此应谨慎地使用所选

择的监测方法指导治疗。本章节将讨论妊娠期间和危重症期间患者的代谢变化，并对她们提出营养评估、支持和监测方面的建议。

一、妊娠期间代谢变化

妊娠期间和产后的代谢会发生显著的变化。孕产妇的代谢通常被认为是一个合成代谢过程[1]。最显著的变化是体液和血液成分的改变。正如本书其

他章节所提到的，孕产妇的血浆体积增加了45%，而细胞成分仅增加了33%[2]，导致血液稀释，红细胞比容降低（见第5章和第7章）。子痫前期状态下，血液明显浓缩，血细胞比容升高[3]。妊娠期的其他代谢变化，主要涉及碳水化合物和脂质。本章节将详细介绍这些内容。

二、正常妊娠期间营养评估

妊娠期间营养评估依赖于人体指标[4]。这些指标与摄入食物的能量和营养密切相关[5]，还可能会影响后期生理性分娩的结局[6-8]。

正常妊娠妇女的实验室检查包括糖尿病和贫血的筛查。前者旨在诊断妊娠期糖尿病和孕前糖尿病，两种类型的糖尿病在妊娠期间均可影响母亲和胎儿的发病率。贫血不是一种疾病状态，但与不良妊娠结局相关[9]，是容易被忽视的母体营养不良的标志[10]。除非有明显症状，否则营养缺乏通常会被忽视[11]。一些研究表明，妊娠期间诸如铁、维生素B_{12}、锌和叶酸等营养物质的缺乏是非常常见的[12]，但另一些研究表明，妊娠期间大多数人群这些营养素的水平通常是正常的[13]。这种差异可能源于实验室检查方法的不同和妊娠妇女群体的不同。有关正常水平范围的确定还存在其他的争议，而大部分争议是由上述血浆和细胞体积的变化引起的[11]。

三、重症监护病房的营养评估

营养风险随着年龄、疾病严重程度和重症监护病房（ICU）住院时间的延长而增加[14]。ICU住院患者都应进行营养评估。可以使用人体指标，如体重指数（body mass index，BMI）、三头肌皮褶厚度、中臂围和小腿围，实验室检查结果（如血清白蛋白水平或胆固醇）或其他方法（如主观综合营养评估等）[15]。然而，不同的患者应该使用哪种方法或哪些工具，目前还没有达成共识。

危重症会对不同的器官系统造成损害。危重症患者发生的变化之一是肌肉/体重的减轻，这意味

着肌肉功能更差和整体预后更差，包括死亡率[16]。这些变化的病因是多因素的，可能与疾病相关（炎症介质），也可能与治疗因素相关（如营养不良、制动和镇静）[17]。因此，必须积极寻找并解决危重症患者可能存在的营养风险。然而，这类风险由于各种因素通常难以评估[18]，如患者的营养史不全[19]；实际身高和体重很难测量；水潴留和水肿会扰乱实际体重的评估[20]。传统的营养风险评估方法将80%以上的ICU患者归为营养不良或有风险的[18]。目前，ICU患者营养风险评估的合适方法仍存在着争议[21]。

临床医师可以使用估算公式或者"经验法"来评估患者能量消耗，从而确定危重症患者的能量需求。间接测热法被视为评估能量消耗的金标准[22]。通过测量吸入和呼出的氧气和二氧化碳水平及每分通气量，可以计算出用于产能的碳水化合物和脂肪的量。而蛋白质因其代谢影响小可以忽略不计。间接测热法是测量患者能量消耗最准确的方法[23]，推荐在危重症患者中使用[24]。然而，间接测热法价格昂贵，需要一个有使用这种测量技术经验的专业团队。而且，在某些生理状态下，如严重低氧血症时，这种测量方法可能不准确[25]。

估算能量消耗的公式有很多（表32-1）。如Harris-Benedict、Faisy-Fagon和Ireton-Jones，均被广泛使用。这些方法都经过验证，并与间接测热法明显相关。然而，严重的不准确性和缺乏精度限制了它们的使用[26]。此外，由于计算太过复杂，许多临床医师更喜欢用"经验法"来指导临床，包括简单的基于体重的计算[24]，通常为25～30kcal/（kg·d），并根据体重和某些危重症状态做出调整。

四、危重症和妊娠期间营养问题

妊娠期间营养需求很高。能量储存在胎儿和孕产妇组织中，基础代谢率和运动代谢率均发生变化[27]。使用呼吸量热法测量妊娠妇女24h内的静息能量消耗（REE），结果显示随孕周增加每日能量需求平均增加（11.3±6.3）kcal。值得注意的是，不

表 32-1　常用的能量需求的估算公式		
ACCP		
BMI＜25	$25 \times ABW$	
BMI≥25	$25 \times IBW$	
Harris-Benedict		
男	$66.47+（13.75 \times ABW）+（5 \times Ht）-（6.76 \times 年龄）$	
女	$655.1+66.47+（9.56 \times ABW）+（1.85 \times Ht）-（4.68 \times 年龄）$	
Ireton-Jones		
男	$606+（9 \times ABW）-（12 \times 年龄）+400（通气）+1400$	
女	$ABW-（12 \times 年龄）+400（通气）+1444$	
Faisy-Fagon	$（8 \times ABW）+（14 \times Ht）+（32 \times Ve）+（94 \times Temp）-4834$	
Mifflin		
男	$（10 \times ABW）+（6.25 \times Ht）-（5 \times 年龄）+5$	
女	$（10 \times ABW）+（6.25 \times Ht）-（5 \times 年龄）-161$	

ACCP. 美国胸内科医师协会；ABW. 入院时的实际体重（kg）；IBW. 理想体重（kg）=50+0.9× 身高（cm）-88（男）；0.9× 身高（cm）-92（女）；Ht. 身高（cm）；Ve. 每分通气量（L/min）；Temp. 体温（℃）

同生活方式和饮食习惯的妊娠妇女，其能量需求差异很大。妊娠期的活动能量消耗（AEE）是减少的。然而，当妊娠妇女处于危重症状态时，静息能量消耗会增加，如败血症[28, 29]。体温升高和炎症介质释放会加重高代谢状态，而这些影响可以被药物诱导的镇静和制动所减弱甚至抵消[30]。使用神经肌肉阻滞药可以进一步减少能量消耗[31, 32]。

众所周知，妊娠期体重过度增加会产生不良影响[33]。体重过度增加通常会导致脂肪而不是肌肉的堆积，这些可能导致孕产妇（葡萄糖不耐受、高血压、静脉血栓栓塞）和胎儿（巨大儿、胎儿畸形和远

期肥胖）的发病率增加[33]。其中某些并发症（如高血压疾病）可能导致妊娠妇女面临危及生命的情况，需要入住 ICU。然而，体重增加的风险应该与所谓的肥胖悖论相平衡[34, 35]。超重（BMI=25～30kg/m²）和肥胖（BMI=30～40kg/m²）的 ICU 患者的死亡风险通常高于正常体重和体重过轻（BMI＜18.5kg/m²）的患者。

人类的基因决定了在危重症期间（不同病因）人体会处于饥饿状态并保持惰性，而身体则会试图自我愈合。这种反应在现代医疗和重症监护引入之前就已经存在了。危重症导致的应激改变了人体的新陈代谢和免疫力（图 32-1）。加上重症监护过程中进行的治疗，这些系统的变化可能变得有害。正如之前所提到的，机体通过各种机制，如前列腺素[36] 和泛素 - 蛋白酶体途径的作用[37]，进入分解代谢状态。ICU 患者由于摄入量减少和分解代谢增加导致蛋白质和能量处于负平衡状态（即摄入量小于消耗量）[38, 39]。这种负平衡与高死亡率及许多严重并发症如感染[38]、压疮、肾衰竭及伤口愈合不良有关[40]，还会对死亡率和总体生活质量造成长期影响[41]。然而，即使根据能量消耗测量值提供营养，肌肉消耗实际上是无处不在的[42]。过度进食（即提供超过预估能量需求的能量）并不能防止肌肉萎缩[43]，反而使脂肪组织增加，并导致肌肉脂肪浸润[44]，从而导致不良后果。

关于危重症期间营养的基本问题存在很大争议。现有的争议包括提供营养的时机和途径，以及能量、营养素和常量营养素的最佳供给量。临床医师不仅面临着特定患者营养治疗指南缺乏的难题，还需处理营养治疗过程中的各种问题，包括缺乏肠内通路、气道操作、恶心和呕吐、胃肠出血、胃残留量高，以及复发患者的转诊和手术[44]。在病情较严重的患者中更为常见的是无法提供足够的营养[45]。

五、碳水化合物和胰岛素代谢

葡萄糖和乳酸是胎儿和胎盘的主要营养物质[46]。胎盘消耗的能量远远超过其重量，研究表明葡萄糖

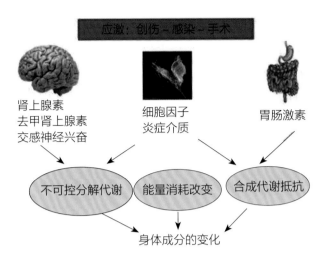

▲ 图 32-1　应激和危重症时主要的分解代谢变化

很容易向胎盘扩散[47]。葡萄糖也是乳腺中乳糖合成的重要底物。因此，妊娠中期葡萄糖氧化需求增加[48]，这种状态一直持续到哺乳期。

由于子宫和乳腺对葡萄糖需求的增加，因此需要调整肝脏、脂肪组织和骨骼肌等器官的新陈代谢。妊娠期间，胰岛素水平上升得更高、更快，而葡萄糖水平不受其影响，这表明外周组织存在胰岛素抵抗[46]。胰岛素分泌增加在患有妊娠期糖尿病的肥胖女性中更为明显。当胰岛素水平高的时候，肝葡萄糖的产生很少受到抑制[49]。这些代谢反应是2型糖尿病的特征，这类女性在晚年患2型糖尿病的风险增加也就不足为奇了[50]。

危重症期间，葡萄糖是能量（ATP产生）的主要来源。生理应激导致涉及多个系统的新陈代谢反应[51]。交感神经系统首先做出反应（在数秒钟内），其次是下丘脑-垂体轴，随后发生炎症反应和免疫变化。脂肪组织分泌的激素（瘦素、抵抗素、脂联素）和胃肠道分泌的激素（胃饥饿素）的作用越来越多地被研究，因为它们也参与了应激的代谢反应。

应激性高血糖的机制不同于妊娠期糖尿病或2型糖尿病，尽管它们都存在胰岛素抵抗。在危重症期间，儿茶酚胺、细胞因子和反调节激素复杂的相互作用会导致肝葡萄糖的过度产生和胰岛素抵抗。妊娠是一个合成代谢过程，与之相反，危重症和应激状态属于分解代谢。在这种情况下，对胰岛素等合成代谢信号的反应减弱。这种胰岛素抵抗有利于重要脏器的营养物质输送，代价是牺牲更依赖胰岛素的组织（如脂肪、肌肉）。应激性高血糖与疾病严重程度无关，但与死亡率增加有关[52]。这种关系在某些入院诊断的疾病中尤为明显，如急性心肌梗死和肺栓塞。

低血糖，即使是轻度的（定义为血糖水平<700mg/L），也与更高的死亡率相关[53, 54]。个体血糖的变异性（平均血糖水平的标准差）也与危重症患者的死亡率密切相关[55]。目前尚不清楚这些异常的血糖状况是疾病的表象还是致病的因素。低血糖的影响与既往糖尿病病史无关，但糖尿病患者更容易受到应激性高血糖的不良影响[56]。妊娠期间，低血糖可给母亲和胎儿带来额外的风险[57, 58]。孕产妇葡萄糖缺乏可能导致酮症，从而给母亲和胎儿带来毁灭性的打击，如毒血症[46]和哺乳期酸中毒[59]。当试图控制危重妊娠患者的血糖水平时，必须考虑到这些风险。

六、脂质代谢

伴随着体液成分的变化，第二显著的妊娠变化是脂肪增加[60]，增加的程度受孕产妇基础体重的影响。正常或超重妊娠妇女的脂肪会增加约3.5kg（在不同人群中差异很大），体重过轻的妊娠妇女平均增加6kg，而肥胖孕产妇则不会增加。妊娠早期主要是皮下脂肪的增加[61]，但妊娠晚期腹膜脂肪的增加更明显[62]。孕产妇的体重与近远期的妊娠结局均密切相关。肥胖和消瘦母亲（由脂肪层测量定义的）的后代在以后的生命中患心血管疾病的风险较高[63]。

脂质是构成细胞膜的关键成分（主要以磷脂和胆固醇的形式存在）。源于生理或病理过程的改变，均可导致脂质成分的改变，继而通过影响酶的功能、载体介导的转运、受体的功能、吞噬作用、前列腺素的产生、免疫过程和细胞生长等进一步影响各种组织和器官系统[64]。正常妊娠期间，多不饱和脂肪酸（polyunsaturated fatty acid，PUFA）从母体组织被转运至胎儿组织，以确保胎儿大脑和其他重要器官的发育。与非妊娠的妇女相比，妊娠妇女在孕 36 周、分娩和产后 6 周时会缺乏 Ω-3 和 Ω-6 脂肪酸[65]。子痫前期[66]的特征是显著的脂质过氧化反应，据推测，子痫前期的许多特征可以通过脂质过氧化物的增加来解释[67]。脂质组成也可通过外部干预（即补充脂质）来改变，也进行了不少相关的研究测试，但大多数证据质量偏低或中等，且部分结果相互矛盾[68]。例如，英国成年人摄入鱼肉的推荐量是每周两份[69]，种类繁多的食用鱼提供了丰富充足的 Ω-3 脂肪酸、二十碳五烯酸（EPA）和二十二碳六烯酸（DHA）。妊娠期间无法补充足够鱼肉的妊娠妇女通过补充脂质，同样可以增加孕产妇和胎儿血液中的 Ω-3 脂肪酸水平[70]。然而，补充 EPA 和 DHA 尚未发现对患有高血压并发症风险的妊娠妇女有任何益处[70]（图 32-2）。

脂质代谢需要功能性的线粒体和大量的氧脂质。与碳水化合物相比，脂质不是直接的能量来源[71]。在危重症的初始阶段，脂质和蛋白质在能量供给中并不起主要作用。甘油三酯被水解成游离脂肪酸和甘油，且不受外源性脂质或碳水化合物的影响；因此，在急性重症疾病的初期脂肪酸水平较高[51]。这些脂质分解产物可导致终末器官损伤[51]。在危重症的后期，脂质在能量供给中的重要性进一步提升，在这一阶段，脂肪酸在肝脏中转化为酮体，外周组织中脂肪酸代谢增加。

危重症期间，免疫系统失调，免疫系统的不同组成部分可被增强或抑制[72]（见第 15 章）。这种进化适应性反应在面对积极监测治疗的重症监护环境时，可能是有害的。脂质在这些适应（或不适应）反应中起着重要调节作用[73]。炎症过程中必不可少的细胞膜，如巨噬细胞，约 60% 由饱和脂肪酸组成，剩下的 40% 中，约 30% 由多不饱和脂肪酸（PUFA）组成，这些又被进一步分为 Ω-3（约 1/3）和 Ω-6（2/3）。磷脂酶 A_2 作用于细胞膜上的 Ω-6 磷脂，产生花生四烯酸（AA）和血小板活化因子（PAF），这是一种由全身炎症引起的反应。花生四烯酸通过环加氧酶、5′ 脂加氧酶和细胞色素 P_{450} 途径代谢，生成前列腺素、血栓素和白三烯，这些产物进一步促进炎症级联反应。

在过去，富含 Ω-6 的油（如大豆油）是 ICU 的标准脂质乳剂。最近，从某些深海鱼中提取的富含 Ω-3 的油因具有减少促炎脂质介质形成的优点，越来越多地被用于 ICU。"免疫营养"是指使用具有潜在抗炎特性的底物进行营养管理（例如，Ω-3 脂肪酸、精氨酸、谷氨酰胺），如有营养策略提出通过改变细胞膜组成（增加 Ω-3 与 Ω-6 的比值）来降低花生四烯酸水平，同时增加促炎性较小的 Ω-3 衍生物水平。为此，在各种危重症环境下进行了肠内外途径补充富含 Ω-3 脂肪酸（EPA 和 DHA）鱼油的尝试[74,75]。

在过去数十年里，免疫营养的作用一直存在争议。有数据表明手术和癌症患者的感染并发症减少[76,77]。然而，在 ICU 患者中，免疫营养的作用并不明显[78]。大多数研究样本较小且质量较低。一项 Meta 分析表明，静脉补充富含 Ω-3 脂质乳剂的危重患者，其感染率有降低的趋势[75]，甚至有部分数据指出死亡率有所下降[79]。相反，危重症合并严重创伤[80]或成人呼吸窘迫综合征[81]的患者中，肠内补充 Ω-3 并没有改善作用，而静脉给药反而可能有害。这一方面还需要进一步的研究。

七、蛋白质

妊娠期摄入足够的蛋白质对胎儿的生长发育和孕产妇器官功能的正常运行都是必不可少的[82]。充足的摄入量意味着比非妊娠状态下需要有更多的蛋白质。早期的研究通过氮平衡[83]和平均摄入量（EAR），估算妊娠期蛋白质的摄入量为 0.88g/（kg·d）[84]。然而，Stephens 等[85]进行了一项临床研究，观察了妊娠早期和妊娠晚期的蛋白质需求量，发现实际需求量远高于先前的预估量，妊娠早期的平均摄入量为 1.22g/（kg·d），妊娠晚期为 1.52g/（kg·d）。Imdad 等[86]的 Meta 分析证实了蛋白质 - 能量平衡对胎儿结局的重要性，通过分析五项研究的结果，发现小于胎龄儿、低体重儿和死胎的发生率显著降

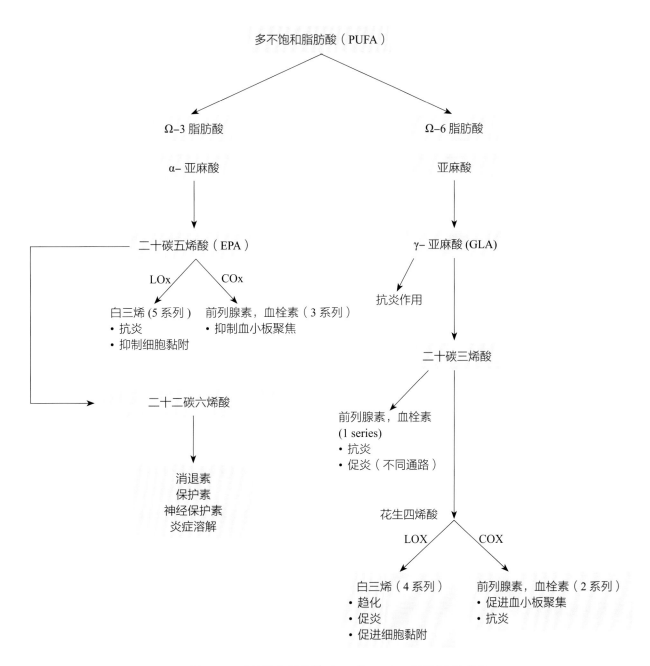

▲ 图 32-2　多不饱和脂肪酸（Ω-3 和 Ω-6）：主要途径和作用
COX. 环加氧酶；LOX. 脂加氧酶

低。有关蛋白质组成的研究很少。对 965 名丹麦妇女的子女进行了 20 年的随访[87]，结果显示妊娠期间摄入大量动物性蛋白质的妊娠妇女的子女更容易出现超重，尤其是女性。另一方面，摄入大量植物性脂质的妊娠妇女的男性后代晚年低密度脂蛋白水平较低。

妊娠是一个合成代谢过程，需要更多的蛋白质

来促进胎儿的发育和孕产妇器官的适应性调节，而危重症是一种分解代谢状态。正如之前所提到的，危重症的早期阶段，能量主要来自碳水化合物[51]。肌肉组织由于泛素—蛋白酶体级联反应等机制的作用被分解代谢，这一过程通过糖异生提供能量来源，并调动了急性期蛋白合成及免疫和抗氧化防御所需的物质[88]。然而，由于此时患者通常处于制动

状态，可能导致早期的失用性肌萎缩[89]。在危重症的后期，大多数的能量来源于蛋白质的分解代谢，在恢复阶段，随着肌肉组织的重建，对蛋白质的需求可能会更高。危重症期间，每日推荐的蛋白质摄入量远远高于健康人群。目前还无法精准地评估蛋白质需求量，氮平衡在此方面的价值非常有限[88]。因此，目前还是遵循常规的建议。危重症患者推荐的蛋白质摄入量为 1.2～2g/(kg·d)，多发性创伤或烧伤患者可能需求量更高[90]。然而，大多数营养配方中非蛋白质与蛋白质的比例都很高，这样的比例导致在不摄入更多热量的情况下很难提供足够的蛋白质，因此蛋白质摄入量往往很难达标，但过度摄入热量是有害的[91]。

蛋白质的最佳组成成分尚无定论[88]。基础蛋白质的组成及其在疾病期间的动态变化在不同的患者群体和疾病状态中差异很大。大多数研究使用具有标准成分的配方。因此，缺乏解决此问题的数据。Heyland 等[24] 研究了谷氨酰胺和抗氧化剂在重症患者中的作用，发现谷氨酰胺治疗组死亡率更高。瓜氨酸已被证实可以改善微循环和减轻肌肉损伤，牛磺酸则可以保护缺血 – 再灌注心脏和神经损伤[92]，但其临床应用的价值仍有待确定。目前，作为免疫营养的一部分，补充特定氨基酸（精氨酸和谷氨酰胺）仅建议用于严重创伤患者[90]。

八、微量营养素

微量营养素是人体所需的微量营养物质，包括微量元素（矿物质）和维生素。妊娠期间常见的微量营养素缺乏包括铁、叶酸、锌、碘和镁[93]。尽管月经停止，但妊娠妇女对铁的需求增加[94]。这是由于红细胞数量增加及铁向胎儿和胎盘组织转移引起的。妊娠期铁的状态很难评估，主要依赖于转铁蛋白饱和度和血浆铁蛋白水平。由于叶酸缺乏可能导致胎儿神经管缺陷，世界卫生组织（WHO）强烈建议所有妊娠妇女补充铁和叶酸[95]。其他微量元素和维生素的缺乏与各种母胎疾病有关。例如，锌缺乏与子痫前期和先天畸形有关，碘缺乏与母胎甲状腺

异常有关，维生素 A 缺乏与胎儿流产有关[93]。尽管缺乏相关的研究支持，仍建议在营养素普遍缺乏的地区进行微量营养素补充。抗氧化剂，如维生素 C 或 E，被认为可以预防子痫前期[96]。然而，这种保护作用还没有被证明，事实上，抗氧化剂与低出生体重儿有关[97]。大剂量补充微量营养素时须谨慎，虽然某些维生素（如叶酸）易被排泄，但部分维生素（如维生素 A）可能会积累并产生毒性。在低收入国家，妊娠期间营养不良普遍存在，有证据表明与单独补充铁 – 叶酸替代物相比，补充多种微量营养素可降低低出生体重儿的发生率[98]。

具有抗氧化特性的微量营养素作为解决危重症中组织和器官损伤的潜在药物，已受到广泛关注。给予药理剂量的抗氧化剂，包括微量元素（硒、锌、铜、铁和锰）或维生素（E、C、β 胡萝卜素），被认为可以减少氧化应激并改善患者预后，然而对于该问题的研究结果相互矛盾[99]。Manzanares 等[100]对 21 项随机对照试验进行了系统回顾和 Meta 分析，发现危重症患者大剂量补充维生素和微量元素与更好的预后相关，包括死亡率，尤其是在高危人群中。然而，在一项高质量的随机对照试验中，静脉注射硒及肠内给予硒、锌、β 胡萝卜素、维生素 C 和 E 均未能改善妊娠结局[24]。尽管如此，在某些情况下，如严重烧伤或持续的肾脏替代治疗时，微量元素和维生素的丢失率更高，目前的指南建议这类患者可以考虑大剂量补充这些微量营养素，但这个建议是基于生理原因而非临床证据[101]。

九、三级危重症母亲的喂养

厌食症是急性疾病适应性反应的一种表现，可能会出现能量和蛋白质的负平衡，并且破坏肠道黏膜的完整性。即使短时间的禁食也可能导致肠道黏膜萎缩，典型的表现是绒毛长度缩短和皱襞变平坦及肠道通透性异常[102]。肠道菌群的变化可以部分地解释这种现象。肠道细菌产生的短链脂肪酸（乙酸和大部分丁酸）数量的减少可导致萎缩性结肠炎[103]。可能与这些变化相关的不良全身反应包括脓

毒症和多器官功能障碍综合征的发生率增加[104]。

妊娠患者可通过口服、肠内或肠外（静脉注射）途径喂养。根据临床医师的判断，应鼓励能进食的患者尽快进食，即使是在术后不久[105]。这对营养不良的患者尤为重要，由于妊娠期发生营养不良的潜在风险极大，应尽可能鼓励妊娠妇女经口进食。当患者无法口服时，肠内途径优于肠外途径。目前的建议主张对无法在48h内进食的危重患者进行肠内营养[101]。如果患者血流动力学不稳定，应延迟肠内营养直至其稳定。

热量摄入目标应尽可能基于测量（即间接测热法）。当间接测热法不可行时，可使用复杂的或者简单的公式来估算。对于大多数患者，热量的摄入目标应为20～25kcal/（kg理想体重·d），蛋白质应为1.3g/（kg理想体重·d）。在肥胖患者中，热量摄入目标应降低到能量消耗的65%～70%或11～14kcal/（kg·d），同时在维持高蛋白质饮食 [2g/（kg·d）]。实际上，危重症患者热量过度摄入的风险可能大于摄入不足（图32-3）。由于妊娠期危重症患者的这类研究较少，因此建议这类患者应通过测量能量消耗来指导能量摄入。术后患者应使用含

精氨酸和鱼油的配方。没有证据表明应在肠内营养中添加谷氨酰胺。

虽然肠内营养应在2天内开始，但目前尚不清楚是否应该在实施的前3天就给予目标热量，还是在1周后才尝试。目前欧洲肠外和肠内营养学会指南[101]建议在未使用间接测热法时，第1周内采用低能量摄入，即低于预估能量需求的70%。目前两种方法均不推荐。然而，在一项近万名危重症患者的队列研究中[106]，超过4天未给予任何营养支持的患者比例为25%，这种做法可能有潜在的风险，尤其是妊娠患者。

大多数ICU患者肠内营养的首选途径是胃饲管。尽管肠内（幽门后）饲管的肺炎发生率相对较低，但其价格昂贵，置管技术要求高，且置管失败率高[107]。如今，某些特定的疾病（如胰腺炎）不再视为幽门前喂养的禁忌证，符合肠内饲管的适应证很少[108]。当使用胃饲管时，经常不能提供足够的肠内营养。其主要原因是高胃残余量（GRV）或手术需求，以及患者在ICU以外的区域（主要是手术区）转运和停留期间缺乏喂养[109]。不推荐常规重复测量GRV[101]。测量GRV后，只要GRV<500ml，

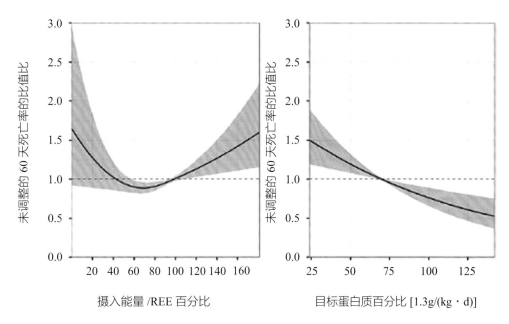

▲ 图32-3 摄入能量/静息能量消耗（摄入 kcal/REE）百分比与 60 天死亡率之间的比值比（左）及每日蛋白质摄入量与 60 天死亡率之间的比值比（右）
REE. 静息能量消耗

就应继续喂食[90, 101]。如果对肠内营养不耐受（GRV >500ml，呕吐），应尝试用促胃动力药如甲氧氯普胺或红霉素进行治疗。同时，应努力减少如阿片类和制动等因素导致的胃运动障碍的发生。如果采取以上措施仍无法通过胃管给予肠内营养，可以考虑使用肠饲管或者肠外补充营养（尽管肠内和肠外联合营养的疗效仍存在争议）。

当无法进行肠内营养时，应使用肠外营养。目前的指南主张仅在没有营养的1周后才开始肠肠外营养；过早开始肠外营养的并发症发生率较高[110]。然而，对于营养不良（及可能妊娠）的患者，可早期给予肠外营养，目的是在1周内逐渐达到能量摄入目标的80%~100%及至少1.3g/(kg·d)的蛋白质[90, 101]。妊娠妇女使用肠外营养的安全性和有效性已得到证实[111]，该研究让妊娠妇女整个妊娠期在门诊进行肠外喂养（使用脂质乳剂），结果显示该做法安全可行且母婴预后良好。与其他患者一样，静脉免疫营养（抗氧化剂、富含Ω-3脂肪酸的PUFA、精氨酸和谷氨酰胺）不建议用于妊娠患者，因为其益处尚未得到证实。

应密切监测血糖水平，以防出现低血糖或高血糖。这同样适用于危重症妊娠妇女和产后妇女。在大多数危重症患者中，最佳的目标血糖水平为1400~1800mg/L。而某些患者的目标血糖值可能更低，如心胸外科患者，须警惕低血糖对母胎的风险。通过肠内或肠外营养持续给予葡萄糖的同时，应静脉给予胰岛素。最近的一项Meta分析显示[112]，尚未发现有哪个目标血糖值能改善死亡率或感染率。血糖水平越高，低血糖事件越少。希望在未来，我们能更好地对患者进行划分，使其受益于相应的血糖方案。在此之前，各单位都应该沿用自己的医疗方案。

结论

危重症妊娠患者的营养支持治疗极具挑战性。在重症监护领域，涉及妊娠妇女的研究甚少。母胎的代谢需求难以确定，且体重的变化可能与能量需求的变化无关。最理想的情况下，热量的摄入应通过间接测热法测得的能量消耗进行指导。能量估算公式通常不准确，因此只在间接测热法不可用时使用。碳水化合物应谨慎给予，以免引起严重的高血糖。使用胰岛素控制血糖水平时，应密切监测以避免高血糖或低血糖。脂质是营养方案的重要组成部分，也是胎儿大脑正常发育的必需物质，应确保供给。蛋白质的摄入量应大于1.3g/（kg·d）。应注意提供足够的矿物质和维生素，以防止孕产妇和胎儿营养缺乏。

第 33 章 妊娠期急性脂肪肝、肝衰竭和肝移植

Acute Fatty Liver of Pregnancy, Liver Failure, and Liver Transplantation

Chundamannil Eapen Eapen　Ashish Goel　Subramani Kandasamy　著

陈伟明　译　　任雪艳　王寿平　校

要点

- 妊娠期急性脂肪肝（acute fatty liver of pregnancy，AFLP）是一种罕见的，严重的肝脏疾病，会导致妊娠晚期肝衰竭。
- AFLP 的特征是脂肪酸氧化障碍和由此导致的孕产妇"能量衰竭"及有毒产物蓄积。
- 高风险患者早期的诊断及治疗，是 AFLP 患者预后良好的关键。
- 任何在妊娠晚期出现严重肝功能障碍表现［黄疸和凝血功能障碍伴或不伴有脑病和（或）低血糖］的女性都应考虑 AFLP，并应进行适当的评估。
- 诊断符合"Swansea"标准的患者，不建议行肝活检。
- 紧急分娩（有充足的预防措施）仍然是治疗 AFLP 的根本。同时应尽早进行适当的支持性护理。
- AFLP 患者肝活检（应在分娩后）特征表现是弥漫性 / 静脉周围微泡性肝脂肪变性。
- AFLP 再次妊娠复发的概率较低。

妊娠期急性脂肪肝（AFLP）是一种可发生在妊娠和分娩期间任何时期的产科急重症。紧急终止妊娠前的诊断时间窗对患者至关重要，其意味着任何治疗上的延误都可能导致孕产妇肝衰竭及增加母胎重病或死亡的风险。在这一章中，我们将回顾关于 AFLP 发病机制、临床诊断和治疗方面的最新进展。

一、流行病学

2005—2006 年在英国进行的一项全国前瞻性人群研究显示，AFLP 的发生率约为 5/10 万次妊娠［95%CI（3.8～6.5）/10 万次妊娠］。双胎妊娠的女性发生 AFLP 的风险较高（在 57 例 AFLP 患者中，18% 为双胎妊娠）[1]。

妊娠期间肝功能障碍的主要原因可能存在地域差异。一项来自英国威尔士的前瞻性研究指出，妊娠特有肝脏疾病（子痫前期、HELLP 综合征、妊娠肝内胆汁淤积、AFLP 和妊娠剧吐）是妊娠肝功能障碍的主要原因[2]。相比之下，在印度非妊娠特有肝病是导致肝功能障碍及与肝脏相关的孕产妇死亡的主要原因[3-5]。

二、发病机制

熊冬眠：AFLP 发病机制的一个很好的类比

目前对 AFLP 发病机制的理解可用熊冬眠来描述，如下所述[6, 7]（图 33-1）。AFLP 被称为线粒体肝病。AFLP 患者中，线粒体的超微结构改变已被证实[8, 9]，肝脏中线粒体（细胞的动力站）功能缺陷导致肝脏能量不足。

遗传易感性

诱发 AFLP 的一个因素是在利用储存脂肪时存在一种常染色体隐性先天性缺陷。

一篇病例报告提到一位连续两次妊娠均发生 AFLP 的患者，其肝功能在分娩后迅速改善。然而，两个婴儿均在 6 个月时死于多器官脂肪浸润，该报道的作者怀疑是脂肪酸氧化的家族缺陷所导致，而这种缺陷会反向促使母亲更容易发展为 AFLP[10]。随后的报道也证实了胎儿脂肪酸氧化缺陷与母亲 AFLP 有关。一项研究比较了 50 例患有脂肪酸氧化障碍的儿童和 1250 例对照组儿童（没有此疾病），该研究指出，儿童本身患有脂肪酸氧化障碍，其母亲患 AFLP 等孕产妇肝病的风险增加了 20 倍[11]。

因此，AFLP 是一种与胎儿脂肪酸氧化障碍相关的孕产妇线粒体肝病。胎儿脂肪酸氧化障碍是常染色体隐性遗传的。比如患者夫妇都是脂肪酸氧化障碍的杂合子，如果胎儿是这种疾病的复合杂合子或纯合子，母亲在妊娠期间就有发生 AFLP 的风险，如果胎儿是一个单纯的杂合子或野生型，则母亲在妊娠期间将不会出现肝功能障碍。

与 AFLP 和其他孕产妇肝病相关的胎儿脂肪酸氧化障碍包括长链 3- 羟基酰基辅酶 A 脱氢

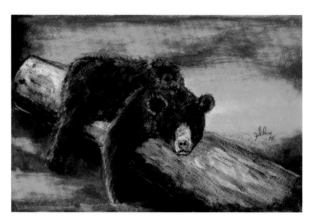

▲ 图 33-1　熊冬眠期间改用脂肪作为主要能量来源有助于理解妊娠期急性脂肪肝的发病机制

酶（long-chain 3-hydroxyacyl-CoA dehydrogenase，LCHAD）[12-15]、中链 3- 羟基酰基辅酶 A 脱氢酶[16]、短链 3- 羟基酰基辅酶 A 脱氢酶[17]（short-chain 3-hydroxyacyl-CoA dehydrogenase，SCHAD）和肉碱棕榈酰基转移酶 I[18]的缺陷。LCHAD 缺乏症是与 AFLP 相关的最常见的胎儿脂肪酸氧化障碍[11]。AFLP 患者中羟基酰基肉碱水平的升高可能提示 LCHAD 或线粒体三功能蛋白存在缺陷[19]。

然而，有报道发现母婴没有合并脂肪酸氧化缺陷的妊娠也可能并发 AFLP[20]。AFLP 研究中心注意到，最常见的 LCHAD 突变基因（G1528C）在部分女性患者中缺失[21, 22]。因此，虽然胎儿脂肪酸氧化缺陷可能是导致部分孕产妇发生 AFLP 的原因，但目前没有足够的证据支持对所有 AFLP 患者的婴儿进行脂肪酸氧化缺陷常规筛查[23]。

三、获得性素因

弥漫性肝微泡性脂肪变性是一种罕见的导致肝衰竭的原因。瑞氏综合征是指使用阿司匹林所导致的并发症，是脂肪酸氧化疾病相关的肝微泡性脂肪变性和脑病的例子[24]。在儿童和青少年中，建议避免服用阿司匹林，以防止易感个体发生瑞氏综合征。然而，阿司匹林通常用于预防子痫前期相关的并发症[25]。有研究推测，包括阿司匹林在内的非甾体抗炎药（NSAID）可以抑制妊娠期 LCHAD 和脂肪酸氧化，从而诱发 AFLP[26]。虽然有报道指出在妊娠期间使用阿司匹林与 AFLP 的发生之间存在相关性 [17, 27]，但并不常见，可能是一种偶然的关联，而不是一种病因关联。

四、胎盘相关的发病机制

胎盘参与 AFLP 发病机制的观点源于产后孕产妇肝功能的显著改善[28]。胎盘与胎儿具有相同的遗传组成，LCHAD 和 SCHAD 在人类胎盘中同样具有活性，这些酶的活性与妊娠中期和晚期的孕龄呈负相关[29]。丙戊酸诱导的肝微泡脂肪变性大鼠模型显示，肝脏线粒体脂肪酸氧化缺陷，过氧化物酶和微粒体氧化增加[30]。与对照组相比，AFLP 母亲的胎盘和血清均表现出氧化和亚硝化应激（在胎盘线粒体和过氧化物酶体中，以及血清中）。AFLP 患者的胎盘线粒体功能受到影响，胎盘和血清中花生四烯酸水平升高，花生四烯酸水平的升高已被证明可诱导肝细胞线粒体的氧化应激、凋亡和脂质沉积[31]。

五、AFLP 发病的时机：为何 AFLP 主要出现在妊娠晚期

一只成年熊一年中冬眠约 3 个月，在此期间，成年熊每天需要约 4000kcal 的能量。在冬眠期间，熊不吃任何食物，生存依赖脂肪提供内源性能量[6]。假设一只熊在能量供给中存在脂肪代谢或脂肪利用障碍的缺陷，它可能会在冬眠期间由于全身能量消耗问题而生病。这种缺陷可能是由于遗传易感性，也可能是由于影响脂肪代谢的获得性因素，或者两者都有可能[32]。

在营养良好的非产科人群中，每一餐后（餐后的 2～4h）的主要能量来源是葡萄糖。相反，在妊娠晚期，脂质作为孕产妇的主要能量来源，而葡萄糖和氨基酸被输送给胎儿。孕产妇在妊娠期间与胎儿共享碳水化合物（在非妊娠状态下的主要能量来源），在妊娠晚期对脂肪作为主要能量来源的依赖

增加[7]。因此，利用熊冬眠的类比，解析了为何脂肪酸氧化缺陷的 AFLP 妊娠患者临床表现大多出现在孕晚期。

六、临床表现

AFLP 的典型临床表现是既往健康的孕产妇，在妊娠晚期出现不适，并在过去 4h 发生呕吐。然而，一些妊娠患者的体征和症状可能与子痫前期（高血压、足部水肿、蛋白尿）相似，并伴有肝功能障碍及溶血、肝酶升高、血小板降低（HELLP 综合征）。肝功能检查可能显示 AST 和 ALT 的轻度至中度升高。几乎所有 AFLP 患者都会出现凝血功能障碍（凝血酶原时间延长），低血糖和脑病较少见，因为这些是严重肝衰竭的晚期表现。

七、诊断

高风险患者早期的识别是 AFLP 诊断的关键。对于可疑患有 AFLP 的孕产妇，迅速排除其他潜在的肝病疾病至关重要。及时妊娠终止能明显改善 AFLP 患者的预后。任何在妊娠后期（妊娠晚期或妊娠中期后期）出现急性肝衰竭的女性都应考虑 AFLP，快速诊断和及时妊娠终止可提高 AFLP 患者生存率。英国最近一项研究报道 57 名 AFLP 患者，病死率为 1.8%，围产期死亡率为 104/1000 活产[1]。

一旦怀疑发生 AFLP，就必须迅速排除常见的鉴别诊断，如妊娠相关的肝脏疾病（HELLP 综合征和子痫前期肝功能障碍），以及非妊娠相关的肝脏疾病（如急性病毒性肝炎或药物性肝炎）。感染（如疟疾、登革热、恙虫病、病毒性肝炎）导致的急性肝衰竭的症状与 AFLP 类似，应结合特定地点的流行病学进行个体化诊断检测，如诊断非妊娠相关的肝脏疾病时进行疟疾寄生虫的外周涂片检查和急性甲型、乙型和戊型病毒性肝炎的血清学检查。

HELLP 综合征（溶血性乳酸脱氢酶、天冬氨酸转氨酶升高和血小板减少）和子痫前期（妊娠 20 周后的高血压和蛋白尿）也属于鉴别诊断。虽然在

理论上这些情况应该很容易鉴别，但 AFLP 患者也经常被误诊为 HELLP 综合征或子痫前期肝功能障碍。因此，在紧急情况下，这些疾病的鉴别诊断仍是难以区分。

Swansea 诊断标准有 14 个项目，其中包括临床症状、实验室检查、放射学和肝活检结果[2]。然而，大多数患有 AFLP 的孕产妇都有凝血功能障碍和血小板减少症（通常很严重），因此进行肝活检是有风险的。此外，肝组织穿刺活检需要时间，也将延迟这些危重患者的治疗。因此，尽管肝活检出现微泡性脂肪变性是诊断 AFLP 的"金标准"，但目前并不推荐肝组织活检作为 AFLP 诊断的必要条件。本章作者研究了 Swansea 诊断标准用于预测 AFLP 疑似患者出现弥漫性肝微泡性脂肪变性的准确性（通过产后或尸检的肝活检）[32]，由于同时存在凝血功能障碍，大部分肝活检均通过经颈静脉途径进行。在 24 例疑似 AFLP 的孕产妇中，使用 Swansea 诊断标准排除肝脏弥漫性 / 小静脉周围微泡性脂肪变性的阴性预测值为 100%[33]。因此，Swansea 诊断标准适用于孕产妇 AFLP 的诊断。根据这些数据，提出了 AFLP 的简化诊断标准：①妊娠后期（妊娠晚期或妊娠中期的末期）；②急性肝衰竭、黄疸和凝血功能障碍，伴或不伴低血糖、脑病等；③排除其他原因的肝衰竭[34]。一旦满足上述标准应怀疑 AFLP，为防范病情快速恶化，最好在重症监护的条件下迅速开展适当的治疗。无论肝衰竭的原因是 AFLP、HELLP 综合征，还是子痫前期肝功能障碍，这三种情况下的肝功能障碍的支持治疗本质上是一致的。

八、AFLP 的管理

任何在妊娠后期出现黄疸的女性的管理应以 AFLP 为潜在疾病作为导向。建议的管理方法包括以下步骤。

（1）在鉴别诊断中考虑 AFLP。使用如上所述的适当诊断方法，快速排除可能出现类似症状的其他诊断。

（2）确保有多学科团队参与 AFLP 患者的管理。患者可能需要重症监护治疗，并可能需要转到肝脏专科病房。

（3）由于缺乏特定的症状和实验室指标，AFLP 的早期诊断较为困难，而且患者的病情进展可能比预期的更严重。这些患者可能发展为脓毒症等多器官衰竭，需要积极的治疗措施，其中包括机械通气、血流动力学支持和透析，患者可以在妊娠终止前转入 ICU 进行密切监护和快速治疗凝血异常。

（4）紧急分娩是目前主要的治疗方法。强烈建议患者确诊后尽快分娩（详见下面的讨论）。AFLP 可在数小时内迅速恶化，目前为止没有任何 AFLP 患者未分娩而康复的报道。

（5）需要积极预防和治疗 AFLP 患者可能出现的各种并发症。急性肝衰竭并发症的标准管理建议（如用甘露醇治疗脑水肿等）保持不变，需要时可直接使用。关于并发症的处理详情在下文叙述。

（6）分娩后，新生儿可能需要在新生儿重症监护或高级护理病房进行观察和治疗。作者提出了针对疑似 AFLP 患者的管理流程（图 33-2）[5]。

九、分娩注意事项

AFLP 是一种病情进展迅速的疾病，如果不及早进行干预，将会导致母胎预后不良。如前所述，在所有的 AFLP 病例中，尽早妊娠终止是关键。但对合并急性肝衰竭和凝血功能障碍的 AFLP 女性进行剖宫产可能会让医疗团队存在顾虑，因此快速检查和早期的诊断显得尤为重要。AFLP 的特点是肝脏线粒体功能暂时缺失，选择阴道分娩的 AFLP 女性相当于在能量缺乏的情况下跑马拉松，可能会加剧系统性能量缺乏，导致病情的恶化。

一项对 78 项队列研究和 2 项病例对照研究的 Meta 分析比较了 AFLP 女性剖宫产与阴道分娩的结局。与阴道分娩相比，剖宫产产妇死亡率降低了 44%［相对危险度（RR）=0.56（0.41～0.76）］，围产期死亡率降低程度相似［RR=0.52（0.38～0.71）］。两组产妇肝衰竭（腹水、脑病等）、肾衰竭、多器

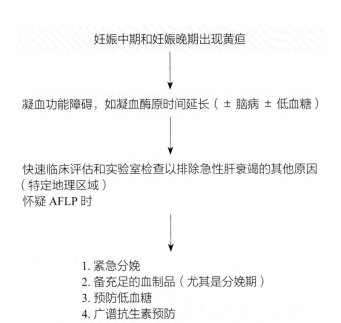

妊娠中期和妊娠晚期出现黄疸

↓

凝血功能障碍，如凝血酶原时间延长（± 脑病 ± 低血糖）

↓

快速临床评估和实验室检查以排除急性肝衰竭的其他原因
（特定地理区域）
怀疑 AFLP 时

↓

1. 紧急分娩
2. 备充足的血制品（尤其是分娩期）
3. 预防低血糖
4. 广谱抗生素预防
5. 预防并发症的发生

▲ 图 33-2　妊娠晚期出现黄疸的女性管理流程

官衰竭、感染、出血等并发症的发病率没有显著差异。新生儿死亡率（分娩后 1 个月内）不受分娩方式（剖宫产与阴道分娩）的影响［汇总 RR=0.93（0.55～1.58）］[35]（表 33-1）。

AFLP 女性的剖宫产准备应与急性肝衰竭患者的肝移植准备同时进行，这需要多学科综合管理。

1. 抗生素应用

在诊断后，应采血进行血培养，并静脉给予广谱预防性抗生素，特别是作用于革兰阴性菌的抗生素。

2. 纠正凝血功能异常

需要准备足够的血液制品，分娩前应纠正凝血功能异常。由于凝血参数难以完全纠正至正常，因此在准备紧急分娩时，可根据患者的体重给予新鲜冷冻血浆和冷沉淀，不应为复查凝血功能而推迟分娩时机。

3. 为大出血做好准备工作

在 6 例紧急妊娠终止的 AFLP 女性中，输注红细胞单位的中位数为 6.5（1～27），其他血液制品单位的中位数为 60（24～108）。6 例 AFLP 女性中，除 1 例经阴道分娩外，其余所有 5 例均行剖宫产，其中 2 名行预防性双侧子宫动脉结扎，1 例在术后 2 天因产后出血行子宫切除术[36]。

由于 AFLP 患者在剖宫产术中可能需要大量输血，应准备足够的血液制品、钙和镁，以及纠正低体温所需的设备。大量输血可发生弥散性血管内凝血。在肝功能障碍的情况下，AFLP 患者也容易因大量输血而引起枸橼酸盐中毒，导致或加剧代谢性酸中毒、低钙血症和低镁血症，最终可导致心肌抑制和心律失常。血乳酸升高可以螯合钙，加重低钙血症。大容量快速输血会导致体温过低和稀释性凝血功能障碍，因此除了血液制品的补充，纠正低体温、代谢性酸中毒和低钙血症也是纠正凝血功能障碍的重要措施。

整体凝血参数的评估（如血栓弹力图）尚未在 AFLP 女性中得到很好的研究，但可以指导术中输血策略。分娩后血液制品支持仅限于有活动性出血或需要行额外有创手术的患者。

因子Ⅶa 是一种采用重组技术生产的通用促凝剂，目前已应用于临床。但其在产后出血中的作用尚不明确，有报道称使用后血栓栓塞的并发症增加。尽管如此，在一些国家仍使用因子Ⅶa 控制产

表 33-1　根据 Wang 等研究数据，AFLP 女性行剖宫产与阴道分娩的母婴结局 [35]

	研究总数	纳入女性的总数	未调整的汇总 RR 值（95% CI）
母亲死亡	39	517	0.56（0.41～0.76）
围产期死亡	31	402	0.52（0.38～0.71）
新生儿死亡	19	263	0.93（0.55～1.58）

科大出血 [37]。越来越多的研究关注因子Ⅶ a 用于产科出血，一项研究表明，即使使用的剂量低于推荐剂量的 50%（＜45pg/kg，而不是 90pg/kg）[36]，也能使 AFLP 患者产后血制品的需求量显著降低，并且无血栓栓塞并发症的发生。因此，这种短效促凝血药可考虑用于控制 AFLP 患者产后出血 [38]。

十、重症监护治疗

AFLP 的并发症可危及生命，需在重症监护室进行密切的治疗和监护，在本章节中探讨最常见的几种并发症。

1. 出血

由肝功能障碍和弥散性血管内凝血引起的凝血功能障碍可导致分娩前、分娩中和分娩后的致命性大出血，还包括严重的腹腔内出血和胃肠道出血 [39, 40]。因此，应密切监测凝血功能，包括凝血酶原时间、国际标准化比值（international normalized ratio，INR）、活化部分凝血酶时间、纤维蛋白原和纤维蛋白降解产物等，及时纠正凝血功能异常。如前文所述，血栓弹力图可用于指导血液制品的补充。

与围产期的情况类似，如果发生出血，可能需要大量的血液和血液制品，需启动大规模的输血方案。胰腺炎合并 AFLP 可表现为继发于凝血功能障碍的出血性胰腺炎 [40]。因此，应监测血清淀粉酶和脂肪酶，但对于感觉改变的女性而言诊断可能较为困难。

2. 血流动力学不稳定

休克可能由低血容量、出血、低蛋白血症引起的血管内容量损失、代谢性酸中毒继发的心肌抑制、电解质异常（如高钾血症）或败血症引起。床旁超声和超声心动图的使用将有助于指导液体复苏，复苏液应根据病例的特点进行选择。值得注意的是，在低蛋白血症（降低血浆渗透压）的情况下，过度使用晶体药物会加重腹水和外周水肿，并可导致或加重呼吸衰竭。因此，白蛋白可能是此类患者容量复苏的更好选择。

3. 肾衰竭

肾衰竭是 AFLP 中常见的并发症，可继发于休克、肝肾综合征（血流动力学改变）、脓毒症、高尿酸血症和腹腔间室综合征 [41]。腹腔间室综合征是由低蛋白血症、低血浆渗透压和门脉高压引起的，腹腔穿刺能降低腹内压力可考虑用于此综合征。肾衰竭的治疗需针对病因，可能需要肾脏替代疗法（见第 31 章），需注意的是，肾脏替代治疗可能会并发凝血功能障碍。因此，关于治疗方案的决定应该是个体化的。连续性肾脏替代治疗（continuous renal replacement therapy，CRRT）（见第 31 章）可提供更稳定的血流动力学状态和更好的液体平衡。如果需要考虑经济因素，间歇性治疗如缓慢低效透析（slow low efficiency dialysis，SLED）和延长每日透析（extended daily dialysis，EDD）是可选择的替代治疗方式。由于 AFLP 患者常并发凝血功能异常，可选择枸橼酸作为首选的抗凝药，但需注意预防枸橼酸盐中毒。

4. 代谢并发症

AFLP 的代谢性并发症多由肝衰竭及其治疗导致，主要包括代谢性酸中毒、乳酸性酸中毒和低血糖。代谢性酸中毒可行肾脏替代治疗（renal replacement therapy，RRT）。乳酸性酸中毒对 RRT 治疗效果不显著，通常在肝功能障碍改善后可自行缓解，对这些患者可考虑补充硫胺素。低血糖是较常见的并发症，需要密切监测并及时补充葡萄糖。

电解质紊乱可能会危及生命，常见的电解质紊乱是高钾、低钙和低镁。高钾血症的原因包括代谢性酸中毒、肾衰竭和多次输血，治疗可使用 β_2 受体激动药和葡萄糖胰岛素进行输注，必要时可行 RRT。血清钠水平也需密切监测，因为其水平改变会使脑病复杂化。

脑病是肝脏疾病常见的代谢性并发症，可能需要气管插管来维持呼吸。通过机控通气能有效控制颅内压（通过调整呼气末二氧化碳分压）和预防低氧血症。与高氨血症相关的脑水肿应采取常规措施治疗（见第 26 章）。血氨具有高度扩散性，其清除依赖于高血流量，极端情况下，可采用高流量 CRRT 和间歇性血液透析降低血氨水平。

5. 感染和脓毒症

AFLP 与其他类型的肝衰竭一样，也伴有免疫抑制。AFLP 患者可能发生继发感染，甚至真菌感染[42]。此外，也可发展为脓毒症和脓毒性休克[43, 44]。由于 AFLP 患者容易并发多器官障碍，应及时进行诊断，并尽快使用合适的抗生素治疗，以防止病情进一步恶化。

6. 营养

提供营养对 AFLP 患者至关重要，肠内喂养应包括少量的蛋白质（以防止血氨上升）。如果需要肠外营养，应避免使用芳香族氨基酸，同时应提供支链氨基酸。

7. 血浆置换治疗 AFLP

血浆置换已成为 AFLP 患者分娩后多器官衰竭的辅助治疗方法，病例报道表明血浆置换对这类患者是安全有效的[45-49]。一项对 22 例 AFLP 患者的回顾性分析显示，16 例接受标准药物治疗的 AFLP 患者与 6 例接受血浆置换灌注辅助治疗的 AFLP 患者的生存率分别为 19% 和 83%，作者认为早期启用血浆置换灌注治疗能有效阻止甚至逆转 AFLP 的进展[50]。但由于 AFLP 发病率不高，血浆置换治疗目前仍没有随机对照试验，而大多数病例分析则样本量太少，因此很难从现有的文献中得出有意义的结论；血浆置换目前仍是一种挽救性治疗方法。

8. 肝破裂和肝移植

在一些病例中曾报道出现肝破裂，这是 AFLP 的致命并发症[41]。

关于 AFLP 患者肝移植的报道较少[51-53]，因此，AFLP 肝移植的具体标准和适应证尚未明确。接受肝移植的女性通常是因为 AFLP 诊断和治疗延迟，在紧急情况下，数小时的治疗延误可能进一步恶化患者的肝衰竭及其并发症。一篇关于 4 名接受肝移植的 AFLP 患者的病例报道中，国王学院的肝移植标准（用于任何急性肝衰竭患者）被认为不适合预测 AFLP 患者是否需要行肝移植[53]。作者认为高乳酸血症和脑病是判断是否需要肝移植的更优指标[53]。此外，AFLP 患者也可考虑辅助肝移植[52]。

十一、母胎结局

1. 孕产妇结局

AFLP 的患者在分娩后病情会迅速改善（通常在数天内），大多数患者的肝功能可恢复正常[54]。分娩延迟、肝衰竭的严重程度（高血清胆红素、凝血酶原时间延长）和高血清肌酐决定着患者的预后[55-57]。本章作者注意到，在他们的实践中，AFLP（及其他妊娠相关肝病）对孕产妇的死亡率的贡献正逐步下降[5]。不同的研究也得到了相似的结果[1, 58]，如今与妊娠相关的严重肝病（包括 AFLP）导致的孕产妇死亡率预计＜10%[23]。

产科医师和急诊科医师对 AFLP 的认识不断提高，有助于更早期地识别 AFLP，进一步改善孕产妇的结局。对于疑似患有 AFLP 的患者，需要多专业共同参与制订"高风险"患者管理方法。一项针对肝活检证实为 AFLP($n=17$)患者治疗效果的研究，其中 9 例患者接受了剖宫产，大多数（ $n=12$ ）患者在入院 24h 内分娩，从出现症状到分娩的中位数为 5 天。通过这种积极的处理，只有 2 例（12%）患者死亡。患者的平均住院时间为（11±4）天，每例患者需要（18±15）单位的血液制品。幸存的 15 例女性在产后 10 天肝功能和凝血功能大致恢复到正常水平（作者未发表数据）。

2. 胎儿结局

死胎和流产在 AFLP 中较为常见[23]，尽管孕产妇结局逐步改善，但胎儿结局仍然不见乐观。向母亲提供足够和适当的营养，确保胎儿能获得足够的葡萄糖，这是目前唯一可能对胎儿结局产生积极影响的建议。

新生儿脂肪酸氧化障碍的表现包括低酮性低血糖[14]、肝衰竭、代谢性酸中毒和心肌病。后续表现包括发作性肌病、神经病变、视网膜病变和心律失常。AFLP 患者的胎儿多伴有脂肪酸氧化缺陷，易出现生长发育受限和早产[59]。

结论

AFLP 是导致妊娠晚期女性肝衰竭的一种罕见的严重肝脏疾病。越来越多的学者认为它是孕产妇死亡的一个可预防的重要因素。

更好地了解其发病机制、早期诊断后快速分娩，以及多学科协作强化管理，可有效改善继发于 AFLP 的孕产妇死亡率。

确保母亲充足的葡萄糖供给，从而为胎儿提供充足的葡萄糖，可能有助于改善目前不容乐观的胎儿结局。

第十篇 危重症孕产妇的手术困境

Surgical Dilemmas in Critically Ill Women

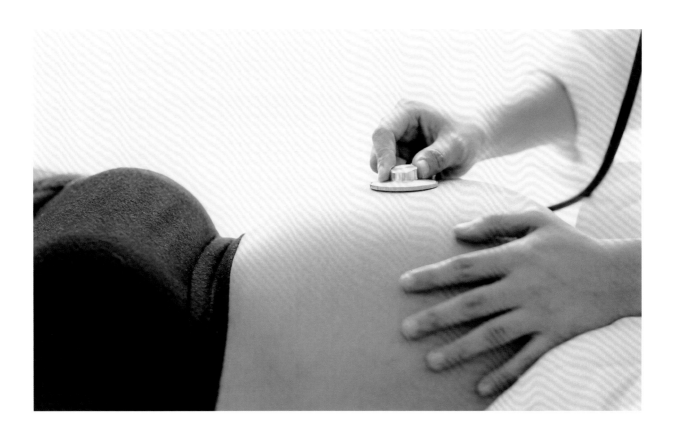

第 34 章 妊娠期间创伤
Trauma during Pregnancy

Hen Y. Sela　Misgav Rottenstreich　著
徐慧敏　译　郑　彬　校

要点

- 在常规产前保健期间，所有孕产妇都应接受亲密伴侣暴力（intimate partner violence，IPV）筛查，并接受安全带正确使用和跌倒风险的教育。
- 所有处于育龄期的受伤女性在急诊科进行评估时都应接受妊娠筛查。
- 所有受伤的孕产妇都应接受 IPV 筛查，某些伤害应该增加对 IPV 的怀疑。
- 严重受伤的孕产妇应接受酒精和毒品筛查。
- 即使大于孕 23～24 周，孕产妇健康仍优先于胎儿健康。
- 应在评估胎儿健康之前，根据高级创伤生命支持（advanced trauma life support，ATLS）指南，进行初级和二级评估。
- 对 ATLS 指南做出的调整包括早期吸氧、开放上肢静脉通路，以及在孕 20 周后，孕产妇体位左倾或手动将子宫向左移位。
- 胎儿评估应在孕产妇稳定后进行，包括 2～6h 的胎心率评估，如有需要，可延长收治时间。
- 产科超声是一种辅助工具，有助于确定胎儿数量、胎龄和胎儿健康状况。然而，不鼓励将其用于检测胎盘早剥。
- 当孕产妇有 X 线检查和（或）计算机断层扫描（CT）检查的适应证时，不应该推迟或延期。
- 如果受伤的妊娠女性发生心脏停搏，应在复苏开始后 4min 内进行围死亡期剖宫产（PMCD），但 PMCD 仅适用孕 20 周以上且无自主循环恢复的患者。
- 胎儿的不良结局可能会进展并超过创伤后入院即刻。

创伤是导致孕产妇非产科死亡的主要原因[1]，据认为孕产妇创伤发生率高达 8%[2-4]。机动车事故和家庭暴力是造成重大孕产妇创伤的最常见原因。其他原因包括跌倒、凶杀、穿透性创伤、自杀、有毒物质暴露和烧伤[5]。

同时管理两个危及生命的复杂状况需要多学科协作[6-8]。此外，严重创伤与孕产妇和胎儿（或）新生儿的不良结局相关[9]，但较轻的损伤也可能发生产科并发症。

一、妊娠期独特生理

正常妊娠期间会发生广泛的功能和解剖学变化，这些在本书中都有详细描述。在创伤环境中，了解这些变化对于区分正常和异常的临床和实验室检查结果至关重要。以下部分将按照创伤管理算法中推荐的顺序，回顾与孕产妇创伤管理最相关的变化。

1. 维持气道通畅和颈椎保护

所有孕产妇都被认为是困难气道的高危人群。当需要紧急建立安全气道时，体重快速增加伴气道软组织水肿和黏膜充血都给临床带来了挑战[10]。产科患者的困难喉镜检查率（1.6%）高于与非产科患者（0.5%），P=0.023[11]。由于腹腔内压升高和食管下括约肌张力降低，导致胃反流误吸的高风险使这种情况更加复杂。

2. 呼吸和通气

妊娠患者较非妊娠患者更易出现低氧血症和血氧饱和度下降。导致这些通气改变的原因有耗氧量增加约35%[12]、膈肌抬高、肋膈角变宽、胸廓横向直径增加，导致功能残气量和残气量减少[13, 14]。从妊娠早期开始，每分通气量较非妊娠值增加了约30%，此后保持稳定[14, 15]。同时，潮气量和呼吸频率增加，从而可能引起过度通气和慢性呼吸性碱中毒[14]。

3. 循环和出血控制

孕产妇心率、血压、血红蛋白和血小板水平及凝血功能与非妊娠期女性略有不同，这可能导致妊娠期女性生命体征看似正常，直至休克晚期，所以可能会出现孕产妇状况快速恶化[16]。从妊娠8周开始，全身血管阻力逐渐降低，导致平均动脉压降低10～15mmHg，脉率增加15～20次/分。因此，心排血量（cardiac output，CO）会增加，直至妊娠晚期达到并稳定在基础值以上约50%[17-19]。

在妊娠早期末时，血浆容积增加约15%[20]。血浆容量的峰值增加（约50%）伴随着红细胞总量的少量增加（20%～30%），造成血液稀释[21]。这导致妊娠中期和晚期的正常血红蛋白水平分别为105g/L和110g/L[22]。

在妊娠期经常观察到血小板减少到约150×10^9/L。5%的孕产妇在足月时可能会出现更严重的血小板减少，但通常被认为是正常的[23]。白细胞计数在妊娠中期增加到12.2×10^9/L，在妊娠晚期达20×10^9/L[22]。纤维蛋白原水平在妊娠期间也会升高（妊娠晚期3500～6000mg/L）[24, 25]。在妊娠期间，纤维蛋白原、血小板和血红蛋白的输血目标可能不同，但这些目标尚未确定[26, 27]。

4. 其他解剖学注意事项

在治疗创伤后的孕产妇时，应考虑到增大子宫的存在。子宫的大小不仅提供了关于胎儿活力的信息，还提供了关于对孕产妇血流动力学参数的潜在影响的信息。

在妊娠晚期，子宫血流量增加至约600ml/min，因此妊娠晚期子宫外伤性出血可导致快速失血。

由于胎龄可能会影响到关键决策，因此创伤治疗中，准确确定胎龄至关重要。如，胎龄可能决定是否需要进行PMCD。图34-1描述了在创伤后估算孕产妇胎龄的方法。

在治疗创伤患者时，通常主张采用仰卧位。从妊娠后期开始，仰卧位可能与静脉回流减少和反射性心动过速有关。尽管在妊娠期间，生理上试图通过增加心率和血容量来纠正心排血量，但一些女性的心排血量仍可能减少[28]，导致低血压[29]。因此，受伤的孕产妇首选体位是否仍然是仰卧，应根据具体情况来决定（见下文，主要调查）。

二、妊娠期创伤的流行病学

5%～8%的妊娠合并外伤[2-4]。妊娠期间最常见的创伤原因是机动车事故（motor vehicle accident，MVA）或跌倒，大多数研究报道称MVA是最常见的受伤机制[30-35]，也有报道认为是跌倒[36]。这可能与研究人群、受伤的妊娠期及数据来源有关［如来自住院信息或是来自急诊科（department of

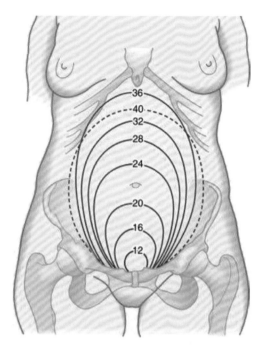

▲ 图 34-1 胎龄的临床评估

emergency medicine，ED）就诊的信息]。表 34-1 描述了在妊娠期间和一般人群中按创伤类型报道的创伤发生率。

来自美国全国住院患者样本（横跨 35 个州，约占所有入院人数的 87%）的数据显示，孕产妇因伤害住院率为 4.1/1000 次分娩。在这项研究中，经产妇和初产妇受到攻击的发生率分别为 5% 和 10%。因此，在治疗创伤后的孕产妇时，应保持对家庭暴力的高度怀疑。

1. 伤害的严重程度

幸运的是，妊娠期间的大多数创伤事件都只是轻微伤。在一份报道中，41.2% 的在创伤后到达 ED 的孕产妇仅受轻微伤，她们的损伤严重程度评分（injury severity score，ISS）为 0[37]。在不同的报道中，孕产妇受重伤（ISS＞8）的发生率为 9.2%～73.0%。这种极端的变化与非妊娠人群相似 [30, 31, 36, 37]，这可能是源于病例组合和分母的差距（基于人群的数据与到达 ED 人数与入院的病例）。在入院的孕产妇中，与跌倒（0%）或袭击（22%）[37] 相比，MVA（31%）导致的重度创伤更常见。瑞典的一项基于人群的研究报道，在涉及 MVA 的女性中，1%（15/1721）的女性发生了致死性损伤，15%（251/1721）发生了严重损伤，85%（1455/1721）受到轻伤。此外，549 例未发生任何损伤 [32]。

2. 与创伤相关的孕产妇死亡率

全球范围内，创伤是妊娠期间孕产妇死亡的一个主要原因。在瑞典，6‰的 MVA 导致孕产妇

表 34-1 按创伤类型估计的伤害发生率 [5]		
创伤机制	妊娠期间	非妊娠期间
家庭暴力	8307/10 万活产	5239/10 万女性
机动车碰撞	207/10 万活产	1104/10 万女性
跌倒和滑倒	48.9/10 万活产	3029/10 万女性
有毒暴露	25.8/10 万人年	115.3/10 万人年
穿透性创伤	3.27/10 万活产	3.4/10 万女性
杀人	2.9/10 万活产	2.3/10 万女性
自杀	2/10 万活产	8.8/10 万人口
烧伤	0.17/10 万人年	2.6/10 万人年

死亡，MVA 导致的孕产妇死亡率约 1.4/10 万次妊娠[32]。在加拿大，MVA 导致的孕产妇死亡率相似，为 1.5/10 万次妊娠[38]。小规模的研究，包括更多经过筛选的妊娠人群（如Ⅰ级创伤中心收治的女性，有穿透性创伤的女性），其报道的孕产妇死亡率较高，为 2%～7%[30, 39]。最近一项来自日本的基于人群的研究报道称，创伤导致的孕产妇死亡占所有孕产妇死亡病例的 5%（10/213）[40]。严重创伤（ISS＞8）的孕产妇死亡率高于轻度创伤（ISS＜9）（6% vs. 0%）[41]。

当首次创伤入院期间需要行剖宫产时，孕产妇死亡率特别高。一项对 8 年期间（1986—1994 年，美国 9 个Ⅰ级创伤中心）所有连续入院的创伤孕产妇研究发现，在 441 例病例中 32 例接受了紧急剖宫产。这些孕产妇平均 ISS 为 25，表明她们病情危重，在这种情况下，孕产妇死亡率为 28%[39]。

3. 孕产妇创伤是入住 ICU 的原因

孕产妇入住 ICU 的概率约 1/300 次妊娠[42]。然而，入住 ICU 的最常见原因是产科大出血、妊娠高血压综合征和孕产妇脓毒症[43, 44]。

三、孕产妇创伤的初步管理

以下部分将讨论预防、到达 ED 的一般管理、对孕妇进行初级和次级检查，以及胎儿初步评估。

（一）预防

据报道，孕产妇使用安全带的比率仍然低于预期，可能是由于担心安全带可能对胎儿造成伤害。不用或不当使用安全带与孕产妇和胎儿的死亡率和发病率增加显著相关[33, 34, 37, 45-50]。相反，在模拟研究中已经证实，妊娠期间系安全带可以减少在 MVA 撞击中施加在腹部的压力[51]。本杰明·富兰克林（Benjamin Franklin）有句名言写道："一盎司的预防胜于一磅的治疗。"美国国家公路交通安全管理局（National Highway Traffic Safety Administration）和美国妇产科医师学会（American College of Obstetricians and Gynecologists，ACOG）建议孕

妇使用膝部和肩部安全带，安全带约束可能会阻止腹部和方向盘之间的接触[52, 53]。根据一项假人碰撞试验的研究和几项单中心研究[35, 51, 54] 显示，在 MVA 中，妊娠期间系安全带可降低孕产妇和胎儿的发病和死亡风险。在重症监护治疗中，当伤员系好安全带或不系安全带时，MVA 期间遭受的伤害会有所不同。因此，在治疗受伤孕产妇时，有关安全带使用的信息是治疗的先决条件。此外，了解不同的创伤模式对于早期发现和治疗危及孕产妇生命的损伤至关重要。

（二）到达 ED 后的一般管理

到达 ED 后的一般处理原则包括启动创伤小组（TTA）、进行妊娠检查和毒理学检查、明确受伤机制和进行多学科治疗。图 34-2 概述了孕产妇创伤发生时的评估流程。

2011 年，国家现场分诊专家小组建议，当妊娠期间发生创伤时，胎龄超过 20 周就可以考虑转移到创伤中心[55]。自该声明发布以来，有几项研究评估了是否仅妊娠就可以启动创伤团队，结果表明，与符合 TTA 其他标准且不需要立即手术干预的女性相比，大多数转诊至创伤中心的孕产妇 ISS 评分较低[56, 57]。因此，2014 年当美国外科医师学会（American College of Surgeons，ACS）在发布关于受伤患者最佳治疗资源的指导工具时，妊娠并未被定义为 TTA 的标准[58]。因此，TTA 应保留给符合 TTA 一般标准的孕产妇（表 34-2）。

所有育龄女性在到达 ED 时都应进行妊娠试验。一项研究表明，因创伤入院的女性中有 8% 的妊娠试验意外阳性[59]。

所有在创伤后到达 ED 的孕产妇也应该接受酒精和违禁药品水平的检测。在一般人群中，严重受伤患者中酒精和违禁药品检测阳性率可能高达 42%（非严重受伤患者为 6%）[60]。妊娠相关创伤研究报道称，12.9% 与使用酒精有关，19.6% 与使用非法药物有关[61]。

ACOG 和 ACS 均建议所有育龄女性在妊娠期间接受亲密伴侣暴力（IPV）筛查[6, 61-63]。因创伤反

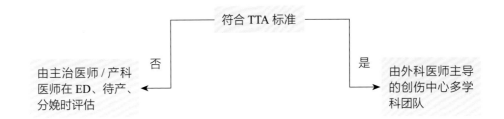

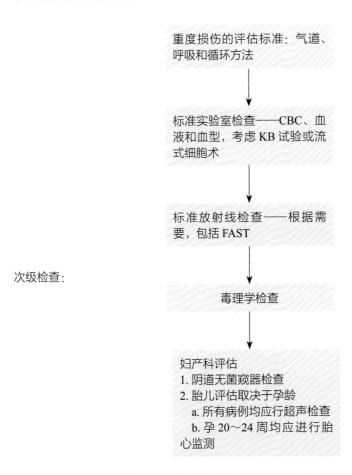

孕产妇评估：初级检查：

次级检查：

▲ 图 34-2　孕产妇创伤后的孕产妇和胎儿评估流程

作者 Hen Y Sela；所有育龄女性应通过 β-HCG 检测是否妊娠；TTA. 创伤小组启动；CBC. 全血细胞计数；ED. 急诊科；KB. 胎儿血红蛋白酸洗脱试验；FAST. 聚焦腹部创伤超声检查

复就诊，和（或）关于受伤时情况描述模糊或不一致时应该引起对 IPV 的怀疑。其他已知的 IPV 风险因素包括社会经济和教育水平低下、药物滥用、意外妊娠，以及以前亲密关系中的 IPV 史[61-63]。已被确定为 IPV 高风险的孕产妇，应适当转诊[64]。

需要一种系统和多学科的方法来优化孕产妇创伤的管理。对受伤孕产妇评估应和非妊娠人群评估方式一样[6]。有一个明确的共识，即孕产妇健康优先于针对胎儿的干预措施。因此，受伤的孕产妇应进行初级和次级检查，然后再进行胎儿评估。

（三）初级和次级检查

妥善处理受伤的孕产妇，对孕产妇和胎儿都有好处。ACOG、ACS（ATLS）和加拿大妇产科医师

表34-2 根据美国外科医师协会制订的创伤团队启动最低标准
1 成人收缩压<90mmHg，儿童低血压
2 颈部、胸部、腹部、四肢近肘或膝关节的枪伤
3 因创伤导致的格拉斯哥昏迷评分<9分
4 从现场转移的气管插管患者
5 呼吸系统受损或需要建立紧急气道的患者
6 急诊医师的判断

协会（Society of Obstetricians and Gynaecologists of Canada，SOGC）分别于 1998 年 [8]、2012 年 [6] 和 2015 年 [7] 发布了关于创伤孕产妇管理的指南。值得注意的是，ACOG 和 SOGC 都认可了 ATLS 治疗受伤孕产妇的指南。这些指南为治疗创伤患者提供了系统、简洁的方法，已被证明可以改善患者的预后 [65, 66]。

因此，初级检查应包括使用标准气道、呼吸和循环方法评估孕产妇重度创伤。由于孕产妇的氧储备减少和氧耗量增加，应降低给辅助供氧的阈值。考虑到下腔静脉回流减少的可能性，如果条件允许，应在膈肌以上水平获得静脉通路。为避免仰卧位低血压，孕 20 周以上的女性应向左倾斜约 15°，或手动将其子宫向左推移。

受伤的孕产妇实验室检查应遵循标准创伤方案，包括全血细胞计数、血型和筛查 [6]。

澳大利亚最近的一项研究表明，高危 MVA 产科患者中仅有 19% 接受了必要的影像学检查 [67]。虽然应尽量减少受伤孕产妇暴露于辐射中，但不应表现为有指征时不进行检查。相反，临床医师应该对每项检查的适应证和其他影像学检查的收益进行批判性思考。当孕产妇必须进行 X 线片或 CT 检查时，也不应延迟。因此，ACS（ATLS）推荐的影像学辅助检查作为初步检查的一部分（即颈椎、胸部和骨盆的平片），在有指征时不应拒绝向受伤的孕产妇提供。应根据常规适应证进行影像检查 [6-8]。尽可能应用聚焦腹部创伤超声检查（focused

abdominal sonography for trauma，FAST）（见第 13 章）。FAST 已被证明在妊娠期和非妊娠期人群中都一样准确 [68-70]。

二级检查要求对受伤的孕产妇进行彻底的身体检查，并根据需要进行额外的影像检查。通过使用后 - 前入路，可以减少胎儿在常规 X 线检查期间受到的辐射暴露。这种方法增加了辐射源与子宫前部的距离。在 CT 检查时，可以通过增加切片厚度（从而减少切片数量），或者减少电流或增加间距，也可以使用铅衣来减少辐射暴露 [71, 72]。

只有在完成初级和次级检查后，孕产妇才应进行产科检查。产科检查包括检查全身是否有瘀伤、腹部是否有腹膜刺激的体征和症状、触诊子宫以诊断压痛和宫缩频率、无菌阴道检查以确定宫颈扩张和消失的程度、用窥器进行无菌检查以直接观察可能的创伤，评估是否存在阴道液，并确定其来源。

由于胎儿的存在，MVA 后孕产妇创伤诊疗质量可能比预期的要差 [73, 74]。母胎的生存依赖于孕产妇的健康。因此，孕产妇诊疗应优先于胎儿状况评估。在对受伤孕产妇的初级和次级检查完成之前，应暂缓胎儿评估。

（四）胎儿评估

胎儿评估应在孕产妇状况稳定后立即开始。胎儿评估的一个重要好处是它可以对孕产妇即将发生的失代偿（如低氧血症、低血容量）提供早期间接指示。

胎儿评估取决于胎龄。孕 23～24 周以上的胎儿被认为是可以存活的。孕产妇稳定后，如果大于孕 20～24 周，通常应监测子宫活动，评估是否有胎盘早剥或早产迹象。超声检查和胎心监护（cardiotocography，CTG）在评估母体创伤后胎儿和母体状态方面都有作用，并且是相互补充的。表 34-3 比较了胎心监护（记录胎儿心率和子宫收缩）和妊娠期超声的优劣势。超声有助于检测胎儿数量、确定存活率和胎龄，定位胎盘并排除前置胎盘，评估胎儿健康状况，以及测量宫颈长度作

表34-3　胎心监护和超声在评估创伤后孕产妇和胎儿状况方面的优/劣势

	胎心监护	超　声
优势	同时评估胎儿状况和子宫活动	检测胎儿的数量
	对胎盘早剥高灵敏度	确定胎儿的生存能力
	检测子宫收缩和早产风险	确定胎龄
	连接后即提供连续信息	确定胎盘位置
		评估胎儿的健康状况
		可用于测量子宫颈长度，作为预测早产的辅助工具
		可由产科医师或放射科医师执行
劣势	需要至少连接20min	对检测胎盘早剥不敏感
	通常只由产科医师判读	不提供关于子宫活动的信息
		只能准确记录胎儿检查时的即时状况

为早产筛查工具[7]。胎盘早剥可能会在创伤期间或之后不久发生[39,75]。超声检查胎盘早剥的特异性为96%，但灵敏度仅为24%，因此不是诊断这一并发症的首选工具[76]。CTG在检测胎盘早剥方面比超声更敏感，可以在ED和ICU的床旁进行。CTG显示快速或持续的子宫收缩或晚期胎心减速提示胎盘早剥。在这些情况下，及时评估孕产妇状况非常重要。不受控制的胎盘出血是行紧急剖宫产的手术指征，以挽救孕产妇和胎儿生命。如有必要，即在孕产妇不稳定或胎儿危险（严重的不能确定的胎儿状态）的情况下，早产儿可以子宫外分娩并复苏。创伤中心和ICU应具备剖宫产和阴道分娩的设备并做好准备，以便能够立即就地分娩。皇家妇产科学院（Royal College of Obstetricians and Gynaecologists，RCOG）指出，PMCD所需的唯一基本设备就是手术刀[77]。然而，美国心脏协会（AHA）建议紧急剖宫产托盘的设备包括带10号刀片的手术刀、Balfour牵开器的下端、海绵包、两把Kelly血管钳、持针器、俄罗斯镊、缝合线和线剪刀[78]。根据孕产妇状况决定分娩时，新生儿也可能处于危险之中，因此新生儿专科医师应在分娩现场。

如果母亲情况稳定，大于孕23～24周，可通过电子胎心监护评估胎儿情况[6-8]。一旦母亲被创伤小组清理好，若初步评估胎儿处于可存活的妊娠期且状况良好，则建议进一步评估以排除延迟的产科并发症。异常的胎心率描记和子宫收缩提示胎盘早剥和（或）早产，即使它们发生在身体损伤后数小时或数天。可根据孕产妇和胎儿的状况决定是否需要监测（表34-4）。

（五）孕产妇抢救的体外膜氧合

体外膜氧合（extracorporeal membrane oxygenation，ECMO）是一种体外技术，用于在呼吸或心力衰竭的情况下提供呼吸和心脏支持。ECMO可以在妊娠期间安全使用，并且在需要时是具有治疗价值的。体外生命支持组织（Extracorporeal Life Support Organization，ELSO）称，妊娠不是ECMO治疗的禁忌证[79]。然而，在创伤中使用ECMO是有争议的，并且没有得到很好的论证[80,81]。尽管最近发表了40多例在创伤病例中应用ECMO的报道[80]，但文献检索仅发现1篇描述在孕产妇创伤使用ECMO的病例报告[81]。在进一步积累和报道ECMO的安全性和有效性之前，ECMO在孕产妇创伤中的应用似乎应该是最后的手段（见第14章）。

表 34-4　延长观察孕产妇或胎儿指征

	ATLS[6]	ACOG[8]	SOGC[7]
子宫压痛	+	+	+
明显的腹痛	+	−	+
阴道出血	+	+	+
持续收缩（＞1/10min）	−	+	+
胎膜破裂	+	+	+
胎心率模式异常	+	+	+
高危损伤机制	+	−	+
血清纤维蛋白原＜2000mg/L	−	−	+
严重的孕产妇外伤	−	+	−
低血容量	+	−	−
孕产妇心率＞110 次 / 分	+	−	−
ISS＞9	+	−	−

ATLS. 高级创伤生命支持系统；ACOG. 美国妇产科医师学会；SOGC. 加拿大妇产科医师协会；ISS. 损伤严重程度评分

（六）围死亡期剖宫产

孕产妇复苏指南建议，如果高质量生命复苏持续 4min 仍无自主循环恢复的证据，则应进行围死亡期剖宫产术（PMCD）[6, 78]。这些指南主要基于创伤背景之外的 PMCD 报道。然而，两项研究表明，在孕产妇复苏的过程下，孕产妇和新生儿的预后都可通过 PMCD 得到改善[82, 83]。提出的机制是孕 20～24 周后进行 PMCD 可以减轻下腔静脉压迫，改善孕产妇心脏前负荷。因此，对于大于孕 23～24 周的心脏停搏的孕产妇，及时 PMCD 也适用于创伤的情况[78]。最近有学者提出，在胎儿存活而孕产妇受到致命伤害（当复苏措施不太可能成功）的情况下，间隔时间小于 4min 可能更可取[84]。

四、ICU 的管理

涉及创伤的孕产妇可能会同时面临与非妊娠相关的创伤问题和妊娠相关的并发症。关于前者，孕产妇遭受的创伤模式和严重程度与非妊娠期患者相似[3, 30, 85]，治疗原则相似，很少需要特殊注意。以下部分介绍了孕产妇创伤的特有的几种的并发症（可在孕产妇入院期间随时诊断）、常规创伤治疗中的特殊注意事项及预后。

（一）孕产妇创伤的特殊并发症

如果孕产妇持续不稳定，胎心和子宫收缩监测应至少延长至孕产妇稳定。表 34-3 列出了与孕产妇、胎儿或新生儿并发症风险增加相关的变量。在风险增加的情况下，胎儿和子宫监测应持续至少24h。对可能存活的胎儿和需要长时间镇静的孕产妇应定期监测（连续监测或监测 2～3 次 / 天）。

1. 胎盘早剥

在孕产妇创伤病例中，胎盘早剥的发生率为 3.5%～11%[49, 86-88]。与未受伤孕产妇相比，妊娠期间创伤后发生胎盘早剥的概率几乎高10倍（OR=9.22，95% CI 7.79～10.91）[89]。加速 - 减速机制可能会将胎盘从子宫上剥离开，因此，即使没有明显的孕产妇损伤，胎盘早剥也可能发生在MVA或跌倒后[90, 91]。创伤的严重程度增加了胎盘早剥的风险，即使仅轻微创伤即可发生胎盘早剥[37]。一项回顾性队列研究比较了华盛顿州（美国）所有因受伤而入院的孕产妇与随机选择的未受伤孕产妇的妊娠结局，胎盘早剥发生率在未受伤孕产妇中为1.4%（170/12 578），在非严重创伤孕产妇中为4.9%（13/266），严重创伤孕产妇中为25%（7/28）[37]。

胎盘早剥的症状包括急性腹痛、阴道出血和（或）剧烈宫缩痛。体格检查时，可能会出现子宫触痛和（或）僵硬，以及阴道出血。如果子宫收缩频率每10分钟<1次，无阴道出血和腹痛，并且观察4～6h胎心率正常，则不太可能发生延迟性胎盘早剥。

如果CTG或超声显示胎儿贫血迹象或母亲是Rh阴性血型，则应对所有受伤严重的孕产妇进行胎母出血综合征（fetal maternal hemorrhage，FMH）检测。评估FMH的最佳检查尚不明确，可以使用Kleihauer-Betke（KB）试验或流式细胞术。FMH可能会发生在胎盘早剥和妊娠期间的任何创伤之后。KB试验阳性则表明母体循环中存在胎儿血细胞。在一项研究中，54%的女性在妊娠期间受到MVA后的KB试验呈阳性，而KB试验呈阳性与早产风险增加有关[92]。流式细胞术是检测胎儿血细胞的另一种测试，必须在医院中心实验室进行。这种方法比KB试验更简单、客观、精确[93]。严重的FMH可能会导致胎儿贫血（通过胎心监护发现并通过产科超声来诊断），必须进行胎儿输血或分娩[94]。

严重的胎盘早剥可能会危及母亲和胎儿生命[95]。胎盘早剥会抑制氧流向胎儿并导致二氧化碳在子宫内积聚，引起缺氧和酸中毒并导致胎儿窘迫[95]。宫内出血引起的持续子宫收缩也会抑制子宫血流，进一步加剧胎儿缺氧。在胎盘早剥的情况下，孕产妇弥散性血管内凝血（disseminated intravascular coagulation，DIC）和失血性休克已被证实[96]。在孕产妇DIC和（或）胎儿死亡的情况下，恰当的治疗包括维持孕产妇稳定和及时分娩。对于距离足月较远且没有孕产妇DIC或宫内胎儿死亡的轻度胎盘早剥，只要密切监测孕产妇血流动力学和胎儿健康状况，就可以进行预期治疗[90, 91]。实施预期治疗时，应记住胎盘早剥是产后早期出血（分娩后24h内）的危险因素[97]。

2. 子宫破裂和穿孔

子宫破裂是一种产科急症，伴有可能对孕产妇和胎儿都致命的大出血。瑞典的一项基于人群的研究显示，妊娠MVA患者的子宫破裂患病率为0.3%[32]。ICU中没有发生子宫破裂的报道。然而，荷兰一项针对371 000例孕产妇的全国性人口研究表明，12%的子宫破裂女性被送入ICU[98]。子宫破裂通常是由严重的创伤机制引起的，因此一旦确定了严重创伤，就应始终警惕其他的严重并发症。在穿透性创伤中也有子宫穿孔的描述，对于高速弹射所导致的创伤，建议进行剖腹探查[99]。然而，如果胎儿稳定，特别是胎儿发育极早期时，剖腹探查不一定是立即剖宫产的指征[8]。

（二）大量输血

在严重急性失血（产科或非产科）的情况下，如未明确血型且交叉配血结果未出，应输注O型阴性血以避免Rh阴性女性发生溶血反应。浓缩红细胞与新鲜冰冻血浆以1：1输注可使一般创伤人群获得更好的预后[100-103]。经验上也建议对产后出血的患者采用1：1来输注浓缩红细胞与新鲜冷冻血浆[104, 105]。

（三）分娩相关注意事项

所有孕产妇在因外伤住院期间分娩的风险都会增加。来自美国全国住院患者样本的数据显示，大于1/3（37.7%）因创伤入院的孕产妇在入院期间分娩[106]。其他一些研究也认为，约38%的创伤入院的孕产妇实际上进行了分娩[33, 34]。在入院期间分娩的女性中，有31%是在跌倒后出现，15%在MVA

后出现[106]。

1. 子宫收缩、早产和胎膜早破

子宫收缩、早产（preterm delivery，PTD）和胎膜早破（preterm premature rubture of membranes，PPROM）都可能影响新生儿结局。一项针对加利福尼亚州因创伤住院的孕产妇的回顾性队列研究（1991—1999 年）显示，在因创伤住院的女性中有 14.4% 过早分娩，而非创伤入院的女性早产率为 7%，入院而后出院的女性早产率为 2.7%[89]。

在有子宫收缩或早产迹象的女性中，尝试延长妊娠期和"争取时间"让胎儿做好准备是一种合理的策略。早产是孕 24～37 周的一个问题，为早产做准备包括一个疗程的产前类固醇，以促进胎儿肺成熟并减少早产儿并发症。孕 24～32 周硫酸镁也很常用，这可能会对胎儿有神经保护作用[107, 108]。当创伤后即出现早产时，宫缩抑制药被认为是相对禁忌的[109]。

2. 剖宫产

孕产妇创伤与剖宫产的风险增加有关。这种风险能否归因于创伤本身是有争议的。来自加利福尼亚的数据表明，在首次创伤入院期间分娩的女性中，与创伤入院后出院继续妊娠的女性相比，剖宫产的风险增加了一倍（OR=2.18，95% CI 1.98～2.4；$P < 0.0001$）[89]。华盛顿州的一项研究表明，与未遭受 MVA 的孕产妇相比，受重伤的孕产妇剖宫产的可能性特别高（剖宫产率分别为 31% 和 19.5%，OR=1.6，95% CI 1.1～2.4）[110]。另一项研究证实了这一发现，该研究表明，与 ISS 较低的孕产妇相比，入院时间＞48h 的严重创伤（ISS＞9）孕产妇具有更高的即时分娩率［16.7%（83/495）vs. 5.7%（41/713）］和剖宫产率（81% vs. 51%，$P < 0.0001$）[41]。

关于该主题的大多数研究都没有详细说明进行剖宫产的具体指征。来自九个美国 I 级创伤中心的登记系统描述了妊娠创伤患者中 32/441（7.2%）行剖宫产术。剖宫产最常见的指征包括胎儿窘迫（59%）、孕产妇病情危重（13%）或两者兼有（28%）。从入院到剖宫产的平均时间为 5.6h[39]。

具有可存活胎儿（即胎龄＞24 周）的孕产妇创伤后入住病房（如外科、骨科或 ICU）应接受定期 CTG 监测以评估胎儿健康状况和子宫活动。理想情况下，CTG 应每天进行 2～3 次，CTG 结果应由产科医师解读，即这些孕产妇每 8～12 小时接受 1 次产科医师的评估。但若有早产、胎盘早剥或孕产妇不稳定迹象的情况，产科医师应立即参与。

（四）常规创伤治疗中的特殊注意事项

一般来说，母亲接种疫苗对孕产妇和胎儿都有益处。因此，需要时应进行接种。如，若有指征，孕产妇应接种破伤风类毒素，因为在妊娠期间接种该疫苗已被证明是安全的[111]。关于抗生素，青霉素和头孢菌素也可根据需要使用（见第 38 章）。有些抗生素在妊娠期间被认为是不安全的。如有疑问，建议咨询微生物学家或产科医师[112]。

五、重复放射成像

有两个因素决定了暴露于辐射是否会对胎儿造成损伤，即胎儿的胎龄和辐射剂量[113]。在妊娠早期，胎儿通常最容易受到辐射的致畸影响。孕 10～25 周的胎龄暴露于辐射会增加智力低下的风险[114, 115]。辐射暴露与儿童癌症风险增加有关，且不受妊娠期影响。但是，如果辐射剂量不超过 50mSv，则不太可能增加胎儿畸形或儿童癌症的风险，大多数诊断成像使胎儿接触的剂量远低于此[71, 116]。

对阳性结果的预测最终决定了任何检查中病理结果的可能性。例如，与"常规"检查相比，"按需"进行的胸部 X 线检查结果异常的可能性几乎是 2 倍，并且对患者治疗的影响要大得多[117]。如果仍然需要重复、精确的诊断成像且担心这种成像的辐射剂量过高，则应考虑用 MRI 代替 CT 成像。MRI 提供比超声或 CT 更好的软组织成像，并且没有辐射暴露。即使在妊娠早期，MRI 似乎也是安全的。值得注意的是，钆的使用是有争议的，整个妊娠期都可能对胎儿造成伤害，因为它会穿过胎盘屏障[118]。

六、预测创伤后孕产妇和妊娠结局

1. 孕产妇结局

尽管几乎所有可能预测创伤后孕产妇结局的变量都受到争议，但某些变量一直与较差的孕产妇结局相关（表34-5）。早期发现有不良结局风险的可以及时实施纠正措施并降低发病率和死亡率[37, 119]。创伤评分通常用于描述损伤的严重程度并预测非产科创伤受害者的死亡率。最常用的评分方法包括损伤严重程度评分（ISS）、新损伤严重程度评分（NISS）、修正创伤评分（RTS），以及创伤和损伤严重程度评分（TRISS）[120]，这些都没有针对受伤的孕产妇进行验证。然而，一些研究表明，ISS或RTS可用于预测孕产妇死亡率。在其中一项研究中，死亡的孕产妇的ISS高于入院或出院的孕产妇（44.4 vs. 11.49 vs. 2.66，$P<0.001$）并且RTS较低（0.5 vs. 7.49 vs. 7.83，$P<0.001$）[34]。

只有一项在I级创伤中心进行的研究报道了受伤的孕产妇入住ICU的情况，在为期9年的研究期间，美国有22/188（11.7%）的孕产妇入住ICU。ED将孕产妇分为严重受伤或非严重受伤。42名严重受伤的女性几乎有一半直接入住ICU（$n=22$）另一半被转移到手术室（$n=20$）。不幸的是，没有关于ICU转归的报道[48]。

2. 胎儿和新生儿结局

胎儿发病和死亡通常继发于早产。早产可能直

表 34-5 预测创伤孕产妇结局的评估变量

变量	结局	OR	95%CI	P 值	参考文献
人口统计学特征					
产妇年龄＞41 岁	死亡	2.86	1.6～5.1	0.000	[122]
胎龄＞35 周	宫缩、早产、阴道出血	3.7	2.1～6.7	NA	[130]
损伤的机制					
枪击事件		50%			
MVA	严重的母体损伤	31%			[30]
攻击行为		22%			
跌倒		0%			
受伤特征					
颅内损伤	死亡	11.1	1.6～76	0.014	
内伤	死亡	15.0	1.9～117	0.01	[122]
ISS＞9	死亡	14.6	1.5～143	0.002	
RTS 评分较低	死亡（RTS 的每个减少点）	0.0004	NA	0.006	[54]
	胎盘早剥	9；17	4.7～17；6.2～46.8	NA	[30, 37]
ISS＞8	早产	3.8	1.4～10.3	NA	[30]
	剖宫产	1.6；3.8	1.1～2.4；2.1～6.9	NA	[30, 37]

MVA. 机动车事故；ISS. 损伤严重程度评分；OR. 优势比；CI. 置信区间；NA. 无效；RTS. 修正创伤评分

接由外伤引起，或间接由于胎膜早破或胎盘早剥引起。在孕产妇创伤期间，胎儿也可能遭受直接外伤（如穿透性创伤）或由于孕产妇不稳定（如由于贫血、低氧血症、低血容量）造成的间接损伤。碰撞严重程度、孕产妇不当使用或不使用安全带、入院时孕产妇状况不佳（如心动过速、低血压、低氧血症、凝血障碍、低纤维蛋白原、碱缺乏增加、碳酸氢盐降低）、需要紧急剖腹探查术的严重腹部损伤、不良孕产妇结局（死亡或昏迷）及入院期间通过Ⅱ类或Ⅲ类胎心追踪显示不良胎儿状况，这些都与入院期间胎儿结局不良有关[33, 37, 46, 48, 51]。孕产妇 ISS 的增加也与胎儿死亡的可能性增加有关（敏感性 85.7%，特异性 70.9%）[101]。

3. 胎儿发病率

直接胎儿损伤并不常见，并且在钝性外伤的妊娠中并发症不到 1%[120]。胎儿损伤最有可能发生在直接和严重的腹部或骨盆撞击后、妊娠晚期及胎头进入母体骨盆时[121, 122]。已报道的直接胎儿损伤包括胎儿脾破裂、蛛网膜下腔出血、硬膜下出血、伴有舒张期反向血流的脑水肿、缺血性改变、缺氧缺血性脑病、小脑出血、挫伤和颅骨骨折[123, 124]。缺氧损伤也可能继发于胎盘早剥导致的胎儿血供中断。

胎儿不良结局可能会进展超过创伤后即刻入院时。孕产妇创伤与早产、低体重新生儿、胎盘早剥、胎儿窘迫、胎儿死亡、孕产妇血栓事件和剖宫产有关，所有这些都可能是由于亚临床部分胎盘早剥引起，甚至在出院后也可能发生[89, 121, 125, 126]。这些并发症的风险随着孕产妇损伤严重程度的增加及在妊娠早期受伤而增加[126]。

4. 胎儿死亡率

孕产妇受伤后的胎儿死亡率为 0.3%～10%，并且与孕产妇创伤一样，最大比例的胎儿死亡发生在 MVA 之后。一项对美国 16 个州胎儿死亡的回顾性研究（约占 1995—1997 年所有活产婴儿的 50%）显示，每年约有 143 例创伤性胎儿死亡，其中大部分是由于 MVA[127]。瑞典的一项基于人群的研究表明，妊娠期间发生 MVA 的胎儿或新生儿死亡风险是妊娠期间未发生 MVA 风险的 3.55 倍[32]。

胎盘早剥是钝性创伤后胎儿死亡的主要原因[128]。当母亲受到危及生命的创伤时，胎儿的死亡率为 40%～50%。然而，由于轻微创伤更为常见，因此 30%～70% 创伤导致的胎儿死亡发生在轻微创伤后[32, 76, 129]。创伤入院期间发生的胎儿死亡主要与严重的孕产妇损伤有关（ISS＞9）；相反，当损伤不那么严重时，出院后胎儿死亡更常见（ISS＜9）[89]。这对创伤后孕产妇的后续评估具有重要意义。

结论

妊娠期间的创伤很常见，当它发生时，孕产妇和胎儿或新生儿都有发病和死亡的风险。因此，评估和管理是一个特殊的挑战，妥善的管理应该包括一个遵循 ATLS 指南的多学科团队。在情况发生时，有一项重要的指导治疗原则，即孕产妇健康优先于对胎儿的干预。

第35章　妊娠期非产科腹腔内手术

Non-obstetric Intra-Abdominal Surgery during Pregnancy

Sorina Grisaru-Granovsky　著
邓诗琪　译　　宋兴荣　校

要点

- 1%～2% 的孕产妇接受非产科腹腔内手术。
- 阑尾炎是孕产妇最常见的非产科手术。
- 对胎儿健康的关注可能会误导有腹腔内病变的孕产妇的治疗决策，延迟手术与较差的母胎结局相关。
- 诊断性影像学检查可能需要特殊考虑。然而，有 X 线检查指征的孕产妇不应被拒绝。
- 大多数影像成像技术（包括 CT 在内），使用低于 50mGy 的电离辐射剂量，若有诊断需要，应为孕产妇提供。
- 美国妇产科医师学会（ACOG）建议即使是妊娠期，只要有适应证，在日常和紧急情况时均可选择 MRI。
- 妊娠期间可进行有创放射学检查，包括 ERCP，可进行部分调整以尽量减少操作时间和辐射暴露。
- 应根据患者的情况和手术类型来决定麻醉方法和麻醉药的选择。
- 术中应确保产科医师在场并做好胎儿监护，可以在不危及母亲的情况下对胎儿指征进行干预。
- 腹腔镜检查在妊娠的任何阶段都是安全可行的。

据估计，在所有孕产妇中，非产科腹腔内手术的发生率为 1%～2%[1]。非产科手术可发生在妊娠的任何阶段，据报道，妊娠早期、中期和晚期的发生率分别为 42%、35% 和 23%[2, 3]。虽然担心胎儿或新生儿致畸性可能与之相关，包括可能的早产风险，但根据非妊娠人群标准，如果有手术指征，绝不应推迟手术。目前的普遍共识是，无论孕周多少，都不应拒绝孕产妇接受任何必要的手术。手术

的时机和选择应基于紧迫性和诊断（即仅根据孕产妇的手术指征）。

尽管妊娠期间非产科手术相对罕见，且有一些重叠的报道，但在 1996—2002 年的文献中共报道了 12 452 例非产科手术[2]。阑尾炎和胆道疾病相关手术是妊娠期间最常见的非产科腹腔内手术（不包括附件或卵巢，以及创伤手术，见第 34 章）[2]。

一、术前影像学诊断

孕产妇急腹症的诊治是一项艰巨的临床工作，诊断过程中需要对整个腹部进行系统性评估（图35-1）。妊娠期间发生的解剖和生理变化包括生命体征的变化、阑尾向头侧移位和实验室检查值的改变（如生理性白细胞增多）。由于子宫增大和胎儿的存在，影像学检查可能会受限。与此同时，人们可能担忧母体和胎儿的辐射暴露剂量以及碘造影剂和钆造影剂的安全性。即使在紧急情况下，医师也可能对孕产妇使用放射技术犹豫不决，这会对危及生命的情况造成诊断延误。

电离辐射技术

1. X 线检查

有 X 线检查指征的孕产妇不应因妊娠而被拒绝。与单纯暴露于当前生活背景辐射量相比，暴露于 50mGy 以下的电离辐射剂量与更多的不良妊娠结局无关。大多数诊断成像技术使用的电离辐射剂量<50mGy，如果符合诊断目标和设施可用，应向孕产妇提供[4, 5]。

美国放射学会（American College of Radiology，ACR）发布的指南中已经确定电离辐射对发育中胎儿的致畸和致癌作用[6, 7]。辐射致畸作用具有剂量依赖性。在胚胎植入前至器官生成阶段，50～100mGy 的辐射剂量可能导致胚胎植入失败和自然流产。孕 8～15 周的发育中的胎儿对辐射最为敏感；100～200mGy 以上的辐射剂量与宫内生长受限、小头畸形和神经发育障碍相关。孕 15 周以后，胎儿中枢神经系统对辐射影响的敏感性降低。据报道，150～200mGy 以上辐射剂量会增加胎儿畸形的风险，而暴露于超过 500mGy 的辐射剂量时，胎儿会发生损伤[8]。当辐射剂量<100mSv 时，电离辐射的致癌风险仍存在争议。如果辐射暴露发生在妊娠早期，则辐射暴露与儿童患癌风险之间的关联性可能更大[8]。

2. 计算机断层扫描

计算机断层扫描（CT）是急诊的一种必要的影像学检查方法，它可以作为一种分诊工具，避免诊断延误导致的发病率和死亡率增加。CT 用于协助诊断已在普通人群中有所增加，它也同样适用于孕产妇[9, 10]。在任何紧急或其他临床情况下，当孕产妇有指征时，不应排除这种诊断方式，但可以使用减少辐射剂量的方法，如采用较厚的切片[11]。

3. 超声检查

超声检查对诊断孕产妇急性阑尾炎十分有用，并可以避免不必要的手术[12, 13]。尽管在文献[14, 15]中有令人鼓舞的报道，阑尾的超声可视化利用率在妊娠晚期仍然很低。超声用于检查其他非妊娠相关的腹部病变（如结肠炎、结肠扩张伴粪便淤积、憩室炎、大网膜梗死、部分小肠梗阻和回肠末端炎）的诊断能力也相对有限。因此，对腹痛孕产妇的影像学检查重点已转向 MRI。

4. 磁共振成像

磁共振成像（MRI）平扫已成为妊娠期间腹痛检查和初始分诊评估的重要组成部分[16-19]。美国妇产科医师学会（American College of Obstetrics and Gynecologists，ACOG）建议即使是妊娠期，只要有 MRI 检查的指针，在择期或紧急情况下均可使用。最新的 ACR 指南指出，可由经验丰富的 MRI 放射科医师确定，当收益大于风险时，无论孕周多少，MRI 均可用于孕产妇[20]。

尽管迄今为止未发现 MRI 与已知的胎儿不良影响相关[7]，但射频脉冲的潜在热效应风险及噪声对人类胎儿的影响尚未得到完全或系统的评估[21-27]，国际辐射防护协会（International Radiation Protection Association，ICNIRP）最初建议将择期 MRI 推迟到妊娠早期之后，但这一保守建议是在该技术广泛应用及发现其对孕产妇软组织显影和颅内血管诊断有益之前提出的[28]。

为了确定妊娠期间行 MRI 检查的风险 – 效益比，ACR 建议回答三个问题。

- 这些信息可以通过超声获得吗？

- 这项检查可能会影响或改变患者的治疗吗？

- 这项检查是否可以推迟到患者不再妊娠时进行？

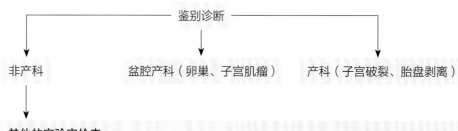

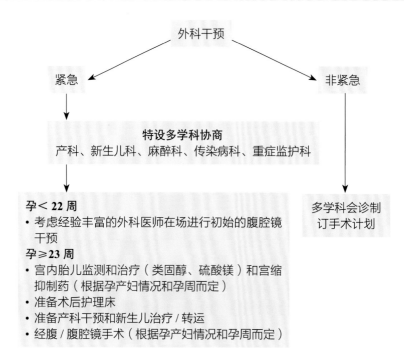

妊娠患者急腹症

分诊评估：
- 生命体征：呼吸频率、氧饱和度、体温、疼痛评分、出血
- 病史和产科史
- 体格检查
- 实验室检查
- 多普勒胎儿评估、胎心率和宫缩、适宜孕周的超声检查

鉴别诊断

非产科　　盆腔产科（卵巢、子宫肌瘤）　　产科（子宫破裂、胎盘剥离）

其他的实验室检查
影像学检查：超声、计算机断层扫描、磁共振成像，要视情况，主要根据母体情况而定
危重症的母亲：阑尾炎（单纯性和复杂性），胆道疾病，嵌顿疝（所有类型）、脓毒症腹膜炎等

外科干预

紧急　　　　非紧急

特设多学科协商
产科、新生儿科、麻醉科、传染病科、重症监护科

孕＜22周
- 考虑经验丰富的外科医师在场进行初始的腹腔镜干预

孕≥23周
- 宫内胎儿监测和治疗（类固醇、硫酸镁）和宫缩抑制药（根据孕产妇情况和孕周而定）
- 准备术后护理床
- 准备产科干预和新生儿治疗/转运
- 经腹/腹腔镜手术（根据孕产妇情况和孕周而定）

多学科会诊制订手术计划

▲ 图 35-1　孕产妇急腹症的诊断流程

在妊娠早期，当子宫和胎儿没有遮蔽腹部脏器和血管系统时，选择替代方法的价值更大。此外，在大多数急诊或紧急情况下，即使在妊娠早期，使用 MRI 在诊断方面的潜在获益被认为超过其风险。

鉴别诊断妊娠期腹痛的最佳 MRI 方案尚不清楚。在明确之前，可以有一些方法修改 MRI 检查方案，以在不损害母亲的情况下降低对胎儿风险的可能。如，在一个大型妊娠患者队列研究中显示，MRI 在急性阑尾炎的检查中具有较高的诊断价值：100% 的阴性预测值和灵敏度及 99.5% 的特异度[29]。在疑似阑尾炎的孕产妇中，如果省略矢状面或同时省略冠状面和矢状面的 SSH-T$_2$WI，MRI 的诊断效能保持不变[30]。此外，MRI 检查可以避免孕产妇接受不必要的手术。一项研究表明，这种成像为腹痛患者提供了一种替代诊断方式。在这些人中，近一半的检查结果为阑尾炎阴性，因此需要重新评估治疗方案[29]。

5. 静脉造影剂

目前关于钆造影剂和碘造影剂对人类胚胎或胎儿影响的认识还十分有限。碘造影剂能穿过人的胎盘并被胎儿甲状腺吸收。因此，它可能导致新生儿甲状腺功能减退症。然而，单次剂量不太可能产生这种效应，因此单次剂量致畸的可能性似乎更小[31, 32]。钆的胎儿半衰期未知。动物研究表明，钆可通过胎盘并出现在胎儿膀胱中。这些模型目前被用于假设推断钆对人体的影响。在模型中，钆一旦通过胎盘留在羊水中，胎儿可以通过胃肠道排泄、吞咽和再吸收钆，无法确定其停留时间[22, 23]。而有限的动物研究证据表明，钆确实具有致畸作用[33]。因此，只有在专家认为对孕产妇有益的情况下，才能在妊娠期间使用钆。

通常在妊娠期间避免进行某些手术，如内镜逆行胰胆管造影（endoscopic retrograde cholangiopancreatography，ERCP）。然而，当有明确的手术适应证，如胆管炎、胆源性胰腺炎或有症状的胆总管结石时，ERCP 较外科手术创伤小[34]。此外，延迟 ERCP 会增加孕产妇的并发症，并增加早产，以及胎儿和新生儿不良结局的风险[34]。在妊娠期间最小化透视暴露下进行 ERCP 的策略包括使用现代设备，最小化暴露时间，最小化暴露范围，保持图像增益器靠近患者和所需的图像位置，限制增强模式（增强和放大）的使用，并使用低帧率[35]。其他限制暴露的建议包括使用较高千伏（至少 75kV）和较低毫安设置的手动模式，并为内镜医师留出时间，以

提高认知并可能减少暴露时间。妊娠似乎是 ERCP 术后胰腺炎的一个独立危险因素，相对风险比为 2.8（95% CI 2.1～3.8）[36]。这可能与插管期间限制透视或与妊娠相关的固有机制有关。

二、孕产妇的注意事项和结局

对胎儿健康的关注可能误导有腹腔内病变的孕产妇的治疗决策。这是一个值得关注的问题，可能导致妊娠期手术治疗与非妊娠状态下的不同。

（一）孕产妇的发病率

对 9714 例患有胆道疾病的孕产妇的一项研究表明，孕产妇进行手术治疗（例如胆囊切除术）具有优势；与保守治疗的女性相比，孕产妇并发症（4% vs. 17%）和胎儿并发症（6% vs. 17%）的发生率显著较低。在同一研究中，将妊娠患者与非妊娠患者对照组（根据年龄和初步诊断）匹配后，发现妊娠期间选择开放性（而非腹腔镜）胆囊切除术的可能性更高，而接受开放手术的孕产妇手术并发症发生率更高[37]。

（二）孕产妇的死亡率

在 Erekson 等报道的 2000 名接受非产科手术的孕产妇死亡率为 0.25%[38]。5 例死亡女性中有 4 例接受了腹腔内手术；孕产妇死亡的术前危险因素包括急诊手术、全身炎症反应综合征和脓毒性休克[38]。文献检索[39, 40]仅发现 1 例孕产妇在妊娠 20 周行腹腔镜胆囊切除术后死亡，术后 2 周因腹腔内大出血而死亡。然而，手术后孕产妇"险兆事件"被低估了（见第 3 章）。诊断可能会延迟，并与出血、肥胖、其他相关的血栓栓塞现象、诊断延迟导致的脓毒症和内脏穿孔的手术相关[41]。

三、胎儿和（或）新生儿结局

必须接受非产科手术的孕产妇应被告知其妊娠的风险，但同时必须阐明的是，这些都是为了孕产

妇的健康所考虑。

（一）流产

孕产妇可能会担心腹腔内手术后流产的风险。据报道，接受任何手术干预的孕产妇发生流产的可能占流产总数的 6%[2]，妊娠早期接受手术干预的女性流产率较高（10.5%）[2]。由于很难评估手术条件、手术技术和孕产妇个体危险因素（如年龄、以前获得妊娠的生殖技术、共病）所造成的相对影响，因而在为需要进行非产科腹腔内手术的孕产妇提供咨询时，应谨慎解读这些流产报告。

（二）早产

许多研究显示非产科手术后增加了早产的发生率[42, 43]，可能归因于手术本身及对术中子宫的操作或孕产妇的基础疾病（如无菌性炎症、感染性炎症、脓毒症）。最新估计与非产科手术相关的早产占早产总数的 8.2%[2]，这实际上相当于或者低于发达国家的总体早产率，后者为 5.5%～11.5%[42, 43]。

不幸的是，近期在预防早产方面取得的进展甚微。传统上，不涉及子宫的腹部开放手术与妊娠中期早产的最低风险相关[44]。考虑到关于改良手术技术导致的早产率和潜在的孕产妇并发症的最新证据，应与母亲就首选的手术方式进行知情讨论。

四、麻醉相关注意事项

1. 患者体位和复苏

腹内压增加可导致下腔静脉回流减少，心排血量降低，从而导致孕产妇低血压或缺氧，而胎儿依赖于孕产妇血流动力学稳定[45]。因此，为了减少手术风险，血流动力学受损的妊娠患者的最佳体位应为左侧倾斜 15° 仰卧位。上腹部手术时尽量减少头高足低仰卧位（reverse Trendelenburg position）的程度也可进一步减少子宫对腔静脉的压迫。如果使用腹腔镜，应如上所述限制气体的注入。如果需要，应按照标准方案（见第 7 章、第 27 章和第 28 章）对孕产妇大力实施复苏，因为管理原则是相似的。

2. 抗生素的选择

手术部位感染是接受非产科手术的孕产妇一个持续关注的问题。如上所述，在阑尾切除术和胆囊切除术中，腹腔镜手术的感染并发症发生率均低于开腹手术[46]。多项研究表明，在产科手术（即剖宫产）中，与术前给药相比，将抗生素延迟至脐带结扎后给药导致孕产妇产后复合感染的发病率显著增加，但不影响新生儿的结局[47]。由于胎儿一直在宫腔内，因此除了指南推荐的一般人群使用抗生素的时间外，没有必要将抗生素治疗推迟到任何时间。迄今为止，尚无人支持改变常规抗生素治疗方法，孕产妇应接受为非产科人群推荐的抗生素治疗方法（见第 38 章）。未来的研究应关注妊娠期间非产科手术预防性使用抗生素的方案和安全性[39]。

3. 麻醉方法

麻醉方法的选择和麻醉药的合理应用应以患者的病情和手术类型为指导。对危重产科患者的麻醉考虑，应包括误吸风险和气道管理（见第 21 章）。

4. 胎儿准备和监护

一旦决定孕产妇需要进行非产科腹腔内手术，应采取若干措施以优化新生儿结局。这些措施包括给予类固醇以促进胎儿肺成熟，直至妊娠 34 周，宫缩抑制药和神经保护剂硫酸镁［在（孕 24～31[+6] 周）期间，给予静脉注射负荷剂量 6g，随后以 1～2g/h 的速率持续输注 12h］[48-50]。大剂量类固醇可能会抑制对脓毒症的正常生理免疫反应，宫缩抑制药和镁可能引起血管舒张，导致脓毒症患者出现额外的继发性血压下降；另外，类固醇对胎儿肺成熟的影响发生在给药后数小时；如非必要，这些药的潜在不良反应可能会危及母亲，因此在决定给药时间之前，应进行多学科讨论，讨论其潜在的风险和获益。然而，即使以上任一措施都不能立即实施，手术也不应因此推迟。

如果胎儿被认为是还不能存活的，则应在手术前后通过多普勒来确定胎心率。如果胎儿被认为是存活的，应在手术前后进行电子胎心率和宫缩监测。术中决定是否进行电子胎心监护并不容易。这一决定应以所需的手术方式为指导，在多学科环境下进行讨论。术中监护应有产科医师在场，并准备在手术过程中对胎儿的指征进行干预。这种干预不应危及母亲，必须在适宜的孕龄进行并提供新生儿治疗。这些考虑在美国麻醉医师协会关于妊娠期间非产科手术委员会意见中有所概述[51]。

五、非产科腹腔内手术

（一）阑尾炎

疑似阑尾炎是妊娠期最常见的非产科手术指征，孕产妇每年阑尾炎发生率为 1∶500～2000 次妊娠[52]，占所有妊娠期间手术中非产科手术指征的1/4（图 35-2）。阑尾炎最常发生在妊娠早期和中期，分别为每年 7.4/ 万人和每年 7.3/ 万人，而妊娠晚期发病率较低（每年 4.6/ 万人）[53]。因为腹膜炎体征的减弱和阑尾位置的改变，妊娠期间阑尾炎的诊断尤其困难。妊娠期阑尾炎的典型表现是右下腹痛和腹部压痛，但可能没有反跳痛和神经保护反射。如上所述，解剖和生理变化使诊断变得复杂，子宫体积增大使阑尾移位，生理性白细胞增多也具有误导性。疼痛可能出现在背部或腰部，提示肾脏病变，但腰大肌刺激征可能完全引不出[52]。

如上所述，临床医师可能错误地不愿意使用影像学技术来提高诊断。确诊后也可能犹豫是否进行手术，特别是对于孕龄较大的女性。这种犹豫可能导致不必要的延误诊断和治疗。阑尾穿孔的风险很高，尤其是当手术延迟至症状出现 24h 后[54]。报道称，接受阑尾切除术的孕产妇穿孔率为 14%～43%[55, 56]。女性阑尾穿孔的发病率是一般成年人群的 3～10 倍，尤其是妊娠晚期和产后即刻的孕产妇[57-63]。

最近建议对单纯性阑尾炎的患者进行抗生素保守治疗，这可能会吸引那些不愿在妊娠期间进行手术的患者[64]。此外，妊娠期"单纯性阑尾炎和复杂性阑尾炎"可能很难确诊。然而，阑尾炎的非手术治疗可能导致较高的孕产妇并发症发生率。一项研究比较了采用保守治疗和手术治疗的阑尾炎患者，研究队列中有 6% 是孕产妇。在这些孕产妇中，保守治疗的孕产妇发病率更高，具有统计学意义。其中包括脓毒性休克的风险增加 6 倍（OR=6.3，95% CI 1.9～20.8），腹膜炎的风险增加 1.5 倍（OR=1.6，95% CI 1.3～2.1），静脉血栓栓塞的风险增加 2 倍以上[65]。据英国一项包含 362 219 例妊娠合并阑尾炎患者的队列研究报道，妊娠晚期是诊断阑尾炎的一个具有挑战性的时期[53]。

与非妊娠期女性相比，即使是进行了阑尾切除

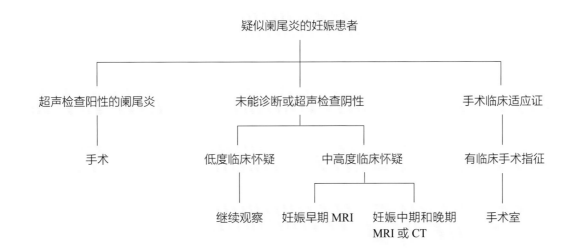

▲ 图 35-2　疑似阑尾炎的孕产妇诊断流程

经允许重绘自 Freeland M, King E, Safcsak K, Durham R. Diagnosis of appendicitis in pregnancy. The American Journal of Surgery, 2009, 198:753-758.

手术，妊娠患者阑尾炎相关的并发症发生率也显著更高。一项研究表明，患阑尾炎的妊娠期女性腹膜炎的发生率为 20.3%，而患阑尾炎的非妊娠期患者的腹膜炎的发生率为 16.1%（OR=1.3，95% CI 1.2～1.4）；脓毒症和脓毒性休克也更多见于妊娠人群中，输血、肠梗阻、肺炎及其他术后感染的发生率和住院时间超过 3 天的患者数也有所增加[65]。此外，需要在妊娠期间进行手术，特别是当增大的子宫对腹腔镜手术构成挑战时，通常选择开放性手术。因此，妊娠期阑尾炎相关并发症的增加不仅可以用腹膜炎发病率的增加来解释，还可以用开腹手术比一般人群增加了 2 倍来解释，只有 43%～58% 的患阑尾炎的孕产妇接受腹腔镜手术[65, 66]。对继续妊娠的女性来说，当腱膜正确缝合时，不太可能增加阴道分娩时阑尾切除术后切口裂开的风险[67]。一项使用美国数据库的研究发现，在 7114 例患阑尾炎的妊娠患者中，并发腹膜炎的孕产妇早产和剖宫产的可能性显著更高，反映出诊断延迟甚至病情更严重[68]。如果阑尾炎得到及时诊断和治疗，孕产妇死亡率估计会较低[69, 70]。

（二）阑尾切除术的推荐手术方式

无论采用何种手术方式，妊娠期间优先采用腹腔镜手术方式取决于以下因素：首先是解剖入路、手术时长；其次是孕产妇麻醉药暴露时间、为获得最佳呼吸支持而进行的患者体位摆放的难度、孕产妇和胎儿的氧合需求；最后是外科医师经验和是否训练有素（图 35-3）。手术干预的复杂性随着孕周的增加而增加。妊娠期间腹腔镜操作最好由经验丰富的外科医师在三级医疗中心进行，并且如果胎龄允许，应配备好分娩和护理新生儿的设施[51]。如果基础条件有限，且孕产妇入住的医疗中心腹腔镜手术经验不足，开放性手术可能是更好的选择[71, 72]。

疑似阑尾炎的孕产妇最佳手术入路是采用麦克伯尼点做横切口。同样地，在诊断和治疗类似阑尾炎的其他外科疾病时，可选择的手术入路包括最大敏感点切口或从脐到耻骨支的中线垂直切口，术中应尽量减少对子宫的牵拉和处理。

早期和后期的报道均认为，腹腔镜阑尾切除术可以在妊娠任何时期进行，即使在穿孔后[46]也很少发生孕产妇并发症[73-77]。一项关于腹腔镜下治疗孕产妇非特异性腹痛和疑似阑尾炎的系统综述认为[78]，与开放性阑尾切除术相比，腹腔镜治疗是有益的，其特异性诊断率高，正常阑尾切除率低。为了减少风险，应避免在宫颈使用任何器械。应在直视下插入套管，插入的位置应考虑子宫的大小。气体的注入应尽量减少，气腹气压力不应超过 10～15mmHg。

虽然有报道称，与开放性阑尾切除术相比，腹腔镜手术的胎儿死亡率增加（OR=1.91，95% CI 1.31～2.77）[79, 80]，但这些研究都没有对混杂因素（如母亲年龄、孕周、复杂性阑尾炎、外科医师经验）进行校正。

六、胆道疾病

0.05%～0.8% 的孕产妇患有症状性胆石症[81]。调查了 1 064 089 例孕产妇，有 1882 例（0.2%）患有胆结石，其中 239 例（13%）患者在产前接受了胆囊切除术，1643 例（87%）患者接受了保守治疗。在保守治疗的患者中，有 319 例（19%）在产后接受了胆囊切除术[82]。胆道手术和胆道类型手术不应推迟，适应证应与非妊娠患者相同，延迟手术与较差的预后相关[39]。对于患胆囊穿孔、胆总管梗阻、胆绞痛反复发作和胆源性胰腺炎所有患者，可能需要手术治疗。目前的证据支持妊娠患者的治疗原则同一般人群。

在一般人群中，单独使用抗生素治疗的保守方法与开放性手术相比预后较差，而且两者都比闭式引流的预后更差[83]。非手术（保守）治疗，包括抗生素和静脉液体补充，也在孕产妇中有所报道。在这些人中，这种方法也与较高的症状复发率和疾病进展相关[52, 84, 85]。此外，患有胆道疾病的孕产妇接受保守治疗有较高的再入院风险［绝对风险降低（ARR）=4.7，99% CI 4.2～5.3］且 1/5 的孕

妊娠期超声成像对明确孕妇急性腹痛的病因是安全和有用的（中，强）

快速准确的诊断应优先于对电离辐射的担忧；妊娠期累计辐射剂量限制在 5～10rad（中，强）

现代的多探测计算机断层扫描方案对胎儿产生的辐射是低剂量的，可以在妊娠期间审慎地使用（中，弱）

不需要静脉注射钆造影剂的 MRI 可以在妊娠的任何阶段进行（低，强）

用于诊断研究的放射性核素对母亲和胎儿一般是安全的（低，弱）

术中和内镜下胆管造影使母亲和胎儿暴露于最小的辐射下，可在妊娠期间选择性地使用；在妊娠期间进行胆管造影时，应保护下腹部，以减少对胎儿的辐射暴露（低，弱）

诊断性腹腔镜选择性用于妊娠期急腹症的检查和治疗，是耐受性良好和有效的（中，强）

腹腔镜治疗急腹症对妊娠和非妊娠患者有相同的适应证（中，强）

腹腔镜可在妊娠任何时期安全进行（中，强）

妊娠患者应该处于左侧卧位，以尽量减少对腔静脉的压迫（中，强）

如果位置是根据子宫高度和以前的切口进行调整的，一开始的腹部入路可以通过开放的（Hasson）技术、气腹针或光学套管针安全地进行（中，弱）

CO_2 充气压力为 10～15mmHg 时可安全用于妊娠患者腹腔镜检查（中，强）

孕妇腹腔镜手术应使用 CO_2 描记图进行 CO_2 监测（中，强）

术中、术后采用气动加压装置和术后早期下床活动可预防妊娠患者深静脉血栓形成（中，强）

腹腔镜胆囊切除术是患有胆囊疾病的孕妇的治疗选择，无论在妊娠任何时期（中，强）

妊娠期间胆总管结石的处理可采用术前内镜逆行胆管造影 + 括约肌切除术 + 腹腔镜胆囊切除术，腹腔镜联合胆管探查，或术后内镜逆行胆管造影（中，强）

腹腔镜阑尾切除术对患有阑尾炎的孕妇是安全的（中，强）

腹腔镜肾上腺切除术、肾切除术、脾切除术和肠系膜囊肿切除术对孕妇耐受性良好（低，弱）

腹腔镜耐受性良好，并能有效治疗孕妇的症状性卵巢囊性包块；对于超声认为不涉及恶性且肿瘤标志物正常的其他囊性肿瘤，可接受观察处理；大多数直径 < 6cm 的囊性病变需要初步观察（低，强）

建议用腹腔镜对附件扭转进行诊断和治疗，除非临床严重程度需要剖腹手术（低，强）

妊娠期间行紧急腹部手术时，术前和术后均应进行胎心监测（中，强）

可根据患者疾病的严重程度和可获得性，在术前和（或）术后进行产科咨询（中，强）

接受手术的孕产妇不应预防性使用宫缩抑制药，但当有早产迹象时应考虑围术期使用（高，强）

▲ 图 35-3　妊娠期腹腔镜手术指南，由美国胃肠镜外科医师协会制订

产妇（19%）最终在产后接受了胆囊切除术[82]。虽然大多数患胆结石的女性在妊娠期间接受保守治疗，但手术治疗降低了再入院率[82]。尽管如此，大多数患胆道疾病的女性在妊娠期间仍然采用保守治疗[86]。

未观察到手术治疗和保守治疗女性的分娩方式或早产率有差异。然而，有症状的胆囊结石引起胆道疼痛或有胆道并发症（如急性胆囊炎或胰腺炎）的孕产妇与偶然发现胆囊结石的孕产妇相比，有计划提前生产的风险更高（ARR=1.6，95% CI

1.2～2.1）。这可能反映了照护者的焦虑，而不是疾病或治疗的自然过程[86]。

尽管有症状的胆道疾病是紧急非产科手术的主要指征，但尚未报道与这类手术相关的胎儿死亡。这可能是基于疾病的自然病程，它很少引起内脏穿孔，或是与诊断阑尾炎相比，胆道并发症能更及时和准确地诊断胆道并发症[81, 87, 88]。然而，一项队列研究确实报道了无论手术治疗如何，妊娠期间因胆结石疾病引起的胰腺炎导致早产、黄疸、小于胎龄、呼吸窘迫综合征和宫内胎儿死亡的风险增加[82]。虽然这些是罕见的并发症，但应告知母亲这些风险，不应被忽视。

胆囊切除术的推荐手术入路

妊娠期间有症状的胆石症（胆绞痛、急慢性胆囊炎、胆总管结石和胆源性胰腺炎）的手术治疗可采用腹腔镜或开放性胆囊切除术。传统上，妊娠期腹腔镜或开放性胆囊手术的时机主要由孕周决定。如果疾病出现在妊娠早期，则认为非急诊手术可以推迟到妊娠中期（图 35-3），人们认为这一时期流产的风险和麻醉药暴露的风险降低了，并且在没有妊娠子宫过大的腹部进行手术仍有益处[87]。最近的一项 Meta 分析比较了腹腔镜手术和开放手术，并报道了尽管手术时长相似，腹腔镜术与显著较少的孕产妇和胎儿并发症、较少的手术并发症和较短的住院时间相关[40]。然而，在这项 Meta 分析中，91% 的女性在进行手术时处于妊娠[40]早期或中期，并且大多数胆囊切除术（63.4%）都是在妊娠中期进行的。随着进入妊娠晚期，进行开放手术的可能性越来越大[40]。尽管在任何研究中均未说明在妊娠晚期进行开放手术的原因，但推测可能与技术方面的考虑有关。这些因素可能包括有限的手术空间，需要改变腹腔镜端口的放置而难以操作所需的手术，以及由于妊娠子宫的阻挡导致的术野的可视化较差。无论什么原因，这一发现支持对有症状的胆结石进行早期干预（即妊娠早期和妊娠中期），因为此时更有可能采用腹腔镜方法。这一建议需要注意的一点是，唯一的孕产妇死亡报道

发生在腹腔镜组（0.001%）。腹腔镜手术后的早产率似乎略高，但这一发现未达到统计学意义。目前尚不清楚这一发现是源于样本量有限，还是源于实际未见风险增加[40]（表 35-1）。

表 35-1　妊娠期右上腹痛的鉴别诊断
• 阑尾炎
• 胆管炎
• 胆囊炎
• 胆石症
• 肝炎
• 肝血肿
• 胰腺炎
• 消化性溃疡
• 肺炎
• 肾盂肾炎

七、疝

妊娠期间紧急非产科手术的另一个原因是腹内压增加而可能发生的嵌顿疝或绞窄疝[89, 90]。手术浅表部位感染是孕产妇接受开放性脐疝修补术最常见的并发症[91]。对孕产妇进行紧急复杂脐疝修补术的远期复发率尚未得到评估。

八、肥胖和减肥手术

肥胖和减肥手术变得越来越普遍，因此在妊娠期间需要特别关注[91, 92]。在减肥手术后首次妊娠期间，接受过减肥手术的女性因肠梗阻接受手术的比例为 1.5%，而在体重指数相似且无手术史的女性中，这一比例仅为 0.02%。诊断性腹腔镜或开放手术的比例也显著更高（1.5% vs. 0.1%）[93]。考虑进行减肥手术的年轻女性应被告知，这可能是妊娠期间的一个潜在问题。

九、机器人手术

撰写本文时，尚未有将机器人用于孕产妇急腹

症手术的报道。只有一篇报道在妊娠期间卵巢囊肿切除术中使用机器人手术。要实施所述的六个成功步骤需要较低水平的腹内压 [94]。作者假设机器人技术的使用增加了灵活性，类似于开放性手术。他们还假设，对这些女性实施腹腔镜手术可能会伴有失血增加甚至中转为开放手术。

结论

诊断妊娠期间急性腹部 / 盆腔症状的非产科原因具有挑战性。影像学检查应根据需要进行，以优化决策并降低孕产妇和胎儿不良结局的发生率。最严重的孕产妇风险是由治疗延误造成的。腹腔内疾病的病程和孕产妇的整体健康状况也将决定胎儿结局。阑尾炎穿孔患者的胎儿死亡率最高（由延迟治疗引起）。

妊娠期间非产科手术需要多学科协作，包括有新生儿专科医师和新生儿专科治疗。无论孕周多少，孕产妇腹腔内手术的麻醉都是一项挑战，因为腹腔内病理改变增加了气道和循环系统损害的风险。腹腔镜手术在妊娠任何阶段都是安全可行的，可在不影响妊娠结局的情况下改善孕产妇的结局。

第 36 章 神经外科风险与脑外科手术
Neurosurgical Crises and Brain Surgery

Chiara Robba　Valeria Spennati　Henry Shapiro　Nechama Kaufman　Federico Bilotta　Sharon Einav　**著**

任雪艳　谢洁红　**译**　　王寿平　**校**

要点

- 妊娠和产后女性颅内肿瘤的发生率与一般人群相同。
- 妊娠期间，动脉瘤破裂的风险在妊娠晚期最高，但没有证据支持妊娠、分娩或产褥期增加其破裂的风险。
- 异常的颅内压和脑灌注压阈值在孕产妇和一般人群中相似。
- 由于颅内容量的病理性增加，而妊娠的生理变化可导致颅内压不成比例地增加。
- 孕产妇颅内压增高的临床体征和症状与一般人群相似，包括头痛、呕吐和视盘水肿。
- 当放射状疼痛和进行性神经功能缺损对医学治疗没有反应时，即使在妊娠期间，仍应考虑进行神经外科手术（脊柱和颅脑）。
- 孕产妇的利益必须优先于胎儿的利益，特别是在神经外科急诊中。
- 应根据需要进行诊断性影像学检查，以提高诊断和治疗水平。
- 临床决策应由多学科团队做出，包括产科医师、神经外科医师、麻醉科医师、重症监护科医师和新生儿科医师。
- 如果采用全身麻醉，必须减轻插管和拔管时的血流动力学反应。
- 神经阻滞麻醉可在特殊情况下进行。这种麻醉方法是否可行应根据所涉及的具体病理变化个体化确定。
- 妊娠和产褥期是血栓形成前状态。再加上颅内病变，血栓形成的可能性增加，所有合并神经外科问题的女性在妊娠期间发生血栓栓塞性疾病的风险增加。

妊娠期间可能会出现几种神经病变。有些与妊娠同时发生，有些可能是由于妊娠而加重。中枢神经系统对妊娠期间解剖和生理改变的适应及其与紧急治疗的相关性在本书其他地方进行了讨论（见第 24 章）。本章将介绍指导神经外科麻醉、神经外科手术，以及与这些情况相关的分娩原则。在所有这些情况下，确定正确的行动选择和平衡孕产妇与胎儿的需求无疑是一个挑战 [1, 2]。然而，妊娠并不是神经外科手术的主要禁忌证。在许多此类病例中，延迟手术可能导致孕产妇病情恶化，需要紧急干预[3-6]。孕产妇病情恶化可能会不可避免地伤害胎儿。因此，必须始终强调对母亲的治疗。无论病变情况如何，治疗的优先顺序应该由多学科团队（即产科医师、神经外科医师、麻醉科医师、重症监护科医师和新生儿科医师）讨论决定。应使用改善非妊娠人群结局的治疗原则（如先进的创伤生命支持方案）。不应停止使用可能决定孕产妇结局的药物和程序（如血管痉挛的治疗、抗高血压药、栓塞）。必要时应执行诊断程序。除非是为了孕产妇的利益，否则不应进行分娩。由于针对妊娠期的这些紧急情况缺乏医学证据，也可采用常识类的治疗原则。

一、初步检查

妊娠期间颅内病变诊断的主要障碍是子痫的鉴别诊断的流行。子痫前期通常伴有高血压和外周水肿，子痫则表现为全身性强直阵挛性惊厥。脑部肿瘤更可能出现头痛和局部症状，而不是抽搐。简单的眼底检查可能有助于识别颅内压（intracranial pressure，ICP）升高。妊娠期间，经颅多普勒可研究妊娠对中枢神经系统的某些病理生理学影响，如动脉瘤相关血管痉挛。子痫前期也可能伴有以脑小动脉功能障碍为表现的自我调节机制的损害，这些可以通过经颅多普勒检测诊断[7]。此外，超声测量视神经鞘的直径也有助于诊断[8]。大脑中动脉的搏动指数在孕8～29周有所增加，在妊娠中期达到峰值。脑灌注压在妊娠中期（孕15周最低）和分娩后降低，但在妊娠晚期显著升高，并在末期达到峰值[9]。在子痫患者中，脑血流速度受损很常见，可能与子痫性脑病的发生有关[10]。不幸的是，这一发现仅在非官方数据中报道，这使得区分孕产妇神经系统疾病的潜在原因不可靠。关于神经监测在本书第24章进行了进一步讨论。

一旦怀疑孕产妇存在颅内病变，诊断性影像学检查是必须的。考虑胎儿的安全性，超声是妊娠期

使用的理想检查方式。然而，它不可能提供关于中枢神经系统病变的足够信息[11]。因此，当出现有关颅内和脊髓病变的情况时，计算机断层扫描（CT）和磁共振成像（MRI）仍然是诊断的主要手段。在妊娠期间使用这些成像方式通常伴随着对胎儿健康影响的担忧。然而，总的来说，辐射对胎儿造成损害的风险仍然低于孕产妇失代偿的风险。CT、MRI及其他放射技术，以及临床评估（如格拉斯哥昏迷评分和神经评估）、实验室检测（全血计数、肝功能、凝血、肾功能）及其在妊娠中的相关注意事项，在第34和35章中讨论。本章不讨论神经外科创伤。图36-1展示了一个关于患有创伤性脑损伤孕产妇的潜在管理途径的决策树。

二、重症监护注意事项

（一）ICP升高的管理

ICP的正常范围随年龄而变化，正常范围 $6\sim25cmH_2O$（95% CI），成人总体平均值为 $18cmH_2O$[12]。孕产妇的异常ICP和脑灌注压阈值与一般人群相似[8]。然而，在存在颅内病变的情况下，妊娠的生理变化（如血流动力学、血容量和水平衡的变化）伴随着颅内容量的微小增加，可能会增加 ICP[13]。ICP升高的临床症状和体征包括头痛、呕吐和视盘水肿。理想情况下，颅内压升高的诊断应在神经功能恶化开始之前进行，因为它是患者预后不良的征兆。

及时处理孕产妇升高的 ICP 可能会决定孕产妇的神经功能和死亡率结果，但除非通过孕产妇的间接影响，否则可能不会影响妊娠过程。颅内压升高的管理包括正确定位、镇静、脑脊液引流和甘露醇或高渗盐水渗透治疗。适度的短时间过度通气可暂时用于降低升高的颅内压进而降低其危险性，或改善开颅术中的手术暴露。应避免持续过度通气（$PaCO_2<35mmHg$），因已有证据证明过度通气会对脑代谢和患者预后产生不利影响[14-16]。极度过度换气也可能减少胎盘 O_2 输送，从而导致胎儿脑组织缺氧[13, 17]。

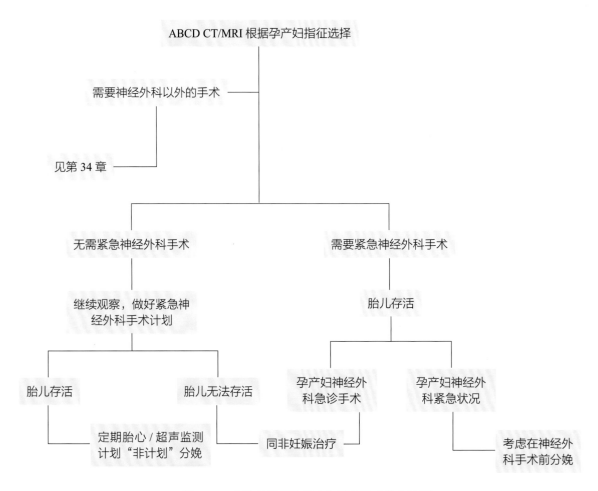

▲ 图 36-1　创伤性脑损伤孕产妇潜在治疗途径流程

如果时间允许，最好使用地塞米松治疗围术期脑水肿。通常情况下，初始剂量为每 6 小时静脉注射地塞米松 4mg。类固醇激素可促进胎儿肺成熟，因此可改善孕产妇结局，同时不会对胎儿造成伤害[18]。对于接受地塞米松治疗少于 14 天的孕产妇，治疗可以突然中断。然而，脑肿瘤患者使用地塞米松的剂量是超生理剂量的，因此如果长期使用，可能会抑制下丘脑 - 垂体 - 肾上腺皮质轴。如果这种治疗确实需要延长，则必须在停药前逐渐减少剂量。

甘露醇是一种渗透性利尿药，在紧急情况下用于降低 ICP。通常以 0.25～1g/kg 的剂量一次性或重复团注。甘露醇可穿过胎盘并可能改变子宫 - 胎盘灌注[19]，但这种生理效应并不构成治疗的禁忌证。降低 ICP 的策略（如利尿药、甘露醇）与子宫血流量之间的关系尚不明确。在使用甘露醇期间，可监测胎儿心脏活动，并将孕产妇血压维持在基线 15% 范围以内，以确保子宫胎盘循环充足，但事实上，这两种方法都没有发挥作用[20]（见第 38 章）。

（二）血糖控制

危重症孕产妇的血糖水平应达到 1100～1800mg/L，与其他危重症患者血糖水平类似。三项随机对照试验的 Meta 分析比较了创伤性脑损伤患者中强化胰岛素治疗与常规胰岛素治疗，结果表明，强化胰岛素治疗并未改善创伤性脑损伤患者的短期或长期死亡率[21-23]。其中一项 Meta 分析也试图求证，但未证实神经系统结果的差异[22]。然而，两项研究结果表明，强化胰岛素治疗与低血糖风险增加相关[22, 23]。因此，尽管应注意避免高血糖，但也应在避免低血糖方面给予关注和预防。虽然这些研究中都没有专门针对孕产妇，但也没有证据表明在这一人群中采取不同的做法。此外，孕产妇在分娩前的高血糖会增加胎儿胰岛素分泌，并可能导致新生儿低血糖[24]。

（三）神经外科手术与分娩时机

当孕产妇出现新发颅内病变且胎儿正常存活时，可选择以下三种治疗策略之一，即神经外科手术同时继续妊娠、神经外科手术后分娩或分娩后神经外科手术。表 36-1 给出了这三种策略中关于孕产妇及胎儿的一些注意事项。在多学科讨论中，应逐个考虑所选择的行动顺序。胎儿的生存能力和健康从来不是一个独立的考虑因素[6]，也不应该优先于孕产妇的健康。

1. 分娩前紧急神经外科手术

如果神经外科手术是紧急手术（如挽救母亲生命或保留功能），无论是否妊娠，都应立即进行。缩短脑损伤和孕产妇生理学正常化之间的过渡期可能会改善孕产妇和胎儿的结局。应告知患者家属，

表 36-1　颅内病变孕产妇神经外科手术时机与分娩相关的注意事项		
	分娩前神经外科	神经外科手术 + 剖宫产	分娩后神经外科手术
胎儿	需要在术前及术后或术中进行监测	术中子宫松弛及子宫出血的危险	分娩过程中的孕产妇风险
颅内压	手术过程中管理	手术过程中管理	避免在分娩过程中颅内压的升高
癫痫发作风险	最小化	最小化	根据神经病变的病理不同，可能存在潜在的产时癫痫发作
术前恶化风险	最小化	最小化	关注
手术时机	如果条件允许，足够胎儿成熟，可能会推迟手术（手术可能导致早产）	无论胎儿成熟与否，如出现神经系统状况恶化则需尽快手术	如果孕产妇情况恶化，手术可能会变得紧急；病情稳定的患者可在神经外科手术前进行阴道分娩（建议缩短第二产程，可采用硬膜外麻醉）；部分观点主张剖宫产是必需的
皮质类固醇促进胎儿肺成熟	可能需要	可能需要	可能需要
麻醉注意事项	潜在的产科困难气道、误吸风险，需预防性抗酸处理	潜在的产科困难气道、误吸风险，需预防性抗酸处理	2～6 周后，妊娠的生理变化有望消失
术中产科相关风险	紧急剖宫产	产后出血风险；需要仔细管理子宫收缩	取决于手术时间
血管造影过程	可能的、潜在的胎儿辐射风险和需要进行胎儿保护	不相关	不相关
患者体位	必须减轻主动脉下腔静脉压迫	分娩前必须减轻主动脉下腔静脉压迫	不相关
过度换气	氧合血红蛋白解离曲线左移时胎儿氧合受损的风险	不相关	不相关
甘露醇	可能以常规临床剂量给药	可能以常规临床剂量给药	可能以常规临床剂量给药

胎儿暴露于麻醉和镇痛药、孕产妇过度通气、低血压或高血糖的风险可能会增加，但在将孕产妇状态改善后，这些风险很容易被良好的发育环境的益处抵消。如果孕产妇血压正常，可使用最低肺泡有效浓度更高的挥发性麻醉药，以确保子宫松弛和ICP的平行化降低。

在胎儿存活的妊娠过程中，最好在手术完成且母亲稳定后进行胎儿监护。在其他临床情况下，已有证据显示，监测胎儿会分散母亲的注意力[25]；同样的原则也适用于脑部手术中。由于胎儿的状况在任何情况下都不应影响对母亲的治疗决定，因此不建议术中进行胎儿监测[25]。此外，长时间的神经外科手术中，胎儿的术中监测需要训练有素的临床医师解释其变化及做出干预计划。无论患者体位如何，同时行剖宫产术都不是一个好的选择，因为子宫手术伴随的血流动力学变化可能会进一步危害已经受损的孕产妇大脑。这一原则的唯一例外可能，是母亲不能存活的情况，在这种情况下，需要行剖宫产术。在重症监护室治疗脑死亡母亲的经验表明胎儿可以在母亲受到严重伤害后存活，更可能从留在子宫中获益，但这种情况可引起重要的伦理问题（见第29章）。

2. 分娩前快速神经外科手术

如果建议进行手术，但仍有一段短暂的间歇期来决定，则应讨论治疗优先事项。在这种情况下，胎儿年龄和（或）健康可能有助于决策过程。该计划应优化孕产妇结局，同时尽量减少对胎儿伤害，讨论应包括近期神经外科手术后计划外阴道分娩的可能性。鉴于子宫收缩和分娩疼痛会导致ICP升高和脑血流增加的风险，这种情况具有挑战性[26, 27]。

3. 神经外科手术前分娩

如果孕产妇情况稳定，颅内病变不需要紧急干预，但可能随着妊娠而加重，并且胎儿是存活状态，可以考虑在神经外科手术前进行分娩。椎管内麻醉通常是剖宫产的首选方式，但对于颅内病变的女性可能是禁忌。

如果在全身麻醉下进行分娩，麻醉计划应包括降低插管时的血流动力学和ICP反应的策略。可使

用促子宫收缩药预防出血[28]，促子宫收缩药对ICP和脑血流的影响尚未得到很好的研究。合成酶素、卡贝缩宫素和米索前列醇（前列腺素 E_1）均在分娩后用于患有多种神经疾病的女性且无并发症[29]。然而，麦角新碱可能导致高血压[30, 31]。据报道，它还与脑血管痉挛相关，导致产后脑血管病，后者是一种可逆性脑血管收缩综合征[32, 33]。因此，在ICP增加的情况下，最好避免使用麦角新碱[34]。还应注意避免吸入高浓度的挥发性麻醉药，因为肺泡中挥发性麻醉药浓度过高会导致子宫松弛，并可能增加子宫收缩无力的风险。前列腺素 $F_{2\alpha}$、E_1 和 E_2 具有广泛的心血管和平滑肌效应，但尚未研究其对ICP的影响。无论最初的决定如何，如果出现神经病变恶化，不应推迟孕产妇神经外科手术。

三、麻醉方法

（一）清醒开颅手术

在肿瘤切除术中，对于要求术中监测语言及运动功能的操作，通常会建议选择局部麻醉，以降低损伤神经功能的风险。在清醒开颅手术中，患者必须能够配合并且当其感觉和（或）运动功能发生障碍时，能够及时告知术者。

在一般人群中，清醒开颅手术与较短的住院时间、较好的神经功能恢复及较长的生存期相关[35]。在某些合并有中枢神经系统肿瘤[36, 37]或者创伤后遗症如假性动脉瘤的孕产妇中[38]，清醒开颅手术也是安全的。

由于缺少针对孕产妇实行清醒开颅术的大型研究，则需由一般人群推断特殊人群的相关数据。近期，一篇包含有47项研究[35]的Meta分析，针对神经外科的开颅手术，描述了不同的技术手段：其中，18篇文章中研究了睡眠—清醒—睡眠技术，27篇文章研究了麻醉监护技术，1篇文章研究了前述的几种技术，1篇文章研究了清醒—清醒—清醒技术。孕产妇的并发症包括清醒开颅手术失败（2%），术中癫痫发作（8%），新出现的神经功能障碍（17%），另有一例转为全身麻醉（2%）。比较睡

眠—清醒—睡眠技术及麻醉监护技术，其新出现的神经功能障碍的优势比为 1.66（95%CI 1.35～3.70）；其转为全身麻醉的优势比为 2.17（95%CI 1.22～3.85）[35]。

丙泊酚单独或联合短效阿片类，广泛应用于清醒开颅手术的镇静[39]。右美托咪定是一种高度选择性 α₂ 受体激动药，具有镇静、镇痛及抗焦虑的作用，更由于其几乎对呼吸功能没有明显抑制作用而获得越来越多的关注。并且，右美托咪定作为全身麻醉的辅助药，成功用于妊娠期的非产科手术[40]；在 ICU 内，可将右美托咪定作为镇静药用于子痫前期女性[41]，它能够较好地保持血流动力学的稳定，并且在剖宫产术后的新生儿中也表现为较高的安全性[42]。在动物实验中，右美托咪定可减弱子宫收缩[43]。右美托咪定可降低阿片类使用剂量的 30%～50%[44]，同时也降低了对丙泊酚的需求[45]。

（二）全身麻醉

对于不合并有中枢神经系统症状的女性行全麻下的剖宫产手术时，首先进行消毒，其次置入尿管，之后再进行全麻诱导。由于母亲本身身体状态稳定，因而将麻醉诱导放置最后以减少胎儿暴露于麻醉药的时间。相反，对于合并有颅内压增高的神经系统疾病的患者，通常情况下先进行麻醉诱导，再开始外科手术。后者是对于需要马上进行神经系统手术的妊娠危重症女性更为合适的选择，因为孕产妇生命体征的平稳更为重要。

1. 患者体位

神经外科手术通常需要独特的体位。半坐位通常适用于颅后窝病灶的手术。本章作者查阅相关文献，仅查找到一例孕产妇采用半坐位进行此种类型的手术[46]。然而，在妊娠期间，半坐位可以使呼吸系统更好地发挥功能，并降低妊娠子宫对于腹主动脉及下腔静脉的压迫。

俯卧位也适用于部分孕产妇，并有报道证实其可行性[47, 48]。除外标准的左侧卧位，并没有相关报道证实哪种体位（比如全俯卧位、3/4 俯卧或全侧卧位）对于子宫胎盘的灌注更好，或者可降低对于大血管的压迫。

2. 麻醉诱导

如必须选择全身麻醉，考虑的首要问题是，如何平衡困难气道的风险和为防止颅内压增高而选择快速插管的需要。妊娠通常伴随困难气道的风险增加（见第 21 章）。气管插管过程中，需将低氧血症、高碳酸血症及血压升高的风险降至最低，以防颅内压升高[49]。因而麻醉诱导需快速且平稳。为达到这个目标，需由一位高年资气道管理医师在场。如果时间及妊娠期状态允许，可给予呼吸预防措施（如口服或静脉注射 50mg 雷尼替丁，20～30ml，0.3mol/L 的柠檬酸钠）[50]。插管时可压迫环状软骨[51]，以降低反流误吸的风险，但必须确保此操作不能影响气道的可视化操作。

丙泊酚可作为诱导用药，它能提供良好的麻醉效果并降低颅内压[52]，对于妊娠子宫具有抑制作用[53, 54]，对于急诊剖宫产术后的新生儿也未见不良反应[55]。

肌松药的选择上，需能够提供快速有效的插管操作。但是对于合并有神经系统症状的患者，肌松药的选择仍存在争议。传统观点认为，相比于罗库溴铵，氯琥珀胆碱是更有利于插管的选择；它被认为能够提供更好的肌松作用（因而能够更好的暴露并管理气道），并且它不会通过胎盘[56-58]。然而，Stourac 等[59]近期通过一项研究，直接比较了两种药在剖宫产术麻醉诱导中的作用，发现两者均未在插管方面表现出明显的优势。虽然这一研究并未得出罗库溴铵是气管插管首选的结论，但确实注意到它对孕产妇有其他益处（包括减少术后肌肉疼痛）[59]。

短效药可同时辅助使用，以减少喉镜和插管刺激引起的全身反应。这些药包括短效阿片类（如瑞芬太尼）、利多卡因、艾司洛尔等。瑞芬太尼可安全用于妊娠患者，它通过体内非特异性酯酶代谢，因而其半衰期只有 5min[60-62]。瑞芬太尼对于快速苏醒也有良好的效果，对于孕产妇本身进行神经系统评估具有重要意义。妊娠期 β 受体拮抗药及阿片类使用的详细说明，见第 38 章。

诱导过程中，虽然有气道管理的需要，但是也要考虑因药物引起的低血压而影响孕产妇大脑的灌注与胎儿全身的血液灌注情况，因而要控制药物用量。子宫胎盘的灌注与孕产妇的血压直接相关[63, 64]，而由于颅内本身的病变，颅内压的自动调节功能也会因此而受到损伤。因此，一定要注意避免孕产妇出现低血压（指收缩压<100mmHg）[65]。当然，同时也要注意避免出现高血压[58]，因为血压升高也会诱导或增加颅内出血的风险。妊娠期气道管理及药物使用安全的详情，见第21章和第38章。

3. 麻醉的维持

气管插管完成后，给予机械通气，维持正常的血碳酸水平（$PaCO_2$ 35～38mmHg），非必要时，如出现急性颅内压增高，需保持此 $PaCO_2$[65]。应避免长时间的预防性过度通气[14, 15, 65, 66]，保持孕产妇体内一定的氧分压及水化作用，有利于改善孕产妇神经系统和胎儿的预后。因此，应努力避免低氧血症（氧饱和度低于92%～94%）[67]和高氧血症[68, 69]的发生。收缩压最好保持在100mmHg或稍高水平[65]。麻醉的目标应与一般人群相似。

地氟烷和七氟烷可用于妊娠期的全身麻醉[70, 71]。两者都有显著的安胎效果，但其潜在的神经毒性仍需进一步验证[60]。

4. 拔管注意事项

对于妊娠期使用新斯的明来拮抗肌松药的作用没有太多数据依据。然而，评估乙酰胆碱酯酶抑制药和残余肌松作用之间的平衡问题也非必需。通常情况下，如孕产妇接受神经系统手术或其他需要行气管插管的神经系统治疗后，需要在重症监护室进行苏醒拔管。吸痰、镇静下的气管插管、拔管和疼痛导致的颅内压升高，以及对于咳嗽反射的抑制以避免咳嗽引起的急剧颅内压升高，都是妊娠期和围产期的巨大挑战。通常情况下，建议由专科医师操作，缓慢地逐渐脱离机械通气，这个过程可能持续约数小时。

四、脑肿瘤

孕产妇及围产期女性颅内肿瘤的发病率与普通人群一致[72]。常见的颅内肿瘤包括神经胶质瘤、脑膜瘤、垂体瘤、听神经瘤及转移瘤。下面的章节将讨论妊娠期常见三种颅内肿瘤（神经胶质瘤、脑膜瘤及垂体瘤）的特征。

孕产妇颅内肿瘤的管理

妊娠期间一旦发现颅内肿瘤，就需要综合考虑孕产妇的神经系统症状和体征与孕周情况。如果孕产妇临床表现稳定，胎儿发育正常且孕产妇希望暂时等待，妊娠可继续。然而，需提前说明可能优先选择剖宫产术；如本书前述，在某些特殊情况下，应避免阴道分娩[59, 73]。

任何"观察—等待"治疗策略均应进行严密的随访，由专科医师对神经系统进行定期检查，以及影像学MRI检查，并应做好产后实施肿瘤切除术的预案。是否应在监测的基础上继续观察，取决于症状及检查结果的严重程度。妊娠期间立即接受神经外科手术的标准包括：①进展迅速（如分级较高的胶质瘤）、体积较大或位于功能区（颅后窝或语言区）的恶性肿瘤切除。②新发或原有的神经症状加重，包括出现脑积水（需要紧急分流的分型）。③胎儿发育受损或已出现异常，由于继续妊娠的结局可能不佳可考虑手术。④尽管对胎儿有潜在伤害（在法律范围内），母亲应优先接受治疗。

1. 胶质瘤

神经胶质瘤的定义包括了一系列的肿瘤。胶质瘤的表现与妊娠之间的相互关系仍需进一步明确。一些研究显示，一些分级较低的胶质瘤在妊娠期间的增长速度会明显增加。但是此研究结果的数据较少。因此，在严密随访的情况下，对于一些分级较低的胶质瘤，神经系统手术通常会推迟到剖宫产术后。在一组患者中[74]，有5例患者肿瘤分级为Ⅰ级，在妊娠期间及妊娠后病情表现稳定，而另有18例患者，肿瘤分级为Ⅱ级或Ⅲ级，其中8例（44%）患者的肿瘤在妊娠期间及产后8周内出现了明显进展[74]。一项回顾性研究显示，281例患者在确诊为低级别胶质瘤后未马上行剖宫产术，其中位生存期为14.3年（95% CI 11.7～20.6年）；妊娠对于生存期无明显影响[75]。

一篇系统性综述[76]对于胶质瘤和妊娠的相关性进行了专业的阐释，在临床管理上给出相对专业的指导。文章包含了 27 项观察性研究，这些研究共纳入了 316 例患者，其中 202 例是在妊娠期间新发胶质瘤，114 例在妊娠时已确诊胶质瘤。研究结果也支持前述理论，即对于低级别胶质瘤，妊娠不影响其生存期，但 MRI 显示妊娠可促进肿瘤的增长速度增加及患者临床症状的恶化[76]。

如需妊娠期行肿瘤切除术，需对肿瘤进行扩大切除，同时进行功能监测。清醒开颅术既可以对患者神经系统状态进行评估，也可减少胎儿对麻醉药的暴露。在症状稳定的足月孕产妇，可考虑分娩。无论是从孕产妇还是胎儿的角度，相对于阴道顺产，剖宫产术未表现出明显的优势[76]。

另一篇系统性综述[77]中，纳入了 12 篇文章，描述了 16 例患者妊娠期间脑干胶质瘤的管理。除外 1 例，余 15 例患者在妊娠中期约 23 周时表现出神经系统功能障碍，最终由 MRI 检查确诊。尽管文章总结认为患者在妊娠期间均成功实施肿瘤切除（4例）及放射治疗（3例），然而半数患者在妊娠期间（5例）或 1 个月内（3例）死亡。共有 12 例活婴出生。1 例妊娠被终止，4 例妊娠由于严重疾病而流产并最终死亡。3 例婴儿予以引产以便孕妇进行肿瘤治疗，2 例婴儿自发早产。1 例出现胎儿生产受限。

2. 脑膜瘤

脑膜瘤，尤其是良性脑膜瘤，女性发病率高于男性（图 36-2）。普通人群中，良性脑膜瘤的 5 年相对生存率约为 85.6%；低龄与女性，是预后良好的影响因素[78]。雌激素水平与脑膜瘤的发生有着明显的相关性[79-81]。目前没有明确证据显示妊娠可增加脑膜瘤发生率[82]，但是妊娠期间，由于肿瘤的增长，无症状肿瘤可表现为有症状[83, 84]。妊娠会导致激素介导的钠水潴留[85]，因而会加重肿瘤周围组织的水肿[86]。传统观点认为孕酮是其主要因素[87-89]，而流行病学研究[90]显示，其原因主要是肿瘤的压迫而非其进展。催乳素的调节机制也与此现象相关[82, 91]。幸运的是，有病例显示产后也会出现肿瘤体积缩小[92-94]。

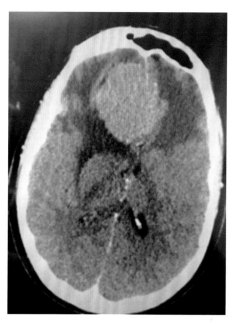

▲ 图 36-2 颅脑 CT：患者，37 岁，孕 18 周，其症状为突然失明；轴位头颅 CT 平扫显示其大脑镰中线矢状窦旁脑膜瘤

随着再次妊娠的出现，也可能会出现肿瘤的复发；已确诊肿瘤或者妊娠期间新发肿瘤，可导致围产期预后较差或可出现孕产妇死亡。然而，对于育龄期的脑膜瘤患者，尽管面临肿瘤复发的风险，依然有着强烈的生育要求[95]。因此，对于产后患者出院后的专业指导更为重要[57]。

3. 垂体腺瘤

正常的脑垂体在妊娠期间增大，主要是由于雌激素刺激催乳素细胞的增生和肥大。细胞增生在妊娠数周内开始，产后达到高峰[96-98]。雌激素水平升高可刺激催乳素细胞的有丝分裂能力和催乳瘤患者的肿瘤细胞表达雌激素受体能力增加[99]。在确诊垂体肿瘤的女性中，需关注其在妊娠期间肿瘤扩大导致病情恶化的可能性。并且，关注的程度应取决于肿瘤的大小。

垂体微腺瘤通常比大腺瘤更常见。但是，未经治疗的大腺瘤在妊娠期间生长的可能性是微腺瘤的 10 倍（1%～3% vs. 25%～30%，临床系列研究数据）[100]。可以通过妊娠前肿瘤减积手术或化学治疗来预防大腺瘤的生长[100]。大腺瘤在使用多巴胺或多巴胺受体激动药[101]，如溴隐亭或卡麦角林[100, 102, 103]治疗时也会显著缩小。因此，对有症状的孕产妇进行手术前应考虑这些要点。紧急情况时可以滴注多巴胺。口服溴隐亭效果优于卡麦角林，因为妊娠期间使用该药有更多的经验。在妊娠期间使用溴隐亭治疗后发生的流产和先天性畸形发生率和在普通妊娠人群中观察到的两者的发生率相似[100]。

对于被诊断为垂体腺瘤且目前病情恶化［即视野缺损和（或）意识水平恶化］的女性，也应考虑激素不足的可能，如有需要，应给予药物替代治疗。

如果药物治疗失败，出现神经系统恶化进展（临床或影像学检查），应考虑手术治疗[104-108]。出现垂体卒中的女性也应考虑手术治疗，最常用的是经蝶入路的手术方式。

五、脑血管疾病

脑血管病是妊娠期间最常见的颅内病理状态。最常见的疾病包括动静脉畸形（arterio-venous malformation，AVM）、动脉瘤和子痫前期或子痫引起的颅内出血[109]。妊娠期脑血管病变的治疗通常需要立即甚至紧急启动。

（一）动静脉畸形

AVM 是一种先天性异常的血管结构，由病变血管网组成，通过血管网发生动静脉分流。第 25 章讨论了有关最佳分娩时间和分娩时麻醉类型的决策。通常认为，AVM 产生的病理过程是血管内皮生长因子的失调。大多数动静脉畸形是单发的（约占 95%），但一些罕见的综合征与多个动静脉畸形相关（如 Osler-Weber-Rendu 病，Wybum-Mason 综合征）。大多数动静脉畸形发生在幕上（约占 85%）。

所有的动静脉畸形都有一个病灶（拉丁语"巢"的意思），包括分流小动脉和它们相互连接的静脉祥。AVM 根据其病灶的组成可分为：①致密性（或小球性），仅由异常血管组成；②弥漫性（或增生性），由异常血管和散布在其中的功能性神经元组织组成不良的病灶。

在普通人群中，约 1/10 的脑动静脉畸形有症状，从而使动静脉畸形成为最常见的症状性血管畸形。由于病情会随着时间的推移而恶化，青春期后确诊更为常见。然而，近 1/3 的动静脉畸形是因出血而诊断的，通常在 20 岁之前发现。出血是目前最常见的症状，占临床症状的 65%。但临床表现也包括头痛、癫痫发作或继发于血管盗血的缺血性脑卒中。

对于妊娠和围产期女性

关于妊娠是否影响 AVM 的进展仍有一些争议。1990 年进行的一项研究（共纳入 451 名患有脑 AVM 的孕产妇）结果显示，妊娠期间脑 AVM 出血风险为 3.5%，与非妊娠人群中观察到的出血风险（3.1%）相似[110]。最近的部分研究得出结论，妊娠期和产褥期脑 AVM 出血的风险逐年增加[111, 112]。然而，没有证据表明分娩方式（阴道 / 剖宫产）与 AVM 出血风险有任何相关性[113]。如果 AVM 是偶然发现且未破裂，或 AVM 破裂但无新的局灶性缺损且神经症状稳定，则应允许继续妊娠。然而，对于此类女性，应为其制订明确的产后神经外科或血管内介入治疗计划，还应为可能随时发生的快速神经症状恶化而制订预案。超过 50% 的 AVM 出血发生在妊娠早期和妊娠中期[114]，与母体的血流动力学变化一致。大多数 AVM 可在妊娠 32 周之前检测到[115]。所需的干预措施，无论是放射介入治疗还是手术治疗，都应取决于明确的 AVM 类型、实用的专业知识及孕产妇病情的严重程度。

（二）动脉瘤

脑动脉瘤是由流经血管的血液施加在血管壁上的剪切应力造成的。动脉壁的内径和结构受血流的调节。动脉血流增加导致血管壁剪切应力的慢性升高，随后内皮细胞沿血流方向拉伸。如果血管壁剪切应力集中增加，可能会导致动脉壁局部扩大和损伤。这种动脉壁的病理性扩张经常发生在邻近基底动脉环的动脉分叉处[116]。动脉瘤通常 40 岁以后高发。易感因素包括高血压、既往脑损伤、感染、药物滥用（如可卡因），以及更罕见的血管疾病（如脑动脉炎、纤维肌肉发育不良）。

脑动脉瘤大小不同（小：直径<5mm，中：直径6～15mm，大：直径16～24mm，巨大：直径>25mm），形状也不同（囊状到梭形）。未破裂的动脉瘤可能较小且完全无症状，或较大并伴有颅内压升高或附近大脑区域受损引起症状（如头痛、昏迷、视野障碍、感觉异常或痛觉过敏、麻痹或轻瘫、语言障碍、健忘、癫痫发作）。诊断需要 CTA、MRI 或脑血管造影（很少）。单个动脉瘤有伴有其他动脉瘤存在的可能性为 15%～20%[34]。

孕产妇合并动脉瘤的管理

(1) 动脉瘤未破裂的孕产妇管理：当妊娠期间意外发现未破裂的颅内动脉瘤时，如果没有神经外科紧急情况且胎儿存活，神经外科或血管内治疗可推迟至分娩后[113]。在这种情况下，妊娠期间的主要目标是维持孕产妇心血管稳定性，因为血流动力学变化（低血压和高血压）可能会转移成作用于动脉瘤壁的剪切应力，并可能导致动脉瘤破裂[117]。

(2) 动脉瘤破裂的孕产妇管理（图 36-3）：如果动脉瘤已经破裂，且患者出现蛛网膜下腔出血，应优先治疗动脉瘤（夹闭或线圈栓塞）。一般来说，治疗时机取决于所需干预措施的紧迫性。在紧急情况下（挽救生命或大脑），必须将胎儿的利益置于其次，不应延迟手术。在不太紧急的情况下，如果需要血管内放射或手术干预，应讨论与手术相关的分娩时机。两个产科问题需要解决：①血管内介入需要全身抗凝。栓塞过程中肝素和抗血小板药的使用可能导致自然分娩或剖宫产时产科出血增加[118]。②动脉瘤的血管内治疗需要暴露于大量的辐射，从而引起辐射对胎儿的影响[119]。如有可能，应始终使用铅围裙覆盖腹部。无论紧急程度如何，家属都必须清楚地了解情况及母亲的利益高于胎儿的责任。如果时间允许且胎儿存活，还应向家属介绍剖宫产手术可能在血管内治疗 / 手术治疗之前或同时进行与继续妊娠的利弊。

在一篇汇集关于孕产妇动脉瘤性蛛网膜下腔出血的文章[120]中（n=52），单因素分析结果表明，孕产妇结局取决于患者年龄、Hunt 和 Hess 评分、入院时格拉斯哥昏迷评分、动脉瘤治疗方式、分娩方

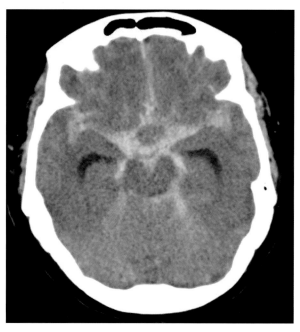

▲ 图 36-3　CT 扫描显示：患者，32 岁，妊娠晚期出现蛛网膜下腔出血，鞍上和基底池内有大量血液，该患者接受了动脉瘤夹闭手术同时行剖宫产术

式和时间。然而，在多因素分析中，只有一般并发症的存在对孕产妇结局产生显著影响[120]。约 20% 的脑动脉瘤病例并发反应性血管痉挛，可能加重脑损伤。20%～30% 的病例发生继发性梗阻性脑积水。这种具有潜在破坏性的并发症的发生可能是急性的（出血后 48h 内），也可能是慢性的（出血后 1 周至数月）。这两种情况都可能需要进入重症监护室。在这种情况下，应告知重症监护室的工作人员分娩计划，并为产科紧急情况做好准备。

孕产妇动脉瘤破裂并不比普通人群更频繁[121]。尽管如此，在妊娠期间仍有潜在的诱发动脉瘤破裂的因素。孕产妇生理上心输出量的增加可导致施加在动脉瘤囊壁上的血流动力学剪切应力增加。同时，激素（雌激素、孕酮、人绒毛膜促性腺激素）影响动脉和静脉内膜、中膜的重塑[122]，从而削弱动脉壁弹性。妊娠晚期（孕 30～40 周）发生破裂的风险最高，因为此时血流动力学压力最大[120]。

(3) 手术分娩时的麻醉考虑：阿片类、丙泊酚和挥发性麻醉药的全身麻醉通常用于动脉瘤孕产妇的紧急剖宫产手术[13]。然而，控制颅内压力的椎管内

麻醉也是可行的选择[123]。就血流动力学稳定性而言，与全身麻醉相比，实际上椎管内麻醉可能更具有一些优势[13, 124]。

（三）海绵状血管瘤

1. 脑海绵状血管（或毛细血管）畸形

脑海绵状血管（或毛细血管）畸形［cerebral cavernous（或 capillary venous）malformations，CCM］是由紧密聚集、异常、部分血栓形成的毛细血管构成的血管异常。这些毛细血管通常扩张，壁呈透明样，并被含铁血黄素沉积物包围。由于它们表现出血管增殖和新血管生成，所以 CCM 通常被描述为血管肿瘤。CCM 可能是散发性的（在一般人群中的发病率为 0.1%~0.5%）[125]，也可能是家族性的（发病率 20%，常染色体显性遗传，具有不同的表达和不完全外显率）[126]。

CCM 是低压和低流量病变，因此由于跨血管压力转移较小，很少导致血管性出血。相反，血液缓慢地通过血管壁渗入血管瘤，改变其形状和（或）大小。血液凝滞和血栓形成，从而改变这些泄漏的路径。除非 CCM 已经扩大到足以侵占周围的脑组织，否则这些事件大多是无症状的。最常见的临床症状是大出血，仅在血液开始逸出病变血管的范围时发生。大多数 CCM 位于幕上，因此表现为头痛或新发癫痫。

2. 妊娠和产后女性的管理

由于在孕产妇人群中病例极少，以至于 CCM 的病史和治疗仍然较少。由于妊娠期间的生理变化，CCM 的形态和临床特征可能会发生改变[127, 128]。一些学者认为妊娠和产褥期与出血风险增加有关，基于这一说法，提倡对孕产妇进行积极的 CCM 治疗。然而，支持这一假设的数据很少[129, 130]。相反，Angio Alliance[131] 于 2017 年发布的指南指出，妊娠期间出现神经系统症状的风险可能与非妊娠状态没有什么不同。如果确实发生出血，在治疗患者时需要考虑的因素是症状的严重程度、复发性出血的风险及妊娠期手术干预的风险。普遍认为阴道分娩是合适的，除非有神经功能障碍或近期出血症状。

六、脊柱手术

腰背痛特别是腰痛，在妊娠期间非常常见，发生率约 56%，通常发生在 5—7 月龄[132]。然而，实际上只有约 1/10 000 孕产妇表现出腰椎间盘突出症的症状[133]。目前缺少针对孕产妇脊柱手术的治疗指南。因此，手术指征应参照非妊娠患者的指征[134]。仅当神经根性疼痛和进行性神经功能障碍对药物治疗效果不佳时，才应考虑在妊娠期间进行脊柱手术。马尾综合征是一种神经外科急症。它由腰骶神经根受压引起。临床症状和体征包括下肢放射痛或麻木、瘫痪、性功能障碍，以及膀胱或肠道损伤（从无痛性潴留到完全失禁）。如果怀疑马尾综合征，应尽快进行 MRI 检查，如果及时处理，这种神经危象可能是可逆的[135]。如果影像学显示有诱发性病变，无论是否妊娠，都需要进行紧急手术干预。

在妊娠期间，腰椎手术的患者体位摆放可能具有挑战性。大多数外科医师都熟悉俯卧位。这个体位可以在妊娠开始和妊娠中期使用[136]。在妊娠晚期，俯卧位手术可能会有问题，特别是如果要在妊娠子宫上方的区域施加压力。因此，在妊娠晚期，通常选择左侧卧位[137]，也有研究采用过右侧卧位[138]。或者，可以在 Relton Hall 椎板切除术架上进行手术，相当于四柱或弓形架[136]。尚无文献对于特定的麻醉方式选择做出比较。

结论

本章总结了大量有关妊娠和围产期女性颅内和脊柱占位性病变管理的文献。这一人群所面临的挑战是独特的，因为妊娠的直接影响和间接影响都可能影响神经生理环境的微妙平衡。我们今天的大部分知识仍然基于病例报道和流行病学研究。因此，有关这一人群的数据收集对于改善患者管理至关重要。

第 37 章　灾害中的孕产妇重症监护
Maternal Critical Care in a Disaster

Gillian Abir　Kay Daniels　**著**
张加强　**译**　　王寿平　**校**

要点

- 灾害应急规划需要对妊娠和围产期女性的处境进行特殊考虑。
- 产科治疗及相关设施的提供者必需保障能够在灾害中为他们的患者提供适当的治疗。
- 孕产妇及其未出生的胎儿更易受到灾害的短期和长期影响。
- 采用针对产科患者的分诊工具和医院水平的孕产妇监护，作为促进灾后快速疏散和转移的一种手段。
- 在灾害中随时可用的产科专用工具对产科患者的福祉和安全至关重要。
- 不断对工作人员进行灾害应对管理和培训，并定期更新相关知识，以确保流程无缝衔接。

（一）历史灾害管理

世界卫生组织将灾害定义为"扰乱正常生存条件并造成超出受灾社区调整能力的痛苦的事件"，紧急情况定义为"暂停正常程序并采取非常措施以避免灾害的状态"[1]。在灾害情况下取得成功的关键是良好的准备、快速反应、恢复、重建，以及在可能的情况下针对未来事件的预防[1]。灾害的原因可以是自然的、人为的、技术的或危险品（hazardous material，HAZMAT）（表 37-1）。

灾害在速度、传播和影响方面有所不同。流行病或瘟疫（如 H1N1 流感、埃博拉病毒病和严重急性呼吸综合征）可能起源于一个地理区域，并由于国际旅行而传播到全球。自然灾害可能在地理位置上是受限制的，并且是特定地点特有的（如地震、洪水、龙卷风），或者限制较少但仍然取决于地理

位置（如主要的火山喷发、飓风）。人为灾害通常没有地理因素限制，是现代社会的不良影响造成的（如核电站故障、石油泄漏、全球变暖）。

灾害脆弱性分析是医疗机构和公共卫生部门用来识别最有可能影响公共设施或周围社区的灾害和风险的方法，从而指导规划工作[2]。社区备灾（即一个社区抵御和恢复灾害的能力）主要集中在整个社会发生的灾害，并假设医院将存在以治疗潜在的大量受伤的受害者。因此，危险脆弱性分析和社区备灾是互补的。

医院要因地制宜制订备灾计划，并确保工作人员熟悉并接受过使用这些计划的培训。然而，在医院的宏观框架内，灾害计划通常是通用的。因此，它们可能不包括特定医疗学科的需求，特别是从新生儿治疗到老年人治疗的广泛需求。

表 37-1　灾害类型			
自然灾害	**人为灾害**	**技术性灾害**	**危险品**
地球物理学 • 地震 • 山体滑坡 • 海啸 • 火山 **水文学** • 洪水 • 雪崩 **气候学** • 极端温度 • 旱灾 • 野生火灾 **气象学** • 飓风 • 风暴/波浪潮 **生物学** • 疾病流行 • 昆虫/动物瘟疫	• 停电 • 电气火灾 • 内部水灾 • 建筑结构缺陷 • 恐怖主义 • 炸弹 • 枪击 • 暴力事件 • 交通事故 • 工业事故	• 通讯故障 • IT 系统中断 • 网络攻击	• 化学品泄漏 • 气体泄漏 • 放射性物质泄漏 • 有毒生物泄漏

http://www.ifrc.org/en/what-we-do/disaster-management/about-disasters/definition-of-hazard/

如果医院本身直接或间接受到灾害的影响，不能再作为接收伤员的场所或为现有的患者提供常规治疗，找到一个替代地点来诊治这些患者也显得尤为艰巨。

（二）为何妊娠和围产期女性灾害防备是独特的

孕产妇、分娩女性和新生儿是弱势人群，其独特的需求在备灾计划中往往被忽视。一个简单的通用备灾计划不能涵盖每个产科单位的大量需求，例如从为一个正常阴道分娩后的健康女性提供备灾计划到为一个正在接受区域或全身麻醉的紧急手术的患者提供备灾计划（表 37-2）[3]。当必须考虑对孕产妇进行疏散时，对母亲最好的处置可能未必对胎儿最有利，反之亦然，需要仔细考虑并预先制定订划，以确保对孕产妇和胎儿的最佳治疗。

此外，在灾害中，产科和新生儿群体可能会受到更多社会和环境变化的影响，如住房破坏、常

表 37-2　产科患者亚群
患者类型
• 因非产科原因住院的妊娠患者 • 产前患者需要观察和（或）监测 • 正在分娩的患者 • 术中和术后患者 • 产后患者——不复杂，健康的新生儿 • 产后患者——复杂的，需要观察和（或）治疗

规医疗服务缺乏、食物和水的供应短缺等，而且可能特别容易受到暴力和有毒物的影响[4]。因此，减轻灾害对母亲和胎儿的直接身体影响是非常重要的。

最后，灾害所致的间接压力也可能危及母亲和胎儿。遭受灾害的孕产妇似乎容易发生更多的与妊娠相关的疾病（如压力感显著，易导致孕产妇高血压和妊娠糖尿病）；母亲的心理健康被认为会影响胎儿生长和分娩的时间[5]。在承受巨大压力后，早

产和低出生体重儿的发生率较高，这与在妊娠早期暴露于压力下和较短的妊娠时间相关[6-9]。虽然明确界定对新生儿的所有影响仍有争议，但对孕产妇的影响在很大程度上仍未有定论[10]。由此可见，准备工作应包括减轻孕产妇压力的计划，以尽量减少不及时或复杂分娩的情况，这些都可能危及母亲和新生儿。

一、组织机构和资源配置

（一）灾害准备工作的组织支持

美国医学会的医学伦理守则指出，医师有道德义务在灾害中提供紧急医疗服务，即使他们的安全、健康或者生命面临着比平常更大的风险[11]。医师也有责任及时了解这一领域的知识，以确保他们有能力在灾害中提供适当的医疗服务。然而，过去 20 年应对重大灾害经验表明，医院的防灾工作还应该考虑到特殊人群的需求，包括不同于普通内科患者的患者，如妊娠或围产期女性。2013 年美国妇产科医师学会（American College of Obstetricians and Gynecologists，ACOG）关于防灾的文件指出："产科治疗和孕产服务设施的提供者向该特殊人群提供的服务有许多独特的特点，需要额外进一步考虑"[12]。ACOG 的声明强调，为创伤和内科患者制订备灾计划需要具备特殊的技能，以便能够在恶劣的环境中为孕产妇接生或照顾新生婴儿。

灾害可能会对人员配置产生重大影响，如果医院没有组织预案，可能会影响患者的实际治疗情况。机构政策详细说明了合同义务中涉及的强制性赈灾值班要求，这些应该提前明确说明[13]。卫生保健提供者在事件期间应对的能力和意愿也可能取决于工作人员在极端高温或低温下（特别是在食物或水有限的情况下）的身心健康和耐力[14]。其他考虑因素包括一些工作人员的个人需求，如需要药物治疗的慢性病（如糖尿病或高血压），以及他们在医院外的责任，如需要照拂的家庭成员和宠物。医院必须确保家庭成员和宠物的需求，以保证这些工作人员能够继续履行其工作职责。

（二）产科灾害计划的框架

全面的产科灾害计划必须包括护理相关的以下几个方面。

- 明确一个标准通用的赈灾使用语言。
- 一个常用的产科专用分诊系统。
- 对妇产医院的治疗水平进行协商一致的分层管理。
- 区域和国家产科医院已有的协作网络。
- 一个有效的患者追踪系统。

二、术语

为了进行清晰的沟通，在描述灾害概念和过程时必须有一个共同的语言。

1. 疏散

疏散是指撤离当前的位置。疏散患者的决定可能取决于时间，并与发生的灾害直接或间接相关（如火灾导致设备无法使用）。这一决定也可能由伤亡人数、调动患者的资源可用性及替代地点的可用性决定。

2. 就地避难

就地避难是指决定留在当前地点而不是撤离。决定就地避难是以需要最大限度地照顾患者为指导的。选择就地避难的原因有很多：如疏散患者可能是危险的，工作人员和物资在现场仍然可用，或者目前情况被认为是暂时的。

3. 激增能力

激增能力是指处理突发、非预期患者涌入的能力，包括三个方面（表 37-3）[15]。

医院工作人员应该接受培训并熟练掌握这些术语，便于在灾害事件中沟通。

三、工具

在整个美国，医院事故指挥系统（hospital incident command system，HICS）已被采纳为灾害期间管理医疗设施的系统[11]。HICS 是一种灵活的管理方

表 37-3 激增能力

能力类型	定　义
常规能力	使用的空间、工作人员和物资与机构内的日常实践一致
应急能力	所使用的空间、工作人员和物资与日常实践不一致，但对患者常规治疗与以往保持一致或影响很小
危机能力	需适应的空间、工作人员和物资与日常的治疗标准不符，但在危机中仍能够提供足够的治疗

法，旨在适应不同设施的需求。建立这个系统的基本想法是，它应该有助于应对所有类型的灾害：①建立一个明确的指挥系统；②将不同部门的工作人员整合成一个团队，能够有效地处理问题和分配责任；③提供工作人员可能需要的后勤和行政支持；④确保医院能够及时应对的关键要素，同时避免重复工作。

HICS 必须包括事件管理团队的概要，包括已经确定的医院指挥职能、谁被分配到这些角色，以及如何分配权力和责任。在其他指挥职能中，HICS 要求指定一名事件指挥官，并在医院内预先确定的区域建立医院指挥中心（hospital command center，HCC）（取决于当地的偏好），以及负责具体职责的单位领导。医院指挥中心处理医院对严重事件的应对并确定优先次序。如果资源有限，医院指挥中心负责分配和获得额外的物品供给，使临床部门能够集中精力照顾患者。

HCC 与单位或病房的唯一沟通渠道应该是通过单位领导。医院的每个医疗单位或楼层都有一个单位负责人（unit leader，UL）。UL 通常是熟悉这些特定患者需求的护士或医师。在整个灾害过程中，HCC 必须与 UL 沟通并向他们提供最新的事件状况。同时，UL 必须向 HCC 提供有关工作人员和患者的安全状况、遇到的危险和所需资源的实时信息。疏散命令只能由 HCC 授权，同时这也将决定了疏散计划和时间线。

专门为指导医院分娩或产前和产后单位的疏散或就地避难而开发的在线工具可在以下网站获得：https://obgyn.stanford.edu/community/disaster-planning.html. 这些文件可以根据机构具体情况进行编辑。

（一）医院分级

2015 年，ACOG 发布了一份产科保健共识，区分了孕产妇保健等级[16]。孕产妇保健中心分为五级，这取决于设施能力和医疗服务人员的可用性。孕产妇保健级别的定义与长期以来的新生儿保健分层是不同的，但也是相辅相成的[16]。每个机构都应该根据孕产妇和新生儿的保健水平建立当地和区域医院的名单，以确保在疏散过程中母亲和婴儿被送到最合适的医院。

（二）灾害计划的可用性

在灾害中为妊娠和围产期女性提供医疗服务的单位应该整理所有相关的纸质信息和工具，并把它们放在一个指定的夹子里。"灾害应急计划夹"应该存放在一个容易拿取和众所周知的地方。该活页夹应包含诸如备灾救灾角色图示、工作行动表、人口普查表、科室损坏地图、伤检分访表、即拿即走清单、转移表格、移交令表格、孕产妇出院表、新生儿出院检查表、通用处方表、可用的联系人信息，以及其他相关信息（详见下文）。谨慎的做法是，在活页夹中也要有纸质医疗记录可供选择，因为电子医疗记录（electronic medical record，EMR）在紧急情况下可能无法使用（如在停电或网络攻击期间）[17-19]。

灾害应急设备应存放在每个单位指定的、有明显标签的箱子里，并放在容易取得的地方。箱子里应该有包括纸质表格、手电筒、头灯、非充电电池、手持式多普勒探头（产科医师可能每天都在使用并熟悉）、吊绳、可随身携带的袋子（空的）和标示领导角色的背心等物品。为了确保库存管理及物品维护，应急箱应该只在灾害情况下取得。

活页夹和应急箱的目的是在紧急需要时提供必要的信息和重要设备，以便对患者进行无间断的医疗服务。每个机构都应该有一个部门，在一些机构被称为应急管理办公室（office of emergency management，OEM），负责灾害应急计划夹和应急箱的日常维护。

1. 领导层

在任何紧急情况下，为了达到最佳的患者治疗效果，所有的工作人员应该作为一个团队工作，有一个明确的领导层。在治疗单元内部，主要的领导角色应当使用 HICS 使用的术语来命名。这些共同的术语可以避免单位之间的混淆。分配的职位应该从 UL 开始，他们应该是单位中最有经验的人。如在分娩室，这将是产科主治医师和（或）主管护士。进一步的角色是单位的助理组长［如产科住院医师和（或）组长护士］、麻醉医师、分诊医师或护士、床旁护士、治疗助理、技术员和管理员。值得注意的是，根据患者的情况，为特定的患者指定医疗个案管理人，可以加快医疗速度[20]。灾害应急计划夹中的备灾角色图示应该显示每个团队成员的名字和指定分配的角色。这将确保所有工作人员了解他们自己和其他团队成员在治疗单元内的责任。

2. 工作行动表

工作行动表（job action sheet，JAS，图 37-1）。工作行动表的目的是确保所有的强制性任务都完成，并预先分配给特定的角色。工作行动表应包括按照预定时间框架划分的特色角色任务清单。这些时间框架是即刻期（运行时长 0～2h）、中期（运行时长 2～12h）和延伸期（运行时长 >12h 或由 HCC 决定）。然而，JAS 上的任务清单并不详尽；它们只是提供了一个初步框架。

3. 产科分诊

疏散计划的一个重要步骤是患者分流，即确定谁应该被疏散，以什么顺序、什么方式、由什么人来疏散。无论需要疏散设施还是准备增加增援能力，都需要一个分诊方法来快速和准确地评估患者[21]。最有效的分诊工具是一种定义明确、类别一致且利于理解的分类，并具有记录和显示信息的方法[22]。紧急运送孕产妇和临产女性是非常具有挑战性的，对母亲和胎儿都有很大风险。在启动与运输有关的

疏散时需要考虑的因素包括：一般运输人员缺乏产科和新生儿复苏的培训，在运输过程中提供紧急治疗的自然分娩的空间有限，监测不充分，以及缺乏专门的药物，如宫缩药[23]。在大规模灾害中，可用的（和合适的）车辆数量很可能是有限的，而且道路状况可能会有很大的变化。为了优化运输过程中对高危妊娠和围产期患者的管理，建议在转移过程中由专门的产科运输护士或产科医师来护送这些患者。

斯坦福大学 Lucile Packard 儿童医院的新生儿科医师开发了一个事发前分诊工具——"根据资源配置对住院患者分诊（triage by resource allocation for inpatient，TRAIN）"，该工具在日常工作中被用来根据撤离时需要的临床资源对患者进行快速分类[24]。OB TRAIN 由 TRAIN 改编而来，专门用于产前、产时女性的分诊（图 37-2A）和产后女性的分诊（图 37-2B）[21]。产前或产时的 OB TRAIN 由四个产妇参数（分娩状态、可移动性、硬膜外状态和产妇或胎儿风险状态）组成，每个组成部分都根据运输方式进行颜色分级。女性根据 OB TRAIN 中确定的最高风险指定最终运输方式（图 37-2A、B）。运输方式（随着医疗等级的提高）包括汽车、由紧急医疗技术员配备的救护车、由辅助医疗人员配备的救护车，以及由专业的产科运输护士或医师护送的专门救护车，如果分娩在即，还可以选择就地避难。将 OB TRAIN 纳入科室的日常工作中，或将其放在 EMR 中是最理想的，这样服务人员就可以熟悉术语，便于在灾害中使用。建立一个分诊系统，使用灾害中产科患者专用的术语，对快速疏散和在设施之间转运患者至关重要。

医院的政策应该规定，在发生灾害时，只提供紧急的产前、产时和产后医疗。所有择期的手术（包括预定的剖宫产）及其他预定的操作（如引产）都应该被推迟。

4. 即拿即用包

即拿即用包是为了在病房外就地避难时或在患者撤离时对患者进行个性化治疗。从灾害应急箱中取出一个空的背包；然后由患者的护士将该患者所

产科麻醉学工作行动表

·产科：产科麻醉主治医师 ± 麻醉高年资住院医师和低年资住院医师

日期：_____ 开始：_____ 结束：_____ 分配到的职位：_____

职位报告给：产科组长（UL）和助理组长（AUL），医院指挥中心（HCC）电话：H3210

** 需要的设备：身份证、听诊器、笔、手电筒 ***

即刻期（时长 0~2h）	完成?	签名
开始 1. 主治医师在主手术室前台办理入住手续——如果主治医师被调至主手术室，则将产科麻醉医师在产科的角色指定给高年资住院医师或适当的住院医师 2. 分配麻醉科工作人员（高年资住院医师 / 低年资住院医师 / 技术员）检查机器和设备 3. 护士站或 UL 指定的其他安全区域与 UL 见面 4. 识别哪些患者有必要进行硬膜外麻醉或手术，以便分诊麻醉治疗 5. 在护士站与所有在岗的医师和治疗人员会面 6. 向 UL 提供最有效的联系方式（电话、短信、传呼机）		
患者治疗 1. 确保只有维持生命的设备才插在红色应急插头上 2. 在 TRAIN 分诊后与 AUL 和产科技术员沟通，以确定高风险 / 受伤的患者 3. 向 AUL 报告紧急状况，AUL 向医院指挥部报告		
损害赔偿 1. 熟悉治疗单元的总体情况和需求 2. 与 AUL 和技术员讨论 $O_2\&N_2O$ 气体阀门的状态（只有工程部可以开启）		
耗材 1. 为麻醉医师即拿即走包收集物资；将袋子放在身边，为快速撤离做好准备 2. 预估下一个 24~48h 的麻醉药物、设备和供应需求		
中期（时长 2~12h）	完成?	签名
工作人员 1. 在 UL 指定的时间间隔内与 UL 会面		
患者治疗 1. 确保只有维持生命的设备才插在红色应急插头上 2. 协助进行 TRAIN 分流；识别高危患者和受伤患者 3. 向 UL 报告紧急情况 / 有威胁的情况，UL 向医院指挥部报告		
沟通 1. 就任何患者的医疗状况变化与 AUL 进行沟通 2. 向患者和家属传达麻醉学相关的最新信息		
耗材 1. 与 AUL 沟通需求 2. 随身携带麻醉科的即拿即走包，为快速撤离做好准备		
延伸期（时长＞12h 或由指挥中心决定）	完成	签名
继续按照紧急期和中期计划的指示提供治疗（见上文）		

▲ 图 37-1　产科麻醉学工作行动单；经 the Obstetric Disaster Planning Committee at the Johnson Center for Pregnancy and Newborn Services, Stanford, USA 许可转载

转运	CAR（出院）	BLS	ALS	SPC	庇护所地点
分娩状态	无	早期	活跃	有可能在转运途中分娩	如果分娩在即，可就地避难并且分娩后再进行 TRAIN 分诊
可移动性	可移动 *	可移动或不可移动	不可移动	不可移动	
硬膜外状态	无	置管时间＞1h**	置管时间＜1h**	不适用	
孕产妇风险	低	低 / 中	中 / 高	高	

 A

转运	CAR（出院）	BLS	ALS	SPC
分娩状态	VD＞6h 或 CD＞48h	VD＜6h 或 CD＜48h	复杂性 VD 或 CD	病情复杂
可移动性	非住院患者 *	可移动或不可移动	可移动或不可移动	不可移动
术后情况	非 CD 手术＞2h **	＞2h 从 CD 开始	＜2h 从 CD 开始	病情复杂
孕产妇风险	低	低 / 中	中 / 高	高

B

▲ 图 37-2　**A.** 用于产前和产时的产科分诊（OB TRAIN）；**BLS.** 基本生命支持（配备急救医疗技术人员救护车）；**ALS.** 高级生命支持（配备医护人员的救护车）；**SPC.** 专科支持［必须由产科主任医师或转运护士陪同］；* 能从蹲姿中站起身；** 硬膜外导管脱开；**B.** 用于产后的产科分诊（OB TRAIN）；**BLS.** 基本生命支持（配备急救医疗技术人员救护车）；**ALS.** 高级生命支持（配备医护人员的救护车）；**SPC.** 专科支持（必须由产科主任医师或转运护士陪同）；**VD.** 经阴道分娩；**CD.** 剖腹产；* 能从蹲姿中站起身；** 如果有成人 24h 陪护；经美国斯坦福约翰逊妊娠和新生儿服务中心产科灾害规划委员会允许重绘

需的药物和基本物资（如在非医疗区进行阴道分娩）装入背包。在撤离和运输过程中，背包一直与患者本人在一起。由于有易变质的物品，这些背包没有预先装满。麻醉医师即拿即用包见图 37-3。

5. 沟通

在团队内部、团队之间、机构内部和机构之间，清晰有效的沟通都是至关重要的。由于通常的沟通渠道（电话、短信、电子邮件、传真和媒体）在灾害中可能无法使用，替代的沟通方法（如卫星电话）应该保证随时可用。协调患者转运和（或）患者治疗可能需要沟通，专家可能无法通过正常的交通到达，所以在这种情况下，远程医疗（视频电话）可用于将专家建议从专业中心传递到偏远和

（或）隔离的设施之中[25]。

（三）疏散的具体内容

疏散过程应该从 HCC 的命令开始，这时，最新的患者数量、医务人员和可用设备的普查数据，以及有关建筑结构损坏和具体需求的信息，都会从 UL 转移到 HCC。那些符合出院标准（在灾害中该标准可能会更宽松）的人需要一份出院表格。那些被疏散到机构内其他地方或者疏散到其他机构的人需要一个即拿即用包、一份患者转移表、移交令表格和一份完整的新生儿出院清单（如果适用的话，表格的示例见网站的"Tools"）。在快速撤离过程中，将患者信息完整、正确地传递给接收机构是最

气道	地点 / 说明
☐ 急救气囊 ×2	硬膜外麻醉推车或产房走廊的墙壁上
☐ O₂ 罐 ×2+ 扳手	8 号产房对面的杂物间
☐ 喉镜和刀片 ×2	
☐ 气管插管 ×2	
☐ NRB 面罩 ×3	
☐ 口腔呼吸道	
☐ 喉罩 LMA#3,#4,#5	
☐ 气管插管探条	

抽吸装置	
☐ 便携式吸痰机	医疗车的顶部（8 号产房对面）

监测器	
☐ Propaq 监护仪 + 电源和显示器电缆	麻醉技术室
☐ 便携式 SpO₂	手术室 C 麻醉机的顶部

IV	
☐ 静脉启动设备	
☐ NS 或 LR 1000ml 袋装 ×4	
☐ 静脉输液通路 ×2	

药品	
☐ 药房钥匙	

1. 从主药房领取麻醉柜和（或）治疗柜的钥匙包　　　3. 取回所需药物
2. 在前面板的顶部和底部锁上插入适当标记的钥匙　　4. 跟踪管理的药物和相关的 MRN
　　　　　　　　　　　　　　　　　　　　　　　　5. 将钥匙交给药剂师或注册护士（非资源管理护士）

☐ 丙泊酚和琥珀胆碱	
☐ 拉贝尔	
☐ 缩宫素	
☐ PPH 工具包 ×2	医疗室 + 麻醉恢复室加护病房
☐ 紧急用药：肾上腺素 / 阿托品 / 去氧肾上腺素 / 麻黄碱	
☐ 硝酸酯类	
☐ 2% 利多卡因 / 肾上腺素 / 碳酸氢盐 10ml 注射器 ×2	

其他	
☐ 10ml 注射器 ×20	
☐ 18G 针头 ×20	
☐ 25G 针头 ×10	

气源关闭阀：如果有烟或火，请关闭，一旦关闭，只有工程师才能重新打开	
PACU/11A、11B、11C/US 室	在 PACU 外面
LDR 房间	在休息室和通往手术室的双门之间
OR　A	在手术室 A 外
OR　B	在手术室 B 外
OR　C	在手术室 C 外

▲ 图 37-3　产科麻醉即拿即走包清单；经 **the Obstetric Disaster Planning Committee at the Johnson Center for Pregnancy and Newborn Services, Stanford, USA** 许可转载

重要的。患者转移表应始终与患者在一起（最好是附在患者身上），并包含孕产妇和新生儿的可识别数据，以及实验室结果和有关正在进行的医疗问题的信息。

（四）激增能力的具体内容

医疗机构的激增能力是指其适应需要治疗的患者数量突然激增（增加）的能力。需要激增能力的情况需要偏离正常的工作流程。换句话说，当患者突然涌入时，需要对医疗服务的水平有一个新的认识。激增能力分为三个层次，即常规、应急和危机（表37-3）[15, 26]。在常规激增水平中，服务的扩展通常与现有的许可和监管要求保持一致。一旦达到最大的常规激增水平，启动应急能力。应急能力要求医疗机构预先制订计划，划定可以安全容纳溢出患者的地方，以及如何调用额外的工作人员。应急计划还应该包括将患者转移到当地机构的方法，以便医院能够尽快恢复正常或常规的激增能力水平。事先有一个预先制订好的医院产科和新生儿治疗级别的清单，将确保患者和新生儿被送到正确的地方。例如，一张床可能适合用于普通患者治疗，但不适合用于孕产妇或产后女性的专科治疗。

除了应急计划，在危机激增时，医疗服务水平可能会受到很大影响。在危机激增阶段，必须做出困难的选择，这可能包括扩大医疗工作者的执业范围。在紧急状态下，可能有必要在专业技能之外进行操作（如由普外科医师进行剖宫产），以便为更多的患者提供更好的治疗，而不是为少数人提供最佳治疗。医务人员仍然必须在他们的技能范围内实践，护士仍然是护士，医师仍然是医师。例如，一个楼层普通护士可能在重症监护病房（ICU）工作，并受ICU护士的直接监督。建议每家医院的OEM盘点每个工作人员超正常许可范围的技能或经验。额外许可技能包括拥有军队缝合技能的呼吸治疗师，或拥有伤痛咨询经验的实验室技术员[27]。关于危机激增期间允许的治疗标准的宽松程度，已经有很多讨论[28, 29]。从业人员必须了解要求遵守当地法律法规。例如，在某些地区，来自邻近地区或设施

的工作人员，只有在已经获得当地认证的情况下才可以获准提供帮助（即使是自愿）[27]。而在某些国家，可能会有一个紧急认证系统。

在物资和设备方面，对危重患者的主要考虑因素已在其他地方概述[30]。虽然这些可能包括危重病孕产妇或围产期女性，但在编纂本资料时没有考虑到这一人群的特殊需要。目前，对于孕产妇和围产期女性的药物和液体、设备、食物和水，以及废物处理或卫生要求没有共识清单。

四、救灾培训

救灾培训包括对医护人员进行预测和规划、灾害概念和语言、当地规章制度、行动计划，以及熟悉可用的工具和辅助工具方面的教育。在医院内，在灾害期间和灾害发生后立即对妊娠或围产期女性进行治疗的培训，应该由熟悉该单位并了解这一人群的独特需求的当地负责人来领导。新生儿科医学服务也需要纳入培训计划，因为他们在确保新生儿将能有一个安全的治疗环境方面发挥着基础性作用。

救灾培训不仅与医疗工作者有关，也与社区成员有关。所有的社区，不仅是高危地理区域的社区，都应做好应对灾害的准备，因为人为的或传染性的灾害可能发生在任何地方。因此，救灾计划应该包括协调一个社区以及相关机构响应（如何为因基础设施受损而无法前往医院的孕产妇提供在家分娩的护理治疗，或如何确保需要药物治疗的孕产妇能够获得所需药物）（见上文）。

一个可行的培训模式是使用多学科模拟。模拟培训已被证明在创伤和复苏，以及其他紧急情况的管理方面是有效的，目前正被用于产科紧急情况；将其纳入救灾培训的提升效果不佳[31]。通过模拟训练迫使参与者体验"实际的灾害发生"，并"应用"他们在真实事件中使用的相同工具和辅助工具，从而有望提高记忆。在模拟训练中包含所有医疗团队成员（产科医师、麻醉医师、重症监护医师、儿科医师、护士、技术人员和文员），将确保所有工作人

员在实际事件中都能有效工作。危重症治疗的参与是很重要的，因为在灾害情况下，治疗可能不理想。欠佳的治疗与并发症和较差的孕产妇结局有关。

机构间模拟提供了最真实的体验。机构间模拟涉及应急服务部门或科室、救灾组织和医院之间的合作，以复制灾害性事件过程，用于模拟培训。大多数机构间模拟计划每年或每半年 1 次，为观察实际事件如何发展提供最好的基础，从而允许识别系统偏倚。

对于医疗工作者来说，他们需要投入时间和精力为灾害做准备和培训，他们需要意识到这将为他们、他们的患者和他们的家人带来潜在的好处。通过医院的培训计划之后完善的一些培训是可以转移到社区或家庭的。一些有用的网站为社区灾害管理提供了丰富的信息 [32, 33]。

同时需要定期更新以使卫生保健提供者了解新的或修订的共识和指南。为此，网上有一些有用的培训资源 [34-36]。更新也可以由当地的联络人（即领头人）通过进修课程和（或）公告进行。HICS 应该（利用当地的联络人）与邻近的机构和地区领导联系，建立一个合作的培训环境。

总而言之，救灾准备对所有机构来说都是息息相关的和必要的。特别需要关注的是产科和新生儿患者中易受伤害和被忽视的人群。救灾计划，包括纳入产科专用的分诊工具，了解当地和地区内的妇产医院的治疗水平，培训员工为这些突发事件做好准备，并了解当地的资源，将优化整个灾害情况下患者的治疗。

第十一篇 药物治疗与并发症

Medications and Complications

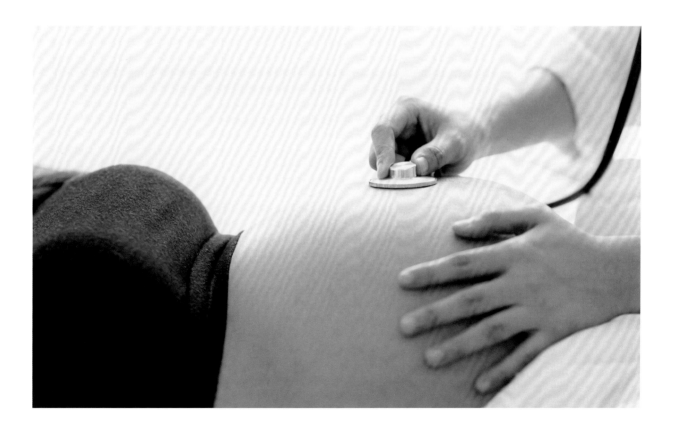

第 38 章　妊娠期间重症监护病房的用药

Medication Use during Pregnancy in the Intensive Care Unit

Asher Ornoy　著

张　圆　郭晨旭　译　　余剑波　校

要点

- 当对孕产妇进行治疗时，重要的是要记住，大多数药物能穿过胎盘到达胚胎或胎儿。
- 尽管大多数药物对发育中的胚胎和胎儿相对安全，临床医师仍应该尽量避免使用可能会对妊娠造成不良反应的药物。
- 由于通常存在几种具有相似作用的药物，通常可能将致畸性的药物替换为非致畸或致畸性更低的药物。
- 药物对胎儿的影响是呈剂量和时间依赖的，因此有些药物即使可能会对妊娠造成不良影响，也可在短时间内使用。
- 妊娠期药物使用的安全性考虑，可以咨询致畸信息服务。

在成千上万种临床使用的药物中，相对而言几乎没有哪类药物在妊娠期间是绝对安全的，因为大多数药物都能穿过胎盘屏障到达胎儿。另外，具有致畸性高的药物也相对较少。由于大多数药物没有致畸性证据，在妊娠期间需要药物治疗的孕产妇理应得到必要的治疗。然而，由于存在几种可替代的药物，一般尽量避免选用致畸性更强的药物进行治疗。妊娠期间抗癫痫药的选用就是这样一个例子。在许多抗癫痫药中，有几种是致畸的，有些则不是。其中，丙戊酸是致畸性最强的抗癫痫药，可以考虑用致畸性较低的（如卡马西平）或非致畸性的（如拉莫三嗪、左乙拉西坦）抗癫痫药替代。致畸信息服务和相应的医学文献 [1-4] 有助于找到伤害

性最小的药物。有时，某种致畸性药物可能是唯一的选择——这是在重症监护环境中经常遇到的问题。在这种情况下，医师和患者或其家人需要权衡对胎儿的潜在风险和挽救母亲潜在益处之间的关系。

本章总结了重症监护病房（ICU）中所使用的大多数药物对胚胎和胎儿可能产生的影响。附录介绍了妊娠期和哺乳期用药分类。

以下为本章所涉及的主要药物。

- 控制心律的药物：利多卡因、α 和 β 受体拮抗药、钙通道阻滞药（维拉帕米）、胺碘酮、地高辛。
- 血管升压药：去甲肾上腺素和肾上腺素、麻黄

碱、米力农、血管升压素和去氧肾上腺素。

- 抗生素。
- 抗真菌药。
- 抗病毒（抗反转录病毒）药。
- 降低颅内压的药物：硫喷妥钠、异丙酚、甘露醇。
- 抗惊厥药：苯妥英、丙戊酸钠、左乙拉西坦。
- 一氧化氮。
- 抗溃疡药。
- 镇静药。
- 镇痛药。
- 麻醉药。

对于一些药物，我们将给出与整组药物相关的简短讨论，而对于一些药物，我们的讨论将延伸到具体药物。这里不会包含整篇文献内容，我们将只会总结更重要的观点。补充的药物将在本书的其他相关位置进行讨论。

一、控制心律的药物（抗心律失常药）

抗心律失常药可根据它们的作用机制进行分类：Ⅰ类，ⅠA～ⅠC类是影响钠通道的药物，继而通常会影响动作电位和减慢心脏传导；Ⅱ类是β受体拮抗药；Ⅲ类影响钾通道（钾通道阻滞药）；Ⅳ类是钙通道阻滞药[5]。

1. 利多卡因

利多卡因除了可以作为一种局麻药外，同时也是一种用于治疗室性心律失常的ⅠB类抗心律失常药，一般与其他抗心律失常药（维拉帕米）联合使用。利多卡因也可用于分娩时的硬膜外麻醉。其主要作用机制是阻断钠离子通道。

利多卡因在啮齿类动物中不会导致先天性异常，即使是在全身性大剂量给药的情况下。但在大剂量并长时间用药时，可能导致大鼠不良行为[6]，甚至引起羊胎儿的惊厥[7]。在人类中，利多卡因可以穿过胎盘屏障，妊娠期间全身性使用利多卡因的数据尚不足。然而，对超过1000例全身性使用利多卡因的孕产妇进行的前瞻性和回顾性调查中并未

发现重大先天性异常或神经发育问题的发生率有任何增加[8, 9]。因此，利多卡因可以安全地全身性应用于任何妊娠期的女性。

2. 普鲁卡因胺

普鲁卡因胺为ⅠA类抗心律失常药，可在妊娠期内使用，在动物或人类研究中尚未有致畸性报道[8]。

3. 胺碘酮

胺碘酮（Procor），这种Ⅲ类，钾通道阻滞药，通常在重症监护病房内通过静脉给药，作用时间很长。如果有可能，妊娠期内尽量短时间使用药物是非常重要的。胺碘酮在大鼠和兔中未发现致畸作用[9, 10]。然而，胺碘酮含有高比例的碘，一些研究者报道了其对胎儿甲状腺功能的不良影响[11-13]。由于这些可能的并发症，仅仅在其他抗心律失常药无效的情况下，才建议孕产妇使用胺碘酮[13, 14]。

4. 维拉帕米

维拉帕米（Ikacor），这种Ⅳ类，钙通道阻滞药，是妊娠期首选的钙通道阻滞药，因为与本组其他药物相比，有更多的数据支持它的使用。维拉帕米在相对低剂量的大鼠体内不会产生先天性异常，但在大剂量下使用的体内和体外实验应用可能会致畸，一般会影响中枢神经系统和心脏[15]。在人类妊娠期间，几项大型人群研究表明，维拉帕米不是人类致畸原[16-18]。尽管没有人类妊娠的对照数据，但使用维拉帕米治疗心律失常时有胎儿伤害的报道。假设相对大剂量的维拉帕米可能导致母体低血压[19]，降低胎盘灌注，并可能导致胎儿生长迟缓，在极少数情况下甚至胎儿死亡[20]。因此，妊娠期内应谨慎使用维拉帕米，在使用过程中应持续监测孕产妇血压。维拉帕米可能有助于防止早产，但也可能推迟分娩，导致过度成熟。其他钙通道阻滞药也可用于妊娠期，但他们对发育中的胚胎和胎儿的安全性的数据很少，而硝苯地平例外，其数据相对充足。

二、受体拮抗药

α和β受体拮抗药通常作为肾上腺素和去甲

肾上腺素的拮抗药，用于控制心律并用作降血压药。应用 α 受体拮抗药（如酚妥拉明）相对较少，而 β 受体拮抗药（如普萘洛尔、阿替洛尔、美托洛尔）较多。拉贝洛尔和卡维地洛两者都是 α、β 受体拮抗药[1-4, 21-25]。所有这些药物似乎都能穿过胎盘。

（一）α 受体拮抗药

关于酚妥拉明对孕产妇可能产生的影响的数据很少，除了制造商所报道的一些动物数据表示即使大剂量用药也不会诱发小鼠、大鼠和兔的先天性异常[22]。关于产前酚妥拉明治疗可能的围产期影响的数据也很少。

（二）β 受体拮抗药

普萘洛尔[23]和美托洛尔[24]似乎是这一组中有最多的相关用药的妊娠结局数据的药物。如果在临近足月时给药，这些药物可能会引起较高的围产期低血糖发生率和新生儿脉搏率的降低[23, 24, 26]。最近的证据表明，β 受体拮抗药对发育中的胚胎和胎儿造成的任何不良影响是极其罕见的[27]。

1. 普萘洛尔

虽然大多数研究并没有关于普萘洛尔致人类或动物畸形的报道，但似乎有充分的数据表明，在妊娠期间使用普萘洛尔与宫内胎儿生长受限（fetal growth restriction，FGR）存在关联，如 Prony[28] 和 Redmond[29] 等对 30 多例孕产妇的报道显示，FGR 的增加与孕产妇高血压无关。

β 受体拮抗药损害胎儿生长的一个合理机制是由于抑制了孕产妇心率和输出量而使胎盘灌注有所下降。在动物中已经观察到这一点，特别是在大鼠中，也与 FGR 有关[30]。

2 美托洛尔

大量关于妊娠期使用美托洛尔的数据表明，美托洛尔与其他 β 受体拮抗药类似，不是人类致畸原[24]。动物研究发现其在大鼠和兔中没有致畸性，但在非常高的剂量下观察到了胎儿生长受限和死亡[31]。在人类中也有出生体重下降的报道[32]，但并未见畸

形增加。在人类中还有产前使用受体拮抗药可能增加心脏畸形的报道[33]，但并未得到其他研究的证实[24]。此外没有发现其他畸形增加的描述。有多项研究报道低血糖发生率较高[24]。

关于其他受体拮抗药的数据很少，但没有理由认为这些药物有致畸作用。

（三）联合 α 和 β 受体拮抗药

拉贝洛尔

拉贝洛尔在大鼠和兔子进行的动物实验数据令人安心，即使大剂量地使用拉贝洛尔，也并未观察到先天性异常的增加。然而，在大鼠中发现胎儿体重下降。一些关于产前使用拉贝洛尔的围产期影响的报道描述了低血糖、短暂性低血压、呼吸窘迫和 FGR 的增加[25, 26]。来自两个大型国际队列的证据表明，该药物在妊娠期间使用是相对安全的[27]。

总之，α 或 β 受体拮抗药可安全用于危重症孕产妇。由于它们通常是短期使用，因此影响胎儿生长的可能性很小。然而，如果在近足月使用，应该注意其可能的围产期不良影响。

三、地高辛

洋地黄糖苷用于治疗心律失常和心力衰竭，它不属于任何抗心律失常药类。它能抑制钠钾 ATP 酶（Na^+/K^+-ATP 酶）的作用，主要作用于心肌，使细胞内钠离子增加，从而降低心率，改善心排血量[34]。

尽管洋地黄可通过胎盘，但是在小鼠和大鼠的动物研究中尚未显示任何致畸性[35]。虽然地高辛也能穿过人类胎盘[36]，但它在妊娠期内已被广泛使用，并且由于它在人类数据与致畸性一般呈负相关[37]，因此在妊娠期间被视为一种安全的抗心律失常药。然而，孕产妇用药过量可能会导致胎儿用药过量，对胎儿可能是致命的[38]。因此，地高辛可在妊娠期间安全用于母胎，但应特别注意给药剂量和药物水平监测。

四、血管升压药和正性肌力药

1. 去氧肾上腺素

去氧肾上腺素为拟交感神经药，是一种选择性 α_1 受体激动药，可增强去甲肾上腺素的释放。这是一种强效的血管收缩药，能够用于治疗脊髓麻醉期间可能伴发的低血压。去氧肾上腺素被推荐用于缓解剖宫产期间的脊髓麻醉所诱发的低血压[39]。在兔中使用去氧肾上腺素可能引起胎儿生长受限，并且在绵羊中可能会出现胎儿不良反应[40]。去氧肾上腺素作为一种减充血药甚至可无需处方进行售卖。然而，已经发表的一些病例和人群研究表明，在妊娠期间接受去氧肾上腺素治疗的女性的后代中，各种畸形都有所增加。在围产期合作项目中，一项对1249 名妊娠早期使用去氧肾上腺素的孕产妇的研究发现，新生儿耳、眼和肢体缺陷的发生率均有增加[8]。其他研究[41-43] 也发现包括心脏畸形（如心内膜垫缺损、室间隔缺损）及肠道（如幽门狭窄）、腹壁（如脐疝）和足部畸形等几类畸形均有增加。这些畸形的产生可能与去氧肾上腺素的血管收缩作用有关。因此，在妊娠早期甚至以后不使用去氧肾上腺素可能是明智之选。

2. 麻黄碱（和伪麻黄碱）

麻黄碱（和伪麻黄碱）的拟交感神经胺作用和适应证与去甲肾上腺素相似，是一种血管收缩药和减充血药。动物数据表明用药后鸡胚胎的心血管畸形增加。在人类中，有几例病例报告将妊娠期间使用麻黄碱与几种畸形相关联[44-46]。但研究发现妊娠期服用麻黄碱未发现对发育中的胚胎和胎儿有任何不良影响[8]。麻黄碱与去氧肾上腺素具有相同的适应证，对脊髓麻醉期间可能出现的低血压有相似的临床益处[47]。可以得出这样的结论，在妊娠早期使用麻黄碱防治脊髓麻醉后低血压优于去氧肾上腺素，而在妊娠后半期，这种优势却似乎并未显现。

3. 去甲肾上腺素

去甲肾上腺素为 α_1 和 α_2 受体激动药，是天然的神经递质和激素。由于其能够收缩血管，去甲肾上腺素主要用于提高血压。在啮齿类动物中，大剂量的去甲肾上腺素可能会导致胎儿缺血，从而导致骨化、白内障和宫内生长迟缓[48, 49]。给 15—16 日龄的小鼠羊膜腔内注射去甲肾上腺素和肾上腺素会引起胎儿四肢动脉收缩和出血[50]。最近去甲肾上腺素已被短暂用于剖宫产期间以防治脊麻后低血压，尚无对胎儿不利影响的报道[39]。去甲肾上腺素在人类妊娠期间的潜在影响似乎没有大型的研究，但有理由认为它不具有致畸性[8]。然而，由于妊娠期数据的缺乏，去甲肾上腺素应该仅仅在妊娠期内挽救生命时且没有其他药物可选择的情况下使用。

4. 肾上腺素

肾上腺素是天然产生的环状激素，在啮齿类动物中大剂量使用可致畸。给 18—22 日龄的兔胎注射大剂量的肾上腺素会导致远端末梢水肿和坏死[51, 52]。在妊娠的小鼠中，给药肾上腺素会造成 14% 的腭裂发病率，而在大鼠中，在第 17 天直接胎儿注射会产生肢体畸形[51, 52]。

围产期合作项目发现，人类妊娠早期应用肾上腺素和畸形风险增加，特别是腹股沟疝的增加之间存在显著关联[8]。然而，腹股沟疝也可能与其他因素有关。Schatz 等[53] 研究了 180 名在妊娠早期使用吸入性 β 拟交感神经药物女性的妊娠结局，没有发现先天性异常或其他不良胎儿影响发生率的增加。不过，只有很少的患者使用了肾上腺素。此外，由于过敏性休克在妊娠中很少见，少数几个肾上腺素治疗的病例一般发生在妊娠后半期[54]。因此，如果需要，妊娠期间肾上腺素可以用于抢救过程。

5. 血管升压素（抗利尿激素）

血管升压素（抗利尿激素）是一种强效的血管收缩药，用于治疗尿崩症和升高血压。抗利尿激素与天然的精氨酸加压素有相似的作用。妊娠期间抗利尿激素的使用非常少见，大多数数据来源于孕产妇尿崩症的治疗。大多数病例描述在妊娠后半段使用抗利尿激素，通常对母亲和胎儿产生有利的结果。小鼠和大鼠的实验数据表明，羊膜腔内注射抗利尿激素（及肾上腺素和去甲肾上腺素）会导致胎儿四肢主要动脉收缩而引起出血[50, 55]。几乎没有在妊娠早期使用抗利尿激素可能对发育中的胚胎和胎儿产生的影响的数据报道。由于抗利尿激素对子宫收缩的潜在影响，明智的做法是，尽可能避免对孕产妇使用抗利尿激素。对于有尿崩症的孕产妇，建议使用合成类似物，去氨加压素（DDAVP），更特异地作用于肾脏[56-58]。

6. 米力农

米力农是一种血管扩张药和正性肌力药，是磷酸二酯酶3抑制药，可以增加心脏收缩力和降低肺血管阻力。一般用于治疗婴儿肺动脉高压和老年患者的心力衰竭和(或)心脏手术患者的肺动脉高压[59]。一般静脉给药，也可吸入给药[60]。目前还没有关于米力农可能用于人类妊娠的数据。在动物实验中，大鼠和兔子的实验数据表明，米力农即使在大剂量下也不具有致畸性和胚胎毒性，除非发生母体毒性作用[61]。因此米力农在必要时可用于孕产妇。

五、抗生素

一般来说，ICU 内用于治疗急性感染的抗生素尽管能够穿过胎盘屏障，但并不具有致畸性。在动物身上也是如此，除非在非常高的剂量下使用，否则大多数抗生素都不具有致畸性。喹诺酮类是一个例外，因为它们可能会影响胎儿和后代的软骨。同样，有几种氨基糖苷类在大剂量应用于胎儿时可能有肾毒性作用。我们将简要讨论 ICU 中常见的抗生素。

（一）氨基糖苷类抗生素

这是一组杀菌抗生素，能够抑制细菌蛋白质合成，并作为分子的一部分，含有氨基修饰的糖苷（糖），主要对需氧革兰阴性菌有效，而对革兰阳性菌或厌氧菌无效，通过与核糖体结合特异性抑制细菌蛋白质合成[62]。这类抗生素中最早使用的是链霉素，但更常用的是庆大霉素、卡那霉素、妥布霉素、阿米卡星、新霉素、链霉素和双氢链霉素。这一类的药物在大剂量使用时可能是有毒的，可产生肾毒性和耳毒性作用。它们通常能穿过胎盘屏障，但并不被认为是人类致畸原[63]。在妊娠动物中，有

一些抗生素会引起先天性异常，尤其是耳毒性作用，但关于人类胎儿耳毒性的报道很少。

1. 庆大霉素

在大鼠和豚鼠中证实了产前大剂量应用庆大霉素对胎儿肾脏的损害[64, 65]。在人类研究中，在胎儿中既没有肾毒性也没有耳毒性的证据，但是在新生儿中使用庆大霉素治疗，肾毒性是一个已知的并发症。因此，孕产妇使用庆大霉素进行短期治疗时，应谨慎用药并监测药物水平[66]。在人群研究中，未发现庆大霉素增加先天性异常的发生率[63]。因此，庆大霉素可以在任何临床需要时给孕产妇使用。

2. 卡那霉素

实验动物研究表明，卡那霉素对妊娠大鼠和其他啮齿类动物后代的耳毒性发生率较低[67]。在妊娠动物中没有其他异常报道。在人类中除了少数胎儿耳毒性病例之外尚没有先天性异常的报道，而大剂量服用后通常也会引起孕产妇耳毒性的发生[68, 69]。显然，胎儿耳毒性发生的风险很低。因此，只要临床有指征，卡那霉素可在妊娠期间使用。

3. 妥布霉素

在妊娠啮齿类动物的实验研究中，没有发现妥布霉素引起后代重大异常增加的风险。在大剂量应用使母鼠产生肾毒性时，也会引起大鼠后代的肾毒性[70]，在豚鼠中也发现类似的结果[71]。在人类中，尽管有一些个案报道，但更大规模的人群研究并没有发现先天性异常发生率的增加[63]。然而，由于报道的病例数量相对较少，在人类妊娠中不能完全排除肾毒性和潜在的耳毒性作用。因此，妥布霉素可以在妊娠期间使用，但如果其他氨基糖苷类同样有效，它们应该作为首选。

4. 新霉素

新霉素是一种氨基糖苷类药物，通常为局部用药，在人或动物研究中没有报道致畸作用。新霉素一般与其他抗生素联合使用。在对动物的全身性使用的研究中表明，仅在极大剂量下给药会产生耳毒性作用[72]。关于孕产妇全身性使用新霉素的数据很少，但这些数据并未显示先天性异常率增加。因此，如有需要，可全身性使用新霉素。

5. 阿米卡星

在妊娠动物的研究中显示，阿米卡星不会引起胎儿损伤[73]，除非已经引起母体的毒性作用。然而，目前还没有关于阿米卡星对孕产妇可能产生的影响的研究。因此，应尽可能避免在孕产妇中使用阿米卡星。

（二）头孢菌素

第一代、第二代和第三代 β 内酰胺抗生素包括超过 20 种不同的抗生素（如头孢氨苄、头孢呋辛、头孢曲松），这些药物通过破坏细菌壁的肽聚糖层而发挥杀菌作用。一般来说，这些药物在妊娠啮齿类动物中使用时不会增加先天性异常的发生率[74, 75]。在一项基于大型人群病例对照研究和几个队列研究中，妊娠期的人类数据并未显示对发育中的胚胎和胎儿有任何损害作用[74]。因此，妊娠期使用头孢菌素是安全的，还注意到孕产妇使用不同的青霉素（如青霉素 V、青霉素 G、阿莫西林等）治疗均是安全的[74]。

（三）氟喹诺酮类

这类广谱抗生素对许多革兰阳性菌和革兰阴性菌具有杀菌作用，因此被普遍用于各种感染治疗。它们的主要作用机制是通过抑制细菌 DNA 解旋酶，从而阻止 DNA 合成和复制[76]。常用药物包括环丙沙星、左氧氟沙星、莫西沙星、氧氟沙星、诺氟沙星和萘啶酸。

在动物中，喹诺酮类不会致畸，但大剂量下使用，特别是环丙沙星，在小狗幼崽、大鼠和小鼠中使用会导致关节病变[77]。在人类中，现在有超过 2000 名女性在妊娠的不同阶段使用不同的喹诺酮类治疗的数据来证明这些药物的安全性。Padberg 等[76]发表了一项最大规模的研究，对 949 例妊娠早期使用不同氟喹诺酮类的孕产妇进行了前瞻性调查，并未报道严重先天性异常、早产或自然流产率的增加。人类研究中未观察到关节病相关病例出现。因此，妊娠期使用喹诺酮类不会增加先天性异常发生率或其他妊娠并发症[76, 78, 79]，可在需要时安全地使用。

（四）甲硝唑（灭滴灵）

甲硝唑是一种广谱抗生素和抗原虫药，能够用于治疗阿米巴病、滴虫、贾第鞭毛虫，以及几种引起盆腔炎症的细菌感染。在重症监护环境中，它通常与其他抗生素或抗真菌药联合使用以覆盖厌氧菌感染。甲硝唑通过破坏微生物细胞的 DNA 来抑制核酸合成，但对哺乳动物细胞影响不大。甲硝唑也可用于孕产妇预防细菌性阴道病所导致的早产的发生[80]。

在妊娠动物研究中，甲硝唑通常未显示出任何致畸性[81, 82]。然而，单次大剂量使用甲硝唑和咪康唑可引起小鼠后代发生轴向骨骼畸形[83]。

前瞻性和回顾性研究报道了近 3000 例使用甲硝唑治疗的人类妊娠结局，没有迹象表明甲硝唑是一种人类致畸剂，因为它并没有增加重大先天性异常、早产或自然流产的概率[84, 85]。相反，甲硝唑治疗可以防止早产[80]。因此，如果有指征，甲硝唑可以在妊娠期间使用。

随着全球范围内多重耐药病原体愈发流行，女性重症患者更有可能需要使用另外的抗生素进行治疗。关于大多数抗生素对胎儿的短期和长期影响的信息很少，甚至没有，这种情况由于几乎将孕妇排除在药物试验之外而加剧。考虑到数据的缺乏，如果临床情况需要考虑在妊娠期间采用这样的治疗方案，不能因为对胎儿的担忧而拒绝对母亲的治疗。

六、抗真菌药

1. 两性霉素 B（阿霉素脂质体）

关于两性霉素 B 脂质体对妊娠期动物和人类可能的影响的数据很少。在一些动物试验中两性霉素 B 没有表现出致畸性，尽管其使用剂量并未超过用于人类治疗的剂量[86]。关于妊娠期女性的数据也非常有限，但目前来看都是阴性结果。考虑到该药物在治疗严重隐球菌感染（可能还有利什曼病）的临床疗效，建议妊娠期间当临床有适应证时使用该药物[87, 88]。

2.咪唑类杀菌药

咪唑类杀菌药（氟康唑、咪康唑、伊曲康唑、伏立康唑、奥昔康唑）为抗真菌药，已在妊娠动物经过测试，通常引起母体毒性作用，并对发育中的胚胎和胎儿产生不良影响（即增加自然流产和胎儿死亡）或骨骼、神经系统和其他系统的畸形。伊曲康唑所造成的畸形更加显著。在一些研究中，即使没有母体毒性作用的迹象，啮齿类动物也会出现骨轴畸形或其他不良影响。这些大多归因于这些药物的抗雌激素作用或其他内分泌作用。然而，未发生母体毒性作用的情况下，一般不存在致畸性或胚胎毒性作用[89, 90]。

人类妊娠期研究已经报道了大量的婴儿中的阴性结果。然而，这组药物中每种药物的数据量之间存在较大差异。例如，氟康唑和咪康唑有足够的数据表明这些药物可以在妊娠期间安全使用，但伊曲康唑的数据要少得多[91-93]，伏立康唑和奥昔康唑暂无人体数据。因此，如果临床需要，氟康唑和咪康唑是孕产妇的首选用药。

七、抗病毒药

（一）抗反转录病毒药

如今，约30种药物可参与控制HIV感染，最大限度地减少HIV，有效阻止疾病进展。这些药物可根据其作用机制和耐药情况分为六组：①核苷类反转录酶抑制药（nucleoside-analog reverse transcriptase inhibitor，NNRTI）；②非核苷类反转录酶抑制药（non-nucleoside reverse transcriptase inhibitor，NNRTI）；③整合酶抑制药；④蛋白酶抑制药（protease inhibitor，PI）；⑤融合抑制药[94]；⑥受体拮抗药。其中许多药物已经并将继续在妊娠期间使用，这些药物在防止病毒经胎盘传播给胎儿这一方面具有良好的临床疗效，而且它们似乎对胚胎和胎儿无害。

动物研究结果通常表现为没有致畸性作用。即使是与人类用药相似浓度下的药物联合也不会引起致畸作用。但是，在大鼠模型中极高剂量下使用一般会产生母体毒性作用，使胎儿死亡率更高并产生其他不良反应[95]。

在评估这些药物对人类妊娠结局的可能影响时，还应考虑基础疾病的潜在不良影响。在一项针对数千例孕产妇的研究中，大多数并未显示出致畸作用。相反，大多数药物证实了这些药物对发育中的胎儿有保护作用[96-98]。因此，当有适应证时，应在妊娠期间给予抗反转录病毒治疗。

（二）其他抗病毒药

这些药物也可以在妊娠期间使用，大多数有充分证据表明它们对发育中的胚胎和胎儿没有不良反应。

八、降低颅内压药

1.甘露醇

甘露醇是种高渗溶液，由于其高度渗透性可用于缓解颅内压（ICP）增高，但很少用作利尿药[99]。极少数情况下，甘露醇可能会穿过血脑屏障，进而增加ICP。尽管它可能优于硫喷妥钠，但在降低ICP方面不如高渗盐水有效[99]。在妊娠大鼠和兔的动物研究中，甘露醇的致畸性作用普遍为阴性。人体数据相对较少，大多数数据来自于妊娠中期和晚期。到目前为止，孕产妇应用甘露醇对胎儿似乎没有不良影响[100, 101]。因此，如果需要，甘露醇可以在妊娠期间使用。

2.硫喷妥钠

硫喷妥钠（戊硫代巴比妥）是种快速作用的巴比妥酸盐，能够影响大脑中的几个离子通道，以前被用于麻醉诱导。如今，它已普遍被其他镇静/麻醉药如异丙酚所取代。硫喷妥钠会降低神经元活性，目前主要用于减轻重症监护室内的急性脑水肿，因为它能够减少渗透活性代谢物的产生，进而降低脑部水肿。硫喷妥钠还可用于诱导"巴比妥酸盐昏迷"，用于治疗严重脑水肿，尽管这种治疗的益处可疑[102, 103]。硫喷妥钠也可能具有一般神经保护作用。

在大鼠和小鼠中，硫喷妥钠不具有致畸性，但大剂量使用可能导致胎儿死亡和流产[104]。关于在妊娠期间使用硫喷妥钠的人类数据很少。围产期合作研究[8]描述了152名妊娠早期患者使用硫喷妥钠麻醉的结局，没有发现任何重大先天性异常的增加。在其他几项研究和综述中，包括硫喷妥钠在内的麻醉药在人类中不具有致畸性[105]。因此，如果需要，孕产妇可以使用硫喷妥钠治疗。

3. 异丙酚

异丙酚是一种麻醉药，经常用于麻醉诱导和治疗ICP增高[102]。它的耐受性良好，而不良反应相对较少。在妊娠大鼠和兔中不会致畸，但如果在大鼠的妊娠早期或妊娠晚期用药，会引起后代的神经行为改变，损害学习和记忆能力[106, 107]。异丙酚能够穿过成熟胎盘，导致胎儿的血药浓度非常接近母体血药浓度。然而，大多数关于异丙酚对胎儿可能影响的现有数据来自足月妊娠。因此，尽管麻醉效果的评估研究中通常表明异丙酚与致畸性之间并无关联，但其潜在的致畸性仍未被研究[8, 105]。在妊娠晚期使用异丙酚时，未观察到对后代的不良影响，包括对阿普加（Apgar）评分或其他新生儿评分均无影响。尽管数据不足，如果有需要，异丙酚可以在妊娠期间使用。

九、抗癫痫治疗

许多抗癫痫药都有致畸作用。由于抗惊厥治疗有时是强制性的，因此这些药物也在妊娠期使用。然而，重要的是要使用最有效但致畸性最低的抗癫痫药。人们普遍认为妊娠期间抗癫痫药用药不应该有所改变，因为这种改变可能会增加先前稳定的患者癫痫发作的风险，这可能会危及母亲和胎儿。丙戊酸（Valproic Acid，VPA）是一个例外，由于其在神经发育方面的不良影响，可以考虑由另一种药物所替代。最近一项综述和Meta分析，对许多使用抗癫痫药治疗的孕产妇进行的研究结果显示[108]，以下药物显著增加了重大先天性异常的发生率，如乙琥胺、丙戊酸盐、托吡酯、苯巴比妥（比值比为2或以上）及苯妥英和卡马西平（比值比低于2）。

只有加巴喷丁（OR=1.0；95% CI 0.47～1.82）、拉莫三嗪（OR=0.96；95% CI 0.72～1.25）和左乙拉西坦（OR=0.72；95% CI 0.43～1.16）未增加主要畸形的发生率。我们将只讨论ICU中用于控制急性癫痫发作的抗癫痫药，即丙戊酸、左乙拉西坦（开浦兰）和苯妥英。

1. 丙戊酸

丙戊酸（VPA）似乎是致畸性最强的抗癫痫药，因此在妊娠期间应避免使用[109-113]。在大多数动物中，它在使用剂量并不比人的剂量高的情况下均表现出致畸作用[95]。人类研究中丙戊酸与1%～2%的腰脊膜脊髓膨出（神经管缺损）发生率相关。妊娠期间使用丙戊酸后增加的其他先天性异常包括心脏畸形，面裂畸形，先天缺牙，先天性尿道下裂，颅缝早闭和肢体缺陷，特别是桡骨发育不全。一种典型的"丙戊酸面部畸形特征"（丙戊酸综合征）被描述为小鼻子、下垂的鼻梁、异常的耳朵、扁平而长的人中及薄的上唇，这些特征与所谓的"抗癫痫药综合征"相似。丙戊酸综合征通常伴有神经发育迟缓和孤独症谱系障碍发生率的增加[109-114]。产前使用丙戊酸后其后代中先天性异常的发生率通常在6.7%[110]至16%以上，并呈剂量依赖性[111, 112]。当丙戊酸与其他抗癫痫药一起使用时，先天性异常的发生率增加，一般高于单独使用丙戊酸所引起先天性异常的发生率[99, 100]。然而，多项研究表明，丙戊酸的致畸作用存在一个阈值，剂量<800mg时明显不会致畸[109, 110]。如果有可能，应避免在妊娠期间使用丙戊酸治疗。

2. 苯妥英

苯妥英已用于控制癫痫发作多年。它主要通过阻滞钠通道发挥作用，从而干扰突触脉冲的传播[115]。左乙拉西坦和苯妥英均可用于ICU预防头部创伤或脑占位病变后的惊厥。苯妥英是一种已知的致畸药物，可在啮齿动物中引起各种先天性异常。它在人类中也具有致畸作用[94, 97, 98]，但它优于丙戊酸。

3. 左乙拉西坦

左乙拉西坦（开浦兰）是惊厥高危孕产妇预防

癫痫发作的首选药物。这种相对较新的药物即使在相对较高的剂量下，也未发现对妊娠大鼠或兔子有致畸作用，但它经常干扰胎儿生长[116]。该药物可抑制突触前钙通道，减少神经递质的释放，从而减少突触传递的冲动传导。因此如上所述，该药物可用于预防头部创伤或脑肿瘤后的癫痫发作[117]。在几个相对较大的人群队列研究中显示，有超过1000名孕产妇在妊娠早期使用开浦兰进行单药治疗。一般来说，先天性异常、自然流产、死产的发生率并没有增加。在几个评估左乙拉西坦对神经发育影响的研究中，在产前使用左乙拉西坦组的儿童和对照组之间没有差异[118]。因此，左乙拉西坦似乎可以在妊娠期间随时使用。

十、一氧化氮

一氧化氮（Nitric Oxide, NO）是活性氮类之一，在多种生物系统中充当信号分子。由于NO也能引起平滑肌松弛，因而可以扩张血管，降低血压。NO在妊娠期间起着重要作用；滋养细胞产生氧化亚氮，这在滋养细胞侵袭过程中起重要作用[118]。吸入NO可用于伴有严重V-Q不匹配和重度肺动脉高压的成人重症监护患者的机械通气中。NO在控制胎盘血流方面非常重要，这解释了NO在小鼠[119]和人类[120]妊娠管理中的作用。在动物实验中，NO含量的增加并不引起致畸。关于吸入NO对人类妊娠的影响的数据很少。通过NO形成的，具有血管舒张作用的经皮硝酸甘油不会干扰妊娠，并且似乎也不会影响胎儿的心脏功能或胎儿的生长[108]。精氨酸是NO的前体，常用于治疗子痫前期，对胎儿也无影响[121]。因此可得出结论，妊娠期间NO治疗似乎是安全的。

十一、抗溃疡药

治疗应激性溃疡的药物主要是质子泵抑制药（如奥美拉唑、泮托拉唑、埃索美拉唑）或H_2受体拮抗药（如雷尼替丁、西咪替丁、法莫替丁）[122]。

1. 质子泵抑制药

质子泵抑制药的动物实验并未发现奥美拉唑或埃索美拉唑对大鼠有致畸作用，质子泵抑制药的动物致畸作用为阴性。大多数人类妊娠数据都与奥美拉唑相关[123]。到目前为止，已有超过2000例人类妊娠结局被描述，研究表明未见该类药物增加先天性异常、自然流产的发生率或对胎儿生长和分娩时孕龄的影响[124, 125]。由此可以总结出妊娠期间可以使用质子泵抑制药。

2. H_2受体拮抗药

对妊娠大鼠和兔子的研究未发现H_2受体拮抗药先天畸形率或妊娠期其他不良反应的增加。对约2000例妊娠期（大部分是在妊娠早期）接受雷尼替丁治疗的女性所进行的前瞻性队列研究显示，并未发现增加重大先天性异常的发生率或其他不良反应[126-129]。法莫替丁和西咪替丁也有类似的可靠数据。因此，H_2受体拮抗药可以在妊娠期间使用。

十二、抗组胺和抗呕吐药

西番莲、缬草、H_1受体拮抗药［抗组胺类——多西拉敏、苯丙胺类（Diphenidramine）］。

在小鼠、大鼠和兔中进行各种动物研究均未显示这类药物的致畸作用。从植物中获得的西番莲和缬草用于人类妊娠期的数据较少，大多数数据来自组胺H_1拮抗药，现有的人类数据总体上是令人放心的[8, 130-132]。因此，如果有指征，这些药物可以在妊娠期间使用。非药理学和药理学选择均可用于妊娠期间的恶心、呕吐管理[133]。妊娠早期使用昂丹司琼与心脏畸形不相关，然而，唇裂的风险却有小幅度的增加[134]。

十三、镇痛药

一般情况下，不同种类的镇痛药可在妊娠期短时间使用（最长几天）。但是，如果需要长期使用，最好避免大剂量使用。

（一）对乙酰氨基酚

在妊娠小鼠和大鼠研究中未增加先天性异常率或对妊娠其他的不良影响。在人类妊娠期的病例对照研究或基于人群的研究中除了在妊娠早期和中期使用对乙酰氨基酚后隐睾发病率有所增加，其结果也是阴性的。有一些研究指出，产前使用对乙酰氨基酚可能会增加孤独症的发病率，但是由于许多可能的混杂因素没有被排除，这些数据仍有待怀疑[135-137]。因此，对乙酰氨基酚可以在妊娠期间使用，特别是在短期内使用时。

（二）安乃近

安乃近是一种快速可逆的环加氧酶抑制药，在美国未获许可，但在其他发达国家和发展中国家已获准使用（译者注：中国国家药品监督管理局已经注销安乃近片等34个药品注册证书，目前临床很少应用）。没有明确的数据表明安乃近对妊娠动物可能产生影响，并且人类妊娠的数据也不充足，但到目前为止，未发现对妊娠有不良影响[138, 139]。对于一例动脉导管提前闭合的病例，只有一种描述这种情况是在妊娠末期使用大剂量的安乃近引起的[140]。然而，由于安乃近在以色列、巴西，以及几个欧洲国家被广泛使用，且没有报告任何不良影响，因此在妊娠期间使用这种药似乎是安全的。

（三）阿片类

有很多阿片类镇痛药，如芬太尼、美沙酮、可待因、哌替啶、吗啡、羟考酮、曲马朵等，这些药物将根据其适应证和有效性方面，按不同的群体来划分。

所有阿片类似乎都与中枢神经系统中的阿片受体结合。与阿片类滥用相关的一些不良妊娠结局［包括早产、低出生体重、婴儿头围减小、围产期死亡率增加、新生儿戒断综合征、产后婴儿猝死增加及学习困难和注意缺陷多动障碍（ADHD）］发生率增加，一般认为不会增加先天性异常的发生率[141, 142]。

与妊娠期阿片类使用相关的认知能力低下，在很大程度上归因于糟糕的家庭环境。那些出生在吸毒成瘾的母亲身边，但在"良好"的家庭环境中长大的孩子（即在很小的时候被收养），他们的认知能力正常或接近正常，但仍然有很高的ADHD发生率[142, 143]。因此，许多被认为是阿片类药物依赖的母亲，当她们的孩子出现妊娠并发症时，过去通常被认为是阿片类引起的，而现在可以归因于母亲成瘾及糟糕的家庭环境对儿童的影响等相关因素，而不是阿片类本身。阿片类作为一种镇痛药参与急性疼痛管理，却并不一定与糟糕的家庭环境有关，因此，在阿片类药物成瘾母亲的孩子中不良影响并不一定出现。因此，如果有需要妊娠期可以使用阿片类。

（四）非甾体抗炎药

通常，非甾体抗炎药（NSAID，包括阿司匹林）并不被认为是人类致畸原，尽管其中一些药在啮齿类动物中（在小鼠和大鼠中使用大剂量阿司匹林）是致畸的[144, 145]。有许多对人类妊娠期使用非甾体抗炎药潜在影响的研究。大多数研究显示在妊娠早期用药并不增加先天性异常的发生率。

1. 阿司匹林

一项大型Meta分析[146]和一项对50 000多名服用阿司匹林的妊娠妇所进行的前瞻性研究[8, 147, 148]证实，阿司匹林并不增加先天性异常的发生率。然而，一些小型的研究显示，阿司匹林对胚胎和（或）胎儿发育有一些不良的影响，如增加口裂发生率和降低胎儿体重[148, 149]。在极少数情况下，长期服用大剂量阿司匹林也会导致胎儿和孕产妇出血[8]。但是，服用低剂量阿司匹林不会增加新生儿出血的倾向[146]。

2. 吲哚美辛

据报道，妊娠前3个月内使用吲哚美辛会导致自然流产率增加，但是大多数大型的前瞻性研究并没有发现先天性异常率增加的证据[150]。据报道，妊娠后期使用吲哚美辛会引起一些不良反应，尤其是动脉导管收缩，虽然在孕28～31周可能很少发生，但在孕 32 周时更常见。还有报道称，产前使用吲哚美辛会增加脑出血的发生率[151]。

3. 布洛芬

一些研究认为布洛芬与妊娠期心脏畸形增加有关，但这些数据并不一致，并且队列研究结果普遍为阴性[152]。

4. 萘普生

关于萘普生，一些研究表明使用萘普生会增加唇腭裂和心脏畸形的发生率，而另一些研究则没有[153]。在妊娠后期使用萘普生和其他非甾体抗炎药可引起肺动脉高压和增加动脉导管挛缩发生率[154]。

5. 双氯芬酸

在大多数对妊娠小鼠和大鼠的研究中，双氯芬酸不致畸。在人类中，大多数研究并未证明后代先天性异常率或自然流产率有任何增加[155]。

综上所述，使用不同的非甾体抗炎药可能导致早期自然流产率增加，但这也可能与基础疾病有关。考虑到潜在的先天性异常和其他不良反应，在妊娠的前 7 个月使用非甾体抗炎药通常是安全的。此外，这些药物在孕 32 周（甚至孕 28 周）以后都不应该使用[156]。而低剂量的阿司匹林除外。长期使用低剂量的阿司匹林未发现不良反应，因此它可以在整个妊娠期间使用。

十四、麻醉药

据估计，1%～2% 的孕产妇在妊娠期间会因非妊娠原因接受全身麻醉（见上文，硫喷妥钠和异丙酚）。由于具有脂溶性，全身麻醉药很容易透过胎盘屏障，到达胎儿并影响胎儿大脑。似乎有足够的数据表明全身麻醉药，即使在妊娠早期使用，也不会对胎儿产生不良影响。然而，如果存在这种关联，也可能与必须接受全身麻醉的基础病因有关[1, 8, 100, 157, 158]。麻醉药使用时间通常较短，并且在妊娠期间通常发生不超过一次。动物实验研究，即使是长期的治疗，结果通常是阴性的，未被证实存在致畸性。麻醉气体或可注射麻醉药不被认为是人类致畸原，并且关于卤代烃吸入麻醉药安全性的数据是相当可靠的[8, 100, 157, 159]。妊娠期非产科手术和麻醉对胎儿的安全性证据充分。这些结果表明，无论是单独使用这些药物，还是与阿片类或抗抑郁药联合使用，妊娠期间使用苯二氮䓬类和（或）催眠药对儿童精细运动和注意缺陷障碍症状没有显著风险[160, 161]。

1. 氧化亚氮

尽管氧化亚氮麻醉效能有限，但因为它良好的耐受性，和对循环或子宫收缩的负面影响非常有限，因而经常用于分娩。这种药物似乎对发育中的胚胎和胎儿没有不良影响，可以用于妊娠期[8, 162]。

2. 局部麻醉、硬膜外麻醉和蛛网膜下腔麻醉

局部麻醉、硬膜外麻醉和蛛网膜下腔麻醉均同时适用于非产科和产科手术，如阴道分娩和剖宫产手术。这些手术中使用的麻醉药对胚胎和胎儿似乎也是安全的，对新生儿没有不良影响，其中各种药物都不会对人类致畸[8]。因此，在妊娠期间可以使用局部麻醉药。

结论

药物治疗对 ICU 内的孕产妇非常重要，并且常需快速决策。孕产妇安全是做出此类决定时的首要考虑因素。幸运的是，ICU 内所使用的大多数药物并不具有人类致畸性，能够在不危及胚胎或胎儿的情况下使用。在本章中，我们简要地描述了不同药物在使用过程中可能产生的不良影响，并证明了大多数药物是安全的，特别是在短时间内使用。然而，许多可能对妊娠产生不利影响的药物可以被其他具有类似药理作用的更安全的药物所替代（框 38-1）。

附

妊娠期和哺乳期用药分类

药物分类是根据妊娠和哺乳喂养阶段的建议。对于大多数药物没有明确答案，需要根据临床情况判断。信息来自 https://www.drugs.com/pregnancy-

框 38-1　妊娠期需谨慎使用的药物

使用：致畸性更低（卡马西平）或非致畸性（左乙拉西坦、拉莫三嗪）药物

- 苯妥英：尽可能避免使用，但仍优于丙戊酸
- 胺碘酮：只有当其他药物无效时才使用
- 维拉帕米：经由大量研究报道，妊娠期间首选钙通道阻滞药，但应谨慎使用并监测血压；硝苯地平可作为替代
- 肾上腺素：可用于抢救过程
- 去甲肾上腺素：可用于抢救过程
- 抗利尿激素：尽可能避免使用
- 去氧肾上腺素：在妊娠早期尽可能使用麻黄碱，妊娠中/晚期无偏好
- 妥布霉素：如有指征，首选其他氨基糖苷类
- 非甾体抗炎药：最长可使用至孕28～32周

categories.html（获取自 2019 年 9 月 27 日）。

1. 妊娠（包括分娩）

(1) 妊娠暴露登记。

(2) 风险总结。

(3) 临床考虑。

(4) 数据。

2. 哺乳（包括哺乳期女性）

(1) 风险总结。

(2) 临床考虑。

(3) 数据。

3. 女性和男性的生殖潜力

(1) 妊娠测试。

(2) 避孕。

(3) 不孕。

直到2015年，药物均按照五个风险类别进行分类，这些分类可能仍会在药物包装标签上被注明。

A 类：妊娠早期用药充足且良好对照的研究未能证实对胎儿有危险（并在妊娠中/晚期亦无危险的证据）。

药物或物质举例：左甲状腺素、叶酸、碘塞罗宁。

B 类：在动物繁殖试验中没有显示对胎儿有危险，在妊娠期女性中未进行充足且良好对照的研究。

药物举例：二甲双胍、氢氯噻嗪、环苯扎林、阿莫西林。

C 类：在动物繁殖研究中显示对胎儿有不良反应，在妊娠期女性中未进行充足且良好对照的研究。只有当潜在受益超过对胎儿的潜在风险时，才会在妊娠期间考虑使用。

药物举例：加巴喷丁、氨氯地平、曲唑酮。

D 类：有基于调查、市场经验或人类研究中的不良反应数据等积极证据证实该药物对人类胎儿有危险，只有当潜在受益超过对胎儿的潜在风险时，才会在妊娠期间考虑使用。

药物举例：氯沙坦。

X 类：动物或人类的药物研究证实能够导致胎儿异常和（或）有基于调查或市场经验中的不良反应等积极证据证实对人类胎儿有危险，而且孕产妇用药期间相关风险远远超过潜在益处。

药物举例：阿托伐他汀、辛伐他汀、甲氨蝶呤、非那雄胺。

第39章 孕产妇危重症期间的疼痛管理
Management of Pain during Maternal Critical Illness

Valerie Zaphiratos　Philippe Richebé　著

王雪娟　译　　王云　校

要点

- 在发达国家中，0.05%～1.7% 的产科患者会在产前或产后入住重症监护病房（ICU）。
- 妊娠合并未经治疗的疼痛会改变孕产妇和胎儿的稳态（包括孕产妇的氧合，胎盘灌注，最终影响胎儿灌注），因此需要对产科人群进行特殊考虑。
- 药物镇痛是产科患者 ICU 疼痛管理的一线治疗方法。
- 产科患者首选局部或椎管内药物治疗疼痛，因其减少了对能穿过胎盘的全身性用药的需求。
- 可选择的区域镇痛技术包括椎管内（硬膜外镇痛和鞘内吗啡）、胸腹部和肢体阻滞。
- 可选择的全身镇痛药包括非阿片类（对乙酰氨基酚和非甾体抗炎药），阿片类及辅助药（如氯胺酮，右美托咪定和加巴喷丁类药）。
- 包括局部和全身性用药在内的联合镇痛方案优化镇痛管理。
- 由麻醉医师、重症监护医师、新生儿科医师及产科医师组成的多学科团队应共同制订疼痛管理计划。

在发达国家，0.05%～1.7% 的产科患者会在产前或产后阶段入住重症监护病房（ICU）[1]。产科危重症患者的疼痛原因可能是创伤（如肋骨骨折）或疾病状态（如胰腺炎）或外科手术（非产科手术、剖宫产术或两者兼有），也可能由 ICU 管理的部分流程引起。

与非产科危重症患者相似，药物镇痛是 ICU 疼痛管理的一线治疗方法。如果患者能够交流，使用数字评分量表（numeric rating scale，NRS）有助于镇痛药的滴定给药。适度的镇痛管理需将镇静最小化；而在某些情况下，镇静可缓解不适和剧烈疼痛。当需要镇静时，使用 Richmond 躁动镇静评分量表有助于镇痛药的滴定给药。然而，需要注意的是，大多数镇痛或镇静药的全身用药会透过胎盘（或乳汁分泌）而导致胎儿或新生儿镇静和潜在的呼吸抑制，因此医师用药需了解这些药物的药理学。做好应用局部或椎管内给药以优化疼痛管理，因这些药物不应进入胎儿或新生儿体内。理想状态下，应由包含重症监护医师、新生儿科医师、产科医师及麻醉医师的多学科团队确定其适应证，通常，包括局部和全身用药在内的联合镇痛方案可获得最佳的疼痛管理效果。

在本章，将聚焦入住 ICU 治疗的孕产妇非分娩疼痛管理药理学方面的内容。本文不讨论分娩镇痛管理（包括椎管内镇痛，或当存在椎管内镇痛禁忌证时使用患者静脉自控镇痛给予芬太尼及瑞芬太尼或吸入笑气）。本章也未涵盖非药理学的疼痛管理手段，如针灸、催眠、压力点、正念和其他方式，尽管在某些情况下，它们可能作为辅助治疗或替代治疗。

（一）妊娠期疼痛

区分躯体痛及内脏痛对决定产科的镇痛策略和非产科患者同样重要。躯体痛通常来源于关节、骨骼、肌肉和（或）软组织，疼痛范围局限，易感知。内脏痛通常由空腔脏器扩张，肠系膜牵拉，局部缺血和（或）炎症引起，疼痛呈弥漫性，难以明确定位[2]。

某些镇痛方法对一种类型疼痛有效，却对另一种无效，因此，需考虑疼痛来源——躯体痛、内脏痛或两者兼有。比如，椎管内镇痛（硬膜外或蛛网膜下隙阻滞或两者联合）可同时治疗躯体痛和内脏痛。而局部阻滞，如腹横肌平面（transversus abdominis plane，TAP）阻滞，只对来源于腹壁的躯体痛有效。

此外，考虑药物治疗对胎儿的影响也极为重要。多模式镇痛利用不同作用机制的药物优化镇痛效果，同时降低孕产妇阿片类用量，从而减少药物进入胎儿体内[3]。

（二）妊娠期间生理变化及其对疼痛耐受和镇痛的影响

正常妊娠期间适应性生理变化可能影响孕产妇对疼痛的耐受性及对不同镇痛方式的反应。在氧饱和度快速下降的人群中，这些变化需要在镇痛不足及过度镇静和呼吸抑制风险间达到良好平衡（表 39-1）。

表 39-1　妊娠期间多个系统受到生理变化的影响：呼吸、心血管、胃肠道、血液及免疫系统，这些生理变化产生的临床影响加上疼痛及镇痛的应用，进一步影响了这些系统的功能

妊娠变化	肺 部	心血管	胃肠道	血液及免疫
生理学及病理生理学	• FRC ↓ • 耗氧量 ↑ • V_E ↑ • 鼻塞 ↑	• 心排血量 ↑ • 每搏量 ↑ • 心率 ↑ • 全身血管阻力 ↓	• 食管下端括约肌（LES）张力 ↓	• 血浆容量增加 50% ↑ • 凝血因子 ↑ • 免疫功能受损
临床影响	• 肺储备 ↓ • 感觉呼吸困难	• 妊娠中期血压 ↓ • 晕厥风险 ↑	• 误吸风险 ↑	• 贫血 • 血小板减少症 • 高凝状态 • 可能存在医源性抗凝 • 感染风险 ↑
疼痛造成的后果	• 过度通气 • 严重呼吸性碱中毒 • 可能存在胎儿酸中毒	• 心排血量 ↑ • 全身血管阻力 ↑ • 血压 ↑ • 应激性激素 ↑ • 可能存在胎儿酸中毒	• 胃排空 ↓	• 细胞免疫 ↓
增加镇痛	• 阿片类 / 镇静药导致低氧血症和呼吸暂停的风险	• 应激性激素 ↓ • 胎盘血流 ↑	• 应用阿片类后胃排空 ↓	• 因凝血障碍、严重血小板减少或脓毒症致椎管内阻滞禁忌

1. 肺部生理学及病理生理学

孕产妇由于功能残气量（functional residual capacity，FRC）降低、氧耗量和每分通气量增加及因孕酮增加导致鼻塞，从而导致肺储备减少（见第 20 章）。这些变化导致很多女性在妊娠期间感到呼吸困难。分娩疼痛导致孕产妇过度通气并继发呼吸性碱中毒。这种碱中毒可减少胎盘的氧转运。与此同时，过度通气还伴有孕产妇代偿性酸中毒的发展，随着孕产妇疼痛的进展而加重，根据其严重程度可导致胎儿代谢性酸中毒 [4-12]。

2. 心血管系统的生理学及病理生理学

血压正常的女性，心排血量、每搏量和心率在妊娠早期增加。由于低阻力血管床的形成，全身血管阻力在整个妊娠期间降低。血压在妊娠中期降低，在足月妊娠时恢复到基线。此外，在妊娠中期仰卧位使下腔静脉受压导致孕产妇血压降低及子宫血流量减少（见第 9 章），这使得孕产妇因维持血压及心排血量而处于生理储备耗竭的边缘，因此存在心血管系统衰竭的风险。

同时，疼痛、压力及焦虑会引起如皮质醇和 β-内啡肽等应激性激素的释放。交感神经系统对疼痛的反应为循环中的儿茶酚胺显著增加，如去甲肾上腺素和肾上腺素，这些激素可增加心排血量及血管阻力。而血流动力学变化不仅对宫缩和胎盘血流量有负面影响，也在一定程度上使孕产妇的血流动力学失衡，这些影响不可预测且个体间有差异 [11-15]。尤其对于合并心脏疾病（如心肌病、瓣膜疾病、心律失常或肺动脉高压）的孕产妇，则不能承受这些血流动力学变化。因此，疼痛管理对减轻应激反应及其相关血流动力学后果方面变得极为有价值。

3. 胃肠道生理学及病理生理学

妊娠期间胸廓直径增加，胃部上移及孕酮使食管下括约肌松弛，导致妊娠中期存在误吸风险 [16]。这些变化可能与疼痛和全身应用阿片类产生的影响相叠加，增加了胃排空延迟的可能性，并增加了反流和误吸的风险 [17]。

4. 血液及免疫系统的生理学及病理生理学

妊娠期存在高凝状态（见第 5 章）。根据预防血栓栓塞症的最新建议，许多女性可能正在接受或需要抗凝治疗，这需要特别注意预防手术相关出血 [17-19]。尽管妊娠期间白细胞数量增加，但免疫功能仍有受损（见第 15 章），这可能会增加手术相关感染的风险。

总之，在危重症患者妊娠情况下，疼痛诱发的孕产妇应激对母亲和胎儿均有害。孕产妇疼痛诱导应激反应并引起孕产妇皮质醇和儿茶酚胺的释放，继而影响孕产妇血流动力学、氧耗及激素释放。此外，孕产妇疼痛对胎儿也有一些负面影响。

（三）产科的疼痛管理

局部镇痛技术通常在神经周围持续输注局麻药，产生最小的血药浓度。应用椎管内或局部镇痛可减少甚至避免孕产妇阿片类的摄入，这点尤其重要，因胎儿长期暴露于阿片类会导致出生时出现新生儿阿片类戒断综合征（Neonatal opioid withdrawal syndrome，NOWS）和阿片类耐受。因此，根据疼痛发生的位置及类型，如果椎管内镇痛及局部阻滞可用，则应为孕产妇的主要镇痛方式（图 39-1）。

一、椎管内镇痛

椎管内镇痛包括：①硬膜外镇痛；②鞘内注射吗啡。椎管内镇痛操作及给药需由麻醉医师施行。

（一）连续硬膜外镇痛

1. 适应证

连续硬膜外镇痛是产科分娩镇痛最主要的方式，硬膜外导管置于腰椎水平 [20]。其他适应证还包括胸、腹部及双侧髋关节手术的术后镇痛 [21]。根据手术位置，硬膜外导管可置于胸椎或腰椎水平。连续硬膜外镇痛可用于治疗非手术胃肠道疼痛（如胰腺炎），及肋骨骨折引起的胸部疼痛。

硬膜外导管可放置数天，应定期检查穿刺点有无红肿、疼痛 [22, 23]。最新证据表明皮下隧道式硬膜外置管引起导管相关感染更少 [24]。因此，若皮下隧道式硬膜外置管，可使导管放置时间更长（长

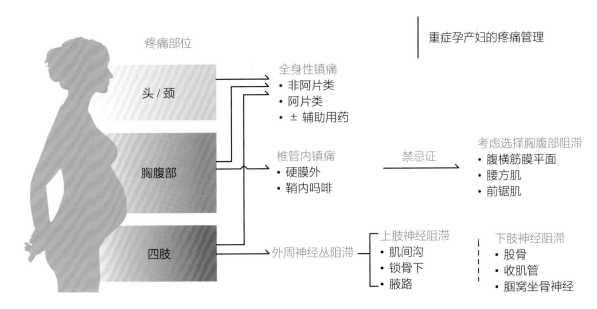

▲ 图 39-1　以优化多模式镇痛为目标，不同疼痛部位的镇痛方法总结

达数周）。对于在 ICU 住院时间较长的孕产妇，是解决疼痛问题较理想的方式。然而，因相关感染并发症的风险随住院时间的延长而增加，所以需在入院数天内做出选择。不幸的是，在一些病例中，其他因素会在如此短时间内排除该方案（如出血风险）。

2. 操作方法

硬膜外导管置于疼痛感觉平面的椎间隙，导管置入后，给予低剂量或浓度的局麻药（通常为布比卡因或罗哌卡因）混合亲脂性阿片类（芬太尼或舒芬太尼）。硬膜外液体的扩散和感觉阻滞范围取决于局麻药的注射总量（浓度和容积）及置管位置（胸椎和腰椎）[25]，置管位置低于皮肤感觉阻滞平面。妊娠期硬膜外静脉丛充血加上脂肪减少使得所需的局麻药量减少[26, 27]。连续硬膜外输注可伴随着患者自控硬膜外镇痛（patient-controlled epidural analgesia，PCEA），适用于能按需自行单次给药的孕产妇。

当患者需要活动时，因连续硬膜外镇痛伴有交感和（或）运动神经阻滞，可寻求硬膜外局麻药的替代方案。此时可在硬膜外重复（每天 1～2 次）给予不含防腐剂的吗啡，该方法不影响活动且可维持数天。

3. 不良反应及并发症

(1) 交感神经阻滞和血流动力学影响：椎管内给药最早出现交感神经阻滞，根据给药剂量和浓度的不同，可致孕产妇低血压。因此，低浓度局麻药通常会加入小剂量短效阿片类，且在实施椎管内镇痛之初，即需对孕产妇的血流动力学及胎心率进行充分监测。

(2) 胎盘血流量：使用局麻药和（或）阿片类进行硬膜外分娩镇痛后，孕产妇可能会出现低血压和胎心率异常，继发损害子宫胎盘血流。且宫缩时也会减少胎盘血流量，人们对行分娩镇痛的新生儿结局感到担忧。然而，这些短暂的变化并未影响新生儿结局[28-30]。不管怎样，血管升压药都应用于预防和治疗硬膜外镇痛开始后的孕产妇低血压，即使是在未临产状态下。

(3) 运动阻滞：应用大剂量或高浓度局麻药时，可能会发生运动神经阻滞，导致下肢肌力减弱。在危重症患者中，有很多原因会造成肌力减弱。因此，运动阻滞的程度及平面需在诱导前及硬膜外镇痛期间不断进行评估[31]。当需要活动时，需警惕跌倒的可能性增加。

(4) 意外硬脊膜穿破：意外硬脊膜穿破是硬膜外穿刺的并发症，当使用较大硬膜外穿刺针（17G

或 18G）时意外硬脊膜穿破到达蛛网膜下腔，导致脑脊液（cerebrospinal fluid，CSF）漏出。在有经验丰富的麻醉医师的中心，产科人群中发生意外硬膜穿破的风险≤1%[32]。硬脊膜穿刺后头痛（post-dural puncture headache，PDPH）可发生于意外硬脊膜穿破或使用非创伤性腰麻穿刺针进行腰麻后。发生 PDPH 的风险在年轻非肥胖女性中最高，意外硬脊膜穿破（使用 17G 或 18G 穿刺针）后的发生率为 50%~80%，而使用非创伤性腰麻穿刺针（25G 或 27G）进行预期的腰麻后则要低得多[32, 33]。但 PDPH 依然是椎管内操作后最常见的并发症[34]。硬膜外血补丁（即硬膜外腔注射 10~30ml 无菌自体血）是治疗 PDPH 最有效的方式，单次给予血补丁后，65%~90% 的患者不再出现头痛症状[20]。

意外硬脊膜穿破的另一并发症是当它未被识别时，大剂量的局麻药不知不觉进入 CSF（椎管），导致高位脊麻，并伴随严重呼吸抑制和心血管衰竭的潜在危险。"高位脊麻（high spina）"是分娩镇痛最常见的严重并发症之一，其发生率略低于 1/4000 椎管内手术[34]。

（二）鞘内注射吗啡

1. 适应证

当首选椎管内镇痛，但不能保留硬膜外导管时，单次鞘内注射吗啡可能有益。尤其是椎管内操作后需要抗凝治疗的患者。

2. 操作方法

鞘内注射吗啡是在脊髓圆锥（L_2）以下椎间隙之间进行的单次注射。一旦确认 CSF 回流通畅，将不含防腐剂的吗啡注入 CSF。吗啡主要作用于脊髓背角胶质层的阿片受体，可提供长达 12~24h 的镇痛[35, 36]，低脂溶性使其起效快、作用时间延长[36]。北美地区通常在蛛网膜下隙给予吗啡的剂量为 0.1~0.3mg[37]，少数也会在蛛网膜下隙留置导管（如意外穿破硬脊膜），并于蛛网膜下隙重复给药（每天 1~2 次），可提供数天的镇痛。

3. 不良反应和并发症

鞘内注射吗啡可引起恶心、呕吐和皮肤瘙痒，

药物经脑脊液缓慢渗透入脑干也可致呼吸抑制[38-40]。有研究显示，剂量<0.5mg，镇痛有效且不会发生孕产妇呼吸抑制[41-44]。有研究显示，蛛网膜下隙给予吗啡作为椎管内分娩镇痛的辅助用药，可延长分娩期间鞘内单次给药的作用时间，给药剂量为 0.25mg 时，未见新生儿不良反应的报道[36, 42-45]。

在病态肥胖的孕产妇中，无论有无阻塞性睡眠呼吸暂停，呼吸抑制的风险均增加[46]。尽管如此，肥胖的孕产妇仍可在蛛网膜下隙给予 0.1~0.15mg 吗啡进行镇痛，此时利大于弊[38, 46]。二氧化碳描记图是警惕呼吸暂停和高碳酸血症的理想方法，但不常规用于临床[47]。呼吸频率、镇静评分、脉搏血氧仪也是监测呼吸抑制的常用工具。

4. 椎管内操作的绝对及相对禁忌证

椎管内操作的禁忌证包括凝血功能障碍（生理状态及药物抗凝），感染（脓毒症或穿刺点感染），缺少该项技术的管理资源[34, 48-52]。

在健康的孕产妇中，一些产科的病理状态可致椎管内操作的禁忌证，如①胎死宫内（intrauterine fetal demise，IUFD）可致弥散性血管内凝血（disseminated intravascular coagulation，DIC）；②妊娠期高血压疾病，如症状严重的子痫前期可致严重的血小板减少；③妊娠期脂肪肝。此外，有血栓栓塞病史的孕产妇可能需要药物性抗凝，使用低分子肝素、普通肝素，甚至抗血小板药，如氯吡格雷。

在无并发症的妊娠期血小板减少的孕产妇中，血小板仍有功能，最近的研究认为，在这种情况下，实施椎管内操作要求血小板计数>70×10^9/L[48-50]。其他情况下，伴有血小板减少症的孕产妇，除了血小板计数，还需考虑其他因素，包括血小板下降的速率及时间线（包括但不限于子痫前期或 HELLP 综合征），对血小板功能的潜在影响（如 DIC），应由经验丰富及专科麻醉医师实施该项操作[50]。

妊娠期脂肪肝与国际标准化比值（international normalized ratio，INR）有关。INR<1.5 时，即使妊娠期处于高凝状态可安全进行椎管内镇痛[51]。妊娠期肝内胆汁淤积很少会导致凝血障碍，此时，椎管内镇痛可常规进行[53]。

椎管内镇痛的相对禁忌证包括存在严重的脊柱侧凸内固定和某些神经病变。这种情况下，应权衡椎管内镇痛的益处与可替代镇痛方式的风险[50]。

二、胸腹部阻滞

（一）适应证

虽然效果不如椎管内镇痛有效，但胸腹部阻滞可能是治疗躯体性胸腹部疼痛的合理选择[54-57]。胸腹部阻滞在组织平面进行，因此需要大量局麻药才有效。最近一篇综述详细描述了用于成人腹壁阻滞[58]。然而，由于孕产妇的腹部解剖结构与非妊娠人群不同，对孕产妇进行腹壁阻滞时须谨慎。胸腹部阻滞必须由擅长该技术的麻醉医师在超声引导下实施。

（二）操作方法

1. 腹横筋膜平面（TAP）阻滞

于腹内斜肌及腹横肌之间注射局麻药。可单侧或双侧进行，可单次注射或经导管持续输注局麻药[59]。TAP 可提供 $T_6 \sim L_1$ 前腹壁躯体痛的镇痛。目前认为 TAP 阻滞优于无镇痛，但仅提供腹壁表面的镇痛（即为手术切口提供的镇痛时间有限（12～15h），除非留置导管以便再次给药）。目前支持使用布比卡因脂质体可延长单次给药 TAP 阻滞镇痛时间的数据有限[60]，仍在研究中。

2. 腰方肌阻滞（quadratus lumborum block，QLB）

该阻滞方法是相对新颖的方法，可提供上腹部和下腹部的躯体痛和可能的内脏痛的镇痛（取决于入路方式）。将局麻药注射至腰方肌周围，可提供 $T_4 \sim L_1$ 镇痛。QLB 可实施单侧或双侧阻滞，可单次给药或经导管输注局麻药[61, 62]。QLB 的实施较 TAP 阻滞难，其在产后镇痛的相对优势仍有待确定。最近一项研究对比了 48 例应用 QLB 及安慰剂进行术后镇痛，结果显示，当使用标准化产后镇痛方案（使用吗啡进行患者自控静脉镇痛）而不是鞘内注射吗啡时，QLB 组术后吗啡需要量减少[63]。

3. 前锯肌平面阻滞

前锯肌平面阻滞为单侧胸壁提供镇痛。可单侧或双侧进行，可单次注射或经导管持续输注局麻药。在背阔肌及前锯肌之间注射局麻药[64]。前锯肌阻滞可用于胸腔镜和乳腺手术后的镇痛及肋骨骨折的疼痛管理[65-67]。

4. 其他胸腹部阻滞

椎旁及肋间神经阻滞可用于胸部疼痛，如缓解肋骨骨折疼痛。但在凝血功能障碍患者中，硬膜外镇痛及以上阻滞均为禁忌证。

（三）不良反应及并发症

在非产科人群中已有关于腹腔脏器（肠腔、肾脏、肝脏及脾脏）穿孔或药液注射部位错误的报道[68, 69]，以及在剖宫产术后行 TAP 阻滞时 1 例患者出现短暂的股神经麻痹[70]。这些操纵应该由有经验的麻醉医师在超声引导下实施。此外，腰方肌周围血管丰富，增加了局麻药吸收的风险。由于上述阻滞需要使用大量局麻药，因此需根据患者体型计算合适的用药量，以预防血药浓度峰值异常升高，这在虚弱患者及肝衰竭或出现药物药物间相互作用而竞争肝代谢途径的患者也尤为重要。

三、四肢神经丛阻滞

（一）适应证

对于上肢及下肢的疼痛，推荐应用周围神经丛阻滞。臂丛神经阻滞根据给药位置可分别为手、肘或肩部提供镇痛。肌间沟阻滞时应用导管可提供持续的肩部镇痛，而锁骨下阻滞可提供手及前臂的镇痛[71]。同样使用导管，股神经阻滞或收肌管阻滞可为股神经支配区域包括隐神经远端提供持续镇痛，腘窝坐骨神经阻滞可为膝盖后侧及足踝部大部分区域提供持续镇痛[71]。

（二）操作方法

这些阻滞需要超声引导下实施，在无条件时也可应用神经刺激仪。可单次注射（预期作用时间为

10~12h）或经导管输注局麻药（通常为布比卡因或罗哌卡因）。对于未镇静的患者，可加用患者自控镇痛（PCA），按需单次给予局麻药以加强疼痛管理。若计划进行抗凝治疗，且需要深部阻滞镇痛，可单次注射局麻药，并通过静脉或神经周围给予地塞米松可延长阻滞时间（可达 20h）[72, 73]。

（三）禁忌证

四肢神经丛阻滞的禁忌证应根据患者状况权衡，凝血功能障碍、全身感染及资源匮乏的情况下，应单次给药而不是持续给药 [51, 52]。患者本身存在神经病变应在实施阻滞前详细记录并视为相对禁忌证 [74-77]。

四、全身性镇痛

虽然有学者提出，妊娠期间对疼痛的感知能力会下降，该现象称为"妊娠引发的镇痛"，但减少镇痛药剂量并不是妊娠期或产后镇痛的标准做法 [78]。对于孕产妇，建议同非妊娠人群一样按理想体重给药。虽然分布容积、肾脏血流量及影响药动学的其他参数在妊娠期均有改变，但目前尚无建议根据这些改变调整用药剂量。这些因素之间的多重交互作用似乎达到了与基线相似的平衡，因此，妊娠期全身用药的剂量可保持不变。

（一）产科患者阶梯式全身多模式镇痛

近 30 年来，世界卫生组织（WHO）的疼痛阶梯（pain ladder）一直在指导临床医师应用镇痛药进行多模式全身性给药 [79]。WHO 的疼痛阶梯推荐阶梯式多模式镇痛方法，建议从包括从对乙酰氨基酚和非甾体抗炎药（non-steroidal anti-inflammatory drug，NSAID）等非阿片类镇痛药为起始，只有在疼痛加剧时进阶到阿片类。可在任意治疗阶段加入辅助用药，包括氯胺酮、右美托咪定及加巴喷丁类药 [80, 81]。与非妊娠患者类似，孕产妇均可从阶梯式多模式镇痛中获益，且该镇痛方式允许使用阿片类进行疼痛。

（二）非甾体抗炎药及对乙酰氨基酚

1. 适应证

推荐联合应用 NSAID 及对乙酰氨基酚治疗轻中度疼痛，或与阿片类联用治疗中重度疼痛。

关于妊娠前至妊娠早期服用镇痛药与出生缺陷风险之间的关系，已有超过 14 年的最新数据积累 [82]。尽管如此，目前尚不清楚镇痛药的宫内暴露是否与会导致胎儿先天缺陷，或胎儿先天缺陷是否与孕产妇使用镇痛药时的疾病有关。有报道认为相比于使用对乙酰氨基酚，孕产妇使用 NSAID 更易导致胎儿先天缺陷，然而包括阿片类在内的大多数止痛药也有类似相关 [82]。不幸的是，这些研究多数是回顾性的，因此收到报告偏倚或观察性研究的影响，无法推断因果关系。因此，当危重症孕产妇因疼痛而有镇痛需求时，其镇痛需求优先于对胎儿的影响。理想状态下，应在满足孕产妇镇痛需求与对胎儿造成最小伤害之间寻求平衡。

2. 禁忌证

据报道，在妊娠 8 周内使用 NSAID 与自然流产有关 [83, 84]，但对于在妊娠早期使用 NSAID 是否增加胎儿先天性缺陷的风险仍有争议 [85]。此外，妊娠晚期重复使用 NSAID 可致胎儿动脉导管提前闭合 [86]。在给孕产妇应用 NSAID 之前需考虑上述潜在风险。对于合并子痫前期的女性，以往认为产后应用 NSAID 与持续高血压发生率的增加有关，因此不推荐应用，但该观点仍具争议且可能会产生变化 [87]。肝功能变化或受损的女性应谨慎使用对乙酰氨基酚（如妊娠期脂肪肝）。

（三）阿片类

1. 适应证

当出现中重度疼痛（爆发痛）时，推荐阿片类的全身性用药与对乙酰氨基酚及 NSAID 联用。

2. 用药及给药方式

阿片类用药的途径取决于女性的状态及其是否可以口服用药或经静脉患者自控镇痛（intravenous patient-controlled analgesia，IV PCA）。ICU 应用 IV

PCA 最常用的阿片类为吗啡和氢吗啡酮，因其药理学变化最易预测。IV PCA 应用芬太尼在孕产妇中已得到充分研究，是分娩期间不能应用椎管内镇痛时最合适的替代方案[88-91]。与 ICU 中任何成年患者 PCA 中应用吗啡、氢吗啡酮或芬太尼的方案基本相似。

在清醒可合作的患者中，尽管应用了标准化给药剂量，但仍持续疼痛，在谨慎监测下，除增加镇静药外，使用更高剂量的阿片类可能有益。如，在某些情况下，严重病态肥胖（BMI > 50）的孕产妇无论是否存在阻塞性睡眠呼吸暂停，在接受椎管内镇痛或全身应用阿片类时均需呼吸功能（和 CO_2 潴留）方面的监测。合并先天性心脏病的孕产妇因围产期失代偿风险最高而需要环境监测。大多数 ICU 患者会有一定程度的疼痛，插管及未插管患者的镇痛通常静脉给予阿片类。芬太尼是 ICU 常用药，在数次单次给药和（或）延长给药时间后可大量蓄积，使得药物半衰期延长或改变。瑞芬太尼因其半衰期（3min）短且稳定，药物消除时间可预测，因此可作为替代方案[92]，但使用阿片类数天的 ICU 患者，瑞芬太尼可快速耐受且可致阿片诱导的痛觉超敏。

3. 禁忌证

产科患者的禁忌证与普通成人无明显差异，阿片类的使用预防及监测措施与其他成人相同。

4. 不良反应及并发症

(1) 孕产妇：与普通成人相似。

(2) 胎儿或新生儿：ICU 患者经常使用多种会引起呼吸抑制的药物，因此必须考虑药物叠加效应的风险及胎儿监测的必要性。由于阿片类可透过胎盘，即使是超短效阿片类如静脉输注瑞芬太尼，对新生儿的呼吸抑制仍存在极大风险[93]。长期暴露于阿片类后，NOWS 风险极大，需通过适当护理以预防其发生[94, 95]。

妊娠期间使用吗啡、氢吗啡酮及芬太尼时，致畸风险较低[82, 96]。若长期或大剂量使用，这些药物则仍需被归为 D 类药物[96]。

最近的阿片类使用及阿片类使用障碍委员会评估了妊娠期间使用阿片类对妊娠结局的影响[97]。从 20 世纪 80 年代以来的文章并未显示吗啡、丙氧芬及哌替啶会增加先天畸形的风险[98, 99]。最近有研究评估了妊娠前和妊娠早期使用吗啡及氢吗啡酮对新生儿先天缺陷存在的风险[100, 101]。但这些研究均存在方法学问题，实际上，先天缺陷非常罕见且大多数研究显示其绝对风险增加非常小。

有研究显示妊娠早期使用可待因与先天畸形有关[100, 102, 103]，但有些研究并不支持该结论[104, 105]。因此，存在对胎儿更安全的替代方案时，可待因不应用于妊娠期女性。有建议称，若母亲为 CYP2D6 超强代谢型，则婴儿存在药物过量致死的风险，此时，可待因应避免在产科尤其使产后需母乳喂养的母亲中使用[106, 107]。

（四）氯胺酮

氯胺酮是一种镇痛催眠药，主要作为 N- 甲基 –D– 天冬氨酸（N-methyl-D-aspartate，NMDA）受体拮抗药而起效。在大鼠中，大剂量氯胺酮可诱导神经元凋亡并损害神经元回路形成[108]。可安全用于急诊手术的全身麻醉诱导药，包括剖宫产手术。对于 ICU 镇静，可使用更合适的药如丙泊酚。

对于 ICU 的疼痛管理，持续输注小剂量氯胺酮 [2μg/(kg·min)] 或与吗啡及氢吗啡酮联合应用于 PCA（0.5 或 1mg/ml 氯胺酮与吗啡或氢吗啡酮注射液混合）。该治疗可缓解术后急性疼痛及 ICU 治疗中的疼痛[81]。目前尚无氯胺酮用于 ICU 孕产妇 PCA 的数据，但根据非产科围术期和 ICU 患者的文献数据，可考虑将该治疗方案用于 ICU 的妊娠患者[109]。值得注意的是，ICU 机械通气的患者中，使用氯胺酮可减少阿片类的用量，但也增加了右美托咪定及齐拉西酮的用量，以实现或维持镇静[110]。

（五）右美托咪定

右美托咪定是选择性 $α_2$ 受体激动药，具有镇静、镇痛作用，呼吸抑制轻微，在妊娠药物分级中为 C 类[96]。右美托咪定可作为镇痛及镇静药用于治疗 ICU 妊娠患者的疼痛。推荐静脉输注剂量均为

0.2～1.4μg/(kg·h)，给或不给负荷剂量（10～20min内静脉输注 1μg/kg）均可[111-114]。近期报道了右美托咪定用于孕产妇的疼痛管理和（或）镇静[112-116]，目前只有少数研究关于其在 ICU 孕产妇的应用[113-115]。右美托咪定胎盘转移量少且可调节儿茶酚胺的释放，这也是子痫前期的孕产妇控制血压的可选方案。有证据表明，子痫伴持续重度高血压的孕产妇使用右美托咪定可降低肾上腺素能反应，尤其在ICU 的产后管理阶段[111, 113, 114, 117]。剖宫产术前数小时静脉输注右美托咪定对新生儿无影响[116]或致新生儿轻度心动过缓[117]。

（六）加巴喷丁类

加巴喷丁类包括结构相似的加巴喷丁和普瑞巴林。其治疗神经病理性疼痛的效果依赖于与中枢神经系统电压门控钙通道的结合，通过减少钙离子内流而减少神经递质的释放[118]。与加巴喷丁相比较，普瑞巴林的药物代谢动力学呈线性，其吸收更快，镇静和眩晕的不良反应更少[118]。这类药物用于治疗神经病理性疼痛无可争议。然而，将其作为多模式镇痛的辅助用药，用于治疗急性疼痛的研究一直存在争议[119, 120]。此外，不能排除妊娠期间使用多巴喷丁类导致先天性畸形的风险[121]。因此，基于最新关于急性疼痛获益不明确和潜在胎儿风险的不确定数据，在治疗危重妊娠患者急性疼痛时加用加巴喷丁类无需要进行逐个病例分析。

五、全身镇静

尽管使用多模式局部和全身镇痛（联用或不联用阿片类 IV PCA），疼痛仍难以缓解，此时，应用镇静药可能有用。

丙泊酚及吸入麻醉药（如使用 AnaConDa 装置）均为 ICU 镇静的选择方案。因镇静药的宫内暴露及其可能产生的毒性取决于母体因素而不能预测，如器官衰竭、血流及心排血量、代谢及遗传，也取决于镇静深度及持续时间。大多数镇静药对胎儿脑发育的毒性已在多个动物模型中进行评估，所有麻醉药均可使胎儿脑内神经元凋亡率增加[122]。使用大量镇静药致神经元凋亡对儿童未来的大脑发育及学习能力是否有影响尚不清楚[123]。

六、产科患者的临床情况

（一）阿片类耐受的产科患者

在美国，妊娠期间阿片类的滥用或依赖的发生率从 0.15%（1999 年）增加至 0.65%（2014 年），翻了两番，这是一个重大的公共卫生问题[124]。越来越多的女性使用处方阿片类、非法阿片类及阿片类替代疗法。孕产妇对阿片类成瘾经常与精神健康状态有关（如抑郁、焦虑、创伤及创伤后应激），加上缺少产前护理，使得胎儿生长异常或死亡的风险增加[125]。这些孕产妇由于多次非法用药而在 ICU中极难管理。

避免戒断症状对母亲及胎儿或新生儿极为重要。入住 ICU 时，推荐使用相同的阿片类及日常用量（可分次给药），治疗急性疼痛时可能需同时增加额外的镇痛方案（椎管内镇痛，神经阻滞）和全身性辅助用药[97]。强烈推荐慢性疼痛管理团队参与优化镇痛计划，尤其对正进行药物辅助治疗（medication-assisted treatment，MAT）的女性。对于接受稳定剂量美沙酮或丁丙诺非治疗的女性，维持常规治疗至关重要。值得注意的是，与美沙酮相比，丁丙诺非药物过量风险较低[126]、药物间的相互作用更少、非法用药也减少[127]，并且重度 NOWS的发生率更低[127, 128]。然而，在接受丁丙诺非治疗的一些病例中，如果需要择期手术且时间允许时，可将治疗转为传统的阿片类[129]。最近，FDA 批准了一种长效植入剂，可提供丁丙诺非长达 6 个月，但暂无在孕产妇中应用的数据。

MAT 女性的急性重度疼痛管理可能需要使用辅助药物，如氯胺酮或右美托咪定。在阿片类选择上，IV PCA 使用的氢吗啡酮，由于其具有较高 μ阿片受体亲和力和低 Ki 值，因此被认为比其他阿片类更有效抑制丁丙诺非的激动 / 拮抗特性[130]。

（二）妊娠期镰状细胞危象

合并镰状细胞贫血的女性，妊娠期由于高凝状态、贫血状态恶化、血液瘀滞及代谢需求增加，其发生血管阻塞危象（vaso-occlusive crisis，VOC）及急性胸部综合征（acute chest syndrome，ACS）的风险显著增加[131, 132]。

镰状细胞危象的风险因素包括缺氧、脱水、感染及应激[131]。这些患者通常在妊娠期即接受镰状细胞病的治疗，超过50%患者在妊娠期间会出现至少一次疼痛[131, 133]。患镰状细胞病的孕产妇死亡风险较未患此病的孕产妇高出14倍以上[134]。VOC和ACS的疼痛表现为典型的缺血性疼痛，终末小动脉因镰状红细胞而闭塞，最终导致溶血和终末器官微梗死[131, 132]。

全身镇痛主要与区域镇痛联合时获益。关于疼痛管理的建议包括全身阿片类镇痛，但单独给药往往镇痛不足[131, 132]。我们推荐在条件允许的情况下，镰状细胞危象疼痛的一线治疗应为区域镇痛（如硬膜外镇痛或局部神经丛阻滞）。一些案例描述了将硬膜外镇痛应用于妊娠期镰状细胞危象并极力推荐该镇痛方法[132, 135, 136]。椎管内或区域镇痛具有双重优势，不仅有效镇痛，局麻药还可阻滞交感神经。这种阻滞所伴随的血管舒张对治疗VOC有益[132]。

（三）产科患者的钝性胸部创伤

孕产妇发生创伤很常见（见第34章）。肋骨骨折是钝性胸部创伤中最常见的损伤，在世界的某些地区，其发生率高达所有创伤病例的7%～10%[137]，合并多发肋骨骨折的死亡率高达10%[137, 138]。许多导致预后不良的并发症与疼痛相关的呼吸力学变化相关，包括不能通过咳嗽清除气道分泌物和缺乏深呼吸。如上文所述，妊娠期间呼吸系统发生生理性改变，因此有效的疼痛管理对预防并发症极为重要。由于一根或两根肋骨骨折，其呼吸力学损伤很小，并发症及死亡率的发生风险很低，因此应用非阿片类进行镇痛管理足矣[139]。而三根及

以上肋骨骨折，推荐区域镇痛或麻醉方法，如胸段硬膜外镇痛、椎旁阻滞、肋间神经阻滞或前锯肌平面阻滞[67, 137, 139, 140]。理想情况下，可通过硬膜外置管或在椎旁及前锯肌平面阻滞同时置管，实现可持续数天的连续区域镇痛。一些报道称，妊娠期间肋骨骨折风险增加，通常与咳嗽导致胸壁力学变化及肋骨受力增加有关[141, 142]。在一例妊娠28周发生T_9肋骨骨折的病例中，给予T_8及T_9肋间神经阻滞治疗，结果，疼痛缓解持续了16h，为预防反复肋间神经阻滞引发相关风险，随后成功实施了胸段（$T_{8/9}$）硬膜外镇痛，并置管连续硬膜外镇痛[143]。

（四）急性胰腺炎

急性胰腺炎的总死亡率为1%，严重时可达30%。急性胰腺炎伴发的疼痛通常十分剧烈并需要足够镇痛。胸部硬膜外镇痛通常可有效缓解疼痛并可阻滞交感神经改善内脏循环[144, 145]。在动物模型中，胸部硬膜外镇痛可降低胰腺炎的严重程度并具有更好的生存率[146, 147]。

一项在非妊娠危重患者中进行的大型多中心研究正在检验以下假设：与单独标准治疗相比较，标准治疗联合胸段硬膜外镇痛将改善急性胰腺炎患者呼吸系统方面的结局[148]。尽管没有报道将硬膜外镇痛用于产科人群的急性胰腺炎患者，但可以从最近的临床报道及文献综述推断，支持胸段硬膜外镇痛可用于非妊娠的急性胰腺炎患者的疼痛管理并能改善灌注[144-147]。

妊娠急性胰腺炎大多继发于胆囊结石，高甘油三酯诱发的胰腺炎较少见，但也偶有病例。一些孕产妇可能需要行内镜下括约肌切开或支架置入术作为治疗。在一些关于妊娠急性胰腺炎的产科管理的报道中，很少描述整个急性发作期间的镇痛管理及分娩时的麻醉管理[149]。许多案例报道了其致死性结局[150-152]，但极少提及硬膜外镇痛作为该类患者的治疗方式[153]。在妊娠期间，硬膜外镇痛用于急性胰腺炎的疼痛管理可能更为重要，因为区域镇痛和疼痛管理可能改善孕产妇和新生儿

结局。

（五）子痫前期及妊娠期高血压疾病相关并发症

子痫前期与威胁生命的并发症相关，如脑出血、肝脏破裂及围产期心肌病，许多合并子痫前期的女性会在分娩前后进入 ICU 进行治疗[154]（见第16 章）。

重度子痫前期患者可能伴有右上腹疼痛、胸膜疼痛及头痛等症状。连续、长时间的硬膜外镇痛是治疗胸腹部疼痛的有效方式。硬膜外镇痛的优势在于，不仅缓解疼痛，局麻药的输注也利于产前及产后的血压管理[155, 156]。一项关于产前连续硬膜外镇痛（胸段隧道式置管）的初步研究显示，该镇痛方式可改善早发型子痫前期的内脏及胎盘血流[129]。因此，不应因担心子痫前期的孕产妇的不良胎儿结局而拒绝实施椎管内镇痛。如前所述，在实施椎管内镇痛之前必须仔细评估血小板及凝血功能。

（六）妊娠期脂肪肝

妊娠期急性脂肪肝（AFLP）是一种罕见的线粒体疾病，表现在妊娠的后期，对母亲和胎儿造成潜在的致命后果（见第 33 章）。根据 2008 年英国的一项队列研究，AFLP 的发病率为 5.0/10 万孕产妇[157]。2013 年美国的一项队列研究，报道其发病率为1/10 000 活产[158]。尽管自 1940 年 Sheehan, 报道该病以来，其死亡率已大幅下降，但孕产妇死亡率仍在 10% 左右[159]。AFLP 发生于妊娠晚期，似乎由遗传母体缺陷导致的代谢物积累导致。代谢物蓄积导致肝细胞小泡性脂肪渗透或脂肪变性，可能导致严重的肝功能障碍。AFLP 无药物治疗，但分娩可缓解病情。术后疼痛管理是治疗的重要方面，且在这些产妇中极具有挑战性。伴有肝功能损害时，大多数阿片类因可使精神状态恶化并增加呼吸抑制的风险而成为禁忌证。对乙酰氨基酚可导致急性或严重的肝功能障碍而为相对禁忌证，非甾体抗炎药因其可抑制术后血小板聚集而为相对禁忌证，同

时，急性肾脏疾病也常见于 AFLP[160]。

AFLP 常发生内源性凝血功能障碍，是椎管内操作导致硬膜外血肿的主要危险因素。因此，椎管内镇痛也是这些患者的禁忌证[51]。TAP 阻滞用于剖宫产术后镇痛可避免对乙酰氨基酚、NSAID 及阿片类相关的毒性及不良反应[58]。然而，使用 3mg/kg 的罗哌卡因进行 TAP 阻滞，可产生具有潜在神经毒性的静脉血浆浓度，尽管与注射类似其他部位后的血浆浓度大致一致[161]。这在有肝肾功能障碍的 ICU AFLP 患者中可能更为真实，TAP 阻滞可能使患者暴露于较高的毒性风险中[162]。

总之，对于入住 ICU 的 AFLP 的患者，疼痛管理建议包括应用滴定剂量的阿片类进行镇静（瑞芬太尼最适合），监测呼吸状态，以及在有指征和可能的情况下可联合使用区域镇痛（如 TAP 阻滞）。区域镇痛需谨慎使用，应减少负荷剂量及维持剂量，若怀疑存在局部麻醉药物全身急性毒性反应（local anesthesia toxicity，LAST），应评估血药浓度并给予适当治疗。

（七）母乳喂养患者产后的特殊注意事项

过去认为，母乳喂养的禁忌证为应用阿片类及镇静药。而最新的建议不再认同这一观点。通常来讲，即使接受麻醉或镇静，母亲在清醒、稳定和警觉后即可恢复母乳喂养[163, 164]。FDA 在 2017 年发布了一则警告，禁止妊娠患者使用可待因及曲马朵，尤其是进行母乳喂养的女性[165]，因这些药物由 CYP2D6 代谢，一些超强代谢型人群，其产后会使得母乳中的吗啡过量，增加了新生儿药物过量及呼吸抑制的风险。最新的建议为使用无阿片类的多模式镇痛策略并尽可能限制阿片类的使用，以避免母亲及新生儿镇静[106, 166, 167]。

结论

在所有重症患者的疼痛管理中，在妊娠患者进入 ICU 治疗的特定情况下，一些关键因素极为重要。适当治疗孕产妇疼痛对母亲及胎儿均有益。未

经治疗的疼痛对孕产妇氧合、胎盘灌注及胎儿的酸碱状态均有负面影响。包括区域镇痛在内的多模式镇痛方案是控制疼痛的最佳方法，该方法消除了有害药物对孕产妇及胎儿的影响。妊娠患者在 ICU 中的疼痛管理需要多种专业知识，因此需要多学科协作，包括麻醉医师、重症监护医师、产科医师及新生儿医师。最后，镇痛方案必须考虑到资源的可获得性及临床医师拥有的专业知识。

第 40 章　妊娠期过敏反应
Anaphylaxis in Pregnancy

Nadav Levy　Carolyn F. Weiniger　著
任雪艳　译　王寿平　校

要点

- 妊娠期引起心肺衰竭的病因众多，但在鉴别诊断孕产妇休克时应始终考虑过敏反应。
- 过敏反应是一种罕见的、危及生命的事件，可能会给母婴带来严重后果甚至死亡。
- 过敏反应的早期体征可能与正常分娩的体征变化相混淆。
- 通过测定肥大细胞类胰蛋白酶可对过敏反应做出明确诊断，但该试验的结果只有在过敏反应治疗后很长时间内才能获得。
- 过敏反应的治疗主要包括给予肾上腺素和液体复苏。
- 对于有血管性水肿迹象的孕产妇，早期插管可能是必要的，因为这些症状可能会迅速恶化，尤其适用于困难气道人群。
- 在 ICU 中，过敏反应可能被 ARDS 或脓毒症等血流动力学不稳定的病理体征掩盖。
- 治疗团队在探讨无既往病史孕产妇的过敏反应时应与非妊娠人群一致。

过敏反应是一种罕见的、危及生命的事件，可能会给母亲和新生儿带来严重的并发症或死亡率[1]。孕产妇过敏反应的识别和启动治疗可能较非妊娠人群滞后[2]，主要是由于围产期的心肺功能衰竭可能由多种其他因素所致。因此，在鉴别诊断孕产妇心血管和呼吸功能衰竭时，应始终考虑过敏反应。每个产科医疗中心都应具备治疗过敏反应所需的设备和药物，所有医护人员都应该掌握和实践治疗流程。在本章中，我们将讨论威胁生命的过敏反应，包括在治疗其他疾病期间发生的过敏反应，它可能会导致严重心肺功能不稳定并需要重症监护治疗。

一、危险因素

应为每一位前来接受治疗的孕产妇收集有关个人或家族过敏史、食物和药物过敏史，以及之前对麻醉药反应的信息。由于其他严重情况而处于极端状态的孕产妇可能无法提供这一信息。因此，在需要时应查询家庭或其电子医疗记录。应确定对乳胶敏感性较高的女性。其中包括既往有乳胶接触史的女性（如医护人员或既往手术史尤其是剖宫产），以及对某些食品（如猕猴桃、桃子、香蕉、鳄梨、栗子、坚果、土豆、西红柿等）或其他触发物质过敏的女性[3,4]。

二、病因

妊娠期过敏反应的过敏原与普通人群相似[5]。这些过敏原包括食物、昆虫叮咬、毒液、乳胶和药物。围产期和分娩期间发生过敏反应的最常见诱因包括使用抗生素、乳胶、局部麻醉药、神经肌肉阻滞药、催产素和输血或血液制品[1,5]。

三、临床症状

产科急诊期间应努力治疗所有可能的原因，包括过敏反应，同时重新评估病情以确定进一步诊断或治疗步骤。定义过敏反应的临床标准见框40-1[1]。

框 40-1 定义过敏反应的临床标准（至少包括以下一种情况）

1. 危及生命的气道问题包括
（1）喉或咽部水肿
（2）声音嘶哑
（3）喘鸣
2. 危及生命的呼吸问题包括
（1）呼吸急促
（2）喘息
（3）血氧饱和度降低
（4）缺氧引起的意识改变
（5）发绀
（6）呼吸衰竭或呼吸停止
3. 危及生命的循环系统问题包括
（1）休克症状，如晕厥、皮肤苍白或潮湿
（2）心动过速，心率>100bpm
（3）收缩压<90mmHg
（4）意识水平下降
（5）心电图上的缺血迹象
（6）心脏停搏

改编自 McCall et al.,BJOG2018 and used without modification thus meeting the reproduction conditions.

妊娠期间，过敏反应的临床体征可能涉及多个器官系统，与非产科人群类似。皮肤、呼吸、心血管和中枢神经系统均可受累。孕产妇的过敏反应还可能表现为外阴和阴道瘙痒、腰痛、子宫痉挛、胎儿窘迫和早产[5]。

过敏反应的早期体征可能与正常分娩的体征变化相混淆，过敏反应引起的面部水肿、潮红和背痛等症状可能不会引起注意。在许多孕产妇过敏反应的病例中，"感觉不适"或打喷嚏[6] 常先于低血压和其他临床体征出现[2]。当患者在麻醉期间或在重症监护病房机械通气时，咽部水肿和支气管痉挛等体征可能被掩盖，使诊断变得更具有挑战性。由于不同患者的过敏反应的症状和体征的强度和特征存在差异[5]，所以在妊娠和分娩期间发生的每种临床恶化时，都应将过敏反应考虑在鉴别诊断当中。在某些临床情况下，过敏反应的诊断可能仅基于患者的病史。

四、鉴别诊断

如上所述，许多产科或麻醉中出现的紧急情况可能类似于过敏反应。这种突发性、症状性、临床表现一致的鉴别诊断包括局麻药中毒、椎管内麻醉期间血管扩张引起的低血压、仰卧位低血压综合征、心力衰竭、误吸或肺水肿、大出血、血栓栓塞、羊水栓塞、子痫前期和脓毒症。

不应因试图获得明确诊断而延误这些疾病的紧急抢救治疗和支持治疗。在某些情况下，患者的病史、病情的进展和临床症状都可能具有误导性，从而做出替代诊断而不是过敏反应。如果都不曾考虑过敏反应，而使患者仍然暴露于潜在的触发物质当中，可能会导致严重后果。因此，保持高度怀疑是必要的。

五、诊断

通过实验室检测血清肥大细胞类胰蛋白酶水平，对过敏反应做出明确诊断。从分泌颗粒中释放类胰蛋白酶是肥大细胞脱颗粒的一个特征。血清肥大细胞类胰蛋白酶水平升高高度提示免疫介导的反应[7]。然而，正常水平不足以排除过敏反应[4]。理想情况下，应分别在三个不同时间点采血反复检测三次肥大细胞类胰蛋白酶水平，包括在复苏后即刻、事件发生的1～2h后，以及可疑事件发生至少24h后（作为"洗脱期"对照，这可能反映了基线水平）[2]。

六、管理

如上所述，在妊娠和分娩期间，及时开始治疗过敏反应的主要挑战是诊断过程，鉴于广泛的鉴别诊断，治疗开始可能会出现延迟[2]。治疗的主要方法是给予肾上腺素和液体复苏，一旦怀疑应立即实施。管理步骤参照框40-2。

框40-2　过敏反应管理的十个步骤
1. 去除/停止潜在的致病因素
2. 高流量吸入100% O_2（＞10L/min）
3. 静脉快速补液，负荷量20ml/kg
4. 静脉注射肾上腺素[a]
5. 考虑静脉注射/输注血管升压素或去甲肾上腺素
6. 考虑吸入β_2受体激动药治疗支气管痉挛
7. 考虑大口径静脉输注通道和动脉置管
8. 考虑尽早气管插管，以确保气道安全
患者初始稳定后
9. 考虑H_1、H_2受体拮抗药和皮质类固醇激素
10. 测定血清类胰蛋白酶水平，1～2h内和至少24h以上重复测定
a. 肾上腺素应逐渐增加剂量；起始剂量为静脉注射10～100μg，每2分钟增加一次剂量，直至观察到临床改善；尽早开始输注肾上腺素[11]

（一）妊娠晚期和临产后过敏反应的治疗方案及其注意事项

如第21章所述，在产科人群中，气道管理可能具有挑战性。因此，在处理过敏反应的过程中，应仔细权衡气管插管的风险和益处。一方面，对于有血管性水肿迹象的女性，早期插管对于确保气道安全至关重要。另一方面，情况可能很容易恶化为困难气道，因此应及早识别和预防即将发生的气道梗阻，同时，治疗团队应避免专注于气道管理，因为这可能会延迟肾上腺素的使用和循环的支持。及时、正确地给予肾上腺素，有望减少气道水肿和支气管痉挛，从而改善通气，起到气道保护作用。液体复苏可能需要2～4L的晶体液，由于分娩后肺水肿的风险增加，这些孕产妇在补液期间和补液后的数小时内都应密切监测[4, 8]。

据英国皇家麻醉医师学院（Royal College of Anaesthetists）第六次国家审计项目报告，产科患者过敏反应最常用的升压药是去氧肾上腺素[2]。去氧肾上腺素是产房中最常用、可即得的相对安全的升压药[9]。因此，如果发生血流动力学损害，可将其用作初始治疗。然而，由于肾上腺素能减少肥大细胞的介质释放，在过敏反应期间它可能挽救生命，所以肾上腺素仍然是首选药物。不应为了给没有立即挽救生命益处的药物如糖皮质激素和H_2受体拮抗药等而推迟给予肾上腺素[5, 8]。

高达23%的非产科过敏反应患者会经历对触发剂的双相反应。在治疗中观察到初始症状改善后，病情仍有很大可能出现反复[3, 10]。这种现象要求患者即使在稳定后仍保持观察一段时间。虽然对于非产科患者的观察时长没有具体建议，但对于其他情况稳定的患者，建议观察6～8h[10]。

结论

妊娠期威胁生命的过敏反应可能作为一种孤立现象或在严重疾病的情况下发生，危重患者的过敏反应尤其难以诊断。正因为如此，在对看似给予充分的支持性治疗，但病情仍恶化的危重症孕产妇患者进行鉴别诊断时，应始终考虑到它。产科患者与其他普通人群一样，面临的挑战仍然是早期识别。及时识别过敏反应可以快速开始治疗，从而防止进一步的临床恶化。孕产妇过敏反应的处理通常与非妊娠人群的建议相似。如果需要给孕产妇进行气管插管，理想情况下应由训练有素且经验丰富的临床医师进行气道管理。

附录 鉴别诊断及参考章节
Appendix

Aubrey Milunsky   Jeff M. Milunsky   著

任雪艳   译

附表 1 妊娠期和围产期癫痫发作相关鉴别诊断及参考章节		
病理学	病因学	参考章节
直接 CNS	栓塞 / 血栓形成	5,8,15
	出血	5,6,34,36
	感染	17～19
	颅内占位性病变	36
	药物中毒	38
	子痫 / 惊厥	16
间接 CNS	内分泌与代谢	33
	感染	17～19
	故意 / 意外中毒	38

附表 2 妊娠期和围产期低氧血症的鉴别诊断及参考章节		
诱发原因	基础病理学	参考章节
低 F_iO_2（环境缺氧）	呼吸机参数设置不当	23
医源性 / 自身病变	药物	38
独立的 CNS 病变	脑卒中（缺血性 / 出血性）	25
	颅脑损伤	34
	癫痫	36
呼吸驱动力下降	子痫前期	16
	脓毒症	18
系统性疾病	肝性脑病	33
	自身免疫性疾病（血栓性血小板减少性紫癜、溶血性尿毒症综合征）	5
	病毒感染	17

（续表）

诱发原因		基础病理学	参考章节
		导管打折	20
呼吸道梗阻		上呼吸道梗阻	21
		小气道病变	23
过度通气，肺气肿		下呼吸道疾病	23
气体弥散障碍		肺泡病变	23
	栓塞性疾病	肺栓塞、羊水栓塞	8
		肝病	33
		出血	6,34
分流/无效腔通气	异常/低流量状态	肺源性疾病	23
		心源性疾病	10~12
		过敏反应	40
		其他参见附表3	
线粒体功能障碍		脓毒症	18

附表3　妊娠和围产期血流动力学不稳定的鉴别诊断及参考章节			
类　型		病　因	参考章节
失血性	产科出血	产前出血	6（进一步诊断和治疗）
		胎盘植入	
		侵入性胎盘	
		胎盘早剥	
		宫缩乏力	
		子宫破裂	
		阴道裂伤	
		异位妊娠	
		4T：宫缩乏力，凝血病，阻滞残留和创伤	
	非产科出血	主动脉夹层	34
		创伤	34

（续表）

类　型	病　因		参考章节
心源性	心肌病		11
	先天性心脏病失代偿期		10
	心肌缺血		8
	肺动脉高压		12
	继发性心功能障碍（脓毒症晚期）		19
	局部麻醉药物全身急性毒性反应（LAST）		40
分布性	药物过量		书中未提及
	脓毒症		17～19
	羊水栓塞		8
梗阻性	肺栓塞		8
	心脏压塞		28
		子痫	6
神经源性	颅内出血	颅脑外伤	34
		颅内占位	36
	血管闭塞	脑卒中	25
		高凝状态	5

相 关 图 书 推 荐

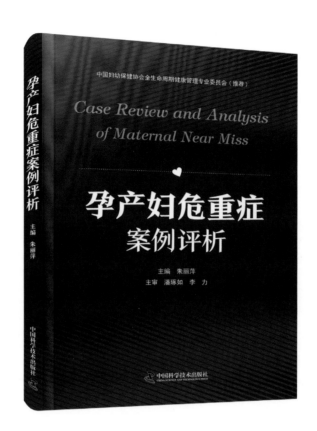

主编 朱丽萍

主审 潘琢如 李 力

定价 98.00 元

本书精选了近年来上海市孕产妇危重症评审中的代表性案例，以简明的文字、清晰的思路，高度还原了高风险孕产妇专案管理情况和危重孕产妇救治评审情况，共包括妊娠并发症及合并症 25 例，对提高孕产妇危重症救治的业务和管理水平具有很强的实用性和指导性。随着我国生育政策的放开，高龄和患有基础疾病的孕产妇比例增加，妊娠并发症或合并症发生风险增高，在母婴安全面临挑战的严峻形势下，本书关注从怀孕到产后的全程管理，聚焦孕产妇风险预警动态评估和危重症救治评审管理，浓缩了孕产妇危重症案例抢救的丰富经验和专家智慧，有助于提高医务人员对孕产妇危重症的早识别、早干预和早诊治能力，适合妇幼保健人员及临床医护人员参考阅读。